AF337210

DE LA

MENSTRUATION

DE LA
MENSTRUATION,

CONSIDÉRÉE

DANS SES RAPPORTS PHYSIOLOGIQUES

ET

PATHOLOGIQUES;

PAR A. BRIERRE DE BOISMONT,

DOCTEUR EN MÉDECINE DE LA FACULTÉ DE PARIS, MÉDECIN-DIRECTEUR D'UN ÉTA-
BLISSEMENT D'ALIÉNÉS, CHEVALIER DE LA LÉGION-D'HONNEUR ET DU MÉRITE
MILITAIRE DE POLOGNE, LAURÉAT DE L'INSTITUT, ANCIEN MÉDECIN DES HÔPI-
TAUX DE VARSOVIE ET DE PARIS, MEMBRE DE LA SOCIÉTÉ MÉDICALE D'ÉMULATION
DE PARIS, DE LA SOCIÉTÉ ANATOMIQUE DE LA MÊME VILLE, MEMBRE CORRES-
PONDANT DE L'ACADÉMIE ROYALE DES INSCRIPTIONS, BELLES-LETTRES ET SCIENCES
DE ROUEN, DE LA SOCIÉTÉ D'ÉMULATION DE LA MÊME VILLE, DE LA SOCIÉTÉ
ROYALE DE MÉDECINE DE BORDEAUX, DE LA SOCIÉTÉ DES SCIENCES MÉDICALES
ET NATURELLES DE BRUXELLES, ETC., ETC.

Ouvrage couronné par l'Académie Royale de Médecine dans sa séance
annuelle du 17 décembre 1840.

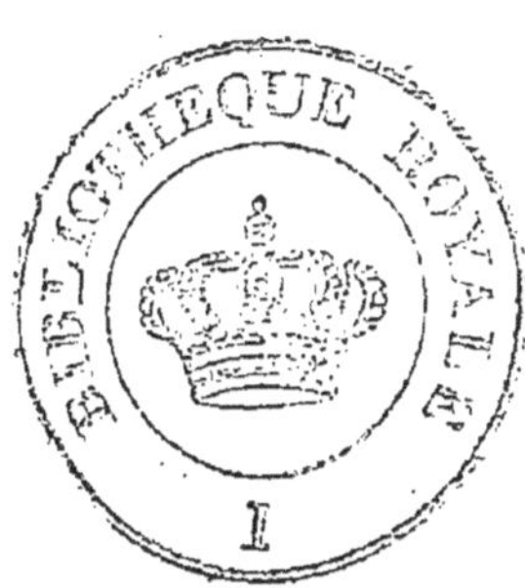

PARIS,

GERMER BAILLIÈRE, LIBRAIRE-ÉDITEUR,

RUE DE L'ÉCOLE-DE-MÉDECINE, 17.

LONDRES,
H. Baillière, 219, Regent-Street.

LEIPZIG,
Brockhaus et Avenarius, Michelsen.

LYON,
Savy, 48, quai des Célestins.

FLORENCE,
Ricordi et Cie., libraires.

MONTPELLIER, Castel, Sevalle.

1842.

INTRODUCTION.

Quidquid inest certi medicinæ, observationibus magnâ ex parte debetur; et earum præsidio instructa mens, potissimam rationem assequitur.   BAGLIVI.

Tout se lie et s'enchaîne dans la nature : il n'y a point de partie isolée. Le minéral dont chaque molécule paraît similaire, et qui, détaché de sa roche, semble former un corps nouveau, serait fort mal connu si l'on se bornait à étudier ses propriétés physiques et chimiques. Les lois de la cristallisation, celles de l'affinité, l'influence des agents extérieurs, les causes du gisement, sont des faits bien autrement importants, au point de vue philosophique, que l'anatomie grossière du minéral. A plus forte raison ces considérations s'appliquent-elles à l'étude des êtres vivants. L'organe ne peut être séparé du corps, il ne fonctionne pas seul à l'état physiologique ou morbide; il est sous l'empire du monde extérieur, des constitutions médicales, de l'action réciproque des organes, des sympathies, des lois vitales, et de cette dualité qui, pour être niée par quelques esprits hardis, n'en est pas moins restée inattaquable pour les plus grands philosophes des temps anciens et modernes.

Quelqu'important que soit un organe, il est donc impossible de l'étudier d'une manière abstraite, de le séparer des influences nombreuses qui l'entourent, le modifient et le régissent. Son histoire peut être comparée jusqu'à un certain point à celle d'une nation dont les changements, les événements, les révolutions, les phases politiques, sont liés à ceux des nations voisines : mais, de même que la nation a des caractères qui lui sont propres, de même l'organe a des manières d'être qui lui appartiennent, et qui lui constituent sa physionomie spéciale. C'est sous ce double point de vue que nous allons examiner les phénomènes physiologiques et pathologiques de la menstruation.

On ne trouvera point dans notre travail de ces hypothèses brillantes qui frappent sans doute l'attention, mais qui, soumises au creuset de l'expérience, font souvent soupçonner la bonne foi ou les talents du narrateur. En revanche, les faits consciencieusement observés, présentés dans des limites convenables, s'y liront en grand nombre. Tous ceux qui ne portent point un cachet d'authenticité ont été soigneusement écartés. La plupart des observations ont été recueillies par nous, celles que nous avons empruntées aux autres ont été choisies dans plus de deux cents auteurs. La quantité des livres qu'il nous a fallu parcourir est immense; la seule bibliothèque du professeur Lobstein, de Strasbourg, nous a fourni plus de cent cinquante thèses sur la menstruation.

Il n'est point surprenant, en effet, qu'une fonction d'une importance extrême, d'une nécessité absolue, qu'on peut à juste titre considérer comme la ligne de démarcation des deux sexes, fût un sujet continuel de méditation pour le médecin. Dès la plus haute antiquité on trouve des réglements qui la concernent, et dans les ouvrages du père de la médecine et de Moschion, d'excellents préceptes sur son influence. Plus nous nous rapprochons des temps modernes, plus les écrits sur cette matière se multiplient. Mais dans ce débordement de livres, à peine en est-il quelques-uns qui renferment d'utiles notions; l'immense majorité se copient plus ou moins, je pourrais même dire textuellement.

Un des premiers défauts qui frappe dans la lecture de ces ouvrages, c'est le caractère de banalité, ou, si l'on aime mieux, le défaut de précision que présente la description des symptômes. Certes, si jamais sujet fut plus du domaine de la statistique sous le rapport de l'étiologie et de la symptomatologie, c'est celui que nous sommes appelé à traiter.

A quelle époque la femme est-elle nubile dans nos contrées? Combien de temps dure la vie utérine? A quel âge arrive la cessation des menstrues? Toutes ces questions, en apparence résolues, ne reposeraient-elles pas sur des données plus certaines, si elles étaient appuyées sur des colonnes de chiffres nombreuses et authentiques.

Ces préliminaires établis, voilà la marche que nous avons adoptée dans ce travail : Après être entré dans quelques considérations générales sur la puberté, nous avons recherché chez douze cents femmes l'âge moyen de la menstruation dans les campagnes, les villes et la capitale, en insistant sur les différences qui séparent les classes pauvres, moyennes et riches, sur les causes qui retardent ou hâtent l'apparition des règles dans les villes, et principalement dans la capitale. Des tableaux multipliés jettent un nouveau jour sur cette question, et montrent ce que nos recherches ont de commun avec celles des auteurs, et ce qu'elles offrent de différent. L'influence de la latitude, des climats, des mœurs, de l'éducation, de l'hérédité, était trop intéressante pour ne pas appeler notre attention. Un résumé général et un court aperçu sur les règles prématurées et tardives, terminent ce chapitre.

La menstruation doit être sous l'influence d'agents modificateurs ; nous avons cherché à apprécier celle des tempéraments, des constitutions, des localités, de la couleur des cheveux et de la taille. Comme dans le chapitre précédent, nos conséquences sont déduites de tableaux exacts.

On a dit que l'apparition des règles était un phénomène physiologique ; nos observations nous ont prouvé que dans la moitié des cas, les femmes avaient été averties de leur approche par des accidents plus ou moins graves. Aussi avons-nous cherché à établir la moyenne du temps qui s'est écoulé entre les prodrômes et l'apparition des règles, la nature des prodromes, leur ordre de succession et leur durée, les qualités, la quantité du sang, et les conditions qui en font varier les proportions.

La régularité ou l'irrégularité de l'hémorrhagie menstruelle pouvait conduire à quelques indices sur l'étiologie des maladies de l'utérus ; ces recherches nous ont appris que l'irrégularité de la première apparition jusqu'à l'établissement définitif ne devait pas inspirer d'inquiétude, lorsqu'il n'y avait point d'organe malade ; mais que l'irrégularité persistant donnait souvent lieu à des accidents variés. Un exemple curieux nous a fait voir que la menstruation, après avoir été long-temps irrégulière, pouvait devenir normale et se prolonger dans un âge fort avancé, quoiqu'il n'y eut aucune lésion de l'utérus et de ses annexes.

Lorsque la menstruation a paru, il se manifeste des symptômes locaux et généraux dont la prédominance doit être connue. Un des plus remarquables est celui qu'exerce la menstruation sur le système nerveux. Cette connaissance est surtout importante en médecine légale. Jusqu'alors on avait négligé l'auscultation du cœur et des gros vaisseaux ; nous avons pensé que ce point n'était pas à dédaigner, et qu'il pouvait fournir quelques considérations pratiques. La gastro-entéralgie menstruelle, la durée des symptômes avant, pendant et après la période utérine, nous ont aussi paru n'être point dépourvues d'intérêt.

Les auteurs sont loin d'être d'accord sur le nombre de jours de la période menstruelle. Nous avons examiné les époques du retour de la menstruation chez plusieurs centaines de femmes. Ces relevés nous ont prouvé qu'en général, rien n'était moins certain que les lois faites par quelques auteurs, car nous avons vu les règles venir à toutes les époques du mois, embrassant des périodes fort différentes, se montrant quelquefois régulièrement deux fois par mois, et chez d'autres revenant pendant des années au même quantième. Cette étude nous a permis de constater que le flux menstruel ne subissait point l'action de la lune, puisque chez quatre femmes dont nous avons noté avec le plus grand soin chaque retour, nous n'avons pu saisir nulle coïncidence entre les époques et les phases lunaires.

Un grand nombre de théories ont été faites sur les causes de la menstruation ; nous avons surtout exposé celle de M. Gendrin, tout en signalant ce qu'elle avait d'exclusif ; l'observation que nous avons rapportée dans la seconde partie de cet ouvrage, nous a paru une objection très-forte contre l'opinion de ce médecin distingué. L'époque du jour ou de la nuit à laquelle se montrent les règles n'avait été indiquée par personne ; ce point de vue nous a paru nouveau, et conduira à quelques indications thérapeutiques plus précises.

La durée et la force des règles offraient des recherches intéressantes. On peut dire d'une manière générale que la durée ordinaire est comprise entre un jour et huit jours, et que les périodes qui renferment le plus de femmes menstruées, sont celles de huit et de trois jours. Quant à la force, elle est généralement plus grande vers le milieu ; mais il y a des exceptions nombreuses, et dont plusieurs méritent d'être connues. La durée et la force des règles peuvent être modifiées par l'habitation dans les grandes villes, par le séjour dans les hôpitaux, par le changement de lieu, par les influences du mariage, de la grossesse, de l'accouchement et de l'allaitement, enfin par la constitution et le tempérament.

Les qualités du sang menstruel ont été étudiées avec beaucoup de soin depuis quelques années ; nous avons cherché à vérifier l'exactitude des résultats publiés ; M. Bouchardat a bien voulu faire une nouvelle analyse du sang menstruel, et M. Donné répéter ses recherches microscopiques sur ce liquide.

L'origine du sang menstruel est aujourd'hui bien connue ; nous avons cependant examiné de nouveau la matrice d'une femme qui avait succombé pendant l'évacuation périodique, afin de ne laisser aucun doute à cet égard. Mais si l'utérus est le siége de cette évacuation, nous avons constaté que parfois elle pouvait se faire par des points très-limités, et même par quelques portions du vagin. Les ovaires nous ont paru également concourir à la production du sang.

Le but de la menstruation n'est point douteux, il est éminemment destiné à la fécondation. Mais dans cette question, comme dans toutes celles qui sont du ressort de la médecine, l'exception se place à côté de la règle. Ainsi nous avons observé des femmes qui n'étaient réglées que pendant la grossesse, ou seulement après la couche, d'autres qui avaient conçu et étaient accouchées sans avoir jamais offert les indices de la menstruation, de sorte qu'il nous a paru qu'on pouvait résoudre affirmativement cette question : une femme non réglée peut-elle se marier lorsqu'elle est bien conformée ? Nous ferons cependant la remarque que, même dans ces cas, nous n'avons jamais vu manquer complétement le phénomène, et qu'il se passe là ce que l'on observe dans les rougeoles, les varioles sans éruption.

Après avoir esquissé les principaux traits de l'histoire de la menstruation, nous avons dû entrer dans quelques considérations sur l'hygiène de cette fonction. Nous les avons rattachées à trois chefs principaux, les moyens moraux et philosophiques, les moyens hygiéniques et les moyens thérapeutiques.

La cessation des règles, désignée par presque tous les auteurs sous le nom d'âge critique, nous a offert quelques considérations nouvelles. Les différentes époques de l'âge critique, la durée de cette période, celle des symptômes, l'âge commun, l'âge moyen, ont été l'objet de recherches précises. C'est ainsi que nous avons montré que l'âge critique arrive de la 40e à la 50e année. L'âge moyen de la cessation est de 27 à 28 ans, et celui de la durée des accidents, de près de deux ans. Avec des nombres plus considérables, il pourrait être dans le premier cas de 30 ans. Le total des jours employés par la nature à la menstruation, est réellement effrayant ; chez une femme réglée huit jours pendant 30 ans, huit années sont consacrées à cette fonction. Si vous ajoutez à ce premier fait, les grossesses, les suites de couches, les suppressions, vous aurez une idée de l'influence de l'utérus sur la vie des femmes. L'époque de la ménopause peut avoir lieu tout à coup sans que la santé soit compromise.

Parmi les phénomènes de l'âge critique, il en est un qui mérite toute l'attention des praticiens, c'est la métrorrhagie utérine. Les faits nombreux que nous avons cités démontrent que ces pertes énormes ne sont souvent liées à aucune maladie de la matrice, et que les femmes s'en rétablissent très-bien, quoique quelques - unes en aient été incommodées pendant quinze années de leur vie.

Les symptômes du flux menstruel ne cessent pas toujours avec la ménopause ; nous avons rapporté un certain nombre d'exemples qui attestent que quelques-uns d'entr'eux peuvent se reproduire périodiquement pendant un temps plus ou moins long. Ce chapitre est terminé par des considérations relatives à l'hygiène de la ménopause ; comme celle de la menstruation, nous l'avons divisée en moyens hygiéniques, philosophiques et thérapeutiques.

Tous les médecins ont remarqué que les femmes étaient sujettes à un écoulement blanchâtre que l'on a désigné sous le nom de flueurs blanches ; nous l'avons examiné dans ses rapports avec les menstrues. Ces recherches nous ont permis d'établir quelques données sur le nombre des femmes atteintes de leucorrhée avant et après les époques, de constater si cet écoulement était un obstacle à l'apparition des règles, s'il influait sur la fonction lorsqu'elle était établie, si le dérangement de celle-ci avait quelqu'influence sur les flueurs blanches. Nous avons encore noté que le mariage, l'accouchement, l'allaitement, l'habitation dans les grandes villes, l'aménorrhée, modifiaient les flueurs blanches, et que dans quelques cas cet écoulement remplaçait le sang menstruel.

La *deuxième partie* de notre travail, conforme d'ailleurs au programme, avait pour but de faire connaître l'influence que la menstruation exerce sur les maladies, et celle qu'elle en reçoit. Ici nous manquions de ces traités plus ou moins didactiques qui ont été publiés sur l'histoire physiologique de la menstruation. Des documents, nombreux sans doute, mais épars dans une multitude d'ouvrages, et d'un accès difficile, étaient les seuls matériaux qui pussent nous servir. Nous les avons consultés autant qu'il nous a été possible ; mais nous nous sommes surtout aidé de nos propres recherches, et nous aimons à croire que ce travail ne sera pas sans quelque fruit pour la science.

Cette seconde partie comprend deux sections qui se subdivisent elles-mêmes en plusieurs autres. Dans la première, nous traitons de l'influence en général des règles sur la menstruation, de l'influence de la première apparition et de la ménopause sur l'état pathologique; enfin de l'influence des règles sur la marche et la terminaison des affections morbides.

Dans la deuxième section, nous faisons connaître l'influence en général des maladies sur les règles, et celle des affections aiguës et chroniques sur cette fonction.

Nous prouvons l'influence des règles sur les maladies par l'examen des lésions de la menstruation, que nous avons ainsi classées : 1° Aménorrhée primitive, par cause locale, par suppression; 2° Dysménorrhée; 3° Déviation des règles; 4° Ménorrhagie; 5° Métrorrhagie; 6° Chlorose.

L'examen de ces différents désordres du flux hémorrhagique offre une foule de particularités intéressantes. Ainsi, en parlant de l'aménorrhée, si féconde en considérations pratiques, nous avons fait la description de deux utérus de femmes qui n'avaient jamais été menstruées. Une observation fort curieuse, et qui nous a été communiquée par M. Récamier, nous paraît établir d'une manière péremptoire le rôle de la menstruation dans la fécondation. Quant aux causes de l'aménorrhée, nous les avons divisées en physiques et en morales, puis nous avons étudié leur influence réciproque, et fait connaître les conséquences que cette suppression avait sur la santé.

Des médecins, instruits d'ailleurs, avaient nié l'action de l'aménorrhée sur la folie; l'observation attentive de cette grave maladie nous a prouvé que les désordres de la menstruation étaient quelquefois l'unique cause de la folie. Parmi les accidents nombreux auxquels donne lieu l'aménorrhée, nous avons rapporté deux faits d'hypertrophie générale des tissus; cette altération, rarement observée, trouvait évidemment sa place dans ce chapitre.

La dysménorrhée, qui se distingue de l'aménorrhée par ses symptômes, se montre à des époques que nous avons indiquées; elle nous a présenté chez les religieuses cloîtrées quelques particularités que nous nous sommes empressé de consigner, parce qu'elles nous ont paru peu connues.

La chlorose, sur laquelle tant de théories ont été faites, offrait quelques points à étudier. Voici ceux sur lesquels ont porté nos recherches : La chlorose est-elle une affection générale ou locale? Consiste-t-elle dans une altération du sang, ou du système nerveux? Est-elle liée à l'aménorrhée des filles pubères? Est-elle effet ou cause du défaut de la menstruation? Quelle est la nature de la chlorose?

Une des singularités que présente la menstruation, c'est le déplacement de ce flux qu'on voit se faire par toutes les parties du corps. Nous avons rapporté l'observation d'une dame chez laquelle la déviation persista pendant toute la période utérine malgré un accouchement heureux. Dans la déviation comme dans l'aménorrhée, nous avons vu les symptômes du molimen hémorrhagique avoir lieu sans que l'écoulement sanguin se manifestât. Une remarque qui n'est pas sans quelqu'importance pour la pratique, c'est que les hémoptysies n'ont pas chez les femmes la même gravité que chez les hommes.

L'habitude contractée par la matrice de verser périodiquement des quantités plus ou moins considérables de sang, la prédispose aux hémorrhagies ; tantôt ces pertes sont des exagérations du flux ordinaire (ménorrhagie), tantôt elles constituent de véritables hémorrhagies (métrorrhagie). Ces évacuations sanguines, dont nous avons déjà dit quelques mots, se montrent surtout au temps critique, et leurs caractères ont alors beaucoup d'importance, car dans un assez grand nombre de cas, on peut les considérer comme de véritables dégorgements, après lesquels la femme est complétement rendue à la santé. Plusieurs maladies, et en particulier celles qui modifient la circulation abdominale, déterminent souvent les pertes utérines. La terminaison heureuse des maladies est quelquefois due à cette hémorrhagie. Les filles impubères sont sujettes à des pertes qu'on a prises pour des règles prématurées. Au nombre des causes qui favorisent l'établissement des hémorrhagies, il ne faut pas oublier les constitutions médicales. Quelques préceptes viennent terminer ce chapitre.

Jusqu'alors nous avons considéré les désordres de la menstruation dans leurs rapports avec les lésions principales de la fonction ; c'était, en effet, dans le lieu même où elle s'exécute normalement que nous devions constater ses états pathologiques. Mais à mesure que nous avançons dans notre sujet, le champ des recherches s'agrandit. Aussi, au lieu de nous circonscrire dans le cercle étroit de quelques affections, avons-nous considéré l'influence des règles sous le triple point de vue de la première apparition, de la période utérine et de la ménopause. Un fait qui nous a frappé dans cette étude, c'est l'action de la première menstruation sur les maladies ; presque toujours les états morbides de cette époque ont été guéris ou améliorés. Mais l'influence de la période de cessation nous a offert des résultats beaucoup plus marqués.

C'est au temps critique, en effet, qu'on voit survenir les pertes utérines, le squirrhe, le cancer et les ulcérations cancéreuses. La multiplicité de ces graves affections à cette période de la vie, nous a engagé à faire une étude plus approfondie des causes qui paraissent y prédisposer davantage. Voici une énumération rapide des plus importantes : Unions prématurées, rapprochements trop fréquents, trop immédiats, à toutes les époques, disproportions des organes sexuels, abus des plaisirs de l'amour, excès de libertinage. Mais si ces causes sont réellement puissantes, il faut aussi reconnaître que ce moment est redoutable pour les affections cancéreuses, et qu'il y a ici comme partout une idiosyncrasie.

La ménopause ne détermine pas seulement des affections locales et générales, elle a une action spéciale sur les maladies existantes, qu'elle réveille dans un certain nombre de cas ; par opposition elle exerce une heureuse influence sur des affections qui avaient résisté à tous les traitements.

Lorsque le flux menstruel a cessé de se montrer, on voit quelquefois les autres symptômes reparaître, pendant un temps plus ou moins long, aux époques ordinaires.

Une question importante, et qui se rattache à l'influence de la ménopause, est celle de la proportion des affections de l'utérus sur la mortalité du temps critique. La statistique nous a été ici d'un grand secours ; sur 60 femmes atteintes de maladies de l'utérus dont nous avons examiné les observations, 12, le cinquième, avaient été prises d'affections cancéreuses à l'époque critique. Le dépouillement de 6,825 bulletins de femmes entrées à la Maison royale de santé, a donné à Mme Boivin 707 affections cancéreuses, dont 409 de l'utérus. De ces dernières, 303 s'étaient développées de 30 à 50 ans. Le docteur Tanchou a trouvé que sur 2,568 femmes, mortes à Paris de maladies sexuelles, 1500 avaient péri du cancer utérin. Sur ce nombre, le chiffre le plus élevé de la mortalité est de 40 à 50 ans. Le professeur Siebold, de Berlin, a également montré que les maladies de l'utérus étaient fort communes à cet âge ; il pense, comme M. Tanchou, qu'elles vont en augmentant. Enfin Dupuytren, qui avait beaucoup étudié l'influence des âges sur les maladies sexuelles, dit qu'un dixième environ des femmes malades depuis l'âge de 40 ans jusqu'à 60, succombe à des affections des ovaires, de la matrice ou de son col.

Dans l'étude des causes qui produisent les maladies du temps critique, nous avons dit quelques mots de l'avortement, des lésions occasionées par l'accouchement, et de la proportion des filles mères.

Suivant la marche ordinaire de l'esprit, nous avons été du simple au composé ; nos idées se sont étendues, nos déductions sont devenues plus générales ; ainsi nos recherches ne se sont plus limitées aux maladies sexuelles, à l'influence des trois grandes périodes de la vie des femmes sur les affections qu'on a observées à ces époques ; nous avons étudié l'action des règles sur la marche et la terminaison des maladies en général. Cette étude nous a permis de constater que l'époque de l'arrivée des menstrues n'était point indifférente ; qu'au début elle aggravait les accidents, tandis que vers le milieu et le déclin elle soulageait et guérissait. La considération des âges nous a fait voir qu'il existait de grandes différences dans le mode d'agir.

De ces considérations, nous sommes passé à l'influence des règles dans les maladies aiguës, spécialement dans les affections cérébrales, thoraciques, éruptives, inflammatoires, typhoïdes, abdominales, etc. Les faits que nous avons rapportés ont montré que cette action pouvait être utile, nulle, défavorable. Ils nous ont également servi à tracer quelques préceptes relatifs au traitement. Pour compléter nos travaux sur cet objet, il nous restait à apprécier l'action des règles sur les maladies chroniques et chirurgicales ; mais ici le petit nombre des observations devait singulièrement restreindre les aperçus.

Le dernier chapitre, consacré à l'influence des maladies sur les règles, nous a fourni des ressources plus nombreuses ; résumé d'une pratique de plus de quinze années, acquise dans des circonstances et des lieux fort divers, nous croyons qu'il ne sera pas lu sans quelqu'intérêt.

A raison de son importance, ce chapitre a été divisé en deux parties. La première est relative à l'influence des maladies aiguës sur les règles. Quelques considérations générales résument les principes et les doctrines qui nous ont dirigé dans ces recherches.

Admirateur des anciens, mais partisan du progrès, nous croyons que tout observateur consciencieux doit apporter ses matériaux à l'édifice médical, sans pour cela renverser les travaux de ses devanciers. Il n'est point d'affection aiguë qui ne puisse occasioner la diminution, le dérangement, l'irrégularité, et surtout la suppression des règles. Dans 85 observations que nous avons recueillies pour éclairer le sujet, voici les faits comme ils sont placés dans leur ordre de fréquence :

Dans les inflammations cérébrales, les règles peuvent être arrêtées au début. Les pneumonies, les pleurésies, ont le même résultat. Dans la plupart des affections de la cavité abdominale, nous avons également observé la diminution des règles ou l'aménorrhée au début, ou bien encore le flux périodique ne paraissait point à l'époque suivante. Dans quelques cas rares, la maladie régularise les règles.

Les fièvres éruptives suivent la loi commune, mais le trouble fonctionnel n'est pas cependant aussi fréquent que dans les inflammations cérébrales et thoraciques. L'élément ataxo-adynamique exerce une action marquée sur la menstruation, aussi les fièvres typhoïdes offrent-elles presque constamment des dérangements de cette fonction.

Les règles sont modifiées par les fièvres intermittentes, le rhumatisme et les syphilides aiguës.

L'examen de ces faits nous a permis de tirer quelques inductions relatives à l'influence des maladies aiguës sur les règles, et au traitement convenable. Comme nous les avons formulées dans notre travail, et qu'elles sont d'ailleurs peu étendues, nous ne les rappellerons point ici; l'analyse ne pouvant en ce cas qu'affaiblir l'intérêt d'un sujet dont toute l'importance est dans les détails.

Le deuxième et dernier chapitre traite de l'influence des maladies chroniques sur les règles. Ici les matériaux devenaient beaucoup plus nombreux. A chaque pas se présentaient à nous les dérangements de la menstruation, parmi lesquels nous voyons surtout dominer l'aménorrhée symptomatique. Pour bien analyser ces divers désordres, nous les avons suivis dans les maladies où nous les avions plus fréquemment observés, telles que la phthisie, les lésions du cœur et des intestins, les affections de l'utérus et de ses annexes, les maladies nerveuses, vénériennes, les hydropisies et les scrofules. Nous avons terminé cette étude par celle de l'influence des maladies chirurgicales sur les règles et sur les opérations.

En résumant les points principaux de ce chapitre, on voit que l'aménorrhée symptomatique complique la plupart des maladies chroniques. Si elle est souvent un accident de plus, elle est aussi dans certains cas une circonstance favorable. Le retour des règles est un indice de guérison. Plusieurs maladies peuvent se terminer favorablement sans que les menstrues reparaissent pendant un temps assez long. Une cause occasionelle peut hâter l'apparition de l'aménorrhée symptomatique, qui se serait seulement montrée à une époque plus reculée. Certaines maladies nerveuses sont exaspérées par le retour des règles.

Les changements déterminés par les maladies chroniques peuvent consister dans une simple décoloration. Dans la phthisie pulmonaire, les hémoptysies affectent quelquefois l'époque des retours, et cette circonstance en a imposé pour des déviations.

La dysménorrhée est un symptôme assez commun des affections de l'utérus. La métrorrhagie du temps critique est causée par des polypes, des affections cancéreuses, par la pléthore. Les maladies des ovaires produisent l'aménorrhée ; nous avons cependant vu les règles reparaître chez une femme dont les deux ovaires étaient malades et les trompes oblitérées.

La cessation de l'aménorrhée symptomatique, soit par les seuls efforts de la nature, soit par l'action thérapeutique, a été souvent le signal de la guérison. Nous avons cherché à préciser les indications où le traitement peut être utile. Dans cette partie de notre travail nous avons eu soin de comprendre les déviations de la colonne vertébrale.

L'aménorrhée a lieu dans les maladies chirurgicales ; mais elle s'observe plus fréquemment à l'état chronique qu'à l'état aigu. L'époque à laquelle on pratique ces opérations n'est point sans influence sur les dérangements de la menstruation. Les déviations menstruelles ont été plusieurs fois constatées par la surface des plaies à la suite des opérations.

Le plan de notre travail est maintenant connu ; dans l'histoire physiologique de la menstruation, vérifier, préciser, ajouter ; dans l'histoire pathologique, réunir, coordonner, déduire. Ce double but a-t-il été atteint? c'est ce que le temps nous apprendra.

DE LA
MENSTRUATION

CONSIDÉRÉE

SOUS LES RAPPORTS PHYSIOLOGIQUES ET PATHOLOGIQUES.

PREMIÈRE PARTIE.

Physiologie de la menstruation.

CHAPITRE PREMIER.

Considérations préliminaires sur la puberté. — Recherches statistiques sur l'époque de la menstruation. — Nombre des femmes observées. — Age moyen de la menstruation dans les campagnes, les villes et la capitale. — Age commun. —Distinction importante à établir pour les classes pauvres, moyennes et riches. — Réflexions sur les causes qui retardent ou hâtent l'apparition des règles dans les villes et principalement dans la capitale. — Tableaux particuliers de l'âge de la première menstruation dans les trois classes précédentes. — Tableau général. — Tableau des recherches des autres médecins. — Influence de la latitude, des climats, des mœurs et de l'éducation. —Résumé général. — Menstruation prématurée et tardive.

L'ÉPOQUE de la puberté est enfin arrivée. Une révolution immense s'opère dans l'organisation de la jeune fille. A ses formes grêles et allongées ont succédé des contours pleins

1

et gracieux. Sa démarche, incertaine et languissante, devient ferme et animée. Le doux éclat de ses yeux révèle le feu dont elle est pénétrée. Des changements non moins remarquables ont lieu dans l'économie....

La poitrine, étroite et resserrée, s'agrandit et s'évase. Les poumons respirent plus à l'aise; le cœur, plus développé, lance avec force le sang dans les innombrables vaisseaux du système circulatoire. Le tissu cellulaire apparaît à son tour pour former ces courbes admirables qui constituent la beauté de la femme.

De tous les organes qui ressentent l'influence de la puberté, l'utérus et ses annexes sont ceux où elle est le plus prononcée. Réduits à un petit volume, la matrice, les ovaires, les trompes et les seins prennent un accroissement considérable. Les os, les muscles participent à ce développement général. Le moral lui-même offre des différences non moins tranchées. La jeune fille, jusqu'alors véritablement enfant dans ses goûts, ses inclinations, ses penchants, éprouve une complète métamorphose; inquiète et rêveuse, elle ne sait à quoi attribuer les sentiments nouveaux qui l'agitent; tous ses sens sont en éveil; une douce chaleur la pénètre; un prurit inaccoutumé se fixe aux organes de la génération; le plus important phénomène de la puberté, son complément indispensable, celui qui transforme la jeune fille en femme : la première éruption des règles se manifeste.

Il semblerait qu'une fonction, aussi ancienne que le monde, sur laquelle des milliers d'écrits ont été publiés, dût présenter peu d'intérêt à l'observateur. Nul doute qu'il en fût ainsi, si l'on se bornait à des propositions générales; mais, si l'on veut donner à cette étude la précision que des savants modernes ont introduite dans les sciences, des résultats nouveaux peuvent encore être constatés. Ainsi, par exemple, nous pouvons rechercher d'une manière beaucoup plus exacte qu'on ne l'a fait jusqu'à présent, l'époque de la première menstruation dans les campagnes, les villes et la capitale. Dans cette dernière catégorie elle-même, il est nécessaire de faire des divisions pour les filles des dernières classes du peuple, pour celles qui sont nées dans des conditions plus heureuses, pour les demoiselles enfin que la fortune a placées au sommet de l'échelle sociale. Ces travaux doivent aussi porter sur des quantités assez considérables pour donner lieu à des conclusions significatives. Toutes ces questions ne sont pas les seules à nous occuper. Il faut encore prendre en considération l'influence de la température, des mœurs, des constitutions et du genre de vie. Ces différents points suffisamment discutés et établis, nous pourrons alors fixer d'une manière presque invariable le chiffre de l'âge moyen de la première menstruation dans les trois classes que nous avons indiquées.

Plusieurs médecins recommandables ont très-bien compris que les chiffres devaient ici former les éléments de la réponse; mais les nombres sur lesquels ils ont opéré sont trop faibles, et ne comprennent d'ailleurs qu'une certaine classe de la population. Bien convaincu que la statistique devait être, dans ce cas, la base de nos travaux, nous avons interrogé les nombres avec soin, et les résultats obtenus nous paraissent avoir fourni des indications exactes et positives.

1,200 femmes observées dans les classes riches, moyennes et pauvres, forment la base de nos recherches, commencées il y a plus de dix ans, et auxquelles la proposition de l'Académie a seulement imprimé une direction plus active.

Pour procéder avec ordre dans cette partie de la question, nous allons examiner, dans les localités où elles ont été menstruées pour la première fois, en commençant par les campagnes et finissant par la capitale, 830 de ces femmes que nous avons nous-mêmes interrogées (1).

Ire SECTION.

Menstruation dans les campagnes.

276 femmes forment le chiffre de cette section, et se subdivisent ainsi : 214 appartenant aux provinces du nord ; 57 à celles du centre, et 6 seulement aux parties du midi (2). Cette diminution dans la proportion des femmes à mesure que l'on s'éloigne de la capitale, montre que les pauvres, en général, émigrent peu à de grandes distances ; toutes ces femmes étaient au moins menstruées depuis un an avant leur arrivée à Paris, et l'immense majorité l'était depuis plusieurs années. Toutes celles qui ne remplissaient pas ces conditions ont été retranchées de notre cadre.

La plupart de ces femmes se rendent dans la capitale pour se placer en qualité de domestiques ; mais, au bout d'un certain temps, un grand nombre d'entre elles deviennent couturières, lingères, blanchisseuses, etc.

(1) De ces 830 observations, les unes ont été recueillies par nous dans le service des hôpitaux de Paris, et sous les yeux de MM. Dupuytren, Kapeler, Fouquier, Bérard, Honoré, Lisfranc, Rayer, Magendie, Andral, Serres, Chomel, Clément, Jadioux, Petit, Legroux ; les autres dans notre clientèle particulière et dans les établissements que nous avons dirigés ; 370 nous ont été fournies par M. Ménière : total 1,200.

(2) Pour la division des provinces, nous avons adopté la classification de Balbi. *Provinces du Nord :* Flandre, Artois, Picardie, Normandie, Bretagne, Maine et Perche, Orléanais, Ile-de-France, Champagne, Lorraine et Alsace ; *Provinces du milieu :* Anjou, Tourraine, Poitou, Aunis, Saintonge et Angoumois, Limousin, Marche, Auvergne, Lyonnais, Bourbonnais, Berry, Nivernais, Bourgogne, Franche-Comté ; *Provinces du Sud :* Guyenne et Gascogne, Navarre et Béarn, Comté de Foix, Roussillon, Languedoc, Provence, Dauphiné.

Si nous cherchons maintenant l'âge moyen auquel ces 276 femmes ont été réglées, nous trouvons qu'il est de 14,858, ou de 14 ans et environ 10 mois. Déjà l'on voit que ce chiffre est plus élevé que celui qui est attribué à l'époque de la menstruation dans notre pays, puisque ce dernier est généralement fixé à 14 ans.

On dit, il est vrai, que les filles de la campagne sont plus tardivement menstruées que les femmes des villes, mais on n'indique nulle part l'époque précise de leur menstruation. Nous verrons d'ailleurs que le terme de 14 ans est seulement l'âge commun, et que, lorsqu'il arrive à pouvoir être considéré comme l'expression de l'âge moyen, il ne s'applique qu'à une classe fort limitée du sexe féminin.

Les différences qui existent entre la menstruation des femmes des départements du nord et du milieu sont si peu sensibles, que nous n'avons pas cru devoir les séparer. Voici l'ordre dans lequel ce phénomène a eu lieu.

Age de la première apparition.

7 ans et demi	1		15 ans	54
8	0		16	28
9	4		17	23
10	1		18	26
11	19		19	9
12	27		20	8
13	30		21	3
14	42		22	1

Total. 276

L'âge commun se rapproche jusqu'à un certain point

de l'âge moyen, puisqu'il est de 15 ans pour 54 femmes ; mais ce chiffre n'a pas la précision rigoureuse de l'âge moyen ; 14 ans est ensuite l'époque de la menstruation pour 42 femmes, c'est-a-dire pour un peu moins du sixième ; au-dessus et au-dessous de ces deux chiffres, les nombres qui expriment le plus de menstruations sont les suivants.

1er *Ordre.*	13 ans	20 femmes
	12	27
	11	19
2e *Ordre.*	16	28
	17	23
	18	26

Ainsi plusieurs remarques à faire pour la menstruation chez les femmes de campagne : 1° l'élévation de l'âge moyen et de l'âge commun ; 2° la forte proportion de filles réglées après les deux périodes générales de 14 et de 15 ans, puisque le chiffre en est porté à 98 ou à un peu moins du tiers de la somme totale.

A quoi attribuer ces résultats qui diffèrent assez fortement de ceux que nous offriront les villes ? A la manière de vivre, aux mœurs, aux habitudes, aux usages, à l'influence des agens extérieurs. Baignée continuellement par l'air, soumise à des travaux ordinairement pénibles, mais qui font réellement l'office de gymnastique, la fille de campagne prend un accroissement remarquable, et, jusqu'à un certain point, sa constitution se rapproche de celle de l'homme.

Le développement plus hâtif et plus considérable du système musculaire, la nourriture grossière, mais saine, la fatigue déterminée par les travaux, le sommeil paisible qui succède à l'exercice de la journée, sont autant de circons-

tances qui nous paraissent expliquer ce retard des menstrues. On dirait que la nature fait un appel à toutes ses forces
pour achever la femme, et qu'elle ne permet à la fonction
menstruelle de s'établir que lorsque le corps a atteint toute
sa puissance.

Sans cette belle organisation dont sont douées tant de
femmes de campagne, que deviendraient, en effet, les
nations appauvries, épuisées par les mille causes d'affaiblissement et de destruction que renferment leurs villes et
surtout leurs capitales? elles seraient bientôt dépeuplées,
désertes. Il y a longtemps qu'on a fait la remarque que
Rome eût péri au bout de quelques générations, si les
étrangers n'eussent continuellement comblé les vides. On
peut à juste titre considérer les campagnes comme de grandes artères qui versent à chaque instant dans les villes le
plus pur de leur sang.

Un autre remarque que nous suggère l'apparition des
menstrues chez les femmes de la campagne, c'est qu'il y en
a très-peu de réglées avant 11 ans, tandis que nous avons
rencontré dans les hautes classes un certain nombre de
jeunes personnes qui étaient réglées à 7, 8, 9 et 10 ans.

Si l'on jette un coup-d'œil sur les limites d'âge entre
lesquelles se trouve comprise la première apparition dans
la série que nous étudions, on trouve qu'elle est renfermée
entre 7 ans et demi et 22 ans, ce qui donne un intervalle
de 16 années.

IIe SECTION.

Menstruation dans les villes.

Cette section comprend 205 femmes; 160 viennent du
nord de la France, 40 du milieu et 5 du midi. Leur âge

moyen de menstruation dans le lieu de leur naissance est de 14, 765, ou de 14 ans 9 mois environ, ce qui offre une différence avec l'âge moyen des femmes de la campagne de près d'un mois.

Cette différence, quoique peu considérable, doit être notée, car elle montre déjà que l'action des villes commence à s'exercer; pour que cette partie du travail fût complète, il faudrait d'abord que le chiffre général fût beaucoup plus élevé, et que nous puissions comparer les villes commerçantes, manufacturières, avec les villes éloignées du centre des affaires, dans lesquelles il n'y a pas de grands rassemblements d'individus qui concourent à un même but. Il est très-probable que ces dernières se rapprocheraient, jusqu'à un certain point, des campagnes, et que les différences d'âges seraient encore moins sensibles.

Cette remarque nous a paru également applicable aux campagnes qui avoisinent les grandes villes; aussi avons-nous rejeté du tableau toutes les femmes qui étaient nées dans le rayon de la capitale, parce qu'elles se trouvaient placées dans sa sphère d'attraction, et qu'elles étaient par conséquent en grande partie soumises à ses influences.

Nous ne dirons rien des professions, des lieux de naissance, les remarques que nous avons faites plus haut étant applicables à ce cas.

Aussi passons-nous de suite à l'examen de l'époque des règles.

Age de la première apparition dans les villes.

9 ans	1		12 ans	21
10	6		13	18
11	21		14	33

15 ans	29		20 ans	11
16	20		21	1
17	24		22	1
18	11		23	1
19	7			
		Total.	205	

L'âge commun est entre 14 et 15 ans ; mais ici le nombre de 14 représente le chiffre le plus élevé, tandis que le chiffre 15 était plus considérable chez les femmes de la campagne. A mesure, en effet, que nous nous approchons de la capitale, l'âge de la menstruation s'abaisse, et celle-ci devient plus hâtive sous l'influence de causes nombreuses et variées que nous tâcherons d'apprécier. On voit que, dans cette circonstance, si on se contentait de prendre en considération l'âge commun, ainsi que l'ont fait presque tous les observateurs, on n'aurait point l'expression juste de la vérité, puisque les deux nombres dans lesquels il est compris ne représentent que le tiers du chiffre total.

Au-dessus et au-dessous des deux chiffres indiquant l'âge commun, voici comme se groupent, dans le premier ordre, les trois nombres qui contiennent le plus de femmes menstruées.

11	ans	21
12		21
13		18

et dans le deuxième :

16	ans	20
17		24
18		11

Il semblerait, au premier abord, que la menstruation devrait être plus tardive après l'âge commun dans les campagnes que dans les villes, et surtout dans la capitale ; mais, en additionnant les chiffres, on voit que le nombre des femmes réglées avant et après cette époque, est à peu-près le même ; cette circonstance nous paraît tenir, dans la capitale en particulier, à ce que si des causes multipliées hâtent le développement des phénomènes menstruels, d'autres causes également nombreuses, et dont l'action atteint plus spécialement les classes pauvres, retardent leur apparition.

Ainsi, dans les villes, l'âge moyen de la menstruation, arrive un peu plus tôt que dans les campagnes. Les limites d'âge entre lesquelles se montre ce signe important de la puberté, sont fixées pour nos observations entre 9 et 23, ce qui embrasse une période de 15 ans. Mais cet espace de temps, surtout pour le premier chiffre, n'est point la limite rigoureuse des deux extrêmes de cette grande époque, car il n'est pas très-rare de rencontrer de jeunes personnes qui ont été réglées à 7, 8 et même 5 ans, ainsi que nous en rapporterons un exemple.

III° SECTION.

Menstruation dans la capitale.

On trouve écrit, dans les auteurs qui ont fait l'histoire de la menstruation, que cette fonction est généralement plus hâtive dans les villes, et principalement dans les capitales.

Cette proposition n'est point cependant sans de nombreuses exceptions.

Ainsi nous allons voir les menstrues se montrer de très-bonne heure chez les jeunes personnes des classes riches, tandis qu'elles feront leur apparition plus tard dans les classes pauvres, qui sont soumises à une foule d'influences fâcheuses. Des distinctions importantes se présentent encore ici, suivant que le phénomène s'observe chez les jeunes filles qui exercent des professions fatigantes, sédentaires, isolées, qui souffrent de toutes les privations, ou chez celles qui, placées dans de meilleures conditions, se livrent à des travaux agréables, remplis de distractions, et qui les mettent en contact avec beaucoup de personnes ; dans ce dernier cas, l'apparition de la menstruation est plus rapide.

203 femmes représentent le nombre de cette troisième section ; les 4 cinquièmes sont nées à Paris, les autres sont originaires de diverses contrées de la France, mais ont fait un séjour au moins d'une année dans la capitale avant d'être menstruées, de sorte qu'on peut les considérer comme ayant réellement reçu le baptême de l'acclimatement. De ces 203 femmes, 171 font partie de cette classe peu aisée qui vient dans les hôpitaux réclamer les secours de l'art. Il ne faut pas croire cependant que cette partie de la population soit privée de toutes ressources.

Le peuple de Paris n'éprouve point la même répugnance que celui des provinces à entrer dans les hôpitaux. Cette disposition paraît résulter de ce que ces établissements sont parfaitement tenus, et de ce que les médecins qui les dirigent sont, en général, instruits et recommandables. La fondation Monthyon contribue à y attirer beaucoup de monde. L'esprit de prévoyance doit encore être compté au nombre des causes qui multiplient les entrées. Un grand nombre de femmes qui ont un petit avoir n'hésitent pas à venir dans les hôpitaux, pour ne point épuiser leurs ressources. En province, tout le monde se connaît, et ce motif est d'un poids extrême sur une multitude de personnes. A Paris, rien de plus facile que de faire perdre sa trace.

Ces considérations expliquent d'une manière rationnelle la différence des éléments des hôpitaux de la capitale et de la province.

L'âge moyen de ces 171 femmes est de 14,842, ou de 14 ans et un peu plus de 10 mois, chiffre presque entièrement semblable à celui de MM. Marc Despine et Bouchacourt.

On est de suite frappé de l'élévation de ce nombre; car la menstruation est ici plus tardive que dans les villes de second ordre et même dans les campagnes; mais ce résultat, si différent de celui auquel on devait s'attendre, n'est qu'apparent; et tout rentre dans l'ordre, lorsqu'on décompose les éléments de ce nombre. Il existe, dans les grandes villes capitales, une classe de femmes qui, par leurs mœurs, leurs habitudes, leur genre de vie, leur organisation, se sépare de la population dont elle sort pour se rapprocher, jusqu'à un certain point, de la classe riche, dont elle diffère sous d'autres rapports. Cette classe, que nous serions tenté d'appeler les *métis* de la civilisation, se compose des modistes, des couturières, des lingères, des blanchisseuses, des polisseuses, des culottières, des brodeuses, des relieuses, des fleuristes, etc.

Presque toujours, lorsqu'on arrive au lit d'une jeune fille à peau fine et blanche, à physionomie éveillée, à mains délicates et peu habituées aux exercices fatigants, on peut être assuré que, si on lui demande sa profession, elle répondra qu'elle est couturière. Cette désignation générique est loin d'exprimer l'état réel; aussi la plupart de ces jeunes filles n'exercent-elles le plus souvent aucune profession suivie : elles vivent avec des jeunes gens, tra-vaillent peu, et ont presque toutes eu un ou plusieurs en-fants.

Chez elles, sauf quelques cas rares, la menstruation a lieu de bonne heure. En faisant le relevé des professions exer-cées par ces 205 femmes, nous avons constaté que 135 appartenaient à la catégorie précédente; sur ces 135, on ne compte pas moins de 45 couturières. L'âge moyen de ces jeunes filles est de 14, 407, ou de 14 ans 5 mois environ. Ainsi nous commençons à voir se vérifier, mais d'après des données exactes, l'assertion des auteurs sur l'époque plus avancée de l'apparition des règles dans les villes. Cette proposition, émise d'une manière générale, et qui n'a jus-qu'alors été l'objet d'aucun relevé pour les classes riches, pour les personnes qui habitent les établissements publics, va recevoir des applications plus précises de l'examen sta-tistique de la menstruation dans ces diverses classes.

Sur les 32 jeunes demoiselles réglées dans l'établissement du docteur Bouvier, l'âge moyen a été de 14; 311, ou de 14 ans 4 mois moins quelque chose. Dans cette circonstance, le chiffre de l'époque de la première apparition est moins élevé que dans le cas précédent.

Il ne saurait donc rester d'incertitude sur la remarque déjà faite, il y a fort longtemps, que les règles apparais-sent hâtivement dans les villes; mais on voit que la pro-position n'est point simple, et qu'il faut décomposer les éléments divers qu'elle renferme. Ainsi, lorsqu'on ne prend que le résultat général, on arrive à une conclusion in-verse. Pourquoi cette grande différence? C'est que, si la civilisation doit, par la suite des temps, conduire l'homme à l'harmonie ou à la plus grande somme de félicité qu'il doive atteindre dans cette période de transition, comme l'affirmé Fourrier, il faut avouer que toutes les branches de cet arbre gigantesque sont loin de produire des fruits, et qu'un grand nombre végètent même misérablement.

Soulevez l'écorce de cette civilisation : quel douloureux spectacle s'offre à vos regards ! une population immense, souffreteuse, qui lutte chaque jour contre des besoins sans cesse renaissants, puisqu'ils tiennent à l'entretien de la vie. Nourrie d'aliments grossiers, insuffisants, altérés, malsains ; entassée dans des habitations étroites, humides, mal éclairées, elle ressemble à ces plantes étiolées qui n'ont jamais reçu la lumière bienfaisante du soleil. Privée du nécessaire, elle ne saurait trouver le superflu que réclament les soins de propreté, si indispensables à la santé. Que de professions doivent d'ailleurs avoir une influence fâcheuse sur le développement du corps !

Jetez, en effet, un coup-d'œil sur les femmes qui se livrent au métier de chiffonnières ; voyez ces figures hâves, ces corps amaigris, ces constitutions détériorées, et dites-nous si ces malheureuses qui s'élèvent au milieu de toutes les immondices de la capitale, qui plus d'une fois leur ont servi de lit, ne doivent point subir toutes les conséquences d'un pareil état de choses. Que serait-ce, si nous passions en revue ces professions qui n'existent que dans les grandes capitales, et qui font de ceux qui les exercent les véritables parias de la civilisation ! Certes, voilà pour la chimie et l'hygiène une grande et noble mission. Honneur au savant modeste qui l'avait si bien comprise !

Mais, à mesure que nous quittons ces derniers degrés de l'espèce humaine pour nous élever dans l'échelle sociale, nous voyons le symptôme caractéristique de la puberté, la menstruation suivre le développement du système nerveux. Plus celui-ci est exercé de meilleure heure, plus la fonction utérine périodique s'organise rapidement. Il semble que cette précocité du système nerveux soit une véritable serre qui fasse éclore les règles, et qui remplace ainsi, jusqu'à un certain point, la chaleur des contrées équatoriales.

Que de causes nombreuses, que de stimulations de toute espèce contribuent à ce résultat! Dans les classes du peuple, dès le bas-âge, les jeunes filles ont sous les yeux des exemples, entendent des discours qui doivent donner une première impulsion à leurs sens. A peine les années leur ont-elles apporté quelques forces, qu'on cherche à les employer utilement. Sans cesse aux prises avec la nécessité, ou bien fascinées par le luxe et poursuivies par la débauche, elles sentent naître en elles des besoins nouveaux auxquels elles résistent difficilement. Si l'instinct de la pudeur, inné chez la femme, les soutient encore à défaut de principes moraux et religieux, elles cherchent des consolations, des espérances dans la lecture des romans. C'est un fait incontestable que ce genre de littérature est le complément ou plutôt la seule éducation morale de cette classe de la société.

On comprend déjà combien ces lectures enivrantes pour de jeunes esprits, et dans lesquelles on recherche avec passion tout ce qui a trait à l'amour, doivent avoir d'influence sur l'imagination, sur les sens, en un mot sur le système nerveux. Bientôt mille désirs se font sentir, et la jeune fille n'est pas encore nubile, qu'elle rêve l'existence de la femme faite. Doit-on s'étonner, d'après ce tableau rapide, que l'apparition des règles ait lieu plus tôt chez les jeunes filles qui doivent former ce que nous avons nommé les *métis* des grandes capitales.

Il y aurait encore à étudier une influence qu'on a signalée, mais sur laquelle l'excellent ouvrage de M. Deslandes ne nous a point donné de renseignements complets : nous voulons parler de l'onanisme. Quel est le rapport de cet acte avec la menstruation ? En hâte-t-il l'époque, comme on l'assure ? ne l'arrête-t-il pas dans d'autres cas ? contribue-t-il à augmenter les affections de l'utérus, aujourd'hui si communes ? est-il une des causes de la surexcitabilité nerveuse ? J'avoue que je ne suis pas assez éclairé sur ces points.

Les influences précédentes doivent naturellement s'accroître à mesure que nous atteignons les sommités de l'arbre. Si les exemples sont meilleurs, si le vice est plus caché et plus éloigné, d'autres causes agissent avec non moins de force. Ainsi, dans les classes riches, les jeunes personnes, à part quelques exceptions, sont initiées de bonne heure à la vie des salons. Combien de fois avons-nous vu, au milieu de ces foules qu'on appelle si fastueusement des *raouts*, apparaître des jeunes personnes de 8 à 9 ans, richement parées; l'orgueil maternel attendait des compliments qu'on prodiguait de toutes parts ; comment ne pas louer les enfants d'un riche qui fait si bien les honneurs de sa maison ? c'était à qui inventerait de nouvelles formules. L'instinct de la coquetterie se développait ; le poison de la louange déposait son germe. A l'aspect de tant d'hommes graves s'extasiant sur leurs grâces, ces jolies poupées se regardaient déjà comme de petites femmes.

Sans doute ces jeunes enfants ne se montrent qu'un instant dans cette atmosphère chaude, dangereuse, qui décolore tant de femmes ; mais cet air que vous leur faites respirer est malsain. Ne jette-t-il pas déjà pour l'avenir quelque semence de maladie ? La parure, par les tentations nouvelles qu'elle fait naître, développe aussi d'autres sources d'excitation. Que de crampes d'estomac, que d'affections nerveuses ont été produites par une robe mal faite ou pour un habillement bien porté! A chaque pas, nous voyons se multiplier autour de ces jeunes personnes les causes excitantes.

Il faut des talents, et à peine viennent-elles de naître, que leurs petits doigts font résonner les touches d'un clavier; bientôt le chant, la danse complètent cette partie de l'instruction. Quoi de plus propre à exalter leur système nerveux, que ces ébranlements voluptueux déterminés par la musique! Un art qui a l'immense pouvoir d'agiter toute l'organisation, d'inspirer la joie, la gaîté, de remplir l'âme de mélancolie et de tristesse, de faire braver la mort, de calmer les fureurs, d'amollir et de désarmer de vils assassins, un pareil art doit avoir une influence sans borne sur des femmes grêles, délicates, nerveuses.

Que de choses nous aurions à dire sur cette éducation purement intellectuelle, où la morale n'entre que comme accessoire! son résultat doit sans doute faire obtenir à la femme des succès passagers dans le monde; mais quelles armes lui fournira-t-elle contre ces peines de la vie domestique qui semblent naître sous ses pas?

Les spectacles secondent puissamment l'action de toutes les causes. L'illusion scénique, la peinture des passions, le choix si souvent malheureux des sujets émeuvent avec force ces jeunes esprits déjà si impressionnables. On les voit verser des larmes sur les malheurs des personnages dramatiques. Ce monde imaginaire donne l'éveil au monde réel intérieur, et les passions qui sommeillaient font acte de présence avant le temps.

Le régime des gens riches doit aussi être pris en considération : leur nourriture, trop succulente pour eux, l'est beaucoup trop pour leurs enfants. Ils cherchent souvent, il est vrai, à faire un choix sur leur table ; mais ce choix lui-même est fréquemment un élément inflammable qui imprime un cours plus rapide à ce sang déjà si difficile à contenir. Ajoutons enfin une dernière cause qui n'est pas la moins puissante de toutes, cette *organisation nerveuse*, reçue des parents qui ont jeté dans le moule leurs qualités physiques et morales. C'est un sujet digne de toutes les méditations des médecins philosophes, que ce pouvoir de l'hérédité qui transmet aux races, sans mélange, les traits de la figure, les dispositions morales et le principe de toutes les maladies. On ne saurait assez appeler l'attention sur ce point ; car l'éducation physique et morale y puisera de grands enseignements.

Ainsi se trouve mis hors de doute un fait reconnu depuis long-temps, mais qui n'avait point jusqu'alors été l'objet d'une analyse aussi rigoureuse, d'une application mathématique aussi positive. On a vu d'ailleurs que la proposition générale, telle qu'elle était énoncée partout, prise dans son ensemble, était incontestable, et qu'il était nécessaire de l'examiner sous toutes les faces. Il faut donc encore ici reconnaître l'influence de la civilisation qui, dans les grandes capitales, favorise l'apparition des règles dans certaines classes de la société. Elle n'est certainement pas la seule cause, ainsi que nous le montrerons bientôt ; mais son action est réellement puissante.

Jusqu'alors nous n'avons examiné que l'âge moyen, le seul à la vérité qui nous fournisse les véritables éléments de la question ; mais nous n'en posséderions pas tous les termes, si nous ne jetions un coup-d'œil sur les époques diverses de l'apparition dans les différentes catégories que nous avons établies.

Âge de la première apparition chez les 171 femmes de la classe peu aisée.

9 ans	2		17 ans	19
10 »	5		18 »	12
11 »	18		19 »	4
12 »	9		20 »	3
13 »	20		21 »	1
14 »	24		22 »	4
15. »	27		23 »	1
16 »	22			

Total 171

Le chiffre le plus élevé est encore 15 ans ; il diffère à peine du précédent, de sorte qu'on peut dire que l'âge commun est compris entre 14 et 15 ans. La proportion des jeunes filles réglées après ces deux époques mérite de fixer l'attention, puisque le nombre de celles qui voient leurs règles apparaître pour la première fois à 16 et 17 ans, est presqu'absolument semblable à celui des deux époques précédentes ; mais, comme nous l'avons dit plus haut, c'est que, si dans les grandes capitales existent les classes privilégiées, les heureux de la terre, là se trouvent aussi les êtres qui ont le plus à se plaindre du sort, parce qu'ils ne sont pas seulement pauvres, mais encore dans des conditions de santé misérable.

Au-dessus et au-dessous des deux chiffres qui représentent le plus grand nombre des menstruations, viennent se grouper dans l'ordre que nous avons adopté pour la première catégorie :

11 ans	22	
12 »	9	
13 »	20	

Et par la seconde	16 ans	22
	17 »	19
	18 »	12

Ces trois derniers chiffres renferment pour principal élément les jeunes filles dont le retard dans la menstruation a tenu aux circonstances indiquées.

Âge de la première menstruation chez les 135 filles de la classe métis.

9 ans	2		17 ans	12
10 »	4		18 »	7
11 »	14		19 »	2
12 »	7		20 »	2
13 »	20		21 »	1
14 »	28		22 »	0
15 »	19		23 »	1
16 »	16			

Total 135

L'âge commun reprend ici la place que les auteurs lui ont assignée, c'est-à-dire 14 ans. Déjà, en effet, les mœurs, les habitudes, le genre de vie sont différents et les circonstances plus favorables. Comme dans le cas précédent, les limites d'âge entre lesquelles arrive le phénomène du flux menstruel sont fixées entre 9 et 23 ans, ce qui embrasse une période de 15 ans. Les trois nombres au-dessus et au-dessous de l'âge commun, qui offrent le plus de femmes menstruées, sont :

11 ans	»	14
12	»	7
13	»	20
15	»	19
16	»	16
17	»	12

Dans le tableau suivant, les résultats deviennent encore plus sensibles :

Age de la première apparition chez les 32 jeunes demoiselles de l'établissement de M. Bouvier.

11 ans	»	1
12	»	3
13	»	5
14	»	12
15	»	2
16	»	5
17	»	4

L'âge commun est le même que celui du tableau précédent ; mais le nombre des jeunes personnes qu'il contient est, proportion gardée, beaucoup plus considérable.

Enfin, dans les deux tableaux suivants, les résultats sont encore semblables.

Age de la première apparition chez 53 demoiselles ou dames appartenant à l'ancienne noblesse, à la finance, au commerce et à la bourgeoisie.

9 ans	»	1	11	»	4
10	»	2	12	»	7

13 » 10		16 » 5
14 ans 12		17 » 3
15 » 8		18 » 1

Total. 53

L'âge commun n'est plus ici précisément 14 ans, mais il se trouve compris entre 13 et 14 ans. Ce résultat est presqu'absolument semblable à celui que le professeur Chomel a eu la complaisance de nous communiquer, et d'après lequel il fixe la période de la menstruation chez les jeunes personnes de la haute société, entre 12 et 14 ans, opinion également partagée par MM. Andral et Récamier. L'âge moyen confirme encore plus l'exactitude de cette opinion ; ainsi, dans cette fraction de la société, nous avons trouvé qu'il est de 13,660, ou de 13 ans 7 mois et quelques jours, ce qui présente une avance de 9 mois sur l'époque de la menstruation chez les jeunes personnes de l'établissement de M. le docteur Bouvier, de 10 mois sur les femmes de la classe métis, et de 1 an et 3 mois environ sur les femmes de la classe peu aisée de la capitale ; c'est ce que va nous présenter d'une manière sommaire le tableau suivant :

Tableau de l'âge de la première menstruation.

Dans les classes pauvres 14, 842 ou 14 ans et 10 mois.
     »   métis   14, 402 ou 14 » et 5 »
     »   riches   13, 660 ou 13 » et 8 »

Les limites d'âge entre lesquelles apparaît cette importante fonction chez les jeunes personnes de la classe riche, n'embrassent qu'une période de 10 ans ; mais on comprend qu'elles peuvent s'étendre plus loin, parce qu'il n'est pas très-rare de rencontrer de jeunes demoiselles qui sont réglées plutôt ou plus tard. Cependant, comme les conditions sont assez analogues pour cette portion favorisée de la société, la période de menstruation doit être généralement plus courte.

En jetant un coup-d'œil sur les 3 nombres placés au-dessus et au-dessous de 13 et de 14 ans, qui renferment le plus de personnes menstruées, on a :

pour	10 ans	2
	11 »	4
	12 »	7
	15 »	8
	16 »	5
	17 »	3

La proportion est à peu près la même pour les deux catégories, un peu plus forte seulement pour la seconde.

Il arrive, en effet, qu'un certain nombre de ces jeunes personnes, quoique placées dans les circonstances les plus propres à hâter l'apparition des menstrues, héritent d'une constitution détériorée ou sont elles-mêmes d'une mauvaise santé; la lutte s'établit entre les agents modificateurs et l'organisation, et l'époque de la menstruation se trouve alors plus ou moins reculée.

Mais toutes choses égales d'ailleurs, le nombre des menstruations retardataires est beaucoup moins considérable dans cette portion de la société que dans les classes précédentes, et les effets du retard de cette fonction sont également plus marqués dans le premier cas que dans le second.

Il y a peu de jours, nous avons vu à la clinique du professeur Chomel deux femmes fortes, d'un tempérament sanguin, âgées l'une de 18 et l'autre de 24 ans. Toutes deux avaient été réglées à 14 ans, mais chez aucune des deux le phénomène ne s'était régularisé; elles ne voyaient que tous les 2 ou 3 mois; quelquefois les espaces étaient encore plus considérables. Ces deux femmes ne souffraient aucunement de cet état de choses: l'une d'elles avait seulement parfois des étourdissements, mais elles se livraient à leurs travaux; elles étaient entrées à l'hôpital pour des accidents totalement étrangers à ce fait.

Ainsi, en résumé, la menstruation étudiée chez 359 femmes de la capitale se présente de la manière suivante:

9 ans	5		17 ans	54
10 »	11		18 »	20
11 »	36		19 »	6
12 »	23		20 »	5
13 »	50		21 »	2
14 »	64		22 »	4
15 »	54		23 »	2
16 »	43			
		Total	359	

L'âge moyen de la première apparition est de 14,504 ou de 14 ans et 6 mois, différence qui tient à la réunion des trois classes. L'âge commun est de 14 ans.

En réunissant maintenant toutes les femmes observées par nous et par M. Ménière, on a un total de 1.200 personnes dont la menstruation a été répartie dans les groupes suivants:

Tableau général de l'âge de la première apparition chez 1.200 femmes.

5 ans	1		7 1/2	1
6 »	0		8 »	2

9 » 10		17 » 127
10 » 29		18 » 90
11 » 93		19 » 35
12 » 105		20 » 30
13 » 132		21 » 8
14 » 194		22 » 8
15 » 190		23 » 4
16 » 141		

Total 1,200

Nous allons maintenant comparer nos résultats avec ceux des cinq autres médecins qui ont cherché à résoudre par des chiffres la question de l'époque de l'apparition :

Tableau de l'apparition des règles.

Âge	CHEZ 1,200 FEMMES OBSERVÉES A PARIS (1).	85 F. OBS..A PARIS (2)	452 F. OBS. A LYON (3).	68 F. OBS. A MARSEILLE ET A TOULON (4).	450 F. OBS. A MANCHESTER (5).	137 F. OBS. A GOETTINGUE (6).
5 ans	1	0	0	0	0	0
6	0	0	0	0	0	0
7	1	0	0	0	0	0
8	2	0	0	0	0	0
9	10	1	0	0	0	0
10	29	0	5	0	0	0
11	93	3	14	6	10	0
12	105	14	26	10	19	3
13	132	6	47	13	53	8
14	194	18	50	9	85	21
15	190	14	76	16	97	32
16	141	7	79	8	76	24
17	127	6	58	4	57	11
18	90	5	38	2	26	18
19	35	8	21	0	23	10
20	30	3	9	0	4	8
21	8	0	5	0	0	1
22	8	0	1	0	0	0
23	4	0	0	0	0	1
24	0	0	3	0	0	0
	1200	85	432	68	450	137

(1) Ces 1,200 femmes ont été observées par nous et par M. Ménière. — (2) Marc d'Espine, *Recherches sur quelques-unes des causes qui hâtent ou retardent la*

Avant de passer aux considérations qui nous sont fournies par ce tableau général, nous allons donner la récapi-
tulation de nos recherches précédentes.

	NOMBRE DES F.	AGE MOYEN.	AGE COMMUN.
Menstruation dans les campagnes	276	14, 858	15 ans.
» dans les villes	205	14, 765	14 »
» dans la capitale (1).	359	14, 504	14 »

Ces différents chiffres démontrent de la manière la plus
évidente que les règles apparaissent d'abord dans les capitales, puis dans les villes du second ordre, et en dernier lieu
dans les campagnes.

Si nous cherchons maintenant l'âge moyen et l'âge commun
de l'apparition des règles dans les différentes villes du tableau
général, voici les résultats auxquels nous sommes conduits:

Tableau indiquant l'âge moyen de la menstruation.

VILLES.	AGE MOYEN.	NOMBRE DES FEMMES.
Gœttingue	16, 038	137
Manchester	15, 191	450
Paris	14, 504	359
Lyon (2)	14, 492	160
Marseille et Toulouse (3)	14, 015	68
Toulon seule	14, 081	43
Marseille id.	13, 940	25

puberté, Archives générales de méd., oct. et nov. 1835. — (3) Pétrequin, *Recherches sur la menstruation*, thèse, 24 août 1835. Bouchacourt, *Statistique
recueillie à l'hospice de la Maternité de Lyon*, insérée dans le 19ᵉ volume de la
2ᵉ édition du Dict. en 25 vol., art. *Menstruation*. — (4) Marc d'Espine, ouv.
déjà cité. — (5) Roberton, *Inquiry into the natural history of the menstrual
function. Medic. and surgic Edimburg journal*, oct. 1832. — (6) Osiander,
Dankwurdigkeiten fur die Heilkunde und geburt's hulfe, 11 bre. bd 2 - sl Got-
ting, 1795, m-s. 320.

(1) Nous avons réuni dans ce groupe les trois sections des femmes peu aisées
réglées à 14, 842, des femmes métis menstruées à 14, 405, et des demoiselles
riches réglées à 13, 660.

(2) Nous avons pris l'âge moyen des 160 femmes de M. Bouchacourt, parce
qu'elles étaient de Lyon.

(3) Ces chiffres sont ceux de M. Marc d'Espine : même remarque pour la ville
de Gœttingue et de Manchester.

Quant à l'âge commun, il est pour Paris et Manchester de 14 ans, pour Marseille et Toulon de 15 ans, pour Lyon et Gœttingue de 15 à 16 ans.

Une première observation que nous suggère les travaux de ces honorables médecins, c'est que généralement ces chiffres sont peu considérables. Ils ne font pas suffisamment connaître si les femmes observées ont été réglées à la ville ou à la campagne. Enfin aucun d'eux n'établit de distinction entre les classes pauvres, aisées et riches.

Roberton, par exemple, n'indique pas si toutes les femmes étaient nées à Manchester ; et Osiander a réuni dans son chiffre les femmes nées à Gœttingue et dans le territoire de la ville.

M. le docteur Marc d'Espine, qui a publié des documents plus étendus, a trouvé qu'à Paris le chiffre moyen de la puberté était de 14, 965, résultat qui diffère fort peu du nôtre, pour la classe pauvre, puisque nous avons trouvé qu'il était de 14, 842. Ce nombre est inférieur à celui de Manchester, qui est de 15, 191, et supérieur à celui de Marseille et de Toulon qui réunis donnent 14, 015. On voit donc que dans ce cas, la latitude joue déjà un rôle de quelqu'importance, puisque la différence d'époque de menstruation, pour Paris et les deux villes du midi réunies, est d'environ un an.

Il y aurait bien quelques observations à faire sur la petite proportion des nombres, mais les variations ne peuvent faire changer les résultats. On comprend d'ailleurs que si la latitude hâte ou retarde l'apparition de la fonction, elle n'agit pas seule, car sans cela la différence de chiffre entre Manchester et Paris serait égale à celle qui existe entre ceux de Paris, Marseille et Toulon. Or il n'en est point ainsi ; car tandis que les cinq degrés qui séparent Manchester de Paris correspondent à une variation dans l'âge moyen de moins de trois mois, les cinq degrés qui existent entre Paris, Marseille et Toulon présentent une différence dans l'âge moyen de près d'un an.

L'influence du climat nous paraît encore mieux marquée. Ainsi les températures moyennes annuelles de Paris et de Manchester sont entre elles dans le rapport de 48 ou 49 à 50°, 50 Farenh, et celles de Paris et de Marseille, 51°, 50 à 52°, 50 Far. Il en résulte donc que deux degrés dans la température font varier l'âge moyen de la puberté, d'après les tableaux précédents d'environ 3 mois, tandis qu'une différence quatre fois plus considérable (8 degrés) fait varier cet âge quatre fois plus, c'est à dire d'environ un an.

Les résultats dus aux recherches d'Osiander sont presque entièrement semblables. Lorsqu'on compare les latitudes de Gœttingue et de Londres, on trouve qu'elles diffèrent très peu ; Gœttingue même est de 2 degrés F. plus au midi que Manchester, et cependant le climat de Gœttingue est de 2 à 3 degrés F. plus froid que celui de Manchester (46°, 82 F.); aussi l'âge moyen de la menstruation y est-il d'un an plus élevé que celui de Manchester.

L'influence du climat a été admise par tous les écrivains, et l'exemple des jeunes filles nubiles de si bonne heure sous la zône torride est un fait qu'on trouve consigné partout. Montesquieu fait observer que, dans ces contrées brûlantes où les femmes sont réglées à 8 ou 9 ans et déjà vieilles à 20 ans, l'enfance et le mariage vont presque toujours ensemble. La raison, ajoute-t-il, ne se trouve donc jamais chez elle avec la beauté, quand la femme demande l'empire, la raison le fait refuser; quand la raison pourrait l'obtenir, la beauté n'est plus (1). Dans les pays tempérés, leur

______

(1) Montesquieu, *Esprit des lois*, t. II, liv. XVI, ch. 2.

personne et leur esprit acquièrent son degré de perfection presqu'au même moment, et le pouvoir réuni de ces deux qualités doit être irrésistible. Haller, dans ses *Éléments de physiologie* (lib. XXVIII, sect, III, § L), a fait la remarque que les femmes exposées à la température des pays chauds rendent deux fois plus de sang par les menstrues que dans les pays septentrionaux.

On a vu des jeunes filles de 9 à 10 ans réglées dans les Indes-Orientales, transportées en Europe, et surtout en Angleterre, chez lesquelles cette fonction cessait jusqu'à 14 et 15 ans, sans que la santé souffrît pendant tout ce laps de temps (1).

Les filles des climats qui avoisinent l'équateur, tels que l'Ethiopie, celles de l'Egypte, de l'Inde, de la Turquie, des pays les plus méridionaux de l'Europe, sont réglées dès l'âge de 10 ans, et même plus tôt, comme le prouvent plusieurs exemples remarquables. Mahomet, au rapport de Prideaux, épousa Cadisha à 5 ans, et l'admit dans son lit à 8. En Suède, au contraire, en Danemarck, en Norwège et dans une grande partie de la Russie, les filles ne sont ordinairement réglées que de 16 à 18 ans ; ce retard de la menstruation est loin de nuire à la fécondité des femmes du nord. Rudbeck et d'autres assurent que les Suédoises ont assez communément de 10 à 12 enfants, et qu'il n'est pas rare qu'elles en fassent jusqu'à trente.

On ne doit pas dès-lors s'étonner de l'excessive population de ces contrées et des immenses émigrations des hordes septentrionales vers le midi. Aussi est-ce à bien juste titre que les Romains appelent ces pays les pépinières du genre humain (2).

---

(1) *The cyclopedia of practical medecine*, vol, III, p. 110.
(2) *Dict. de méd.* en 25 vol., 2ᵉ édit., art. menstruation.

Mais, ainsi qu'on l'a déjà fait remarquer, il y a autre chose que le climat, puisqu'une différence de 2 degrés de température moyenne n'est pas réellement suffisante pour déterminer une variation d'un an dans le chiffre de l'âge pubère. C'est qu'en effet dans cette question comme dans beaucoup d'autres, il ne faut pas se borner à un ou deux éléments, mais les étudier tous. Nul doute que le lieu de la naissance, le genre de vie, la nature des occupations, la nourriture, les vêtements, l'habitation, les mœurs, les coutumes, les habitudes, l'éducation, les conditions sociales n'aient aussi une très-grande part d'influence sur le développement de la menstruation.

On a encore cherché à apprécier l'influence du climat, en examinant 1° le nombre des femmes menstruées dans chaque ville avant l'âge commun ; 2° les trois âges où la menstruation se fait le plus communément pour chaque ville, mais les chiffres énoncés sont trop peu élevés pour qu'ils puissent nous offrir quelques considérations utiles.

En résumant les points principaux de ce chapitre, on arrive aux conclusions suivantes :

La menstruation est généralement plus tardive dans les campagnes.

Elle se montre de meilleure heure dans les villes, et, selon toutes les probabilités, dans celles qui sont très industrielles.

Mais c'est surtout dans les grandes capitales qu'elle atteint son maximum d'apparition.

Cette proposition, qui a eu jusqu'alors la force d'un axiome, offre cependant de nombreuses exceptions ; ainsi les dernières classes de la société, soumises à toutes les privations qui forment le cortége fatal de la misère, renferment un grand nombre de jeunes filles qui ne sont menstruées que fort tard.

Les jeunes personnes, au contraire, que leurs habitudes, leurs mœurs, leur genre de vie rangent dans la classe que nous avons appelée les métis de la civilisation, voient la fonction s'accomplir à un âge moins avancé.

Mais c'est surtout parmi les jeunes demoiselles de la classe riche, parmi celles qui font partie de la noblesse, du haut commerce, de la bourgeoisie et de la finance, que les règles apparaissent beaucoup plus tôt. Il faut noter toute fois que même chez ces jeunes personnes, la menstruation peut être retardée; cette circonstance qui tient, en général, à l'organisation lymphatique et scrofuleuse (1), est plus rare ou plus facilement combattue, puisqu'elle se trouve puissamment modifiée par la précocité plus grande du système nerveux, au développement duquel concourent tant de stimulants divers. D'après plusieurs observations qui nous sont propres, l'éducation religieuse et morale, strictement surveillée, aurait pour résultat de retarder l'apparition des menstrues.

Les principales circonstances qui semblent avoir une influence réelle sur la mise en jeu de cette fonction, sont l'habitation, le genre de vie, la misère, la fortune et l'éducation. Ces influences ne sont pas les seules, l'action de la latitude ne saurait être révoquée en doute; ainsi le chiffre moyen de la puberté est moins élevé à Marseille et à Toulon qu'à Paris, et moins encore dans cette dernière ville qu'à Manchester. Ces différences de résultats sont

---

(1) D'après Cabanis, l'époque de la puberté est, en général, plus tardive pour les écrouelleux. Leur enfance, relativement à l'impression des désirs de l'amour, se prolonge, et les passions que ces désirs enfantent se développent chez eux à des degrés plus faibles. J'ai connu plusieurs femmes chez lesquelles la disposition écrouelleuse, après avoir retardé la première éruption des règles, en avait toujours depuis troublé le retour, et dont toutes les habitudes annonçaient l'espèce d'influence des organes de la génération.

conformes aux latitudes de ces diverses localités. Le climat doit aussi être pris en considération. L'hérédité exerce une véritable influence, car plusieurs fois nous avons vu des filles réglées aux mêmes époques que leurs mères.

MENSTRUATION PRÉMATURÉE ET TARDIVE.

Les recherches nombreuses et multipliées auxquelles nous nous sommes livré, ont établi de la manière la plus positive que la première apparition des règles dans nos contrées, et particulièrement en France, avait lieu de 14 à 16 ans ; mais il ne faut pas croire cependant que les choses se passent toujours ainsi. Les recueils médicaux contiennent plusieurs observations de jeunes filles, menstruées dès l'âge le plus tendre. Les auteurs ont cité des faits de petites filles réglées à 3 ans, à 2 ans, et beaucoup plus jeunes encore, puisque quelques-unes n'avaient que 6 et même 3 mois (1).

Il est assez rare, à la vérité, de voir la menstruation s'établir avant l'âge de la puberté. La plupart des écoulements sanguins prématurés que l'on a observés, étaient plutôt des hemorrhagies accidentelles que de véritables menstruations. L'époque normale est celle où il y a consennus entre les organes de la génération, où le bassin est convenablement développé (2) sous le rapport de la capacité, où les seins sont arrondis, proéminents, etc. Il en existe cependant quelques exemples bien constatés, tel est celui que Catals, docteur médecin à Adge, a fait insérer dans les *Annales* de la société de médecine pratique de Montpellier.

(1) Haller, *Elementa physiologica*, t. VIII.

(2) Dupuytren a fait observer que chez les jeunes filles, à l'époque de la puberté, le diamètre supérieur du bassin éprouve des changements : son diamètre iliaque semble s'agrandir aux dépens du diamètre sacro-pubien.

Obs. I. — Ce médecin fut consulté à Bassan pour une petite fille de 6 ans, atteinte d'une toux spasmodique, de coliques, de migraine et d'une hémorrhagie nasale qui revenait périodiquement chaque mois. Il conseilla un régime doux, quelques bains tièdes, des boissons délayantes et un peu diaphorétiques, un exercice fréquent, des fomentations émollientes et antispasmodiques sur les parties inférieures du ventre, enfin l'application de sangsues aux mollets. Il survint un écoulement de sang par l'utérus, qui fut précédé d'un état fébrile, de douleurs vagues, de lassitudes dans tous les membres, de la dureté, de l'inégalité du pouls. Tous les accidents cessèrent, et au bout d'un mois l'écoulement sanguin revint avec gonflement du sein, douleur des reins et prurit aux parties génitales. Il continua ensuite à se montrer tous les mois, mais sans souffrance. Il durait 3 jours, répondait aux phases de la lune, et ne varia pas pendant un an que cette enfant fut soumise à l'observation (1). On lit dans le même journal (t. ii, p. 74) l'histoire d'une jeune fille qui était menstruée à 5 ans et demi. Elle eut une suppression de 6 mois, à la suite de laquelle il se déclara une chlorose. Cette maladie ayant été guérie par les moyens ordinaires, les menstrues coulèrent de nouveau.

Il serait à désirer qu'on dressât des tableaux des menstruations hâtives et tardives. Ce travail n'a point encore été fait ; le seul document que nous ayons trouvé, est celui de M. Pétrequin, relatif à 532 femmes dont les règles apparurent tardivement.

(1) *Journal de méd. et de chirurg.* par Corvisart, Leroux et Boyer, t. XI., page 37.

Tableau des menstruations tardives.

AGE.	NOMBRE.	PROPORTIONS.
à 14 ans révolus.	196	1/3
15 »	142	1/2
16 »	91	1/3
17 »	54	1/6
18 »	26	1/2
19 »	15	1/20
20 »	6	1/50
21 »	2	1/150

Ce tableau est plutôt un jalon qu'un fait précis; l'âge de
14 ans ne nous paraît pas d'ailleurs devoir être considéré
comme une époque tardive; quoi qu'il en soit, on voit qu'il
y a une proportion assez considérable de femmes qui ne
sont pas encore réglées à 16, 17, 18 et même 19 ans. Dans
notre tableau général, cette proportion est également considérable, puisque sur 1,200 femmes on trouve :

190 non réglées	à 15 ans.
141	à 16 »
127	à 17 »
90	à 18 »
35	à 19 »
30	à 20 »

Les proportions sont ici différentes, mais les éléments
également très-différents.

Nous venons de constater que la menstruation pouvait
se montrer chez de très-jeunes filles; parmi les autres faits
de ce genre qui nous paraissent offrir toutes les garanties
nécessaires, nous rapporterons les deux suivants :

Obs. II.—Une petite fille, d'une taille ordinaire à l'époque de sa naissance, prit dans l'espace de trente jours un
accroissement considérable ; elle avait atteint la hauteur

d'un enfant d'un an et demi. Quelques gouttes de sang s'écoulèrent alors du vagin ; deux mois plus tard, une évacuation de sang plus copieuse eut lieu ; des poils parurent au mont de Vénus, la glande mammaire augmenta de volume. A quatorze mois, puis à dix-huit, une troisième et une quatrième menstruations s'opérèrent. Parvenue à cet âge, la petite fille, qui est très-bien conformée, a 0ᵐ975, ou trois pieds de haut, des mamelles volumineuses, des organes génitaux très-développés et ombragés de poils ; mais elle n'offre aucun indice de penchant sexuel, et ses facultés morales ne sont pas plus prononcées que celles des autres enfants de son âge. Elle est née de parents faibles et délicats (1).

Obs. III.—Mathilde H..., née à la Nouvelle-Orléans, le 31 septembre 1827, de parents blancs peu fortunés, vint au monde avec des seins parfaitement développés ; le mont de Vénus couvert de poils, comme une fille de 13 à 14 ans. A l'âge de trois ans ses règles parurent, et continuèrent de couler régulièrement tous les mois. Elle les avait aussi abondantes qu'une femme faite. Chaque période durait trois jours.

A l'âge de 4 ans, époque à laquelle l'observation fut envoyée en France, la taille était de 1ᵐ150, ou de 42 pouces et demi ; l'enfant avait les traits réguliers, le teint rose, les cheveux châtains, les yeux gris-bleu ; tout l'ensemble annonçait une belle personne. Elle était bien constituée ; ses seins avaient la grosseur d'une forte orange ; les dimensions du bassin étaient telles qu'on présumait qu'elle pourrait avoir des enfants à 8 ans. Sa santé était excellente (2).

L'existence des règles hâtives est donc un fait désormais

(1) Meckel, *Arch. für.* Annäl. 1828.

(2) Obs. recueillie par J. le Beau de la Nouvelle-Orléans, *Annal. d'hygiène,* t. X, p. 181. Ce fait a été attesté par les médecins et les autorités de la ville.

consacré; mais il faut aussi reconnaître avec M. le professeur Moreau, que ces cas sont des exceptions fort rares; le plus ordinairement, c'est un état maladif qui doit être modifié, car il surviendrait des accidents. En général, on peut dire, avec M. Ch. Londe, qu'il est vrai partout qu'une menstruation hâtive amène la faiblesse et une vieillesse prématurée.

Si l'on a vu les règles apparaître prématurément, on a également constaté que, dans quelques circonstances, elles pouvaient se montrer fort tard; telle est l'observation suivante.

Obs. IV.—Le docteur Watkins, du Hâvre-de-Grâce en Maryland, fut appelé auprès d'une femme de 42 ans, attaquée de diverses affections qui lui semblèrent être analogues à celles qui se manifestent après une menstruation supprimée. Il fut surpris d'apprendre que, quoiqu'elle eût joui auparavant d'une bonne santé, et qu'elle fût mariée, ses règles n'avaient jamais paru. Après une saignée et quelques légers remèdes, elles coulèrent pour la première fois (1).

Ce fait exceptionnel ne présente point d'application dans la pratique, mais on a remarqué que plus la menstruation tardait à se faire, sauf les exceptions que nous avons indiquées, plus elle était, en général, irrégulière. Aussi cette disposition doit-elle appeler l'attention du médecin.

(1) *The Philadelphia medical museum*, 1806.

CHAPITRE II.

━◆━

Tempéraments. —Recherches statistiques sur les tempéraments. —Age commun.
—Age moyen. —Constitutions.—Influence des localités sur les constitutions.—
Couleur des cheveux.— Taille. — Appréciation de ces influences sur les jeunes
personnes de la classe opulente.—Résumé.

Parmi les influences qui doivent nécessairement agir
sur la puberté, il en est une dont l'action puissante nous
paraît cependant très-difficile à apprécier : c'est celle des
tempéraments. Si les femmes se présentaient avec tous
les attributs qui ont été assignés par les anciens à ces
formes extérieures, il ne saurait y avoir d'incertitude.
Mais il s'en faut de beaucoup que les choses se passent ainsi.
Les organisations se détériorent, se perfectionnent, se trans-
forment, de sorte qu'il y a de grandes différences entre les
qualités primordiales et secondaires du même individu
observé à des intervalles éloignés.

Les tempéraments, qui sont en dernière analyse l'expression de l'organisation, varient beaucoup suivant les époques
auxquelles on les examine ; ainsi tel homme, lymphatique
à vingt ans, est lymphatico-sanguin à quarante ans, parce
que son genre de vie, sa nourriture, sa fortune, ont changé
toutes ses habitudes premières. Je ne saurais croire cependant à des transformations complètes ; le germe du tempérament sanguin existait, seulement il était moins manifeste;
les circonstances l'ont mis en jeu, et il s'est dessiné.

Le système nerveux, si exalté dans les villes, et surtout
dans les classes riches et élevées, n'imprime pas de modi-

fications moins nombreuses à l'organisation primitive, et l'on peut dire avec vérité qu'il est un tempérament dans un autre tempérament. Ces remarques s'appliquent surtout aux femmes dont la trame première disparaît derrière celle qu'ont créée les chagrins, les peines, les grossesses répétées et les maladies inhérentes à ce sexe. C'est surtout parmi les femmes qui composent la population habituelle des hôpitaux, que l'appréciation des tempéraments devient difficile ; étiolées, amaigries, fatiguées, leur physionomie s'harmonie dans une teinte uniforme de pâleur et de souffrance. Dans les rangs élevés de la société, l'élément nerveux complique beaucoup la question.

Mais en reconnaissant l'exactitude de ces observations, il faut avouer que les difficultés ne sont point insurmontables. Certes, les traits ne sont pas toujours bien saillants, mais, avec de la persévérance, on parvient à les saisir.

Pour nous diriger dans cette recherche, nous avons étudié, 1° la forme extérieure que nous paraît résumer assez fidèlement l'état fonctionnel de l'individu ; 2° la constitution ; 3° la couleur des cheveux, et 4° la taille.

Influence des tempéraments.

477 femmes appartenant à la classe pauvre de la société, forment la première partie de ce travail. L'ordre dans lequel se rangent les différents tempéraments qu'elles nous ont offerts, est le suivant :

1° Lymphatico-sanguin	163 (1)
Sanguin	128

(1) Ces dénominations seraient sans doute remplacées avec avantage par celles qui indiqueraient la prédominance d'un organe ; mais ces caractères nous paraissent encore plus difficiles à déterminer.

Lymphatique   110
Lymphatico-nerveux   76
                     ———
                     477

Ainsi quatre formes sous lesquelles se présentent habituellement les tempéraments de cette portion du sexe féminin, le lymphatico-sanguin, le sanguin, le lymphatique et le lymphatico-nerveux. Le tempérament nerveux proprement dit ne se montre ici que chez un petit nombre de femmes ; mais un résultat contraire aurait lieu de nous surprendre, car les besoins matériels de l'existence, le défaut d'éducation, la continuité des travaux, sont autant de motifs qui s'opposent au développement de cette surexcitabilité nerveuse que nous retrouverons dans d'autres conditions. Quant aux autres nuances de tempérament, nous ne les avons pas indiquées, parce qu'elles étaient représentées par des quantités trop petites.

Cherchons maintenant si ces divers tempéraments vont nous fournir quelques renseignements sous le rapport de l'âge commun et de l'âge moyen.

AGE COMMUN.

TEMPÉRAMENT LYMPHATICO-SANGUIN.		TEMPÉRAMENT SANGUIN.	
9 ans	4	9 ans	2
10 »	1	10 »	3
11 »	20	11 »	17
12 »	6	12 »	16
13 »	21	13 »	12
14 »	27	14 »	20
15 »	32	15 »	8
16 »	13	16 »	12
17 »	17	17 »	12
18 »	12	18 »	12
19 »	3	19 »	6
20 »	5	20 »	3
21 »	1	21 »	3
22 »	1	22 »	2
	163		128

TEMPÉRAMENT LYMPHATIQUE.		TEMPÉRAMENT LYMPHATICO NERVEUX.	
10 ans	4	9 ans	1
11 »	6	10 »	3
12 »	8	11 »	5
13 »	10	12 »	5
14 »	7	13 »	7
15 »	16	14 »	17
16 »	20	15 »	8
17 »	15	16 »	14
18 »	11	17 »	7
19 »	5	18 »	5
20 »	4	19 »	2
21 »	3	20 »	1
22 »	1	21 »	0
	110	22 »	1
			76

Ces quatre tableaux donnent pour l'âge commun les chiffres suivants :

TEMPÉRAMENTS.	AGE COMMUN.
Lymphatico-sanguin	15 ans.
Sanguin	14 »
Lymphatique	16 »
Lymphatico-nerveux	14 »

L'âge moyen offre des indications plus positives, et qui sont en rapport avec les faits observés : dans le tempérament lymphatico-sanguin, la menstruation apparaît à 14 ans, 609. Elles se montrent à 14 ans, 578 chez les personnes sanguines; à 14 ans, 657 chez les personnes lymphatico-nerveuses, et seulement à 15 ans, 381 chez les femmes lymphatiques. Ces chiffres varient sans doute avec des nombres plus considérables, mais ils n'en représentent pas moins l'ordre suivant lequel se manifeste le complément de la puberté dans les divers tempéraments , et confirment ce qui avait déjà été entrevu par les auteurs sous une forme générale. L'âge moyen de ces divers tempéraments se groupe ainsi :

TEMPÉRAMENTS.		AGE MOYEN.			
Sanguin	14, 578, ou 14 ans	6 mois	$^1/_2$		
Lymphatico-sanguin	14, 609, ou 14 »	7	»	»
Lymphatico-nerveux	14, 657, ou 14 »	7	»	$^1/_2$
Lymphatique	15, 381, ou 15 »	4	»	$^1/_2$

D'après l'âge commun, les règles se montreraient donc d'abord chez les femmes sanguines et lymphatico-nerveuses, puis chez celles qui sont lymphatico-sanguines, et enfin chez les personnes lymphatiques.

Suivant le chiffre de l'âge moyen, les femmes sanguines seraient les premières réglées, puis les lymphatico-sanguines, troisièmement les lymphatico-nerveuses, et en dernier lieu les lymphatiques.

La distribution géographique des tempéraments ne nous a présenté rien d'intéressant. Cette partie de la question n'est pas d'ailleurs sans de grandes difficultés, car les villes, et surtout les capitales, ont une influence marquée sur l'organisation, et doivent apporter des modifications importantes.

Nous avons vu que l'étude de l'organisation comprenait plusieurs éléments dont la connaissance pouvait jeter du jour sur notre sujet ; déjà l'un d'eux nous a fourni quelques renseignements : interrogeons les autres.

Influence de la constitution.

La constitution avance-t-elle ou retarde-t-elle l'époque de la menstruation ? Voilà les faits que nous avons recueillis. 746 femmes ainsi classées : constitution robuste, 108 ;

bonne, mais n'offrant plus les attributs de la force de la première, 266; moyenne, 203 ; (nous comprenons sous ce nom les femmes qui jouissent assez habituellement d'une bonne santé, mais dont l'aspect général annonce qu'elles plient plutôt qu'elles ne résistent) ; constitution délicate , 169. Pour mieux faire saisir ces diverses sections, nous les rétablissons sur une colonne.

Robuste	108
Bonne	266
Moyenne	203
Délicate	169
	746

Voici maintenant dans quel ordre s'est présenté chez les femmes le phénomène de la menstruation; dans la première section l'âge moyen a été de   14, 520, ou 14 ans 6 mois $\frac{1}{2}$
Dans la seconde   de   14, 706, ou 14 » 8   » $\frac{1}{2}$
Dans la troisième   de   14, 807, ou 14 » 9   » $\frac{1}{2}$
Dans la quatrième   de   15, 047, ou 15 »   » $\frac{1}{2}$

L'apparition de la menstruation a donc eu lieu d'abord chez les femmes robustes, puis chez celles qui jouissent d'une bonne constitution. A peu de différence près , elle s'est montrée à la même époque chez les femmes d'une constitution moyenne et délicate. Cette légère différence entre les deux constitutions n'a rien qui doive nous surprendre ; il est souvent très-difficile de tracer les limites qui les séparent ; l'affaiblissement de la constitution n'arrive d'ailleurs qu'à une époque éloignée de la première apparition, circonstance qui doit encore augmenter les difficultés. Il n'en est pas moins démontré que dans les villes les règles se montrent plutôt chez les femmes fortes et vigoureuses, et qu'elles retardent d'autant plus que l'organisation est plus faible, sauf le système nerveux, qui détermine de grandes modifications.

Considérée suivant les localités, la constitution apporte dans l'âge moyen des variétés qui sont en rapport avec les faits déjà observés. Ainsi chez les 108 femmes de la première classe, la menstruation s'est montrée

43 fois dans les campagnes à 15, 069, ou 15 ans et un 1/2 mois
35 » dans les villes à 14, 243, ou 14 » 2 mois 1/2
25 » dans la capitale à 13, 806, ou 13 » 9 » 1/2

L'apparition des menstrues suit donc, relativement à la constitution, dans cette classe, les mêmes lois que nous avons indiquées par rapport aux localités.

La progression est la même pour les femmes à constitution bonne, moyenne et délicate. L'âge moyen, dans ces trois classes, décroît à mesure que l'on note l'apparition dans les campagnes, les villes et la capitale.

Influence de la couleur.

La couleur des cheveux paraît aussi devoir être prise en considération. 748 femmes réparties dans les trois sections suivantes, ont été soumises à notre observation, savoir :

Cheveux blonds 437
Châtains foncés 83
Bruns 228
———
748

Les couleurs blond et châtain qui prédominent dans nos contrées, et surtout dans les provinces du nord et du milieu, existent en général chez les femmes dont la menstruation est plus tardive, mais cependant avec quelques différences; ainsi chez les 437 femmes blondes, l'apparition des menstrues a eu lieu à 14, 827, et chez 83 châtain foncé, elle s'est montrée à 14, 979. Enfin, chez les 228 brunes, le flux menstruel s'est manifesté à 14 ans, 714. Les teints blond et châtain paraissent donc retarder le développement de la puberté, tandis que le teint brun hâte la menstruation. Voici, au reste, l'âge moyen de ces trois couleurs :

COULEUR DES CHEVEUX.	AGE MOYEN.
Bruns	14, 714, ou 14 ans 8 mois $^{1}/_{2}$
Blonds	14, 827, ou 14 » 10 »
Châtain foncé	14, 979, ou 14 » 11 »

Quant à la proportion de la couleur par rapport aux localités, nous n'avons rien trouvé qui fut digne de remarque : les nombres sont partout à peu près les mêmes ; seulement la quantité des brunes nous a paru plus grande dans les villes.

Influence de la taille.

L'influence de la taille pouvait fournir quelques indications ; nous l'avons étudiée chez 284 femmes ainsi classées :

Grandes	154
Petites	130
	284

Notre point de départ a été la taille de cinq pieds ; nous avons considéré comme grandes celles qui dépassaient cette hauteur, et comme petites celles qui se trouvaient au-dessous. Voici les résultats auxquels nous ont conduit ces recherches : chez les 154 femmes de la première catégorie, l'âge moyen a été de 14, 798, ou 14 ans 9 mois et demi, et chez celles de la seconde catégorie, de 14, 615, ou 14 ans 7 mois et demi.

La menstruation serait donc plus hâtive chez les petites femmes, tandis qu'elle serait plus lente chez les femmes d'une grande taille. La difficulté de bien fixer ce qu'on doit entendre par taille moyenne, nous a engagé à ne point la faire entrer comme élément dans nos appréciations de la taille.

Les localités ne nous ont point donné de résultats bien sensibles sur l'appréciation de la taille ; il faut cependant faire observer que la taille élevée est plus commune dans les campagnes, et la taille petite dans les villes.

Nous n'aurions pas suffisamment étudié notre sujet, si nous n'arrêtions un instant l'attention sur quelques-unes des circonstances précédentes, qui, dans la classe opulente et bien élevée, paraissent hâter ou retarder le complétement de la menstruation.

La plupart des cinquante-trois demoiselles ou dames indiquées dans notre tableau, étaient douées d'un tempérament lymphatico-sanguin ou lymphatico-nerveux; mais, chez presque toutes, il y avait une surexcitabilité nerveuse extrême, due au genre d'éducation, à la manière dont elles avaient été élevées, et à l'hérédité. Aussi peut-on considérer cet élément à raison de la mobilité qu'il communique à l'organisation, de l'exagération qu'il donne aux perceptions et aux sensations, de l'impressionnabilité dont il imprègne toute l'économie, comme la cause qui contribue le plus à hâter chez elles l'époque de la menstruation. De deux femmes douées d'un bon tempérament, celle chez laquelle le système nerveux sera le plus surexcité, sera aussi celle chez laquelle la menstruation apparaîtra de meilleure heure.

La constitution n'a point été également sans influence sur le phénomène des règles. En général, les jeunes personnes fortes, bien portantes, ont été plus rapidement réglées que celles qui étaient d'une constitution moyenne ou délicate. Plusieurs fois nous avons observé des jeunes personnes faibles, délicates, mais excessivement nerveuses, chez lesquelles le flux menstruel se montrait de très-bonne heure.

La couleur des cheveux et la taille ne nous ont point, dans ce cas, donné de résultats appréciables.

Si l'on résume maintenant les faits renfermés dans ce chapitre, on est conduit à plusieurs conclusions intéressantes.

L'influence de l'organisation ne saurait être méconnue dans le phénomène de la menstruation, mais son action paraît fort difficile à apprécier. On peut dire cependant que dans la portion peu aisée de la population, dans la classe des artisans, l'apparition des règles a lieu plus hâtivement chez les femmes sanguines, à une époque plus reculée chez celles qui sont lymphatico-sanguines et lymphatico-nerveuses, mais surtout tardivement chez les femmes lymphatiques.

La constitution robuste favorise dans les villes le développement de la menstruation, tandis que cette fonction est retardée par une organisation délicate. Une particularité importante, c'est que l'apparition des menstrues suit, relativement à la constitution, examinée dans les campagnes, les villes et la capitale, les mêmes lois que nous avons signalées par rapport aux localités. Le fait que nous venons de constater paraît opposé à l'opinion émise par les auteurs, que la menstruation est plus tardive chez les jeunes filles fortes et vigoureuses ; mais ce désaccord cesse, si l'on fait attention qu'ils ne parlent que des filles d'un tempérament bilieux, assujetties à des travaux fatigants, et surtout habitant la campagne.

La couleur des cheveux a son influence, comme celle de la taille. Ainsi les teintes blonde et châtain foncé se rencontrent chez les femmes qui sont plus lentement menstruées, tandis que la teinte brune existe chez celles dont les règles se manifestent de meilleure heure. Ce phénomène se montre aussi plus rapidement chez les petites femmes, et plus tardivement chez celles de haute taille.

Enfin, parmi les femmes de la classe riche, la menstruation apparaît plutôt chez celles qui présentent les attributs des tempéraments lymphatico-sanguin et lymphatico-nerveux ; mais c'est surtout lorsque la surexcitabilité nerveuse est très-développée, que la menstruation est plus hâtive. Un pareil résultat a également été constaté chez les jeunes personnes fortes et bien portantes.

CHAPITRE III.

C'est une opinion généralement reçue , que la menstruation est un phénomène physiologique qui se montre chez la presque totalité des femmes. Les exceptions à cette loi sont, en effet, excessivement rares. Il paraîtrait donc naturel de conclure qu'une fonction qu'on regarde avec raison comme le complément de la puberté , devrait s'établir sans orages , et, pour ainsi dire, à l'insçu de la femme. Il s'en faut cependant de beaucoup que les choses se passent ainsi. On dirait que l'économie , habituée déjà depuis long-temps à fonctionner, voit avec peine un nouveau rouage s'ajouter aux rouages déjà si compliqués qui la mettent en mouvement. Cette assertion se trouve justifiée par les faits suivants : sur 645 femmes dont nous avons recueilli l'observation , 357 avaient été surprises par l'apparition des règles, les unes debout, les autres dans leur lit ; celles-ci au milieu de leurs travaux, celles-là pendant leurs exercices, leurs plaisirs ; plusieurs avaient été étonnées, effrayées ; d'autres croyaient qu'elles étaient blessées.

Mais une proportion considérable, puisque le chiffre s'en élève à 228, avaient été averties, par des accidents plus ou moins graves, de l'approche de leurs règles. La différence de ce nombre avec la section précédente est d'un peu moins de la moitié.

Le temps qui s'est écoulé entre les premiers symptômes et l'apparition des menstrues, a présenté, dans ce cas, de grandes variations et une période assez longue, car chez quelques-unes les accidents n'ont duré qu'un jour, tandis que chez les autres ils se sont prolongés 4 ans et 4 ans et demi.

L'âge moyen de 70 femmes dont les époques ont été très-bien constatées, s'est trouvé de un an et quatre mois. Voici du reste le tableau du temps définitif auquel les femmes ont été menstruées pour la première fois.

Tableau de la durée des prodrômes jusqu'à la première apparition des menstrues.

Un jour.	4	Cinq mois.	1
Trois à 4 jours.	3	Six mois.	6
Huit jours.	2	Un an.	19
Quinze jours.	2	Deux ans.	7
Trois semaines.	1	Trois ans.	8
Un mois.	4	Trois à quatre ans.	2
Six semaines.	2	Quatre ans.	3
Deux mois.	3	Quatre ans et demi.	1
Trois mois.	1	Cinq ans.	1

Total. 70

Ce tableau donne lieu à plusieurs considérations importantes, et qui résultent des diverses observations qui ont servi à le former. Chez la plupart de ces femmes, la menstruation s'est établie sans médication et par les seuls efforts de la nature ; nous verrons bientôt qu'il est arrivé plusieurs fois qu'on a déterminé des états morbides, et retardé cette époque, en voulant à toutes forces la faire venir par des remèdes, en apparence judicieux. La conduite du médecin est naturellement tracée par la connaissance de ces faits ; lorsque tous les organes sont sains, que les fonctions s'exécutent convenablement, il doit se borner à conseiller des mesures hygiéniques. Les symptômes n'exigeront de secours actifs, que lorsqu'il aura des craintes pour quelque partie importante. Le temps qui s'écoule entre les prodrômes et l'établissement du flux menstruel étant d'un an et quelques mois, il ne faudra point se hâter, sans nécessité, de provoquer l'apparition de ce flux.

Les différents systèmes et appareils qui entrent dans l'organisation de la femme annoncent, chacun selon son dégré d'importance, l'approche des règles. Il en est deux surtout, les organes génitaux et le système nerveux, qui sont plus fortement impressionnés que les autres.

Appareil génital. — L'utérus arrêté dans son développement, acquiert des dimensions en rapport avec la fonction qu'il va remplir, jusqu'à ce que la cessation des règles semble le ramener à ses proportions primitives.

Chez une jeune fille de 4 ans, morte en 1835 à la Pitié, le vagin avait 0^m047, ou 1 pouce 9 lignes de profondeur ; la muqueuse vaginale offrait un grand nombre de rides transversales ; le museau de tanche avait la forme d'une lentille ; son ouverture, dirigée transversalement, présentait 0^m006, ou 2 lignes 1/2 de large ; la longueur du col était de 0^m007, ou 3 lignes, celle du corps de 0^m005, ou 2 lignes, et sa largeur de 0^m007, ou 3 lignes.

Ces dimensions sont fort différentes de celles attribuées

par Rœderer, à la matrice de la fille nouveau-née, qui, d'après lui, a 0ᵐ029 à 0ᵐ032, ou 13 à 14 lignes de longueur, et même quelquefois 0ᵐ045, ou 20 lignes. A 10 ans, son étendue longitudinale est de 0ᵐ041, ou 1 pouce 1/2. Aux approches de la puberté, le corps et le col de la matrice s'accroissent et s'épaississent considérablement; le col surtout surpasse bientôt le corps de l'organe. Voici les mesures que nous avons prises sur une jeune fille de 18 ans, qui offrait les signes de la virginité :

Longueur totale	0ᵐ054, ou 24 lignes.
Longueur du col	0 029 ou 13 »
Largeur, id.	0 016 ou 7 »
Épaisseur, id.	0 011 ou 5 »
Longueur du corps	0 025 ou 11 »
Largeur du fond	0 029 ou 13 »
Épaisseur, id.	0 015 ou 5 1/2

Madame Boivin, dans son *Traité pratique des maladies de l'utérus*, a donné les dimensions de l'organe d'une femme devenue mère; en prenant un terme moyen dans les variations individuelles, voici celles qu'elle croit pouvoir lui assigner, et qui ont le plus grand rapport avec celles qu'on trouve dans l'*Anatomie descriptive* du professeur Cruveilhier.

Longueur totale de l'utérus	0ᵐ068 à 0ᵐ081, ou 2 pouces 1/2 à 3 pouces.
» du col	0 029 à 0 034, ou 13 à 15 lignes
» du corps	0 054 à » », ou 2 pouces.
Largeur du col.	0 041 à » », ou 18 lignes.
Epaisseur du corps	0 032 à » », ou 14 lignes, souvent plus.
» du col	0 018 à 0 023, ou 8 à 10 lignes.
Largeur de l'orifice.	0 014 à » », ou 6 lignes.

Poids, 4 déc. 687, à 6 déc. 250, ou 1 once 1/2 à 2 onces.

Ces rapports peuvent changer, et on voit dans les *Icones*

uteri humani de Rœderer, que les dimensions de cet organe offrent de grandes variations individuelles, de 0^m061, ou 2 pouces 1/4 à plus de 0^m081, ou 3 pouces de longueur, par exemple.

Quoi qu'il en soit de l'exactitude mathématique de ces différents diamètres, il est un fait incontestable, c'est que l'utérus de la jeune fille, après avoir sommeillé pendant de longues années, ou pris très-peu d'accroissement, se développe tout à coup, et que ce changement arrive à l'instant où il va devenir le théâtre d'importantes fonctions.

Peut-être pourrait-on rattacher jusqu'à un certain point à ces changements de diamètre, les douleurs dont l'utérus est si souvent le siége aux approches de la menstruation, douleurs que les femmes désignent généralement sous le nom de *coliques*. Ce symptôme, un des plus fréquents parmi ceux qu'on observe dans la période des prodromes (82 fois), offre deux variétés qui doivent être signalées, l'une affecte assez souvent les intestins, ce sont les coliques intestinales ; elles sont ordinairement calmées par des serviettes chaudes appliquées sur le ventre, par des boissons chaudes ; l'autre a son siége dans l'utérus, ce sont les véritables coliques utérines.

Ces douleurs sont quelquefois légères ; dans d'autres circonstances elles sont très-violentes. Elles peuvent être assez intenses pour faire pousser des gémissements, des cris, obliger les femmes à se plier en deux, à rester immobiles, à se rouler par terre. Elles sont le plus fréquemment intermittentes ; dans quelques circonstances elles sont presque continuelles, mais sourdes ; nous les avons vues plusieurs fois se montrer le soir.

Ces coliques peuvent se faire sentir quelques heures, quelques jours avant la première apparition. Elles peuvent persister pendant des années; dans un cas elles duraient depuis trois ans, et la santé de la jeune personne n'en était aucunement altérée.

Au lieu d'exister en avant, la douleur se manifeste plus profondément; les femmes se plaignent alors d'éprouver des maux de reins. Cette souffrance, qui a le plus ordinairement son siége dans les régions sacrée et lombaire, part de l'utérus, ou plutôt de ses annexes. Elle est distincte de la colique par le lieu qu'elle occupe, et par la sensation qu'elle détermine; aussi les femmes ne la confondent-elles jamais avec cette dernière. Ce symptôme peut offrir tous les degrés d'intensité et de durée que nous avons notés pour la colique; la fréquence est la même.

La douleur ne se dessine pas toujours d'une manière aussi précise; elle peut consister dans un malaise général, dans une simple indisposition, dans des souffrances générales très-violentes. On explore avec la plus grande attention l'état des organes; ils ne révèlent aucun désordre, et cependant la femme se plaint; elle est souffrante, elle ne saurait dire où est son mal, mais elle est évidemment sous une influence morbide : l'âge, les signes de la puberté mettent alors sur la voie. Il faut rassurer les parents, et recommander quelques précautions hygiéniques. Si le degré de la douleur est fort vif, il faut recourir à des moyens plus énergiques qui se subordonnent toutefois au tempérament, à la constitution, au genre de vie de la jeune personne. Ce malaise, vague, indéfinissable, général, léger, violent, intermittent, continu, offre, sous le rapport de sa durée, des anomalies; tandis que chez quelques jeunes personnes il dure à peine quelques instants, quelques jours; chez d'autres, il se prolonge des mois, des années. Nous avons connu une jeune demoiselle qui n'avait cessé de souffrir depuis l'âge de 7 ans jusqu'à 18 ; l'apparition des règles fut le signal de la délivrance.

Système nerveux. — L'organisation de la femme, son mode d'éducation, paraissent l'avoir de tout temps, et surtout dans les villes, prédisposée à une surexcitabilité nerveuse qui augmente à mesure que l'on s'élève dans l'échelle sociale. Les sensations morbides qui résultent de ce tempérament, de son exagération, sont infiniment nombreuses. Point de région où il n'aille retentir, point de région aussi où il ne porte ses impressions pénibles. La tête devait être une des premières parties atteintes ; c'est aussi celle qui souffre le plus souvent. Certes, la pléthore peut être regardée à juste titre comme la cause de la souffrance dans un grand nombre de cas ; mais, en faisant sa part, il faut avouer que l'élément nerveux joue un rôle important dans les céphalalgies, qui sont si fréquentes à cette époque (48 fois). Ainsi on voit la douleur se montrer chez de jeunes personnes qui n'offrent aucun des attributs de la constitution pléthorique. C'est en vain qu'on s'opiniâtrerait à combattre ce symptôme dans une foule de cas, par les antiphlogistiques, il résisterait aux émissions sanguines répétées. La céphalalgie peut affecter différentes formes et différents types : tantôt elle occupe toute la tête, tantôt elle n'attaque qu'un seul côté, c'est la migraine ou l'hémicranie ; elle peut avoir son siége en avant, en arrière, sur les côtés ; son intensité peut être extrême, ou bien elle ne détermine qu'une douleur sourde ; elle offre le plus souvent des rémissions ; quelquefois elle est continue ; nous l'avons observée dans un cas sous la forme intermittente tierce. Comme les coliques et les maux de reins, la céphalalgie se termine avec l'apparition des règles ; mais, comme ces deux symptômes, on la voit aussi reparaître à chaque retour menstruel, tandis qu'il est d'autres signes qui cessent pour toujours à ce moment.

L'intelligence, les facultés affectives, les penchants, sont quelquefois pervertis, exaltés, abolis, dénaturés aux approches de la menstruation. Nous avons noté quatre fois la folie. Le délire dans deux cas se manifesta d'une manière générale ; il fallut contenir les malades par la camisole de force. Dans deux autres cas, le délire fut caractérisé par le désordre d'un petit nombre d'idées. L'une de ces femmes voulait se noyer. Tous ces phénomènes disparurent avec l'établissement des menstrues. La manie du suicide est fréquente à l'âge de puberté. En parlant des maladies, nous discuterons l'opinion des auteurs qui veulent que la folie dépende toujours d'un désordre de cerveau ; mais dès à présent nous n'hésitons pas à dire que la menstruation est, dans quelques circonstances, le véritable point de départ du dérangement de l'esprit ; plusieurs fois nous avons noté des actes singuliers, des bizarreries, des originalités.

Obs. V.—Une jeune personne présenta pendant près d'un an de véritables absences d'esprit ; elle restait immobile, l'œil fixe, on eût dit que toutes ses facultés étaient suspendues, enchaînées. Puis elle sortait tout à coup de cette espèce de catalepsie, reprenait la conversation au point où elle l'avait laissée, sans s'apercevoir de cette suspension momentanée de l'intelligence. La famille effrayée consulta beaucoup de médecins ; on fit des remèdes variés qui n'apportèrent presqu'aucun changement dans la situation de cette demoiselle ; mais les accidents ne tardèrent pas à se dissiper lorsque les règles eurent définitivement pris leur cours.

L'aliénation est beaucoup moins commune que les changements d'humeur et de caractère. La tristesse est une des modifications qu'on observe le plus souvent. Les jeunes filles perdent leur gaîté, elles renoncent à leurs jeux, s'éloignent de leurs compagnes. Leurs traits restent immobiles, ne se dérident plus. Elles sont mélancoliques, inquiètes, ont des idées noires, recherchent la solitude. On les voit se fâcher pour la moindre chose, être de mauvaise humeur, s'impatienter. Plusieurs deviennent chagrines, paresseuses, ou rougissent à chaque mot. A l'époque de la puberté, dit Spurzheim, beaucoup de filles d'une constitution délicate, ayant des dispositions précoces et une imagination exaltée, deviennent mélancoliques, inactives, indifférentes aux objets qu'elles cherchaient auparavant, par exemple à la propreté du corps et des habits, aux démonstrations amicales, etc. Elles finissent trop souvent par tomber dans une apathie générale ou la démence (1).

L'influence de la menstruation sur les sens se remarque dans quelques circonstances. On a constaté la perversion de l'odorat, du goût; nous avons observé la surdité. Le fait le plus remarquable est celui d'une jeune fille qui pendant les six semaines qui précédèrent l'apparition des règles, fut privée de la vue tous les matins; ce phénomène ne se reproduisit plus après l'écoulement sanguin.

Les fonctions de la sensibilité et de la motilité sont assez souvent modifiées. Nous avons déjà indiqué les altérations de la première de ces fonctions. N'oublions pas de signaler l'impressionnabilité, l'irritabilité et la motilité d'un certain nombre de jeunes filles; dans quel-

_____

(1) Spurzheim, *Observations sur la folie, ou sur les dérangements des fonctions morales et intellectuelles de l'homme.* Paris, 1818, avec 2 planches, p. 150.

qués cas, il y a un véritable état douloureux de la sensibilité générale.

La motilité offre des désordres variés et qui se révèlent par les convulsions, la catalepsie, l'hystérie, l'épilepsie, et d'autres affections nerveuses convulsives. M. Beau, dans ses *Recherches statistiques pour servir à l'histoire de l'épilepsie et de l'hystérie* (1), a montré que l'époque de la menstruation est celle où ces deux maladies ont apparu en plus grande proportion ; il résulte également des observations de ce médecin, que l'épilepsie retarde le moment de la puberté. Nous avons observé une jeune fille qui pendant un an eut tous les mois une attaque d'épilepsie ; cette maladie cessa avec les règles. Louyer Willermay, dans son excellent *Traité des maladies nerveuses*, a appelé l'attention sur une variété de l'hystérie, bien digne de remarque, et dont l'observation suivante donnera une idée suffisante.

Obs. VI.—Mademoiselle..., âgée de 14 ans, douée d'un embonpoint modéré, très-gaie, et dont l'extérieur annonçait la santé, avait eu dans son enfance le ventre gros, disposition qui disparut à 7 ans ; plus tard elle était devenue sujette à des palpitations, à de l'oppression, à laquelle se joignait souvent un embarras, une sorte de resserrement dans la gorge, qui, de la région de l'estomac, se portait au larynx, et alla toujours en augmentant jusqu'à 12 ans. On combattit ces accidents par l'usage d'une potion antispasmodique avec l'opium gommeux (1/2 gr. et l'éther), l'application des serviettes chaudes autour du bassin ; les bains de siége tièdes, un régime tonique, une bonne rôtie au vin pour souper. On prescrivit condition-

______

(1) *Archives générales de médecine*, IIᵉ série, liv. xi, juillet 1836.

nellement des sangsues à la vulve. L'application méthodique de ces remèdes amena une diminution rapide des accidents. Trois mois après, l'apparition des règles fut le signal d'un entier rétablissement.

Les défaillances, la perte de connaissance, les syncopes ne sont pas très-rares (14 fois). Il est des jeunes filles qui se trouvent quelquefois mal, d'autres ont de fréquents évanouissements. Nous avons connu une jeune personne qui avait jusqu'à dix syncopes par jour ; une autre tombait roide comme une barre de fer ; une troisième chancelait comme une femme ivre.

Dans deux cas, nous avons observé la coïncidence de la paralysie de la vessie et de la paraplégie avec les phénomènes précurseurs du flux menstruel.

Système circulatoire. — Les altérations de la circulation sont aussi fort communes et méritent de fixer l'attention. Si le système nerveux occasione un grand nombre de céphalalgies, la pléthore, comme nous l'avons déjà dit, n'en est pas moins fréquemment la cause. Les étourdissements, les signes de congestion, les envies continuelles de dormir, la sensation de lourdeur, de pesanteur, démontrent assez l'influence de ce système. C'est encore à son excitation plus grande qu'il faut rapporter ces feux, ces colorations, ces chaleurs du visage que présentent une proportion assez considérable de jeunes filles. Les palpitations de cœur, la difficulté de respirer, l'oppression, peuvent également se rattacher aux troubles de la circulation ; mais ces symptômes sont souvent aussi sous l'influence nerveuse. Les désordres du centre circulatoire, si fréquents chez les jeunes personnes, et qui pourraient en imposer pour une maladie de cœur, consistent tantôt en des étouffements, des palpitations ; tantôt en des gênes, des douleurs précordiales. Quelques-unes sont continuellement essoufflées ; chez d'autres, ces symptômes n'existent que tous les mois. La pierre de touche est l'apparition des règles.

Obs. VII. — Une jeune personne fut atteinte d'une dyspnée considérable et de fortes palpitations ; elle ne pouvait se livrer à aucun exercice, entreprendre aucun travail, sans éprouver de violentes suffocations. Elle avait la migraine tous les deux jours. Ces phénomènes duraient depuis quelque temps, lorsque les règles se montrèrent à quinze ans. A peine l'écoulement eut-il pris son cours, que ces accidents cessèrent ; lorsque nous la vîmes, il y avait seize ans que la période menstruelle était établie, et, depuis cette époque, aucun des symptômes de la première apparition n'avait eu lieu. L'examen le plus attentif ne nous révéla aucun désordre fonctionnel du côté du cœur. Ce fait, qu'on pourrait joindre à d'autres, n'est point sans intérêt pour l'histoire de l'asthme.

L'afflux du sang vers les yeux s'observe assez souvent aux approches de la puberté. Nous avons plusieurs fois été consulté pour des ophthalmies rebelles à tous les traitements, et qui se dissipèrent comme par enchantement avec la nouvelle fonction. Une jeune fille qui avait des fluxions répétées, fut débarrassée de cet accident par les règles ; une autre, d'une forte constitution, fut parfaitement menstruée après une hémorragie oculaire abondante. Les écoulements sanguins par la vulve ne sont pas très-rares à cette époque. Parmi les différents faits que nous avons recueillis, nous citerons les suivants : Une jeune fille fut prise tout à coup d'une perte abondante qui ne s'arrêta qu'au bout de six semaines ; à dater de ce moment, les règles se montrèrent régulièrement.

Chez d'autres, l'hémorragie parut plusieurs mois d'une manière irrégulière, puis les règles s'établirent définitivement.

L'afflux sanguin peut se faire vers d'autres organes. Les maux de dents sont un phénomène assez commun. Nous avons observé dans un cas le gonflement des lèvres.

Parmi les désordres de l'appareil circulatoire, nous devons surtout distinguer les hémorragies nasales et la fièvre ménorragique.

L'épistaxis ou saignement de nez s'observe très-fréquemment (33 fois). Il peut être annoncé par des pesanteurs, des lourdeurs de tête, par une coloration plus vive du nez, par une tuméfaction de cet organe. La quantité de sang qui s'écoule est parfois bornée à quelques gouttes; dans d'autres cas elle est très-abondante; dans une de nos observations elle était si considérable, que la jeune fille en était inondée. Ces hémorragies répétées, et qui persistèrent pendant un temps assez long, offrirent cette particularité, que la malade n'en fut aucunement affaiblie; elles cessèrent entièrement avec l'apparition des menstrues. Dans plusieurs circonstances, l'hémorragie nasale se renouvela tous les jours. La plupart de ces épistaxis s'arrêtèrent avec l'établissement du flux menstruel; d'autres devinrent de plus en plus rares, à mesure que cet écoulement se régularisa; quelques-unes, mais en très-petite portion, continuèrent avec les règles. Chez un certain nombre de femmes qui avaient eu des hémorragies nasales aux approches de la menstruation, nous avons vu plusieurs fois se manifester des hémoptysies, et plus tard les symptômes de la phthisie pulmonaire.

La fluxion sanguine qui a lieu vers l'utérus détermine

chez beaucoup de femmes un véritable mouvement fébrile. Bordeu a signalé le pouls de la première menstruation : il est plus élevé, plus développé; il offre des
pulsations inégales et des rebondissements. Le pouls de la
matrice, dit ce grand médecin, est en général plus fort,
plus plein, plus sanguin. Il est facile à reconnaître chez
les jeunes filles qui vont être réglées pour la première
fois. Chez plusieurs femmes, le pouls ne présente aucun
phénomène particulier. Les filles chlorotiques peuvent
avoir le pouls convulsif, irrégulier, compliqué (1). La
fièvre qui précède la première apparition peut être éphé-
mère, ne durer que quelques jours, se prolonger beaucoup plus long-temps; elle peut aussi offrir des degrés
très-variables sous le rapport de l'intensité. Cet état est
souvent uni à des douleurs de ventre, à des maux de
reins; lorsqu'il se prolonge, il donne lieu à une irritation
de la matrice, à la métrite légère d'Hoffman, à la syno-
que de M. Récamier, dont nous parlerons dans la seconde
partie de ce travail. Il faut aussi rapporter aux troubles
de la circulation ces leucophlegmasies qui existent chez
certaines femmes. Dans cinq observations que nous avons
recueillies, les pieds et les jambes étaient enflés trois fois,
et le corps deux fois. Ces accidents se dissipèrent avec les
menstrues. Plusieurs fois nous avons vu cette espèce d'a-
nasarque se montrer aux approches des règles chez les
femmes pléthoriques, et cesser avec l'écoulement du flux.

Appareil pulmonaire.—La poitrine, cet organe si délicat, subit les influences de la puberté. Chez beaucoup
de femmes elle devient le siége de désordres variés. Les
douleurs, les points de côté, sont des symptômes com-

(1) Bordeu, *Recherches sur le pouls*, tome Iᵉʳ.

muns. Un grand nombre d'entre elles, surtout dans les classes riches et élévées, sont sujettes à la dyspnée, à l'oppression; leur respiration est courte, gênée; la poitrine semble se dilater difficilement; elles sont essoufflées à la moindre fatigue. La toux spasmodique nerveuse s'observe également à cette époque. On est consulté pour de jeunes personnes qui ont une petite toux sèche, fatigante, presque continuelle, et qui inspire de vives inquiétudes aux parents; quelquefois même il y a des crachements de sang. L'exploration attentive du thorax par un homme expérimenté, dissipe le plus ordinairement toutes les craintes. En effet, si la respiration s'entend parfaitement dans ses mouvements d'expansion et de retrait, si elle est bien vésiculaire, si elle distend uniformément toutes les cellules aériennes, si elle est sans aucun mélange de râles ou d'autres bruits anormaux, enfin si la poitrine percutée fait entendre partout une résonnance égale, on a la certitude que la fonction pulmonaire s'exécute bien. A l'appui de ces généralités, nous citerons plusieurs faits.

Obs. VIII. — Une jeune fille, forte, d'un tempérament lymphatico-sanguin, fut prise de suffocations; à chaque instant elle était sur le point d'étouffer; elle avait en même temps des saignements de nez fort abondants. Ces symptômes durèrent un an, et se calmèrent dès que les règles se furent montrées. Il y avait cinq ans que les accidents avaient cessé, lorsque cette femme entra à l'hôpital de la Charité, service de M. Rayer, pour une suppression; elle avait craché plusieurs fois le sang. L'examen de la poitrine n'indiqua rien d'anormal, ce qui d'ailleurs ne doit pas surprendre dans le cas d'aménorrhée. Nous avons connu plusieurs jeunes personnes qui, aux approches de la menstruation, avaient eu des hémoptysies et quelquefois même en assez grande quantité, chez lesquelles il n'existait aucun indice de phthisie pulmonaire. Devenues mères, leur santé a toujours été florissante.

OBS. IX. — Une jeune personne de treize à quatorze ans, d'une constitution délicate, blonde, lymphatique, vint avec sa mère consulter M. Honoré. Depuis quelques mois elle présentait des signes d'irritation pulmonaire; elle était fatiguée par une toux sèche, continuelle, qui avait alarmé le médecin ordinaire. L'exploration du thorax ne révéla aucun désordre. L'âge de cette jeune personne, sa position sociale, l'intégrité des fonctions pulmonaires, malgré le signe trompeur, firent porter un pronostic rassurant par M. Honoré, qui considéra les phénomènes qui s'étaient manifestés du côté de la poitrine comme l'indice d'un travail de menstruation. Il est assez fréquent, en effet, d'observer chez les jeunes personnes, surtout dans les grandes villes, de la toux et d'autres symptômes qu'on attribue au poumon. Cet organe est, à la vérité, un des plus disposés à s'affecter; mais, si l'on prend des précautions convenables, les accidents disparaissent fort souvent à mesure que les règles s'établissent. Bien pénétré de ces principes, M. Honoré recommanda de couvrir cette demoiselle de flanelle, de l'envoyer à la campagne pendant la belle saison; il prescrivit en même temps quelques boissons adoucissantes. Sous l'influence de ces moyens, l'amélioration eut lieu, et la menstruation ne tarda pas à paraître. Dès qu'elle fut régularisée, tous les symptômes qui avaient fait concevoir des inquiétudes pour la poitrine, se calmèrent, et, depuis cinq ans, la santé est excellente.

Ce serait se tromper étrangement, de croire que la révolution menstruelle n'est pas dans beaucoup de cas la cause occasionelle de la phthisie. Si la poitrine est délicate, si les parents ont été atteints de tubercules, la toux et les autres symptômes analogues doivent faire redouter une affection des voies aériennes. On ne saurait alors trop redoubler de précautions, car la phthisie, ce terrible fléau de l'espèce humaine, se réveille au premier appel. L'apparition des règles, la grossesse, la suppression, l'âge critique lui donnent une impulsion qu'on ne peut plus arrêter.

Appareil digestif.—Les organes de la nutrition se ressentent de l'influence de cette époque de la vie des femmes, et leurs troubles présentent un certain degré de fréquence (40 fois). Parmi les symptômes les plus ordinaires, il faut placer la perte de l'appétit, ses bizarreries, le goût des acides, des substances peu alimentaires ou complètement nuisibles; les maux d'estomac légers ou violents, les nausées, les vomissements, la sensibilité de l'épigastre, la constipation et le dévoiement. Nous avons noté chez quelques jeunes personnes la sensation d'une barre à travers le ventre; des borborygmes fréquents, etc. C'est sans doute à cette dernière circonstance qu'il faut attribuer le développement de l'abdomen (tympanite intestinale qu'on observe chez plusieurs femmes, et qui leur fait dire qu'elles ont un gros ventre). Ce qui rend cette opinion fort présumable, c'est que la tuméfaction du ventre cesse et se reproduit à différentes reprises. Chez d'autres, il est vrai, il reste toujours volumineux. Les accidents qu'on observe du côté des voies digestives, constituent un de ces nombreux états morbides qui rendent la pathologie de cet appareil si difficile et si compliquée. Nous pensons cependant que presque tous ces symptômes sont nerveux et qu'ils doivent être rapportés à une gastralgie, que sa nature pourrait très-bien faire désigner par le nom de *gastralgie menstruelle*.

Les phénomènes chlorotiques, si fréquents à cette époque, paraîtraient devoir se rattacher à ces désordres de l'innervation, de la circulation et de la digestion ; mais leur histoire constituant une véritable maladie, leur description trouvera naturellement sa place dans la partie pathologique de l'ouvrage.

Appareil tégumentaire.—La peau est, dans un certain nombre de cas, le siége d'éruptions vésiculeuses, pustuleuses et tuberculeuses, dont quelques-unes comme l'eczéma, envahissent de préférence le visage. Ces éruptions, qu'on peut alors considérer comme les avant-coureurs du mouvement fluxionnaire, cessent le plus ordinairement avec la régularité de la fonction. Aussi ne serait-il pas prudent de chercher à les guérir ou à les faire disparaître trop promptement, parce qu'on pourrait occasioner des accidents du côté de la poitrine, ainsi que les médecins praticiens en ont observé plusieurs fois des exemples.

L'apparition des règles détermine encore d'autres accidents qui, sans avoir l'importance et la fréquence de ceux que nous venons d'énumérer, méritent cependant que nous en disions quelques mots. Ainsi, on voit des femmes qui ont des douleurs dans le dos, dans les côtés ; qui se plaignent de courbatures. Chez quelques-unes, le cou se gonfle, prend un développement remarquable. On a encore noté parmi les symptômes de cette époque, des sueurs fréquentes, un resserrement spasmodique du larynx, une maigreur extrême, à laquelle succède un embonpoint

considérable. Un sentiment de débilité, un état de faiblesse existent assez souvent, à cette époque, chez les femmes. Elles sont quelquefois obligées de garder le lit. Une
d'elles resta deux ans couchée ; à peine la menstruation
se fut-elle établie, que ses forces revinrent et qu'elle put
se lever. Mais il est beaucoup plus commun de voir cette
faiblesse bornée aux extrémités inférieures (46 fois). Ce
symptôme n'est pas toujours le même ; il peut exister
seul ou avec des douleurs plus ou moins vives. Nous
avons vu une jeune personne dont les souffrances étaient
si violentes, que le plus léger déplacement lui arrachait
des cris aigus. Quelquefois, c'est un affaiblissement progressif. Dans d'autres cas, les jambes sont lourdes, pe-
santes, lasses, comme brisées. Cette sensation peut se faire
sentir dans tous les membres.

Tels sont, en général, les phénomènes qui précèdent
le plus ordinairement la première apparition des règles.
Il serait sans doute facile d'en grossir la catalogue, mais
il nous a paru convenable de ne comprendre dans cette
longue énumération que ceux que nous avions notés,
chez les 645 femmes soumises à notre observation, parce
qu'ils nous présentaient tous les caractères possibles de
certitude.

Ce cortége de symptômes, sorte d'avant-garde du phénomène fondamental, ne se montre pas toujours aussi
nombreux ; il est même beaucoup plus vrai de dire que
sa réunion est un fait rare. Tantôt quelques-uns d'eux
existent, tantôt il n'y en a qu'un seul. Ils peuvent se succéder les uns aux autres ; quelquefois ils manquent complètement. Chez quelques femmes, un léger prurit se fait
seul sentir aux parties sexuelles.

Apparition du sang menstruel. — Quoi qu'il en soit du nombre de ces symptômes, de leur mode de succession, de leur présence ou de leur absence, le caractère distinctif de la fonction, le flux sanguin, apparaît à son tour. Le plus ordinairement, il est précédé d'un écoulement muqueux qui souvent dure plusieurs mois, mais qui dès l'origine peut être suivi tout à coup des règles; celles-ci sont séro-sanguinolentes au début, quelquefois même à peine colorées, roussâtres ou rougeâtres. Cet écoulement change bientôt de consistance et de couleur, devient plus épais, plus visqueux, d'un rouge vif ou plus ou moins foncé. A mesure que le flux est plus ancien et qu'il approche de son terme, sa consistance et sa couleur s'altèrent, se dégradent, il redevient plus séreux, plus clair, plus tenu et presque semblable à celui qui avait précédé.

En général, la marche du cours du sang menstruel présente trois stades : le commencement, l'augment et le déclin. Dans le premier et le dernier temps, le sang est moins épais, moins abondant et plus pâle que dans le second temps. L'écoulement du sang, chez un grand nombre de femmes, paraît amener un sentiment du bien-être.

On a comparé le phénomène des règles à celui de la phlogose, et il faut, en effet, convenir qu'il y a quelque similitude dans les rapports. Mais qu'elle est la cause de cette irritation, et pourquoi un phénomème naturel physiologique doit-il être assimilé à un fait morbide ? C'est ce que l'on ignore complétement. Si cette analogie était prouvée, elle serait un argument de plus en faveur de ceux qui donnent une membrane muqueuse à l'utérus.

Le flux menstruel ne se montre pas toujours de la même manière; quelquefois il est rouge, consistant dès le début; d'autrefois il reste pâle, décoloré. Il ressemble par moment à de l'eau rousse, ou bien il présente une teinte jaunâtre. Au reste, les variétés de couleur sont très-fréquentes. Les différences ne sont pas moins remarquables sous le rapport de la quantité : depuis quelques gouttes jusqu'aux pertes, les degrés sont infinis.

Quantité de sang menstruel.—L'évaluation de la quantité du sang menstruel a donné lieu à une foule d'opinions contradictoires. Dans l'ancienne Grèce, Hippocrate l'avait portée à 2 hémines, ou à 20 onces, ou 62,500 déc., ce qui se rapprocherait des mesures de l'Espagne et du midi de la France. Voici, au reste, les expressions de ce grand médecin : « *At at omni mulieri, si sana sit, prodeuntes menses mode-* » *rati sunt, qui ad duarum atticarum heminarum mensuram* » *aut paulò plus vel minùs, id que ad biduum vel triduum,* » *manant ; longiùs autem tempus aut breviùs, morbosum,* » *aut sterile est..* » (Hipp. *De mulier morbis*, lib. 1er). On voit qu'il fixait la durée de l'écoulement à 2 ou 3 jours.

Les auteurs qui se sont occupés du même sujet, sont loin d'être d'accord entre eux ; ainsi :

	DÉC.	
Emett, p. 63, porte la quantité à	9, 375, ou	3 onces (Angleterre)
Mauriceau, p. 60 à	12, 500, ou	4 »
Heister (*bibl. anat.* III, p. 620) à	25, 500, ou	8 »
Haller, Hunter à	31, 250, ou 10	»
Pasta à	43, 750, ou 14	»
Sauvages (*Peupl. mérid. France*) à	50, 000, ou 16	»
Freind (*Emmœnol*, ch. 1) à	62, 500, ou 20	»

Dehaen, qui a employé un procédé très-ingénieux pour parvenir à connaître exactement la mesure du sang menstruel, a trouvé que certaines femmes en perdent trois onces, ou 9,375 déc., d'autres cinq, ou 15,625 déc., très-peu une demi-livre, ou 25,000 déc., et qu'il est très-rare d'en voir qui perdent dix onces, ou 31,250 déc., si elles

n'ont aucune maladie. M. Magendie, au contraire, a porté
la quantité du sang à plusieurs livres. Dans quelques circonstances, sans qu'il y eut maladie, beaucoup de médecins pensent aujourd'hui que Hippocrate s'est trompé,
en portant si haut la quantité du sang des femmes grecques. C'est aussi l'opinion de Haller (1).

On a encore cherché à apprécier la quantité suivant
les pays, et, d'après ces travaux, on a imprimé qu'elle
pouvait être évaluée :

	DÉC.	DÉC.	
En France,	de 25, 000 à 50, 000,	ou	8 à 16 onces
En Espagne,	à 50, 000,	ou 16	»
En Hollande,	de 18, 750 à 25, 000,	ou	6 à 8 »

On est tout d'abord étonné que de pareilles recherches aient pu être entreprises. Les femmes sur lesquelles
on a le plus d'empire, et qui sont le plus favorablement
disposées, ne se prêtent qu'avec beaucoup de répugnance
aux expériences qui nécessitent la solution de cette question. Suivez avec soin ce mode d'écoulement ; il y aura
des jours où il marquera à peine ; dans ceux où il sera le
plus abondant, il aura des intermittences bien marquées
qui se répéteront plusieurs fois dans les 24 heures. Ces
phénomènes s'observent pendant plusieurs jours. Pour
obtenir une quantité convenable, il faudra que la femme
reste des heures entières couchée sur un canapé, un spéculum bien adapté, hermétiquement fermé par une de ses
extrémités, ou bien coulant dans un petit vase. Quelle
est la femme qui se soumettra à une gêne aussi grande ?
La quantité du premier jour n'est pas celle du second, et
ainsi de suite.

Il y a d'ailleurs des femmes très-bien portantes, qui

(1) Haller, *Elem. phys.*, t. VII, p. 11 ; lib. XVIII, 144.

marquent à peine leur linge, tandis que d'autres, dans les mêmes conditions de santé, ont de véritables pertes, sans que la matrice, examinée avec le plus grand soin, offre la moindre trace de maladie.

Si de pareilles recherches étaient posssibles, il faudrait constater quelle est la quantité du sang chez les femmes des villes et des campagnes, chez les femmes fortes et faibles, chez celles enfin qui offrent les attributs des différents tempéraments. Quant à la quantité du sang, évaluée d'une manière générale, on a trouvé que la femme qui perdrait 5 onces, ou 15,625 déc. chaque fois tous les trente jours, pendant trente ans, aurait fourni dans cet espace de temps, 56 kil., ou cent douze livres.

Si l'on ne prend les précautions indiquées plus haut, le sang est mélangé à une proportion notable de mucus utérin et vaginal, et dès-lors l'évaluation n'est plus exacte. La quantité du sang varie plusieurs fois dans la journée; abondant la nuit, il coule le matin en plus grande quantité, s'arrête, puis à différentes reprises se montre avec assez de force pour que les femmes le sentent couler; ce qu'elles expriment souvent en disant : *Oh ! comme mes règles vont.* Le soir il est moins abondant. Différentes causes peuvent l'augmenter, le diminuer ou l'arrêter; c'est ainsi, par exemple, que le travail de la digestion immédiatement après le repas, les fait cesser pendant quelques instants et même quelques heures. La mesure d'une femme n'est plus celle d'une autre, et, sous ce rapport, les variétés individuelles sont innombrables. La quantité du sang chez la même femme, malgré l'opinion de Désormeaux, varie d'époque à époque. Ainsi il y a des mois où l'écoulement est plus abondant que d'autres, sans qu'on puisse en savoir la cause.

Cette remarque est déjà fort ancienne, car on lit dans l'histoire naturelle de Pline : « *Tricenis diebus, in mulieribus existit, et trimestre spatio largiùs* » (*Hist. natur.*, lib. VII, chap. 15). A une époque encore plus reculée, Aristote avait écrit : « *Mense vero tertio pluribus* » (*De hist. anim.*, chap. 2).

Cette disposition a sans doute été notée par ces deux grands observateurs ; mais il est probable qu'ils ont cédé à un besoin très-naturel à l'homme, celui de généraliser à l'occasion d'un petit nombre de faits. Toujours est-il que cette intermittence n'est point régulière dans notre contrée, et que, lorsqu'elle existe, elle n'est point soumise à la loi des trois mois, comme nous nous en sommes positivement assuré. Dernièrement, nous avons suivi une dame qui, pendant plusieurs mois, a eu alternativement une époque très-abondante, et l'autre médiocre.

Pour résumer notre opinion sur la quantité du sang menstruel, nous dirons que l'extrême difficulté, pour ne pas dire l'impossibilité, de répéter ces expériences sur un grand nombre de femmes, condition ici indispensable, nous fait considérer comme peu certain tout ce qui a été fait jusqu'alors sur ce sujet. Par la même raison, nous croyons que l'étude de ce point physiologique sera toujours environnée d'obstacles presque insurmontables.

CHAPITRE IV.

Cours régulier, irrégulier momentanément, irrégulier toujours. — Recherches statistiques.—Age commun de 122 femmes qui, après avoir été irrégulièrement menstruées, ont été définitivement réglées.—Observation de règles long-temps irrégulières.—Age moyen. — Divisions de l'irrégularité : 4 sections.— Femmes toujours irrégulièrement menstruées. — Observations diverses. — Observation suivie d'autopsie d'une menstruation long-temps irrégulière, et qui a persisté jusqu'à l'âge de 72 ans.— Résumé.

Lorsque les règles ont paru pour la première fois, il peut arriver que leur cours périodique ne s'arrête plus qu'au moment de la cessation ; mais il peut aussi se faire qu'elles oscillent, se suspendent, reparaissent à des intervalles inégaux, jusqu'à ce qu'elles se régularisent ; ou bien, enfin, elles peuvent toujours couler d'une manière irrégulière. Pour bien apprécier la force respective de ces trois sections, il fallait recueillir avec soin des observations, faire de la statistique, qui seule peut éclairer toutes les questions de cette espèce ; c'est aussi la marche que nous avons suivie, bien persuadé que nous étions dans la véritable route.

654 femmes nous ont fourni les matériaux de ces recherches ; sur ce nombre, 412 ont été réglées régulièrement dès la première apparition , c'est-à-dire environ les deux tiers ; 242 ont été dès les commencements irrégulièrement menstruées ; mais les règles ont fini par prendre leur cours régulier chez 178 ; elles sont toujours restées irrégulières chez 65. Sur les 178 femmes, l'époque de la menstruation définitive a pu être parfaitement connue dans 122 cas.

Tableau de l'âge commun des 122 femmes qui, ayant été irrégulièrement menstruées après la première apparition, ont fini par être définitivement réglées après un temps plus ou moins long.

1 mois 2 semaines	2		1 an 6 mois	2
1 » 3 »	1		1 » 8 »	1
2 »	7		2 ans	17
2 à 3 mois	1		2 » 6 mois	1
3 mois	10		3 »	7
4 »	4		4 »	5
5 à 6 mois	3		5 »	5
6 mois	15		6 »	3
8 »	6		7 »	1
9 »	1		9 »	1
1 an	26		10 »	1
1 » 4 mois	1		11 »	1
	77			45

$$\begin{array}{r} 77 \\ 45 \\ \hline 122 \end{array}$$

Les époques comprises entre la première apparition et son établissement définitif présentent des différences considérables, puisqu'elles sont renfermées entre six semaines et onze ans.

Deux de ces observations ne sont pas sans intérêt, à raison du long espace de temps qui s'est écoulé.

Obs. X.—Une jeune demoiselle est réglée pour la première fois à neuf ans. A partir de ce moment, il se manifeste des accidents chlorotiques qui continuent et augmentent à quatorze ans. Pendant cet intervalle, les règles se montrent à des époques éloignées. Il se déclare une anorexie et une diarrhée qui durent dix-huit mois. A seize ans, ces accidents sont remplacés par un léger écoulement en blanc.

précédé de coliques très-violentes, par des étourdissements, des vertiges, de la langueur, de la pesanteur dans les cuisses, de la toux et des indices de phthisie. A vingt ans, cette jeune demoiselle est régulièrement menstruée, et la santé devient très-bonne. Onze ans se sont écoulés jusqu'à l'accomplissement parfait de cette fonction.

Obs. XI. — Le second fait est relatif à une femme réglée pour la première fois à dix-sept ans, sans avoir été avertie par aucun signe, et présentant tous les attributs d'une excellente santé. Malgré ces conditions favorables, les menstrues n'ont coulé que d'une manière irrégulière, laissant souvent, d'une époque à l'autre, quatre à cinq mois de distance. A l'âge de vingt-sept ans, elle a eu son premier enfant, et depuis, ses menstrues se sont montrées régulièrement. L'intervalle a été de dix ans.

Si l'on en excepte ces deux observations, le terme le plus long de la menstruation définitive n'a pas dépassé six ans, et les époques les plus ordinaires ont été six mois, un an et deux ans.

L'âge moyen du temps définitif de la menstruation chez les 122 femmes, dont les limites ont été bien déterminées, à l'exception des deux faits précédents, n'est plus que d'un an et six mois.

Il n'est peut-être point inutile d'entrer dans des détails plus circonstanciés sur les diverses époques que l'irrégularité a plus spécialement affectées; mais ici plusieurs catégories doivent être établies : 1° les règles sont toujours venues irrégulièrement jusqu'au moment où elles sont rentrées dans l'état normal; 2° elles sont d'abord venues régulièrement, puis elles ont complétement manqué un certain laps de temps; 3° elles ont d'abord paru une fois, puis elles ont complétement cessé pendant un temps plus ou moins long ; 4.° elles n'ont été régularisées que par le mariage , la grossesse , l'accouchement, etc.

1re *série*.—Les faits qui la composent sont au nombre de soixante-sept.

Dans trois de ces cas, les règles se montrèrent tous les jours pendant un an, consistant quelquefois en une véritable perte, et cependant les femmes ne furent point malades et ne se sentirent jamais faibles.

Dans un quatrième cas, les hémorrhagies se montrèrent d'une manière irrégulière aux époques, et durèrent plusieurs années.

11 fois les époques eurent lieu tous les huit et quinze jours. Cette irrégularité persista une fois, pendant plusieurs années, tous les huit jours ; la santé de la jeune fille n'en fut point altérée.

17 fois l'écoulement apparut tous les dix, quinze jours ou trois semaines, laissant quelquefois des intervalles de deux, trois et quatre mois. Dans six cas, ce phénomène morbide persista un , deux et quatre ans, sans aucun désordre de la santé, chez deux sujets.

1 fois le flux menstruel se montra très-abondant un mois, moindre le second , et nul le troisième. Cette disposition persista près d'une année.

9 fois les règles apparurent tous les deux ou trois mois ; dans trois circonstances , pendant deux ans. et dans deux autres, pendant quatre ans.

7 fois les menstrues revinrent tous les cinq, six, sept semaines ;

1 fois tous les un, deux et trois mois ;

1 fois tous les six semaines, deux mois et trois mois ;

1 fois elles se montrèrent à des intervalles de un, deux et cinq mois.

On ne peut, d'après ce tableau, rien établir de positif sur les symptômes de l'irrégularité ; mais il est constant que si la menstruation irrégulière est quelquefois le point de départ des maladies de l'utérus, dans un grand nombre de cas, une médication éclairée suffit pour prévenir les accidents. Il ne faut pas non plus perdre de vue que le rétablissement de l'état normal est souvent dû aux seuls efforts de la nature, qui, dans cette circonstance comme dans beaucoup d'autres, fait seule les frais de la cure.

2ᵉ *série*. — Elle comprend onze faits. Les règles, après avoir paru régulièrement deux, trois, quatre et six mois, ont manqué complétement deux, trois, quatre et six mois, un, quatre et six ans. Les deux derniers faits présentent quelques particularités intéressantes.

Obs. XII. — Bourard, domestique, d'une constitution moyenne, d'un tempérament bilieux, fut réglée pour la première fois à quinze ans. Pendant quatre mois, les menstrues se montrèrent régulières, puis elles cessèrent entièrement durant quatre années. La santé se ressentit de cette longue interruption : B... devint pâle, sa respiration était courte ; elle toussait souvent, les jambes enflaient de temps en temps. A dix-neuf ans, les accidents cessèrent avec le retour des règles ; mais, quelques années après, les symptômes de la phthisie pulmonaire se sont manifestés.

Obs. XIII. — Robin, forte et sanguine, fut menstruée pour la première fois à quatorze ans. Après deux époques, le sang ne reparut plus jusqu'à l'âge de vingt ans. Pendant toute cette période de temps, elle eut des étourdissements, de l'oppression ; elle se sentait comme étouffée. On la saigna plusieurs fois et on lui fit prendre une grande quantité de remèdes, sans qu'elle en retirât aucun avantage ; elle les cessa entièrement, et, au bout de quelques années, les menstrues revinrent d'elles-mêmes. A quarante-deux ans, la santé de cette femme n'avait point subi de graves atteintes.

3ᵉ *série.* — Quarante-deux observations lui appartiennent. Les menstrues, après s'être montrées une fois, ont cessé

2 fois	pendant	deux mois
6 fois	»	trois mois
4 fois	»	quatre mois
1 fois	»	quatre à cinq mois
3 fois	»	six mois
2 fois	»	huit mois
1 fois	»	neuf mois
2 fois	»	onze mois
12 fois	»	un an et quatre mois
1 fois	»	un an et cinq mois
3 fois	»	un an et demi
3 fois	»	deux ans
1 fois	»	trois ans
1 fois	»	cinq ans
42		

Dans plusieurs circonstances, et notamment chez de jeunes filles qui ne les avaient plus depuis un an, elles ont reparu sans qu'on eût fait aucun remède pour les rappeler.

4ᵉ *série.* — Dix fois les menstrues n'ont été régularisées que par le mariage, la grossesse et l'accouchement.

La conséquence qui se présente naturellement à l'esprit, c'est que l'interruption des époques menstruelles, leur irrégularité depuis la première apparition jusqu'à l'établissement définitif, ne doivent point inspirer d'inquiétudes lorsqu'elles ne s'associent pas à une organisation défectueuse, souffrante, à des antécédents fâcheux. Quant aux lois que subit l'irrégularité, si une pareille expression était permise, elles n'offrent rien de stable, de fixe, ainsi que nous en avons déjà fait la remarque. Il y aurait peut-être une exception à faire pour les jeunes filles qui sont réglées de très-bonne heure; chez un grand nombre d'entre elles, ce phénomène prématuré est suivi d'une longue interruption dans le retour des menstrues; fort souvent une année, et quelquefois même un temps plus long encore, s'écoule avant que le sang ne se montre de nouveau.

Nous avons vu que, sur les 654 femmes dont nous avions étudié la régularité ou l'irrégularité de la fonction, 65, un peu plus du dixième, n'avaient jamais été menstruées d'une manière régulière, soit que l'écoulement se fît à des intervalles plus ou moins éloignés, soit qu'il fût abondant, médiocre, à peine sensible, très-coloré, pâle ou comme de l'eau rousse. Cette proportion assez considérable le devient beaucoup moins, si l'on en retranche les femmes qui ne se sont jamais plaintes de cette anomalie, parce qu'elles n'en souffraient pas, et dont le nombre est environ du tiers. C'est dans l'autre portion que se trouvent les jeunes filles et les femmes scrofuleuses, lymphatiques, rachitiques, celles qui sont nées de parents atteints de maladies organiques ou qui présentent elles-mêmes le germe de ces affections, en un mot, la plupart des femmes qui subissent les conséquences d'une mauvaise organisation.

Parmi les faits nombreux qui ont servi de matériaux à ce chapitre, il en est plusieurs dont nous allons donner un extrait.

Obs. XIV. — Une femme de soixante ans entre en 1835 dans le service de M. Clément, à la Pitié, pour une légère indisposition. Cette femme, née à la campagne, avait toujours joui d'une bonne santé ; sa constitution était forte, son tempérament lymphatico-sanguin, sa taille moyenne, et ses cheveux de couleur châtain. Menstruée pour la première fois à onze ans, sans s'en apercevoir, elle remarqua que, pendant quatre années, ses règles furent irrégulières ; elles se montraient au bout de deux ou de trois mois, cessaient brusquement, coulaient peu ; mais elle ne souffrait aucunement de cet état, et se livrait à ses travaux journaliers sans la moindre fatigue. A quinze ans elle fut définitivement réglée, et, depuis cette époque, elle n'eut d'autres interruptions que celles occasionées par la grossesse et l'allaitement. La régularité et la persistance de la fonction furent constatées sous nos yeux ; il y avait, par conséquent, quarante-neuf ans que durait le flux périodique.

Obs. XV.—Gandebois, âgée de trente-sept ans, blanchisseuse, née à Passy, est entrée le 24 octobre 1837 à l'Hôtel-Dieu, service de M. Magendie, pour un engorgement du col. Elle est forte, brune, sanguine, de taille moyenne. Surprise à onze ans par l'apparition du flux menstruel, qui lui cause une vive frayeur, cet écoulement se suspend entièrement pendant deux ans, et cette période est marquée par des indispositions, un état maladif. La tête se couvre d'une éruption pustuleuse ; Gandebois éprouve de grands maux de gorge ; l'estomac est également souffrant ; elle a de l'anorexie, des nausées, des vomissements ; il lui survient des glandes au cou. A treize ans, les menstrues reparaissent et s'établissent d'une manière définitive ; tous les accidents morbides cessent, et la santé devient excellente jusqu'à l'époque où elle met au monde plusieurs enfants.

Les exemples de règles suspendues pendant un an ou deux ans, et même plus long-temps encore, après leur première apparition, ne sont pas très-rares ; si la santé en souffre quelquefois, dans d'autres cas elle ne paraît nullement altérée.

Obs. XVI. — Mlle A....., âgée aujourd'hui de quatorze ans, parfaitement bien constituée, d'un tempérament lymphatico-sanguin, très-nerveuse, a été réglée pour la première fois à neuf ans ; depuis ce moment, aucun écoulement n'a reparu ; l'état de mademoiselle n'en a point été modifié. La menstruation s'est montrée pour la seconde fois à treize ans, et elle s'est alors immédiatement régularisée.

Obs. XVII. — Nolle, âgée de cinquante-huit ans, née à Paris, où elle exerce la profession d'herboriste, est reçue dans le service de M. Magendie, le 30 octobre 1837. Son tempérament est sanguin, sa constitution forte, quoique maigre, sa taille petite et ses cheveux châtains. Elle a commencé à être réglée à treize ans, et, pendant cinq années, le flux n'a plus reparu que de loin en loin. Durant cette période elle a eu des éruptions fréquentes et parfois du délire ; sa raison s'égarait, elle répondait d'une manière incohérente, ne pouvait soutenir une conversation, puis tout rentrait dans l'ordre. La fonction se régularise à dix-huit ans ; les malaises, les indispositions cessent, et la santé se conserve intacte pendant sept années.

L'irrégularité de la menstruation peut donner lieu à des accidents fort variés. Ainsi l'on voit des femmes dont la santé reste toujours débile ; il en est d'autres qui sont sujettes à des symptômes inquiétants, à des maladies plus ou moins graves.

Obs. XVIII. — Dufresne, forte, colorée, d'une taille

moyenne, est menstruée à onze ans pour la première fois.
Pendant six mois elle voit tous les quinze jours, trois semaines, et reste ensuite deux années sans avoir ses règles ;
sa santé se ressent de ce long retard, elle est continuellement assoupie, sa figure est souvent le siége de chaleurs,
de feux ; elle éprouve des étouffements, et de temps en
temps elle a des crachements de sang assez abondants ; on
lui pratique plusieurs saignées de pied. Les règles reparaissent ensuite, mais elles sont toujours irrégulières ; deux
fois, sous l'influence d'agents physiques, elles se suppriment et donnent lieu à des crachements de sang et à des
rhumatismes articulaires.

Lorsqu'il existe de l'irrégularité dans les règles, il faut
explorer avec l'attention la plus scrupuleuse l'état des organes ; les poumons et les parties sexuelles exigent surtout un examen minutieux. Si l'exploration ne révèle
aucun désordre, aucun vice dans l'organisation, le pronostic n'est point défavorable ; mais lorsque les femmes
approchent du temps critique, il faut leur recommander
une grande prudence et l'observation des lois de l'hygiène.

Nous terminerons ces observations par deux faits curieux, dont l'un nous a été communiqué par M. le docteur
Bouvier.

Obs. XIX.—*Apparition des règles à vingt-quatre ans ;
longue irrégularité de cette fonction ; persistance de l'é-
coulement jusqu'à l'âge de soixante-douze ans ; mort ; intégrité des organes génitaux.*

Melle de W..., d'un tempérament lymphatique, d'une
constitution délicate, ne fut réglée qu'à vingt-quatre ans.
A cette époque sa taille commença à se déformer, du
moins d'après le rapport de ses parents ; car suivant d'autres renseignements, elle n'aurait commencé à se dévier

6

qu'à quarante-cinq ans. Cette demoiselle prétendait que
ce n'était qu'à partir de ce moment que sa santé, jusqu'a-
lors assez bonne , s'était altérée , et qu'elle était devenue
tout-à-fait infirme. Quoi qu'il en soit, elle put cependant
continuer à se livrer à ses occupations habituelles jusqu'à
une époque fort avancée de son existence , puisqu'elle avait
soixante-dix ans lorsqu'elle fut admise à l'hospice de La
Rochefoucauld. Pendant les deux ans qu'elle passa dans
cet établissement, on remarqua avec surprise qu'elle était
régulièrement réglée ; aussi fut-elle, de la part du médecin,
des sœurs et des différentes personnes de la maison , l'objet d'un examen attentif. Chaque mois les menstrues se montraient pendant plusieurs jours, et coulaient plus ou moins,
mais assez pour laisser des signes sensibles de leur arrivée.

Cette demoiselle , ayant succombé en août 1837, nous
fîmes l'autopsie des organes génitaux, le 22 du même mois,
conjointement avec M. le docteur Bouvier. L'étendue du clitoris à la fourchette est d'un pouce et huit lignes, ou 0^{m}045.
En écartant les grandes lèvres, qui sont médiocrement développées, on aperçoit la membrane hymen formant une espèce
de diaphragme dont l'ouverture étroite est située à la partie
supérieure. L'intérieur du vagin présente les rides transversales qu'on observe chez les jeunes filles vierges. Le col
est mou ; les deux lèvres font à peine saillie ; elles n'offrent à l'intérieur aucune coloration morbide , seulement
on distingue une très-petite ecchymose noirâtre sur la lèvre
inférieure. L'ouverture est transversale, à peine sensible
au toucher, et a une étendue de trois lignes, ou 0^{m}007.
A l'extérieur, le corps présente un diamètre longitudinal
de douze lignes, ou 0^{m}027, et un diamètre transversal
de quinze lignes , ou 0^{m}034. La longueur du col est de
dix-huit lignes, ou 0^{m}041. Fendue dans sa longueur, la

matrice offre dans l'intérieur du col un conduit qui laisse à peine pénétrer une sonde de très-petit calibre. Ce canal est tapissé par une membrane lisse, blanchâtre, et parfaitement saine.

A la réunion du corps avec l'orifice interne du col, on aperçoit un petit corps brunâtre, d'apparence muqueuse, de la grosseur d'une tête d'épingle flottant dans la cavité; l'intérieur du corps est lisse, blanchâtre, et sans altération morbide. Vers la partie supérieure, et surtout aux angles, on distingue de petits mamelonnements et de petites saillies semblables à celles qu'on observe souvent sur les membranes muqueuses. Les trompes sont saines, et leur cavité est assez distendue pour permettre l'entrée d'un fort stilet; avec un fil d'argent on arrive jusque dans l'intérieur de la matrice. Les ovaires sont développés comme chez une jeune fille de quinze à seize ans; seulement celui du côté droit est le siége d'un petit kyste.

Il nous importait de savoir si cette menstruation, qui avait paru jusqu'aux derniers moments de la vie, avait persisté pendant une aussi longue période sans interruption, ou si elle s'était montrée de nouveau après l'âge critique, comme nous en rapporterons plusieurs exemples. Les renseignements que nous prîmes ne nous laissèrent aucune incertitude; l'écoulement menstruel, quoique fort long-temps irrégulier, n'avait jamais été interrompu, et aucun phénomène de ce genre n'avait signalé la ménopause. Quant aux deux opinions différentes émises sur la déviation, elles nous paraissent s'expliquer facilement. Ainsi, selon toutes les probabilités, les premiers symptômes de la difformité de l'épine se manifestèrent à l'époque de l'apparition; ce qui est la règle la plus ordinaire, comme l'ont prouvé les beaux travaux de MM. Jules Guérin et

Bouvier. Vers le temps critique, il se fit un nouveau travail morbide dans cette région. Chez notre malade le désordre avait porté sur la portion lombaire de la colonne, qui avait subi une déviation droite.

Cette observation est remarquable à plus d'un titre. En effet, la menstruation ne se montre qu'à un âge très-avancé; pendant de longues années elle ne paraît qu'à des intervalles plus ou moins éloignés; elle finit par se régulariser, et pendant les deux dernières années de sa vie, son retour périodique est constaté d'une manière authentique. L'âge critique arrive à son tour; et si son influence se fait sentir sur la santé générale, elle est nulle sur la fonction périodique, qui se prolonge sans interruption pendant quarante-huit ans. Mais à quoi tiennent donc cette longue irrégularité des menstrues, cette persistance du flux menstruel? Évidemment elles ne se rattachent point aux organes génitaux; car ceux-ci étaient parfaitement sains, et leur examen nous a seulement révélé l'existence d'un petit kyste, incolore, de la grosseur d'une noisette, qui occupait une partie de l'ovaire droit; certes, il faudrait se refuser aux plus simples notions, pour admettre qu'une pareille lésion puisse avoir une influence marquée sur les règles. Tous les jours on rencontre des kystes des ovaires sans désordre de la menstruation. D'ailleurs, le cours du sang était ici régulier, et cela ne serait point arrivé, s'il y eût eu un véritable état pathologique. Notons encore que le développement des organes génitaux était celui d'une jeune fille de quinze à dix-huit ans.

Nous pouvons rapprocher jusqu'à un certain point l'observation suivante de la précédente.

Obs. XX. — Je fus appelé, dit le docteur Celliez, pour donner des soins à une femme de soixante-quinze ans. En l'interrogeant, je fus fort étonné d'apprendre qu'elle attendait ses règles. Voici ce que cette femme me raconta : Elle avait toujours été réglée pendant vingt-quatre heures. De quarante-cinq à soixante-douze ans elle n'observa rien de particulier ; mais à cet âge elle éprouva une vive frayeur, qui fut suivie d'une hémorrhagie utérine presque foudroyante. Cette perte cessa sans secours. Le mois suivant le sang se montra de nouveau ; mais il ne coula que vingt-quatre heures, et, depuis cette époque, il s'est montré régulièrement tous les mois. Sa santé est bonne ; elle est même plus leste et plus gaie (1).

Ainsi, en résumé, chez les femmes dont la menstruation est plus ou moins long-temps à se régulariser, l'âge moyen varie entre un an et un an et demi.

Cette régularisation des règles affecte différents modes, dont les principaux sont les suivants : Elles sont toujours irrégulières jusqu'au moment où elles rentrent dans l'état normal ; elles viennent d'abord régulièrement, puis manquent complètement pendant un certain laps de temps ; elles sont irrégulières et cessent complétement pendant un temps plus ou moins long ; enfin, elles ne sont régularisées que par le mariage, la grossesse, l'accouchement. La conséquence à tirer de ces faits, c'est que l'irrégularité, l'interruption des époques menstruelles, depuis la première apparition jusqu'à leur établissement définitif, ne doit point inspirer d'inquiétude, lorsqu'il n'y a pas d'organe malade.

L'irrégularité persistante de la menstruation donne lieu à des accidents variés, quoiqu'il existe un certain nombre de femmes qui ne sont jamais régulièrement menstruées, et dont la santé ne paraît pas cependant altérée.

____

1 Vandermonde, *Recueil périodique d'observations de méd., de chir. et de pharmacie*, t. 16, p. 153, 1762.

La menstruation peut persister jusqu'à un âge très-avancé, sans que l'utérus et ses annexes présentent de lésion morbide.

CHAPITRE V.

Le sang menstruel a paru, il s'est frayé la route qu'il doit parcourir pendant la période de la vie utérine ; mais la loi d'intermittence à laquelle il est soumis, imprime une physionomie spéciale à chaque époque de retour ; c'est cet ensemble de traits, ou plutôt ce groupe de symptômes, que c nous allons maintenant étudier.

Deux divisions bien distinctes doivent être établies, suivant que les symptômes se rapportent à l'utérus, ou aux nombreux organes qui ont des sympathies avec lui. C'est aussi celles que nous suivrons dans leur description.

Ire *Division. Symptômes locaux.* — Déjà dans l'historique des prodrômes de la première apparition, nous avons parlé d'un certain nombre de ces phénomènes. Nous nous contenterons de les énumérer lorsqu'ils ne présenteront rien de nouveau, nous réservant d'insister plus spécialement sur ceux qui, par leur fréquence offrent quelqu'intérêt.

Sur 360 femmes dont nous avons recueilli les observations, 278 éprouvaient des coliques, des tranchées à chaque retour; le plus ordinairement ces douleurs avaient leur siége dans l'utérus, mais souvent aussi elles se montraient plus haut et affectaient l'intestin. De ces coliques, les unes étaient légères, sourdes, intermittentes, rares; les autres, intenses, violentes, continues. Tantôt elles débutaient avec la première apparition, et se reproduisaient tous les mois; tantôt elles ne se montraient que pendant une période. Ainsi, quelques femmes ne s'en plaignaient qu'à l'état de filles, tandis que d'autres ne commençaient à les ressentir qu'après le mariage, les couches, et chez quelques-unes elles cessaient un mois et reparaissaient le suivant. Chez une femme, cette particularité existait depuis plusieurs années.

Dans un assez grand nombre de circonstances, les coliques diminuaient avec l'expulsion des caillots, et cette disposition était absolument semblable à celle que l'on observe chez les femmes qui viennent d'accoucher.

Obs. XXI.—Palhier, âgée de vingt-neuf ans, couturière, fut réglée pour la première fois à seize ans. Depuis ce moment, les menstrues coulèrent régulièrement; mais chaque mois elles étaient annoncées par des coliques si violentes, qu'elle se roulait par terre, perdait presque connaissance; tout son corps se couvrait d'une sueur abondante. Ces symptômes se calmaient avec l'apparition des règles, et surtout après la sortie des caillots.

Les maux de reins, qui comprennent les douleurs de la région sacrée et souvent aussi de la région lombaire, se sont montrés 222 fois; aussi peut-on les regarder, avec les coliques, comme les deux symptômes les plus ordinaires. Nous les avons observés plusieurs fois chez des femmes dont les règles coulaient mal. Comme les coliques, ils ont paru dès le début, ou plus ou moins long-temps après, et ont d'ailleurs présenté toutes les variétés de ce symptôme.

La pesanteur de la matrice se remarque assez fréquemment (40 fois). Les femmes disent qu'elles ont un poids, quelque chose qui pèse sur le siége. Cette sensation est évidemment due au mouvement fluxionnaire, à la turgescence de la matrice et de ses annexes, qui sont plus prononcés dans quelques circonstances. Cette pesanteur, cette lourdeur, sont souvent caractérisées par des tiraillements dans les aines, les côtés ; par la gêne, la difficulté à marcher. Les femmes éprouvent le besoin de se reposer, de s'asseoir, de s'étendre ; elles se plaignent quelquefois d'avoir un corps entre les jambes qui semble prêt à sortir. Cette congestion locale cesse avec la cause qui l'a fait naître ; et c'est même le signe différentiel qui le distingue des affections morbides de la matrice ; mais on conçoit qu'après s'être renouvelée un grand nombre de fois, elle puisse devenir le point de départ de lésions organiques, malheureusement si communes dans cette région.

M. Velpeau attribue, dans quelques cas, les douleurs des lombes et de l'hypogastre, la pesanteur sur le fondement, à la dureté, à la longueur et à l'inextensibilité du col (1). Cet accident est souvent aussi dû à un état d'irritation de la cavité utérine, qui donne quelquefois lieu à l'expulsion de fausses membranes. Denman a considéré cette disposition comme une cause de stérilité, tandis que M. Mojon l'attribue à ce que l'orifice des trompes se trouve fermé par la production anormale. M. Renauldin a fait la remarque que les filles publiques et les femmes qui abusent du coït, sont assez sujettes à ce phénomène.

(1) Velpeau, *Traité complet de l'art des accouchements*, page 124, t. 1er, 2e édition.

Les douleurs de côté sont encore dues à l'établissement du flux menstruel. Elles se montrent dans les flancs, dans les aines; le plus ordinairement des deux côtés, quelquefois cependant d'un seul. Elles sont beaucoup moins communes que les autres symptômes (16 fois).

Un phénomène plus rare, mais que nous avons noté chez des femmes d'ailleurs bien portantes, c'est l'hémorrhagie utérine. Elle est quelquefois considérable, dure plusieurs jours sans que les forces en soient affaiblies, ou que l'état extérieur annonce la moindre souffrance. Cette perte peut se prolonger beaucoup plus long-temps chez les femmes qui sont irrégulièrement menstruées, sans que cette hémorrhagie intermittente, et existant depuis plusieurs années, compromette leur santé.

Obs. XXII. — Le 5 octobre 1835, la nommée Guérin, âgée de soixante ans, entra à l'hôpital de la Pitié. Cette femme, maigre, petite, mais d'une bonne constitution, n'avait jusqu'alors jamais été malade. Réglée à quatorze ans, sans douleurs et sans aucuns indices précurseurs, elle fut toujours bien menstruée; mais le flux se montra tous les mois sous la forme d'une véritable perte qui durait plusieurs jours, l'affaiblissait sans lui occasioner aucune infirmité. Mère de quatre enfants, ses couches furent heureuses, et jamais elle ne souffrit de la matrice. A quarante-huit ans les règles s'arrêtèrent d'elles-mêmes; et depuis, les organes génitaux furent toujours parfaitement sains.

Quelquefois cette ménorrhagie ne se montre que lorsque les femmes approchent du temps critique.

Obs. XXIII. — Gravet, âgée de 33 ans, grande, forte, et réglée à dix ans, voyait chaque fois pendant huit jours. A trente ans, le sang ne parut plus que six jours; mais avec une telle abondance durant trois jours, que cette femme crut d'abord avoir des pertes. Depuis trois ans que cet état persiste, sa santé n'a point souffert. Les organes génitaux sont sains. Notre recueil d'observations contient quatre faits absolument semblables. Une de ces observations offre cependant une particularité qui ne doit pas être passée sous silence. La femme qui en fait le sujet, sans jamais avoir présenté de symptômes du côté de l'utérus, avait de temps à autre des pertes qui persistaient plus ou moins fortement, pendant cinq ou six semaines; cette sécrétion morbide terminée, tout rentrait dans l'ordre, et cinq ou six mois se passaient avant que les phénomènes se renouvelassent. Cet ordre de choses existait depuis plus de douze ans.

Il est un genre de symptômes qui, à la rigueur, devrait plutôt être placé dans les phénomènes généraux, parce qu'il n'appartient pas exclusivement à l'utérus : c'est celui qui est relatif à la tuméfaction, à la sensibilité, et à la douleur du ventre. Évidemment ces symptômes sont dus au développement des gaz intestinaux. Mais la contiguïté des intestins et de l'utérus, l'augmentation de volume de ce viscère, nous engagent à maintenir ces troubles fonctionnels parmi les symptômes locaux. Nous avons noté soixante-sept fois la tuméfaction du ventre au moment des règles. Cette tension de l'abdomen existait le plus ordinairement à toutes les époques ; mais quelquefois aussi elle ne se montrait que de temps en temps, et cessait même après avoir duré plusieurs années. Dans diverses circonstances, nous avons trouvé le ventre véritablement dur, et tendu comme la peau d'un tambour. Cette tuméfaction est souvent sans douleur ; mais fréquemment aussi elle existe avec une sensibilité et une douleur de cette partie. Ce symptôme est quelquefois porté à un tel point que les femmes redoutent tout contact dans cette région.

L'apparition du sang termine la série des phénomènes locaux.

Deux ou trois jours avant cet écoulement, la vulve, les grandes et les petites lèvres, le clitoris, la muqueuse vaginale, présentent une legère tuméfaction, une injection vasculaire prononcée, une chaleur plus vive et de la turgescence, qui s'étendent jusqu'au col de l'utérus. Cette espèce de turgescence, dont la matrice est le siége, y fait affluer de toutes les parties du corps une très-grande quantité de fluides, d'où résulte cet état de gonflement, d'engorgement, de pléthore même qui donne lieu à la plupart des phénomènes qu'on remarque dans cette circonstance. Nous avons fait connaître les principaux caractères du sang; nous ajouterons que sa couleur est artérielle au début, et qu'il peut se montrer dès le premier jour aussi abondant que les suivants. Il est liquide; souvent aussi il est mélangé avec des caillots qui se forment dans le vagin, mais quelquefois aussi sortent de la matrice. Le plus ordinairement le sang tombe goutte à goutte, comme lorsqu'on vient de se faire une assez forte coupure; et lorsqu'il coule ainsi, on suivrait facilement les femmes à la trace. D'autres fois il s'échappe en nappe. Les femmes ont souvent la sensation de ces écoulements abondants; elles disent alors que le sang va beaucoup. Après avoir présenté une couleur rouge plus ou moins foncée pendant plusieurs jours, et exhalé une odeur spéciale, il finit par devenir plus brun, plus noirâtre, moins abondant; il est souvent remplacé par un écoulement blanc.

L'état du col de l'utérus, à l'époque des règles, pouvait fournir quelques indications; nous avons souvent eu alors l'occasion de l'examiner, soit dans les visites de

M. Lisfranc, soit dans notre clientelle particulière. Voici ce que nous avons constaté : En général, le col donne au doigt la sensation d'un corps plus gros que d'habitude; il est en effet légèrement engorgé, les lèvres du museau de tanche sont quelquefois rapprochées; nous les avons trouvées écartées. Dans quelques circonstances elles semblent crépiter, et paraissent plus molles. Elles sont généralement plus chaudes, plus tuméfiées à cette époque. Le corps participe également à la tuméfaction, à l'état d'hyperémie, qui y est même plus prononcé que dans les organes génitaux externes. Il augmente de volume et s'abaisse au point que son col est plus rapproché de la vulve.

Lorsqu'on examine le col au spéculum, il offre une couleur rouge qui tranche remarquablement avec la couleur normale, qui est pâle ou légèrement violette. On voit sourdre le sang à travers les lèvres.

IIe *Division. Symptômes généraux.* — L'utérus, à raison de ses sympathies nombreuses avec la tête, la poitrine, les seins, l'abdomen, l'appareil tégumentaire, donne lieu à des symptômes variés qui constituent un groupe non moins considérable que le premier, s'il ne l'est pas davantage. Le nombre des femmes observées s'élève dans cette deuxième section, à 334.

Etudiés suivant les différents appareils, les premiers symptômes qui se présentent sont ceux qui se rapportent à l'encéphale. Ils sont de deux ordres, congestifs ou nerveux. La céphalalgie est un des plus communs (136 fois). Après elle viennent les migraines (32), les étourdissements (24). Plusieurs femmes ont des envies continuelles de dormir; à peine s'assoient-elles, que leurs yeux se ferment et qu'elles s'assoupissent. Nous avons vu une dame qui toutes les fois tombait dans un sommeil léthargique qui persistait pendant 24 heures.

Chez d'autres femmes la tête devient lourde, pesante; quelques-unes ont des feux, des chaleurs qui leur montent au visage. Les accidents congestifs peuvent arriver à un degré d'intensité plus grand; les femmes ont des vertiges, et elles tombent sans connaissance. Cette disposition a été notée un certain nombre de fois chez les jeunes personnes pléthoriques. Les épistaxis qui s'étaient montrées avant la première apparition, peuvent persister pendant un temps plus ou moins long.

Influence de la menstruation sur le système nerveux.— Les phénomènes nerveux méritent une attention spéciale, parce qu'ils sont très-fréquents, et qu'ils existent surtout à un haut degré chez les femmes des classes élevées de la société, et chez toutes celles, en général, dont le système nerveux est fortement excité. Ces phénomènes, dont nous avons déjà parlé, forment deux ordres, suivant qu'ils ont rapport à la sensibilité générale ou à la sensibilité spéciale.

Les faits de la première espèce sont les plus nombreux; ils varient comme les aberrations de la sensibilité, mais ne doivent être décrits qu'autant qu'ils ne déterminent pas un état morbide, qu'ils sont passagers et qu'ils n'apportent qu'un trouble momentané dans les fonctions.

Parmi ces phénomènes, il en est que nous avons eu très-souvent l'occasion de constater : ce sont les bâillements, les pandiculations, l'altération des traits du visage, les rêves fatigants, l'augmentation de la susceptibilité et le besoin continuel de mouvement. Cette remarque nous a surtout frappé dans les grands établissements; beaucoup de femmes deviennent alors plus actives, plus bruyanles, plus causeuses ; elles sont aussi plus tracassières, ou plus tendres et plus aimantes. Souvent elles se livrent à des occupations qui ne leur étaient pas habituelles, ou bien elles travaillent avec une vivacité extrême. Nous en avons vu qui frottaient leurs appartements, essuyaient leurs meubles et vaquaient au soin du ménage, comme si leur position leur en eut fait une nécessité. Leur susceptibilité, plus grande, les rend souvent irritables, difficiles à vivre ; elles se fâchent pour le plus léger motif, dénaturent les meilleures intentions, s'offensent des plaisanteries les plus innocentes. Nul doute que cette époque ne soit la cause d'une foule de refroidissements, d'inimitiés, de procédés étranges dont il est souvent impossible de se rendre compte. Un médecin célèbre n'entrait jamais chez un de ses clients, sans s'informer s'il avait été à la garde-robe ; on devrait également demander si les dames sont à leur époque. Cette susceptibilité exagérée les fait facilement s'abandonner sans cause aux chagrins, à l'inquiétude, à la frayeur.

Par une disposition inverse, nous avons trouvé des femmes qui devenaient apathiques ; elles éprouvaient une répugnance extrême à se livrer au moindre travail. Le mouvement leur inspirait une sorte d'horreur. Assises sur leurs chaises longues ou sur leurs causeuses, à peine levaient-elles leurs paupières, toute conversation leur était insupportable.

Pendant les règles, les femmes sont sujettes à des caprices très-singuliers, à des goûts bizarres, à des changments d'humeur et de caractère. Les unes sont gaies, enjouées, les autres tristes, moroses. Il y en a qui ont un sentiment d'ennui, une véritable hypochondrie. Le désordre de l'esprit peut être porté jusqu'à la perversion de l'intelligence, des facultés affectives, des penchants. Cette disposition de leur moral doit engager les personnes qui les entourent à redoubler d'égards, d'attentions et de bienveillance, dans un moment si délicat pour elles.

Frappé de l'influence qu'exerce la menstruation sur le système nerveux, et spécialement sur le caractère des femmes, nous avons cherché à nous la représenter d'une manière plus exacte par des nombres; voici les résultats qui nous ont été fournis par 223 femmes que nous avons interrogées avec soin : 181 ont déclaré n'avoir rien éprouvé; beaucoup avaient les symptômes locaux ou généraux que déterminent les règles, mais leur humeur, leurs goûts, leurs caractères étaient les mêmes; elles ne s'apercevaient d'aucun changement dans leur esprit; 43, le cinquième environ, nous ont affirmé que l'époque de leurs règles était pour elles un temps de souffrance. Quelques-unes avaient une gaîté extraordinaire, étaient très-agitées, ou bien fondaient en larmes. La facilité à pleurer est une disposition qu'on observe alors fréquemment. Un certain nombre étaient de mauvaise humeur, aigres, brusques, colères. La plupart devenaient tristes. Cette tristesse se manifestait souvent sans aucun motif, mais parfois elle était due aux souffrances que ressentaient les malades.

Une de ces femmes se plaignait d'une très-grande faiblesse ; elle ne pouvait monter un escalier. L'irritabilité nerveuse se développait bientôt chez elle au plus haut degré; elle entrait facilement en colère; une contrariété la mettait en fureur ; pour le motif le plus futile, elle se serait tuée; ces accès passés elle versait des torrents de pleurs, elle avait aussi comme les femmes grosses, des envies de toute espèce: les règles étaient à peine terminées, qu'il ne lui restait plus le moindre souvenir de ces différents phénomènes. Une autre ne pouvait se livrer au sommeil, tant elle était tourmentée par des rêves effrayants qui ne lui laissaient aucune trève ; elle voyait des spectres, des images sanglantes ; elle se sentait étouffer, sur le point de périr , sa santé était du reste excellente. Une dame mariée à un pharmacien, éprouve une telle surexcitation quand elle est menstruée, qu'elle étonne tous ses amis, et ne se reconnaît plus elle-même. Elle s'entretient alors de sujets qui ne sont point en rapport avec ses habitudes ordinaires, parle histoire, géographie, politique, fait des vers, écrit des harangues. Elle a deux sœurs, dont l'une présente les mêmes symptômes, et l'autre a des attaques d'hystérie. Ce sujet est trop intéressant pour que nous l'abandonnions sans rapporter encore quelques histoires particulières.

Obs. XXIII. — Michel, âgée de 25 ans, née à Cherbourg, entre à la Charité, service de M. Fouquier, le 17 novembre 1837, pour une affection nerveuse ; elle est petite, maigre, d'une constitution délicate, d'un tempérament lymphatico-nerveux. Ses cheveux sont châtains. Elle nous raconte que pendant plusieurs années elle a été très-malade. A chaque instant le sang lui jaillissait du nez. Sa respiration habituellement gênée l'empêchait de courir ; son appétit était inégal. Excessivement impressionnable et nerveuse, la moindre contrariété la mettait en fureur et lui donnait des attaques de nerfs ; tantôt elle perdait connaissance, tantôt elle conservait son intelligence et ses sens. Tel était son état lorsqu'elle fut surprise à 17 ans par ses règles. Il y eut une amélioration notable dans les symptômes, mais les épistaxis continuèrent jusqu'à 19 ans , époque à laquelle elle fut définitivement bien menstruée. Chaque retour était annoncé par des coliques, des maux de reins très-violents, de grandes lassitudes; elle ne pouvait se redresser. Ce qui l'a surtout frappée, c'est le changement qu'éprouve son caractère ; elle devient alors beaucoup plus irritable, sa gaîté habituelle est remplacée par de la tristesse, une disposition à la mélancolie ; un rien la contrarie, l'impatiente, l'irrite. Lorsque les règles, dont la durée ordinaire est de trois jours, sont terminées, elle reprend son caractère normal et se trouve tout autre. Elle est venue réclamer les secours de la médecine pour une affection hystérique fort singulière.

Obs. XXIV. — Mme De..., âgée de 24 ans, blonde, sanguine avec prédominance nerveuse, d'une bonne constitution, est réglée à 13 ans, après avoir éprouvé pendant six mois de légères coliques. Dès leur début les menstrues sont régulières, et apparaissent tous les mois à des jours fixes, le plus ordinairement le matin, lorsqu'elle est encore couchée. Depuis son mariage, qui a eu lieu à 20 ans, les règles, jusqu'alors invariables, avancent chaque fois de cinq jours ; elles ont aussi beaucoup augmenté de quantité. Tous les mois elle éprouve d'assez fortes coliques ; elle transpire abondamment, puis son caractère s'exalte, elle devient triste, irritable, ne veut voir personne, la plus petite résistance à ses volontés la fait tomber en convulsions ; ses yeux roulent dans l'orbite, prennent une expression effrayante ; les marques d'amitié, de tendresse, lui sont insupportables ; elle s'emporte surtout contre ceux qu'elle affectionne le plus, et s'ils cherchent à la calmer, sa colère n'a plus de bornes. Tout cesse avec la fin du flux menstruel.

Obs. XXV. — Baudot, âgée de 25 ans, dentelière, est reçue le 28 octobre 1837 dans le service de M. Magendie, à l'Hôtel-Dieu. Réglée pour la première fois à 15 ans, sans indices précurseurs, elle l'a encore été à l'époque suivante, puis elle n'a plus revu pendant onze mois, sans que sa santé en ait aucunement souffert. Une fois régularisées, les menstrues sont revenues tous les mois pendant huit jours, plutôt en avance, et toujours le matin en se levant. Elles sont annoncées quelquefois par des coliques, des maux de reins, par la tension du ventre, le gonflement et le picotement des seins, mais surtout par des maux de tête.

Elle a remarqué que, pendant cette époque, son humeur change entièrement; cette jeune fille, dont la physionomie annonce la douceur, devient méchante, la moindre contrariété l'irrite, la met en colère; une objection la rend furieuse. Quand elle est dans la campagne, seule avec son troupeau, elle décharge sa colère sur les animaux qui le composent, les injurie, les frappe, et n'est satisfaite que lorsqu'elle les voit fuir ou qu'ils font entendre des gémissements. Cette observation, si curieuse sous le rapport des vives discussions auxquelles a donné lieu depuis quelques années l'étude de certains penchants irrésistibles, nous engagea à examiner cette jeune personne avec la plus grande attention. Ses réponses ne nous laissèrent aucune incertitude. Chez elle, l'impulsion au mal se bornait seulement aux animaux; elle n'éprouvait nul désir de nuire, de frapper les enfants, les hommes, les femmes; et lorsqu'elle avait cessé de voir, elle n'était plus tourmentée par aucune idée insolite.

Nous ne saurions assez appeler l'attention sur les faits de ce genre, car ils prouvent de la manière la plus incontestable l'action de l'utérus sur le cerveau. Remarquez en effet que c'est seulement lorsque le molimen menstruel s'établit, que la surexcitation nerveuse a lieu. Sans l'existence de l'utérus, les phénomènes cérébraux ne se manifesteraient pas; il est donc contraire à l'observation de vouloir tout rapporter au système nerveux, et de priver un organe aussi important que l'utérus, des propriétés que lui ont reconnues les médecins de tous les temps.

Ce désordre du système nerveux n'est pas seulement utile à connaître sous le rapport médical, mais il offre encore des considérations de la plus haute importance en morale et en médecine légale. Comment en effet ne pas voir qu'il arrivera des cas où le trouble de la raison sera assez fort pour déterminer des actes répréhensibles, coupables même, sans que la volonté puisse y apporter le moindre obstacle. Certes elle pourra lutter dans quelques circonstances, mais dans d'autres elle sera subjuguée, entraînée.

Obs. XXVI. — Pyl cite l'exemple d'une femme qui, à chaque période menstruelle, oubliait ce qui lui était arrivé précédemment. Une fois dans l'intervalle des règles, elle avait injurié une personne avec qui elle se disputait; appelée peu de jours après en justice, elle nia le fait et prêta même le serment qu'on exigea d'elle. La plaignante, condamnée aux frais, produisit des témoins qui confirmèrent sa déposition, et prouvèrent que la délinquante avait nié par serment, quoique sans mauvaise intention, une chose vraie (1).

Obs. XXVII. — Nous devons à la bienveillance de M. Honoré l'observation d'une jeune fille qui lui présenta les phénomènes suivants, lorsqu'il était interne à l'hôpital Saint-Louis : tous les mois, aux approches de ses règles, cette jeune fille, qui n'avait jamais manifesté aucun désordre de la pensée, était prise d'une esèpce d'aliénation mentale; les idées se troublaient, elle ne savait plus ce qu'elle disait, ni ce qu'elle faisait. Cet égarement cessait avec l'ap-

______

(1) *Médecine légale relative aux aliénés et aux sourds-muets*, par Hoffbauer, traduit par Chambeyron, p. 61.

parition des menstrues ; dès que celles-ci coulaient abondamment, tout était fini ; aucun symptôme n'avait lieu pendant le cours du mois ; sa conduite était très-raisonnable, et on n'aurait jamais soupçonné le délire que déterminait chaque retour des menstrues.

Achevons cet exposé par quelques réflexions générales et par une observation curieuse sur l'excitation plus grande des femmes à cette époque.

« *Menstruantes feminas acrior flamma sæpiùs occupat :*
» *oculi languent, libidinum pleni : vultibus insidet nescio quid molliùs. Sic compositæ, viri amplexus ultrò*
» *excipiunt ; imo menstruantes non nullas furor agit stupendum in modum.*

» **OBS. XXVIII.** — *Junior quædam, optimis artibus ad*
» *modestiam instituta, si menstruaret, viri in amplexus*
» *ruebat audacissimè, et cum is ætate vigeret et viribus,*
» *insatiatam tamen deserebat. Die quadam, in libidines*
» *femina cùm indesinenter insurgeret, illè, irâ amens,*
» *dirreptam dejicit, jacentem que verberat; verberibus*
» *tacta statìm, quasi jubente deo, deferbuit furor, nec visus est toto mense recrudescere. Quo autem exacto, similem tumultum similis vis compescuit. Et jam pridem*
» *mos ille domi invaluerat, cùm fortè superveni, et rei*
» *novitate perculsus, tùm præsertim obstupui cùm feminam tales injurias non modò marito condonantem, sed*
» *etiam sibi gratulantem audivi.*

« *Fidem ultrò adhibuerunt docenti quo modo, laboran-*
» *tibus nervis, ea fieret perturbatio quæ, medecina conve-*
» *nienter tùm menti, tùm corpori adhibita, sensim, nec ità*
» *multò post, tota convaluit.* »

Lorsque nous traiterons de l'action morbide des règles sur les maladies, nous reviendrons sur cet important sujet.

mais déjà l'on doit entrevoir que le cerveau n'est pas toujours primitivement affecté ; qu'il peut être influencé par
d'autres organes, et que l'utérus joue un grand rôle dans
la production des affections encéphaliques. Cette action de
l'utérus n'avait point échappé à la perspicacité de Cabanis :
« L'organe nerveux, dit-il, dont la première éruption
des règles est accompagné, se renouvelle en partie aux périodes mensuelles suivantes qui ramènent cette commotion.
A chacune de ces époques la sensibilité devient plus délicate et plus vive. Pendant tout le temps que dure la crise
les observateurs attentifs ont souvent remarqué dans la
physionomie des femmes quelque chose de plus animé, dans
leur langage quelque chose de plus brillant, dans leurs penchants quelque chose de bizarre et de capricieux. On peut
étendre cette observation au temps de la grossesse, quoique
les dispositions qui se montrent durant cette dernière époque diffèrent, à plusieurs égards, de celles qui paraissent
inséparables de la menstruation. Durant la grossesse, une
sorte d'instinct anormal régit la femme avec une puissance
d'autant plus irrésistible, que les ressorts secrets en sont
plus étrangers à la réflexion ; et pour peu qu'on sache entendre le langage de la nature, on ne saurait méconnaître,
pendant tout ce temps, les signes d'une sensibilité qui
s'exerce par redoublements périodiques d'énergie, et qui,
susceptible d'être excitée dans les intervalles par les causes
les plus légères, peut se laisser entraîner facilement à tous
les écarts (1).

Influence de la menstruation sur la sensibilité spéciale.

Les symptômes relatifs à la sensibilité spéciale sont beaucoup moins communs ; ils peuvent intéresser les cinq

(1) Cabanis, *Rapports du physique et du moral.*

sens à la fois, mais le plus ordinairement ils n'en affectent qu'un. Dans trois cas la vue fut perdue ou affaiblie pendant plusieurs époques ; chaque retour du flux menstruel était indiqué par une cécité complète ou par un affaiblissement considérable. Nous avons signalé l'éclat, le brillant des yeux ; ils ont parfois une expression plus passionnée, plus tendre ; l'œil humide des poètes s'applique très-bien à la période menstruelle. Dans d'autres cas ils sont fatigués. Leur gonflement est assez fréquent, mais, ce que l'on observe le plus souvent, c'est un cercle ou plutôt un demi-cercle bleuâtre, brunâtre ou noir, qui circonscrit la paupière inférieure. Il existe, sans doute, hors le temps des règles, mais il est surtout marqué pendant leur écoulement. Les yeux peuvent être le siége de battements, et offrir une injection plus ou moins marquée.

Les bourdonnements, les sifflements d'oreilles sont assez communs. Les femmes pléthoriques en sont surtout incommodées, mais ils se montrent dans des conditions différentes ; l'exaltation de la sensibilité cutanée, et spécialement des démangeaisons très-vives, ont été constatées plusieurs fois. Nous avons aussi observé la perversion du goût et de l'odorat.

Obs. XXIX.—Une jeune dame de 25 ans, née à Paris, d'un tempérament lymphatico-nerveux, d'une constitution moyenne, fut réglée à 16 ans, durant une forte maladie ; quelques temps avant, elle avait senti de la lourdeur dans les jambes ; une fois établies, les menstrues se montrèrent assez régulièrement ; elles coulaient huit jours comme une véritable perte ; elles venaient quelquefois tous les 15 jours ; lorsqu'elles étaient sur le point d'arriver, elle avait des coliques tellement violentes, qu'elle se roulait par terre, ses traits s'altéraient, sa physionomie se décomposait, la pâleur se répandait sur son visage, et l'on voyait se dessiner un cercle noir sous les yeux. A cette époque elle se plaignait sans cesse d'un goût de fumée ; tout ce qu'elle prenait lui semblait avoir le même goût.

Pendant la durée de ses règles elle exhalait une odeur forte, que les plus grands soins de propreté ne parvenaient point à faire disparaître, et qu'elle masquait par des parfums. On a prétendu que cette odeur était due à la négligence des femmes qui ne surveillaient point assez leur toilette, et que le sang, en s'échauffant, acquérait des propriétés délétères qui changeaient les qualités de certains liquides. Cette opinion est vraie sans doute, mais, comme beaucoup d'autres, elle est trop exclusive. Il y a bien certainement des femmes qui, à l'époque de leurs règles, ont des émanations plus ou moins prononcées. Trois fois nous l'avons constaté sur des femmes rousses, mais nous l'avons particulièrement observé chez des mulâtresses et chez des négresses. En les touchant lorsqu'elles avaient leurs menstrues, nous avons eu plusieurs fois les doigts imprégnés d'une odeur si désagréable, qu'elle nous occasionait des nausées. Ces expériences, qui demanderaient à être renouvelées dans les pays chauds, pourraient peut-être nous expliquer pourquoi certains législateurs se sont montrés si sévères pour les femmes, aux époques de leur flux menstruel.

Les seins, à raison de leurs sympathies nombreuses avec l'utérus, offrent des symptômes qui leur sont propres. Les plus ordinaires sont l'éréthisme, la tuméfaction, le gonflement et le picotement (100 fois). Ces deux symptômes peuvent se montrer dans toute l'étendue des seins, dans une portion seulement, le mamelon par exemple, ou n'en affecter qu'un seul, ce qui est plus rare. Ils déterminent

assez souvent de la titillation, de la sensibilité, de la douleur. Nous avons quelquefois observé de vives démangeaisons. Leur consistance est, en général, peu modifiée, mais
ils deviennent dans quelques circonstances durs comme
la pierre ; le gonflement douloureux, dit Gardien (1), se
remarque plus fréquemment chez les filles qui ont le teint
brun, les cheveux noirs, les yeux pleins de feu et de vivacité. Quelquefois le gonflement est si considérable, que le
mouvement des bras est gêné, la respiration courte et dif-
difficile, et qu'il en peut résulter l'inflammation et la
fièvre.

Les symptômes de la poitrine ont été suffisamment dé-
taillés dans les prodrômes. L'oppression, l'étouffement, la
toux spasmodique , peuvent se reproduire aux époques ,
mais alors ils doivent inspirer de plus vives inquiétudes.
Nous avons cependant vu, il y a quelque temps, une dame
qui, à chaque période, avait une toux presque continue,
offrant la plus grande ressemblance avec la coqueluche;
elle cessait complètement avec les menstrues. L'hémoptysie est assez commune chez les femmes pendant la
menstruation. Quoique ce symptôme soit souvent lié à la
présence de tubercules dans les poumons, il n'a pas toujours chez elles la gravité qu'il présente chez les hommes;
c'est surtout lorsqu'il se montre dans le cas de suppression,
qu'il est moins dangereux. Les observations d'hémoptysie sans tubercules, ou sans aucun indice de maladie des
poumons, sont assez intéressantes pour que nous en citions
de nouveau quelques exemples.

Obs. XXX. — Le 28 juin 1837, on reçoit à l'hôpital
de la Charité , dans le service de M. Andral, la nommée

____

(1) Gardien, *Traité d'accouchements*, t. Ier, art. menstruation.

Raveau, âgée de 20 ans, couturière, née à Chartres; elle offre les attributs du tempérament lymphatico-nerveux, sa constitution est délicate, mais la santé est bonne. Ses règles ont paru à 13 ans, dans le cours d'une maladie fort grave qu'elle qualifie de fièvre nerveuse, et pour laquelle on lui a fait de nombreuses saignées au bras et au pied; elle dit aussi avoir pris beaucoup de safran dans du lait. Dès son début le flux menstruel s'est montré régulièrement; il la surprend chaque fois. Depuis qu'il est établi il a toujours été accompagné d'un vomissement de sang. Ce symptôme n'est point précédé de toux, mais il est annoncé par un goût particulier qui ne la trompe jamais. La durée des menstrues est de 8 jours, et cette hémoptysie reparaît plusieurs fois pendant cet espace de temps. Elle est entrée à la Charité pour une fièvre intermittente-tierce qui est devenue quotidienne. La poitrine percutée, auscultée avec le plus grand soin, n'indique aucun désordre. Pendant la durée du traitement on lui a posé les sangsues à l'épigastre; les règles ont aussitôt paru, de sorte qu'elles sont venues deux fois dans le mois. Cette jeune fille sort parfaitement guérie.

Obs. XXXI. —Le 1ᵉʳ août 1837, la nommée Roux, âgée de 30 ans, couturière, née à Clermont-Ferrand, entre à la Charité dans le service de M. Fouquier. Cette femme a été réglée à 14 ans sans s'en apercevoir; depuis, ses menstrues ont été régulières; l'écoulement durait 12 à 14 jours; aussi était-elle presque toujours dans le sang, et cependant elle ne se trouvait pas fatiguée. L'approche des règles est annoncée par le gonflement des seins; elle a eu sept enfants qu'elle a nourris; toutes ses couches ont été pénibles; trois jours avant sa dernière époque, qui a eu lieu le 27 du mois précédent, elle a vomi une grande quantité de sang rutilant,

mousseux. Cet accident l'a déterminée à entrer à l'hôpital; l'examen de la poitrine ne révèle aucune altération :
cette fille est seulement hystérique, elle sera traitée comme
telle.

Obs. XXXII.—Daburin, âgée de 25 ans, grande, forte,
bien constituée, entre, le 9 décembre 1838, à l'Hôtel-Dieu,
dans le service de M. Jadioux, pour se faire traiter d'une
hémorrhagie utérine. De 16 à 20 ans, elle a eu des vomissements de sang très-fréquents; un interrogatoire plusieurs
fois repris prouve qu'elle en rendait, en effet, de grandes
quantités. A 20 ans les règles ont paru, mais jamais d'une
manière régulière ni abondante. Les hémoptysies ont diminué de force; elles se montrent de temps en temps, lorsque
les menstrues ont retardé ou qu'elles ont peu coulé. La
poitrine n'annonce aucun désordre; elle est examinée par
MM. Jadioux, Guillot, Séguin, qui tous s'accordent à regarder cette hémorrhagie comme supplémentaire.

Les palpitations, l'anxiété précordiale, s'observent chez
un certain nombre de femmes sans qu'il y ait de maladie
de cœur; elles cessent avec les menstrues, pour se reproduire le mois suivant. L'exploration de la région précordiale, l'absence des signes hors le temps des règles, doivent
éclairer le diagnostic. Nous avons ouvert, il y a cinq ou six
ans, avec le docteur Pascalis, une dame qui succomba à
une péritonite aiguë. Depuis 12 à 15 ans, elle avait des
palpitations très-fréquentes et très-incommodes; l'autopsie
prouva que le cœur n'avait subi aucune altération dans ses
diamètres et dans ses ouvertures. Nous examinâmes cet
organe avec d'autant plus d'attention, que nous avions été
consulté pour plusieurs cas de ce genre, que nous serions
tenté d'appeler des anévrismes spasmodiques.

Un assez grand nombre de femmes sont sujettes, au retour de la période mensuelle, à des frissons, à un véritable mouvement fébrile. Une jeune personne avait une forte fièvre 48 heures avant l'apparition. Une autre avait ce symptôme pendant 3 à 4 jours; il cessait aussitôt que les menstrues coulaient. Nous avons signalé le pouls dicrote de Bordeu. Cullen avait aussi fait la remarque que, chez presque toutes les femmes, le pouls s'accélérait aux approches des règles, et qu'elles étaient alors plus sensibles au froid.

Chez quelques jeunes filles on observe, à l'époque du flux périodique, des symptômes qui pourraient en imposer pour la fièvre typhoïde : nous avons noté, à différentes reprises, de la pesanteur, de la céphalalgie, des bourdonnements d'oreilles, des vertiges, des étourdissements et de la faiblesse musculaire. Ces jeunes filles éprouvent le besoin de se reposer, elles ne peuvent vaquer à leurs occupations; elles s'asseoient à chaque instant. Leur bouche est pâteuse, sèche, amère, quelquefois rouge sur les bords; le pouls s'accélère; il y a de la soif; tous ces phénomènes se dissipent avec l'apparition des règles. Nous avons quelquefois vu ces symptômes se montrer avec la diminution des menstrues.

Un trouble de la circulation assez fréquent, et déjà décrit, c'est l'infiltration du tissu cellulaire des extrémités inférieures. Dans le plus grand nombre de cas où nous l'avons constaté, il nous a paru indépendant de toute maladie organique du cœur ou des gros vaisseaux. Nous n'émettons cette opinion qu'avec réserve, car le diagnostic des affections du cœur est souvent obscur, et nous avons vu de grands praticiens méconnaître des hypertrophies concentriques, et d'autres lésions en apparence plus faciles à préciser.

Auscultation du cœur et des carotides pendant la menstruation.

L'exploration du cœur et des grosses artères se rattache à l'histoire des symptômes, et doit naturellement trouver sa place aux dérangements de la circulation. 104 femmes ont été auscultées à l'époque de leurs règles; sur ce nombre, 76 ne nous ont offert aucun bruit anormal, seulement les battements du cœur étaient un peu plus fréquents, un peu plus précipités, parfois plus éclatants; mais encore ces légères différences n'existaient pas chez toutes ces femmes, beaucoup avaient le rhytme absolument normal, et même chez quelques-unes il était plus lent. Les carotides n'ont rien présenté de particulier.

Parmi ces femmes il y en avait qui avaient des suppressions, des pertes, qui étaient atteintes de phthisie, d'hémoptysie, qui avaient des symptômes de chlorose, qui entraient dans l'âge critique, et, dans tous ces états, le cœur et les carotides n'indiquaient rien de spécial. Les suppressions ont surtout appelé notre attention; il y en avait de fort anciennes, de récentes, nous auscultions aux époques convenables, et le cœur nous a toujours paru normal.

Dans 38 autres cas nous avons constaté des anomalies, mais elles étaient souvent étrangères à l'écoulement menstruel. Dans 14 cas où la menstruation était sans autre complication, les battements étaient très-précipités et très-distincts. Le premier bruit était comme une forte ondée, un bruit de souffle, un claquement métallique; quatre fois le bruit de souffle se fit entendre dans les deux carotides ou dans l'une des deux. Ce bruit existait le plus ordinairement seul (1). Dans cinq observations de pertes, le premier bruit était plus éclatant, et le second assez sourd, mais les deux étaient lents ; il existait un seul bruit de souffle dans la carotide.

Nous appelons l'attention des praticiens sur les règles excessives, parce que nous avons eu occasion de constater, dans ce cas, le bruit du souffle au premier temps, et qu'un de nos confrères l'a noté dans les carotides.

Dans les autres faits, au nombre de 18, nous avons distingué les bruits de frôlement, de souffle, de diable dans les carotides, plusieurs de ces bruits dans le cœur, les battements lents et sourds de cet organe ; mais les circonstances dans lesquelles nous les avons observés étaient fort diverses, car, parmi ces femmes, les unes étaient chlorotiques, les autres affectées de rhumatismes, quelques-unes venaient d'être saignées ; il y en avait qui étaient enceintes ; chez plusieurs les règles étaient diminuées, irrégulières. Un certain nombre d'entre elles avaient la fièvre, étaient phthisiques, etc.

La menstruation, dans un grand nombre de cas, imprime donc une amélioration plus grande à la circulation, sans qu'il y ait de maladie. Dans quelques circonstances plus rares, on entend des bruits anormaux, mais dont la coïncidence avec les menstrues, ou plutôt le rapport, ne nous est pas connu. Dans les règles immodérées et dans les pertes, il y a parfois des modifications, des bruits circulatoires. Ce point de la science demande de nouvelles recherches.

Chez les femmes abondamment réglées, il y a un état

(1) Chacun de ces signes doit s'entendre d'une ou de deux observations ; nous n'avons point indiqué leur rapport avec chaque observation, dans la crainte d'entrer dans des détails trop minutieux.

pléthorique qui s'annonce plusieurs jours d'avance ; c'est surtout, dit M. Gendrin, pendant les 8 ou 10 premières années de la menstruation, ou dans les 4 ou 5 ans qui précèdent l'âge critique, que ces épiphénomènes se remarquent. Presque toujours, quand ces symptômes ont existé, les femmes deviennent sujettes, après l'âge critique accompli, à des hémorrhagies comme supplémentaires, dont la membrane muqueuse intestinale est le plus fréquemment le siége.

Les voies digestives peuvent présenter toutes les espèces de désordres. Ils sont si fréquents qu'ils constituent un véritable état morbide particulier à cette époque. L'anorexie est assez commune ; quelques femmes ont la bouche pâteuse, mauvaise, éprouvent des rapports. Les nausées et les vomissements sont un phénomène beaucoup plus fréquent (64). Les matières vomies consistent ordinairement dans des mucosités. Quelquefois cependant les aliments sont rejetés. La constipation, si ordinaire chez les femmes, peut être remplacée par le dévoiement. Nous avons observé des dames qui en étaient tellement tourmentées, qu'elles ne pouvaient s'éloigner de leur maison. L'estomac est souvent très-sensible à la moindre pression, il ne peut supporter le plus léger attouchement. Cette sensibilité exagérée peut se convertir en une véritable douleur ; ce sont des pincements, des resserrements, des crampes. Une exhalation gazeuse abondante se produit parfois dans l'estomac, et lui occasione un ballonnement qui oblige les femmes à enlever leur corset.

Dans d'autres circonstances, ce sont des aberrations variées de la sensibilité. Ainsi il y a des femmes qui ont le désir de manger des aliments qu'elles n'aiment pas, ou d'une digestion difficile ; d'autres sont prises d'une véritable boulimie qui ne cède qu'à l'ingestion d'une énorme quantité d'aliments. Nous avons connu une dame qui chaque fois passait 48 heures sans manger.

La langue subit aussi l'influence de l'époque menstruelle. Chez un certain nombre de femmes, elle prend une coloration blanchâtre. Elle peut se sécher et causer une sensation d'aridité. On conçoit qu'elle puisse prendre une teinte rouge plus foncée. Chez une femme, l'époque menstruelle était annoncée par des aphtes qui apparaissaient sur les parties latérales de la langue.

La soif existe quelquefois pendant la période menstruelle ; nous l'avons notée six fois, et chez deux femmes elle était le seul indice de l'arrivée du flux.

Les maux de dents existent assez fréquemment. Chez plusieurs femmes nous avons vu les gencives se gonfler, devenir douloureuses, et le siége d'une exhalation sanguinolente. La fétidité de l'haleine est un phénomène qui existe dans un certain nombre de cas.

Un symptôme beaucoup plus commun est le sentiment de lassitude ou de fatigue dont les femmes se plaignent dans les jambes (80 fois). Tantôt ce sont des lourdeurs, des pesanteurs, des tressaillements ; tantôt ce sont des courbatures, des douleurs, de la difficulté, de l'impossibilité de marcher. Quelques-unes ont une sorte de tremblement. L'enflure des jambes est un signe que l'on rencontre dans un certain nombre de cas.

Plusieurs femmes sont averties de l'approche de leurs règles par des éruptions de vésicules, de pustules. Nous donnons des soins à des dames chez lesquelles chaque époque est indiquée par un gros bouton qui apparaît sur le menton. Chez d'autres, il se montre sur le nez. Il y avait à l'hôpital de la Charité une jeune fille qui chaque fois éprouvait une démangeaison aux parties , suivie d'une éruption vésiculeuse.

Tous ces symptômes peuvent manquer et être remplacés par une indisposition, un malaise général , un abattement, une faiblesse extrême; les femmes ne peuvent se tenir debout.

Enfin la menstruation peut encore être la cause d'une foule d'accidents variés. Nous avons constaté la chaleur générale du corps, des tuméfactions de la tête, des aines, des douleurs du dos, des démangeaisons à l'anus, des sueurs, des ardeurs d'uriner, et des chaleurs incommodes aux parties génitales. Les sécrétions glanduleuses sont souvent modifiées au moment de l'imminence et pendant la manifestation des règles; un grand nombre de femmes rendent des urines aqueuses, abondantes, pendant les deux ou trois jours qui précèdent leurs règles. Ce phénomène s'observe, suivant M. Gendrin, après les huit ou dix premières années.

Dans un cas, il existait à chaque époque une douleur dans la jambe gauche, qui datait de 14 ans, et qui s'était manifestée à la suite d'une *phlegmasia alba dolens* de ce membre. N'oublions pas encore que Sanctorius, qui pesait tout, observa que d'une période menstruelle à l'autre, le poids de la femme s'accroissait de jour en jour, jusqu'à ce que l'évacuation suivante la ramenât à sa mesure ordinaire.

Durée des symptômes avant, pendant et après la période utérine.

Nous avons cru qu'il n'était pas sans intérêt de rechercher si les symptômes locaux ou généraux qui accompagnent le flux sanguin, précèdent cet écoulement ou se montrent en même temps que lui ; si, lorsqu'ils existent, ils cessent avec ou avant l'apparition ; continuent pendant sa durée, ou se prolongent quelques jours après. Nous avons également examiné si les menstrues peuvent survenir à l'improviste, sans donner aucun indice de leur approche ; voici le résultat de ces recherches : Sur 360 femmes présentant des symptômes locaux, ceux-ci se sont manifestés quelques jours d'avance chez 120 femmes, et chez 44 autres, depuis une heure et demie jusqu'à quinze jours avant le flux menstruel, un peu moins de la moitié du chiffre total. Nous donnons ici le tableau qui indique les dates de l'apparition.

Ordre de la manifestation des symptômes avant le flux menstruel chez 44 femmes.

	1	heure 1/2	1
	12	heures	1
	1	jour	9
1	à 2	jours	4
»	» 2	jours	4
2	à 3	jours	8
3	» »	jours	3
3	à 4	jours	2
4	» »	jours	2
4	à 5	jours	1
8	» »	jours	8
15	» »	jours	1
			44

La longue persistance des symptômes locaux avant l'écoulement sanguin dans ce dernier cas, nous engage à publier un extrait de l'observation.

Obs. XXXIII. — Joséphine, âgée de 19 ans, lingère à Paris depuis son enfance, a été réglée à 14 ans, au milieu des plus vives souffrances. Elle avait alors de grandes douleurs dans le dos et à l'estomac, et beaucoup de flueurs blanches. Après leur première apparition, les menstrues sont venues régulièrement huit jours, très-abondantes pendant quatre à cinq, tantôt avançant, tantôt retardant. Les flueurs blanches coulent tout le mois, mais surtout en plus grande quantité au moment des règles. Les prodromes qui précèdent l'arrivée du flux sanguin durent quinze jours, et consistent surtout en violentes coliques qui l'obligent souvent à garder le lit ; elle éprouve en outre de grands maux de reins, des nausées ; la plus légère odeur lui occasione des envies de vomir. Elle a de la céphalalgie ; les seins gonflent, picottent ; les jambes sont faibles et enflent. Les règles se montrent toujours le matin, à son lever ; avec elles tous les phénomènes morbides cessent promptement. Depuis deux ans la menstruation est un peu moins régulière, mais elle toussait avant cette époque, elle a craché du sang, le diagnostic n'est point incertain ; cette femme est phthisique au second degré.

Ainsi sur les 360 femmes qui ont présenté des symptômes locaux, 164, environ la moitié, les ont vus se manifester d'une manière plus ou moins précise avant l'apparition du sang.

Si nous examinons le nombre des femmes qui ont été averties de l'approche des règles par des symptômes généraux, nous trouvons que, sur les 334 qui composent cette section, 70 ont éprouvé des accidents avant l'époque, 52 sans date fixe, et 14 depuis un jusqu'à huit jours, ce qui donne 136, un peu moins de la moitié du chiffre total.

Il arrive assez souvent que tous les symptômes cessent

avec l'écoulement sanguin. Nous avons constaté 46 fois cette particularité ; tous les accidents disparaissaient à l'instant même ; dans deux cas il y eut soulagement, et dans trois autres ils cessèrent avant le flux ; 39 fois les symptômes persistèrent pendant toute la durée des règles ; quelquefois seulement le premier et le second jour ; dans d'autres circonstances ils allèrent en diminuant, ou bien ils disparurent tous, à l'exception d'un seul. Dans deux cas ils se prolongèrent un ou deux jours après la cessation des menstrues.

Ces chiffres ne peuvent nous conduire à des conséquences intéressantes, parce qu'ils ne représentent point l'ensemble de tous les faits, attendu qu'il est excessivement difficile d'obtenir de pareils renseignements d'une foule de femmes, soit parce qu'elles ne se rappellent pas tous ces détails, soit parce que leurs réponses sont mal coordonnées, quoique en général on puisse dire que la menstruation est une des circonstances qu'elles oublient le moins dans leur vie. Plus d'une fois nous avons vu des femmes de 72, 75 ans, nous faire l'historique de cette fonction si importante pour elles, avec la plus grande lucidité.

Au résumé, on voit cependant, par cet aperçu, que la menstruation s'annonce par des phénomènes précurseurs dont la durée varie ordinairement de un à huit jours.

Suivant plusieurs observateurs, les phénomènes généraux commencent un jour ou deux avant les règles, cessent le plus souvent dès que l'hémorrhagie est établie, ou au moins le deuxième jour de sa manifestation.

Si l'on se reporte au chiffre général des femmes dont la menstruation a été régulière ou irrégulière, et qui est de 654, on pourra établir des rapports plus précis. La proportion de celles qui sur ce nombre ont éprouvé des symptômes locaux ou généraux déterminés, est considérable, puisqu'il s'élève à 496, dont 360 ont eu des symptômes locaux seuls, ou unis aux symptômes généraux, et 136 n'ont présenté que des symptômes généraux; reste donc 158 femmes, ou un peu plus du quart, chez lesquelles la menstruation s'est faite sans douleurs, sans signes précurseurs. Sur ce nombre, deux n'ont rien eu pendant plusieurs mois, trois durant les premières années; trois ne se sont plaintes que de temps à autre, deux ou trois mois se passaient sans aucun accident, puis le mois suivant était accompagné de douleurs, etc.; deux n'ont jamais rien ressenti, quoique leurs règles fussent irrégulières; deux n'ont éprouvé aucun symptôme pendant qu'elles étaient demoiselles; deux n'en ont présenté qu'après avoir eu des enfants; une au contraire n'a plus eu de symptômes après son accouchement; une ne s'en aperçoit que lorsqu'il fait froid.

Le nombre des femmes dont les règles sont accompagnées ou annoncées par des phénomènes locaux et généraux, est donc bien plus considérable que celui des femmes qui sont réglées sans s'en apercevoir, puisque, dans notre travail, les premières sont aux secondes comme 4 et une fraction est à 1.

La plupart des femmes présentent des symptômes locaux et généraux à l'époque des règles. Parmi les symptômes locaux, les plus fréquents sont les coliques, les maux de reins et la pesanteur de la matrice. Dans les symptômes généraux on note la céphalalgie, les phénomènes relatifs à la sensibilité générale ou spéciale, les signes tirés du sein et de la poitrine.

L'état du pouls doit être constaté. Il ne faut point négliger l'auscultation du cœur et des carotides.

Les symptômes fournis par les voies digestives sont fort communs ; ils constituent un état morbide particulier, qu'on peut appeler gastro-entéralgie menstruelle.

Il existe une multitude d'autres symptômes qui peuvent se montrer seuls, mais qui n'ont ni l'importance ni la fréquence des précédents.

Les symptômes locaux et généraux peuvent précéder les règles ou se montrer en même temps qu'elles ; ils peuvent cesser avec ou avant l'apparition, continuer pendant sa durée, ou se prolonger quelques jours après sa cessation.

Les symptômes locaux et généraux se montrent quelques jours avant l'apparition chez un peu moins de la moitié des femmes observées dans chacune de ces deux sections ; nul doute que cette proportion ne soit plus considérable.

Ces symptômes ont complétement manqué chez un quart des femmes soumises à notre observation.

CHAPITRE VI.

Le retour de chaque époque menstruelle a été la source
de controverses nombreuses. Suivant l'opinion la plus ac-
créditée, la période, en y comprenant les jours libres,
est de 28 jours. D'après ce calcul, l'évacuation sanguine
reparaît treize fois par an, et les époques avancent chaque
mois de deux ou trois jours; comme cette différence est
généralement méconnue, la plupart des femmes disent
que leurs règles se montrent toujours à la même éqoque,
ou, si elles s'en aperçoivent, elles prétendent qu'elles sont
en avance. Nous verrons cependant que cette avance est
souvent réelle.

D'autres ont cru remarquer que l'apparition des règles
était subordonnée au cours de la lune, et que chaque révolution menstruelle suivait le mois lunaire.

Gall a prétendu que les femmes n'étaient pas réglées
indifféremment dans tous les temps, et qu'on pouvait les
partager sous ce rapport en deux grandes classes, dont

chacune avait une période différente pour sa menstruation. Suivant lui, les femmes de la même classe sont toutes menstruées dans un espace de huit jours. Ces huit jours passés, suit un intervalle de dix à douze jours, où l'on ne rencontre que très-peu de femmes réglées ; après ces dix jours commence l'époque assignée à la seconde grande classe, dont tous les individus sont aussi réglés dans l'espace de huit jours.

Supposons, dit Gall, qu'une femme de cette classe commence à être réglée le premier du mois, elle aura fini le 8, en cas que ses règles lui durent huit jours. Une autre dont les règles ne durent que trois jours, aura fini le 3 ; ou en cas qu'elle n'ait commencé que le 5 du mois, elle aura également fini le 8, et ainsi des autres, de manière que les femmes, quand elles sont dans un état régulier de santé, ont vingt et un, vingt-cinq ou vingt-six jours d'intervalle.

Il y a toujours des femmes qui par des causes accidentelles sont réglées hors de ces deux grandes périodes ; mais après un ou deux mois elles rentrent ordinairement dans la classe à laquelle elles appartiennent. Les femmes valétudinaires, les jeunes personnes qui ne sont pas encore tout-à-fait formées, les femmes qui sont sur le retour, sont sujettes à ces irrégularités. Si les règles ont été suspendues, soit par une maladie, soit par la grossesse, soit par l'allaitement, elles reparaissent à la même époque où la femme aurait été réglée, si elle eût toujours continué de l'être. Quand chez certaines femmes, surtout chez celles qui sont sur le point de perdre, les règles continuent pendant plusieurs semaines, elles deviennent toujours plus abondantes aux temps de l'époque accoutumée. Nous nous sommes un peu étendu sur cette opinion de Gall, parce qu'elle a été soutenue par un homme justement célèbre, et qu'elle est encore celle de quelques bons esprits. Nous la discuterons lorsque nous aurons passé en revue les faits que nous avons recueillis.

Suivant M. Dugès les périodes marcheraient par septénaires, elles auraient lieu tous les 15 , 21 , 27 ou 28 jours.

342 femmes nous ont fourni les matériaux de ces recherches; nous les avons partagées en trois classes, suivant l'ordre affecté par le retour des règles. Dans la première nous avons placé les femmes qui nous ont assuré que leurs règles revenaient à la même époque ou à peu près; dans la seconde, celles qui nous ont dit qu'elles avançaient, et, dans la troisième, celles qui étaient certaines de retarder. Voici le nombre respectif de ces trois classes :

1re FIXE.	2e EN AVANCE.	3e EN RETARD.
164	161	37

Ces nombres réunis sont supérieurs au chiffre 232, mais cette différence n'est qu'apparente, elle tient à des doubles emplois.

La première section, comprenant 164 femmes, se compose de plusieurs sous-divisions qu'il est utile de connaitre; 31 de ces femmes avaient été menstruées à peu près à la même époque, ce qui signifiait qu'il y avait des différences de 2 à 3 jours.

113 assuraient que chaque retour était fixé, mais, en les pressant de questions, on acquérait la conviction qu'une époque qui avait eu lieu, par exemple, le 25, revenait le 26 du mois suivant, et qu'il y avait par conséquent une différence en plus ou moins de 1 ou 2 jours.

6 avaient leurs règles tous les quinze jours.

24 étaient menstruées jour par jour. Parmi les faits bien précis de cette division, nous ne devons pas oublier celui d'une femme qui pendant 42 ans avait toujours été exactement réglée le 16.

Dans la seconde classe, renfermant 103 sujets divisés en 3 sections,

58 nous déclarèrent qu'elles avançaient chaque fois, sans donner aucune autre indication.

16 furent un peu plus précises ; elles avançaient par suite d'émotions, de contrariétés, de chagrins ; quelques-unes avançaient beaucoup ; chez d'autres cette particularité n'avait lieu que de temps à autre ; ou bien il arrivait que tantôt les menstrues venaient plus tôt, tantôt qu'elles apparaissaient après leur époque ordinaire.

78 enfin purent déterminer le nombre de jours d'une manière positive.

Tableau de 78 femmes dont l'avance a pu être précisée.

1 à	2	jours	2
	2	»	1
2 à	3	»	11
3 à	4	»	13
	4	»	1
4 à	5	et une fois 8 jours	9
5 à	6	jours	1
6 à	7	»	5
	6	»	1
7 à	8	»	5
8 à	10	»	1
	21	jours ou 3 semaines	27
	25,	30 jours	1
			78

Un simple coup d'œil jeté sur ce tableau montre déjà que les intervalles établis entre chaque époque sont loin d'être les mêmes, puisque dans les 78 faits que nous avons recueillis, il y a des différences considérables, les unes étant menstruées au bout de 30, 29, 28 jours, les autres au bout de 25, 24, 23, 22, 21 et 20 jours. Sur les 27 femmes menstruées au bout de 20 jours à 3 semaines, 3 avaient 8 jours d'écoulement, le reste 1, 2, 3 et 4 jours, de sorte qu'il est déjà certain pour nous que c'est à tort qu'on a prétendu que chaque période, avec l'ensemble des jours libres, comprenait 28 jours, et que si les femmes croyaient avancer, c'est qu'il y en avait peu qui sussent qu'entre les deux époques on dût compter quatre semaines pleines, en y joignant le temps, quel qu'il fût, de la durée de la menstruation.

La troisième section, composée des femmes qui retardent, renferme 37 cas ; sur ce nombre 11 avaient constamment des retards de 1, 2, 3, 4 et 5 jours ; chez d'autres ils n'avaient lieu que de temps à autre, ou bien tantôt les femmes retardaient, tantôt elles avançaient ; dans quelques circonstances le délai était dû à des émotions, des chagrins, des contrariétés. Chez aucune de ces femmes la santé n'était altérée, et chez plusieurs les retards étaient considérables, puisque l'une d'elles n'était réglée que toutes les six semaines.

Pour éclairer la question, nous avons noté jour par jour les époques de plusieurs femmes. Nous donnons la menstruation de quatre femmes, en comparant les époques avec les phases de la lune.

Iᵉʳ FAIT. ANNÉE 1837.

	Époque de l'arrivée.	Phases de la lune.	Différence de jour.
1.	9 mars,	6 N. L. (1)	0
2.	9 avril,	5 N. L.	0
3.	12 mai,	12 P. Q.	4 retard (2)
4.	20 juin,	18 P. Q.	9 »
5.	26 juillet,	24 D. Q.	7 »
6.	8 août,	9 P. Q.	15 avance
7.	3 septembre,	7 P. Q.	4 »
8.	28 »	29 N. L.	4 »
9.	27 octobre,	29 N. L.	1 »
10.	21 novembre,	20 D. Q.	5 »
11.	18 décembre,	20 D. Q.	6 »
12.	14 janvier (1838),	10 P. L.	3 avance

2ᵉ FAIT. MÊME ANNÉE.

Époque de l'arrivée.	Phases de la lune.	Différence de jour.
29 août,	23 D. Q.	«
20 septembre,	21 D. Q.	5 avance
17 octobre,	21 D. Q.	6 »
11 novembre,	12 P. Q.	»
2 décembre,	4 P. Q.	9 »
31 »	27 N. L.	1 »

3ᵉ FAIT. MÊME ANNÉE.

Époque de l'arrivée.	Phases de la lune.	Différence de jour.
12 septembre,	14 P. L.	0
12 octobre,	13 P. L.	0
11 novembre,	12 P. L.	1 avance
12 décembre,	12 P. L.	0

(1) Le mois lunaire n'est point tout-à-fait de 28 jours, mais en réalité de 27 jours 17 heures et 43 minutes. Les différents signes abréviatifs veulent dire : Nouvelle-Lune, Premier-Quartier, Pleine-Lune, Dernier-Quartier. Là rotation du soleil est de 25 jours et demie.

(2) En comptant les mois de 30 et de 31 jours, La différence serait bien plus grande, si nous ne comptions que 28 jours.

4ᵉ FAIT. ANNÉE 1837.

Époques de l'arrivée.	Phases de la lune.	Différence de jour.
17 septembre,	14 P. L.	0
12 octobre,	13 P. L.	5 avance
14 novembre,	12 P. L.	2 retard
12 décembre,	12 P. L.	1 avance

Les remarques suggérées par ces quatre observations sont fort intéressantes, car elles nous prouvent qu'on s'est beaucoup trop hâté d'établir des principes que renverse la simple inspection des faits; rien de plus facile que de noter mois par mois l'arrivée du flux menstruel, et c'est cependant ce que nous n'avons trouvé nulle part.

Dans la première observation nous voyons les règles arriver presque à toutes les époques du mois, sans qu'il y ait quelque chose de précis dans les retours. Ainsi les deux premiers mois ont lieu jour pour jour, et comprennent un laps de 31 jours; le 3ᵉ, le 4ᵉ et le 5ᵉ offrent des retards de 4, 9 et 7 jours, en comptant toujours les mois de 30 ou 31 jours; au 6ᵉ mois il se fait un changement inverse, les règles avancent tout à coup de 15 jours, et, à partir de ce moment, elles devancent l'apparition précédente de 4, 1, 5, 6 et 3 jours.

Sous le rapport de l'influence lunaire nous ne découvrons aucune liaison entre le cours de cet astre et l'apparition du flux; car nous voyons celui-ci arriver dans les différentes phases de la lune, telles que la nouvelle lune, le premier quartier, la pleine lune, le dernier quartier, sans qu'il y ait dans les dates aucune corrrespondance, et sans que les phases suivent aucun ordreentre elles. Les deux derniers faits sembleraient annoncer une certaine influence de la pleine lune, mais les deux premiers sont opposés à cette hypothèse.

L'opinion de Gall n'est pas plus confirmée par l'examen de ces faits. Dans laquelle de ces deux grandes classes, en effet, rangera-t-on ces femmes, qui toutes jouissaient d'une bonne santé?

Les objections contre l'espace de 28 jours généralement assigné à l'époque menstruelle, contre l'influence de la lune, contre l'hypothèse de Gall, se pressent en foule. Notre résumé général des 334 femmes dont nous avons constaté la période menstruelle, établit de la manière la plus positive qu'il n'est point de jour du mois où l'on n'observe le retour des règles. Comment expliquer d'ailleurs, par l'action de la lune, les menstrues qui se montrent régulièrement deux fois par mois, comme nous en avons dix exemples sous les yeux?

Obs. XXXIV.—Édelin, âgée de 35 ans, lingère, née à Nancy, admise le 2 août 1837, à la Charité, service de M. Rayer, a les cheveux châtains, le tempérament lymphatique, la constitution assez bonne, et la taille moyenne. Elle a été réglée pour la première fois à 20 ans, sans s'en apercevoir. Il y a eu une interruption de quatre mois; pendant ce temps elle a beaucoup souffert dans les reins. Les menstrues se sont régularisées à 20 ans et demi, et depuis ce moment, ce qui forme une période d'environ 15 années, les règles ont paru constamment tous les 15 jours; leur durée est d'une semaine. Aux approches elle a de la pesanteur à l'estomac, des nausées, et vomit quelquefois; elle éprouve également de fortes coliques, des maux de reins; le ventre devient plus gros, elle se sent lourde, fatiguée, les jambes enflent de temps en temps; tous les accidents se dissipent avec l'apparition. Elle est entrée pour une leucorrhée abondante déjà fort ancienne, et qui lui occasione de continuelles douleurs d'estomac.

Parmi les 24 observations de femmes dont les règles revenaient constamment aux mêmes époques, nous citerons les trois suivantes :

OBS. XXXV. — Le 28 juin 1837, on reçoit à l'hôpital de la Charité, service de M. Andral, la nommée Vover, âgée de 29 ans, domestique, née à Boilemont (Nord). Cette fille, d'un tempérament bilieux, d'une bonne constitution, brune, a été réglée à 15 ans dans son pays, sans s'en apercevoir. Depuis cette époque les menstrues se sont montrées régulièrement chaque mois, à la date du 15. Elles durent 8 jours, et coulent abondamment les cinq premiers. Cette régularité n'a point cessé un seul instant pendant quatorze ans. La période menstruelle n'est annoncée par aucun symptôme. La date seule du mois l'indique. La malade a été admise pour des douleurs abdominales et des tranchées utérines.

OBS. XXXVI. — Dutartre, âgée de 66 ans, lingère, née à Paris, est admise le 3 octobre 1837, dans le service de M. Magendie, à l'Hôtel-Dieu. C'est une femme forte, sanguine, d'une taille élevée, et dont les cheveux ont été blonds. Ses règles sont arrivées à 15 ans, sans malaise. Une fois parues, elles sont revenues régulièrement jusqu'à 57 ans ; pendant cette longue période de 42 ans, elles se sont constamment montrées le 16 du même mois, sans que rien les ait jamais dérangées ; elles coulaient peu et trois jours. Dutartre a eu trois enfants, ses couches ont été heureuses. A 57 ans elle a cessé tout à coup de voir, sans aucun prodrome ; mais à partir de cette époque elle est devenue sujette à des étourdissements. Son aspect est celui d'une apoplectique.

OBS. XXXVII.—Le 7 novembre 1837, la nommée Guillotte, âgée de 46 ans, domestique, née à Dinan (Côtesdu-Nord), est reçue à l'Hôtel-Dieu. Son tempérament est lymphatico-sanguin, sa constitution détériorée, sa taille moyenne, et ses cheveux châtains foncés. Ses règles ont paru pour la première fois à 13 ans, sans qu'elle s'en doutât. Une fois venues, elles se sont toujours montrées régulièrement ; elles n'étaient jamais en retard d'une heure, et arrivaient jour pour jour. Dans les premières années elles coulaient abondamment pendant trois jours ; leur approche était annoncée par la céphalalgie et des maux de reins. Sa figure se colorait souvent alors, et elle devenait rouge comme une écrevisse. Guillotte a eu quatre enfants, toutes ses couches ont été heureuses. Depuis deux ans elle a remarqué qu'aux époques le sang était beaucoup plus abondant et coulait quatre à cinq jours ; lorsque l'écoulement était terminé, elle devenait gaie et enjouée. Il y a quatre mois, elle a été prise de crampes terribles dans les jambes, elle en était tourmentée à un point extrême. Depuis quinze jours elle ne peut plus marcher ; ses jambes sont faibles, douloureuses, et surtout prodigieusement enflées. Les règles se sont arrêtées dès le début de la maladie. L'examen de la poitrine et du cœur ne révèle aucune lésion. Il est probable que ces différents symptômes se rattachent à la cessation des menstrues.

Si nous récapitulons maintenant les faits précédents, nous arrivons aux conclusions suivantes :

Chez un grand nombre de femmes, la période menstruelle embrasse un espace de 30 jours ; les règles se montrent assez souvent d'une manière très-régulière, jour pour jour, quantième pour quantième. Le plus ordinairement elles anticipent de plusieurs jours sur l'époque suivante, et, dans ce cas, il existe encore des différences très-grandes entre les intervalles.

Dans des circonstances plus rares, mais cependant appréciables, les règles retardent de plusieurs jours ; il est même des femmes chez lesquelles la menstruation n'arrive que toutes les six semaines, et quelquefois plus tard.

La lune n'a point l'influence qu'Aristote et que d'autres depuis cet auteur lui avaient attribuée, ce qui est prouvé par l'observation des femmes menstruées chaque jour du mois, et par le défaut de coïncidence entre les diverses phases de la lune et l'apparition des menstrues notée avec soin chez plusieurs femmes.

La séparation des femmes en deux grandes classes, dont les unes sont menstruées dans les huit premiers jours de la première quinzaine, et les autres dans les huit premiers jours de la deuxième quinzaine, est plus ingénieuse que vraie, car nos relevés démontrent que les règles apparaissent tous les jours, et qu'elles ne viennent point se ranger au bout d'un ou deux mois dans l'une de ces deux catégories, ainsi que le croyait le médecin allemand.

Causes des règles.

Des opinions fort diverses ont été émises sur les causes de la menstruation et sur la périodicité. Comme elles sont simplement conjecturales, nous ne ferons que les énumérer, à l'exception de celle de M. Gendrin.

Galien un des premiers chercha à expliquer cette fonction par la phlétore ou la surabondance du sang : *Quippè muliebre genus domi ageret, neque vehementibus laboribus exerceretur, neque sub claro sole viveret, proptereà quam plurimos humores coacervaret, oportebat, opinor, evacuationem hujus modi plenitudinis tanquam remedium accipere.* (Gal. *adversùs Erasistrat.*)

Mais de graves objections devaient être faites à cette explication. Car comment prétendre que la phlétore est la véritable cause de la menstruation chez les femmes faibles, d'une constitution délicate, et cependant abondamment réglées; chez celles qui jeûnent et se macèrent; chez les personnes nerveuses, mélancoliques; chez certaines chlorotiques qui sont néanmoins fortement réglées. On peut à la vérité répondre que la faiblesse n'exclut pas la phlétore, mais il n'en est pas toujours ainsi. Par opposition, les femmes robustes, les personnes très-grasses, celles qui offrent les attributs du tempérament sanguin à un haut degré, sont habituellement peu réglées. On peut donc dire que la phlétore nuit à la menstruation, et qu'elle est même une cause de rétention ; l'habitude qu'on a également invoquée ne fait que reculer la difficulté.

L'hypothèse des ferments, les théories des mécaniciens, basées sur la disposition favorable de la matrice, sur la grosseur de l'aorte, sur la marche des vaisseaux dans les parois utérines, sont abandonnées depuis long-temps.

Nous ne faisons qu'indiquer l'opinion de Le Cat, qui attribuait la menstruation à une phlogose voluptueuse, et celle de Surun, qui pensait qu'elle était due à un mouvement érectile du tissu utérin, comparable à la turgescence des organes extérieurs de la génération. Dans cette hypothèse, les dérangements de la menstruation seraient plutôt causés par l'altération organique de la sensibilité et des mouvements, que par le défaut d'écoulement du sang.

Suivant Surun, la matrice est animée de deux sensibilités : l'une, qui est l'action nerveuse générale, appartient à la vie de presque tous les tissus généraux; c'est celle qui est propre à la circulation, à la calorification, à la nutrition, à l'exhalation, à l'absorption. La seconde, c'est l'action nerveuse organique, qui n'a d'influence que sur la fonction d'un organe. L'utérus jouit de la première sensibilité jusqu'à la puberté ; lorsque l'organique se développe, elle est la cause chez les femmes de cette susceptibilité extrême qui se montre pendant tout le temps de leur fécondité (1).

Quant à l'influence de la lune soutenue par Aristote (*Degener animal*, lib. 4.), Stahl, Morgagni, Ettmuler, Mead, nous savons à quoi nous en tenir, et l'adage *Luna vetus veteres, juvenes nova luna repurgat*, est aujourd'hui réduit à sa juste valeur.

OBS. XXXVIII.— Une dame espagnole fut atteinte d'une maladie nerveuse fort extraordinaire, et cependant les évacuations menstruelles ne manquaient jamais d'arriver en leur lieu. Elles duraient six à huit jours, et quand elles se montraient dans les paroxysmes lunaires, l'évacuation s'arrêtait le jour même, ne paraissait pas jusqu'à la fin du paroxysme ; ce temps passé, elle reprenait son cours et se complétait du nombre de jours accoutumés. Le flux blanc s'arrêtait aussi, reprenait également à l'expiration de l'accès (2).

Il est à remarquer, dit Hallé, que chez une personne très-sensible à l'action des périodes lunaires, l'évacuation menstruelle n'avait aucune relation avec cette influence. Peut-être cependant l'action de la lune est-elle plus marquée dans les zônes torrides? Il y a bien des exemples de ces suspensions d'opérations naturelles par le concours des maladies, soit spasmodiques, soit éruptives. On a vu

(1) Surun, Théorie de la menstruation fondée sur les caractères naturels de la vie, des organes, et particulièrement de l'action nerveuse.

(2) Franzeri, *Mémoire sur une maladie extraordinaire*, traduit de l'espagnol par M. Hallé, et inséré dans le *Journal de médecine et de chirurgie*, par Corvisart, Le Roux et Boyer.

la rougeole suspendre les effets de l'inoculation, l'aliénation suspendre les maladies de poitrine ; mais celles-ci reparaissent plus violentes lorsque l'aliénation est passée.

Tel était l'état de la science, lorsque M. Gendrin a fait connaître son ingénieuse hypothèse sur la cause de la menstruation. Comme ce travail est entièrement neuf et qu'il présente un véritable intérêt, nous croyons convenable d'en donner une analyse détaillée.

Tous les anatomistes ont été frappés du peu de développement de l'ovaire chez les filles impubères. Avant 10 ans on ne peut constater l'existence du canal des trompes, au moins dans toute sa longueur. Il est ouvert du côté des pavillons sur une largeur de quelques lignes seulement. Chez une jeune fille de huit ans et chez une autre de neuf ans, M. Gendrin nota cependant que ce canal existait pour les deux trompes sur cette dernière, et pour la trompe gauche sur l'autre. Si l'on recherche les vésicules de Graaf dans l'ovaire des jeunes filles impubères, on trouve qu'elles manquent complétement. Sur les cadavres de trois jeunes filles, âgées de plus de douze ans, non réglées, et qui ne présentaient pas les caractères extérieurs de la puberté, les trompes étaient perforées et avaient avec les ovaires leurs rapports normaux, comme dans un âge plus avancé de la vie. Ces ovaires étaient encore peu développés, les vésicules étaient profondément cachées dans l'épaisseur de ces organes, et n'avaient que le volume d'une petite tête d'épingle ; leur nombre était de 1 à 4 dans chaque ovaire.

La petitesse des ovaires se remarque aussi après l'âge critique ; cette véritable atrophie que nous avons constatée plus d'une fois, a été observée par tous les anatomistes. Le rôle de l'organe est fini, la nature n'a plus rien à lui demander ; elle lui laisse la vie végétative. Les vésicules de

Graaf suivent cette loi de décroissance ; elles finissent même par disparaître entièrement.

Lorsque la menstruation est arrivée à son terme, et qu'elle va enfin se montrer, cette aptitude est annoncée, 1° par le développement normal de l'ovaire et de la trompe, qui dure jusqu'à la puberté ; 2° par la présence dans l'ovaire des vésicules de Graaf, d'autant plus développées qu'elles sont plus voisines de la surface de l'ovaire.

Les signes de l'hémorrhagie menstruelle sont : 1° la présence à la surface de l'ovaire d'une ou deux alvéoles enflammées, résultat évident d'une rupture de vésicule qui tend à se cicatriser par une phlegmasie réparatrice ; 2° la dilatation de la trompe et la position de son pavillon encore très-voisine de la surface de l'ovaire ; 3° la réplétion de la trompe ou des trompes par un mucus rougeâtre plus ou moins sanguinolent ; 4° la présence dans l'utérus d'un liquide sanguinolent ou de grumeaux sanguins ; 5° la manifestation à la surface interne de la matrice de villosités comme fongiformes, peut-être vasculaires ; 6° enfin la turgescence du système vasculaire de l'ovaire, de la trompe, et même de l'utérus et du vagin, pouvant même être reconnue pendant la vie pour ce dernier organe, de même que la turgescence mammaire.

Dans les intervalles des règles, la menstruation terminée se reconnaît : 1° à la cicatrisation plus ou moins avancée de l'alvéole ovarique ; 2° aux taches jaunes, restes des cicatrices, déjà notées par Graaf, attribuées par lui à la condition d'une fécondation préalable ; 3° au développement progressif des vésicules de Graaf, et à leur rapprochement progressif de la surface de l'ovaire.

Les signes de l'hémorrhagie menstruelle non encore établis avant la puberté, ou ayant cessé de paraître après l'âge critique, sont : 1° l'absence des vésicules oyariques de Graaf; 2° le non-développement ou l'atrophie des ovaires et des trompes.

Lorsque la menstruation est devenue irrégulière et a été souvent interrompue dans la succession des hémorrhagies périodiques, on constate : 1° le petit nombre des vésicules de Graaf et leur éloignement de la surface de l'ovaire; 2° quand les règles ont paru, la présence de l'alvéole ovarique en voie de cicatrisation plus ou moins avancée, et l'absence de vésicules de Graaf d'un certain développement, et déjà voisines de la surface de l'ovaire.

La menstruation est-elle supprimée depuis un certain temps par cause morbide, on observe : 1° l'absence des vésicules de Graaf, soit profondes, soit superficielles, dans les ovaires ; 2° l'atrophie des ovaires et des trompes plus ou moins prononcée.

Enfin, lorsque la menstruation ne s'est jamais établie, il y a absence des vésicules de Graaf, et atrophie des ovaires et des trompes. (1)

D'après la théorie de M. Gendrin, la cause première de la menstruation est donc dans l'apparition, le développement et l'évolution de la vésicule de Graaf; l'hémorrhagie utérine n'en est que le symptôme ; mais si l'on doit admettre que l'apparition menstruelle des règles se lie à la maturation et à la rupture des vésicules de l'ovaire, avec expulsion ou destruction dans les vésicules d'œufs non fécondés, il faut aussi admettre que la cause immédiate de l'hémorrhagie se trouve dans l'état d'hypérémie de l'utérus, et dans une modification qui s'opère sur la surface interne de cet organe par la manifestation de villosités d'apparence vascu-

____

(1) Gendrin, Traité philosophique de médecine pratique, chap. *menstruation*, t. II, p. 1 à 53.

laire. Jœrg est le premier qui ait signalé la présence dans ce cas sur les parois utérines de villosités d'apparence vasculeuse et comme fongueuse (1). Lorsque nous parlerons du but de la menstruation, nous reviendrons sur le rôle important des ovaires.

M. le docteur Valleix, dans l'analyse qu'il a faite de l'ouvrage de M. Gendrin, signale l'analogie que présentent les idées de ce médecin avec celles de M. Négrier, professeur d'accouchements à Angers. Nous ferons toutefois observer que le travail de ce professeur n'a point été imprimé, et qu'il n'était connu que d'un petit nombre de médecins. Quinze observations servent de base à ses recherches, dont il a tiré des conséquences semblables à celles de M. Gendrin. Il a même fait graver des planches qui représentent les modifications de l'ovaire aux époques menstruelles. Suivant M. Négrier, les vésicules existent déjà à l'âge de 3 à 6 ans, mais alors elles sont très-petites et ont la forme d'un globule contenant une gouttelette de sérosité; elles sont situées profondément ou vers le bord adhérent de l'organe. De 6 à 8 ans, elles commencent à devenir plus superficielles, et viennent se ranger en cercle vers le grand bord de l'ovaire. De 7 à 10 ans, elles augmentent de volume, et ne peuvent plus être contenues dans leur loge; elles se plissent et deviennent comme pulpeuses. Vers 12 ans, elles sont beaucoup plus faciles à apercevoir, car elles perdent leur transparence et deviennent grises ou blanchâtres. Enfin un médecin anglais vient de publier un travail qui a quelques points de contact avec ceux de ces deux médecins (2).

(1) Grundlinien, *Zu einer allgemeinen physiologie dermenschen*, p. 177.
(2) Practical observations on diseases of women by William Jones. M. R. C. S. Illustrated with cases and explanatory plates, London. February, 1839, in-8°; p. 226.

La théorie de M. Gendrin est sans contredit la plus ingénieuse de toutes celles qui ont été publiées sur la cause de la menstruation ; mais en admettant que l'expérience vienne la sanctionner, il faut encore reconnaître que la menstruation ne se borne pas à ce phénomène , et qu'il se développe chez les femmes une véritable diathèse hémorrhagique. Voyez ce qui se passe dans l'aménorrhée primitive ou secondaire ; fort souvent le sang se fait jour par une voie insolite. Que de fois n'avons-nous pas trouvé dans les recueils d'observations de l'Hôtel-Dieu, des déviations qui s'étaient faites par les plaies. Le registre du docteur Fournier d'Arras en contient de nombreux exemples. L'influence des émotions est une nouvelle preuve en faveur de cette disposition hémorrhagique. Une femme perd son mari, à l'instant elle a une hémorrhagie ; une autre a cessé de voir depuis vingt ans ; sa fille meurt, un écoulement sanguin a lieu par la vulve. Nous donnons nos soins à une dame chez laquelle les règles sont passées depuis quinze années, et qui, atteinte depuis quatre ans d'un cancer ulcéré de là peau du sein, voit tous les mois quelques gouttelettes de sang sortir par cette plaie.

Lordat pense que les évacuations des femmes ne sont pas essentiellement dépendantes de l'action de l'utérus, mais d'une disposition qui existe par elle-même, et dont cette action peut provoquer les effets. S'il était permis, ajoute-t-il, de conclure d'une seule observation , la disposition aux efforts périodiques semblerait pouvoir se transmettre par une sorte de contagion.

Un jeune homme, dit Hoin, avait au doigt indicateur un ulcère qui revenait tous les mois. L'origine de cet ulcère est digne d'attention. Le jeune homme avait été légèrement blessé au doigt, et en cet état, il l'avait introduit dans les parties naturelles d'une femme au moment de ses règles. Le premier effet de cette imprudence fut une vésicule qui suppura et guérit spontanément. L'on vit le même accident se reproduire chaque mois (1).

La disposition hémorrhagique que nous signalons ne nous paraît point liée à un tempérament quelconque, car nous l'avons vue s'associer avec tous, et coexister avec une asthénie profonde, et même avec l'anémie. Les recueils de médecine renferment plusieurs observations qui semblent prouver qu'elle peut se transmettre par voie de génération.

Les variétés de pouls qu'on a constatées chez les femmes à l'époque de leurs règles se rattachent à cette disposition hémorrhagique, tantôt locale, tantôt générale. Cette diathèse nous paraît suffisamment prouvée par le frisson, le resserrement général, la pâleur de la peau, les engourdissements des membres, et le mouvement fébrile. Ainsi, deux ordres de faits : 1° l'évolution de la vésicule ovarienne et l'hémorrhagie utérine ; 2° l'état hémorrhagique général.

Époques du jour et de la nuit auxquelles les règles
arrivent le plus ordinairement.

L'examen du nombre de jours qui séparent les périodes menstruelles les unes des autres, la fixation de ces époques, celle des jours, quand elle était possible, nous a engagé à chercher l'instant du jour ou de la nuit auquel les règles arrivent le plus ordinairement.

221 femmes ont été interrogées sur ce point, et d'après les réponses qu'elles nous ont faites, nous les avons partagées en cinq catégories.

(1) Lordat, *Traité des hémorrhagies.* Paris, 1818, p. 197 et suivantes, et Hoin cité par Médicus, *Mal.,* p. 50. Voir des faits analogues cités par Barthez, *Science de l'homme,* 257.

1ʳᵉ CATÉGORIE. *Femmes réglées le jour.* — La première comprend celles qui ont été réglées le jour ; elles sont au nombre de 110 ; sur ce chiffre, 29 ont été constamment menstruées le jour ; 23, tantôt le jour, tantôt la nuit, mais d'abord le jour ; 43, plus souvent le jour que la nuit ; 15, quelquefois le jour, quelquefois la nuit. Un grand nombre de ces femmes avaient été réglées pour la première fois le jour, et chez plusieurs d'entre elles, ce phénomène avait eu lieu lorsqu'elles travaillaient dans les champs, ou qu'elles se livraient à des occupations quelconques, à des exercices, etc.

Le plus ordinairement, l'écoulement reparaissait pendant la marche ou pendant leurs travaux habituels, surtout lorsqu'elles s'étaient fatiguées ; quelques-unes avaient si bien senti l'influence de la marche et de l'exercice, qu'elles avaient recours à ces moyens lorsqu'elles souffraient ou qu'elles éprouvaient quelques retards.

Dans certaines circonstances, le lit suspendait l'apparition des règles ; et pour les faire venir, les femmes n'avaient qu'à se lever et à marcher pendant quelques instants.

Une femme nous a raconté que depuis sa couche, qui avait eu lieu il y avait neuf ans, ses menstrues arrivaient constamment le jour, tandis que précédemment elles ne s'étaient jamais montrées que la nuit.

2ᵐᵉ CATÉGORIE. *Femmes réglées la nuit.* — La seconde catégorie, composée des femmes dont les règles viennent la nuit, renferme 89 individus ; sur ce nombre, 25 ont toujours été menstruées la nuit ; 26 tantôt la nuit, tantôt le jour ; 38 plus souvent la nuit ; le chiffre des femmes qui voient constamment la nuit est à peu près le même que celui des femmes qui ne sont réglées que le jour.

Dans un de ces cas, les règles arrivaient à l'improviste, et coulaient presque aussitôt comme une perte.

Dans la TROISIÈME CATÉGORIE, sont comprises celles qui sont réglées le matin ; elle contient 46 personnes, dont 20 étaient menstruées en se levant, 16 dans la matinée, 6 tantôt le matin, tantôt la nuit ; 2 le matin ou dans la journée ; une de ces femmes en sortant de son lit était aussitôt réglée, et le sang coulait en abondance.

Dix individus seulement forment la QUATRIÈME CATÉGORIE, dans laquelle les règles ne se sont montrées que le soir.

Enfin, la CINQUIÈME ET DERNIÈRE renferme 26 femmes, qui n'ont pu nous donner aucun renseignement.

Il ne faut point perdre de vue que les doubles emplois ont augmenté le nombre de cas.

Les résultats de ces différents chiffres, sans être concluants, offrent cependant quelques remarques intéressantes ; le retour de l'écoulement, qu'il avance, retarde, se montre à jour fixe, ne paraît pas changer d'une manière bien sensible l'instant du jour ou de la nuit auquel viennent les menstrues.

Le jour paraît être l'époque la plus favorable à l'apparition des règles, chez les femmes robustes, ou qui font beaucoup d'exercice ; c'est du moins pendant cette période que nous avons constaté le plus grand nombre de menstruations dans cette classe. Ce résultat est évidemment dû à la marche, aux occupations, aux travaux, aux exercices, en un mot à l'activité la plus grande. La conclusion de ces faits est qu'une gymnastique bien ordonnée doit nécessairement faciliter l'arrivée des règles.

Chez les femmes délicates, qui font peu d'exercice, chez celles qui sont aisément réglées, la fonction semble s'effectuer plus facilement la nuit ; nous avons observé que les menstrues qui apparaissent constamment la nuit, étaient aussi fréquentes que celles qui se montrent constamment le jour.

Chez un certain nombre de femmes, le moment de l'arrivée des règles présente beaucoup de variétés; ainsi, nous avons successivement noté chez deux femmes leur apparition le matin, l'après-midi, trois fois le matin, deux fois l'après-midi; le plus ordinairement la nuit.

La recherche de l'époque du jour ou de la nuit à laquelle se fait l'écoulement sanguin, peut conduire à quelques indications thérapeutiques utiles, sous le rapport du moment où il convient d'administrer les remèdes dans le cas de maladies, de suppressions, ou lorsqu'il s'agit de hâter le retour des règles.

CHAPITRE VII.

La durée, la fréquence des règles, les causes qui influent sur ces deux phénomènes, sont autant de sujets qui peuvent donner lieu à des questions pleines d'intérêt.

Fidèle au plan que nous nous sommes tracé, nous avons noté la durée de la menstruation chez 562 femmes ; les faits que nous avons recueillis nous ont permis de les partager en neuf catégories, d'après le nombre de jours que se montrait l'écoulement.

Tableau de la durée des règles depuis un jour jusqu'à dix.

Femmes réglées pendant	1 jour	35
»	2 jours	62
»	3 »	119
»	4 »	78
»	5 »	46

Femmes réglées pendant 6   »   21
                »   7   »   12
                »   8   »   172
                »   9, 10, 15* »   17
                                  ——
                                  562

D'après ce résumé, on voit que les époques menstruelles, sous le rapport de la durée, peuvent être ainsi classées :

8 jours.
3   »
4   »
2   »
5   »
1   »
6   »
10 »
7   »

La proportion des femmes qui sont menstruées pendant
huit jours est la plus considérable ; vient ensuite la période
de trois jours. Mais quelles sont les causes de cette différence dans la durée ? Voilà ce qu'il importait de rechercher ; c'est aussi ce que nous avons fait. Les renseignements que nous avons eu beaucoup de peine à obtenir, ne
nous ont rien offert de certain. On peut cependant dire
d'une manière générale, que les menstrues se prolongent
plus long-temps dans les villes que dans les campagnes ;
chez les femmes petites, délicates, nerveuses, que chez

(*) Dans cette neuvième catégorie, nous avons réuni les femmes dont la menstruation dépassait 8 jours ; leur nombre peu considérable nous a paru un motif
convenable pour ne pas en faire autant de divisions distinctes.

celles qui sont grandes, fortes, sanguines; chez les personnes qui mènent une vie sédentaire, molle, voluptueuse, que chez celles qui se livrent à des occupations actives, qui se nourrissent d'aliments sains, et dont les mœurs sont régulières.

L'analyse d'un certain nombre des faits qui ont servi de base à ce travail, nous paraît un complément nécessaire; ainsi, tandis que chez un grand nombre de femmes les règles durent huit jours et plus, chez d'autres elles ne se montrent que pour disparaître aussitôt. Il est des femmes qui ne voient que quelques heures. L'une d'elles n'était réglée chaque fois qu'un quart d'heure, et souvent même quelques minutes; sa santé était du reste fort bonne. La durée présente de grandes différences, depuis son commencement jusqu'à sa fin; si le flux est souvent continu, plus souvent il diminue, s'arrête, revient, se montre et disparaît ainsi un certain nombre de fois. Observées dans le cours d'une journée, on voit les règles couler en abondance, lorsque la femme se lève, diminuer, s'arrêter même, pour reprendre dans l'après-dîner ou la soirée; la digestion paraît modérer et même suspendre le cours du sang. Nous ne croyons pas toutefois qu'il soit complétement interrompu, car dans les moments où les femmes se croyaient le plus sèches, nous les avons touchées, et toujours nous avons ramené notre doigt teint de sang.

La même femme peut présenter des irrégularités très-grandes; ainsi, elle a des époques de deux et trois jours, et d'autres fois elle n'est menstruée que quelques heures. Tantôt la menstruation dure sept à huit jours, tantôt elle se prolonge neuf, dix et douze jours, et rien n'annonce la cause de ces anomalies. Peut-être cependant tiennent-elles à des impressions morales, à des malaises, et à une sorte d'équilibre qui rétablit en plus ce qu'il y avait en moins, sans cependant qu'il y ait des retours fixes, comme le croyaient quelques observateurs.

On voit des femmes chez lesquelles l'évacuation a d'abord été de huit jours, puis sans aucune influence appréciable, elle diminue successivement, de sorte qu'elle finit par ne plus être que de six, quatre, deux jours, et même de quelques heures. Cette diminution est quelquefois très-brusque. Ainsi de jeunes demoiselles sont menstruées la première fois huit jours, et puis aux époques suivantes, les règles ne coulent plus que six, cinq, quatre jours. Dans d'autres circonstances, le flux qui a coulé plusieurs années pendant sept, huit, neuf jours, diminue tout à coup de moitié. La durée de l'écoulement peut dépasser le temps ordinaire, sans qu'il y ait de maladie ou de lésion de l'utérus; c'est ce que prouve le fait suivant.

Obs. XXXVII.—Le 26 octobre 1837, on reçoit, dans le service de M. Chomel, la nommée Laguette, âgée de 54 ans, marchande de légumes, née à Rouen. Cette femme, colorée, forte, blonde, d'un tempérament lymphatico-sanguin, n'avait jamais eu de maladie avant le 28 juillet 1830, jour où elle fut blessée par une balle qui lui entra dans le bras. Elle avait alors ses règles; elles furent à l'instant arrêtées. A dater de cette époque elle a commencé à éprouver des symptômes d'emphysème et à cracher du sang, quelquefois même très-abondamment. Ses règles ont paru à 11 ans, sans qu'elle s'en doutât, et depuis ce moment jusqu'au jour de l'accident, elles se sont toujours montrées irrégulièrement. Les intervalles de tranquillité étaient à peine de huit jours. Presque sans cesse baignée dans son sang, l'écoulement ne durait pas moins de huit, dix, douze, et même quinze jours.

Pendant le long espace de temps qu'a persisté cet état, Laguette a toujours été bien portante, son appétit n'a pas cessé d'être bon ; jamais elle ne s'est plainte de faiblesse. Souvent, en sortant du lit, le sang coulait en telle abondance, qu'on eût dit d'une véritable perte ; c'était même parfois le seul symptôme de l'apparition des règles ; celles-ci étaient dans quelques cas annoncées par du malaise, de la céphalalgie, des coliques et de l'enflure aux jambes. Le flux menstruel n'a point reparu depuis sa suppression, mais pendant un an et demi il a été remplacé par un écoulement blanc très-abondant. Laguette est entrée pour des accidents de poitrine.

Force des règles.

La question de la quantité ou de la force des règles est trop intimement liée à celle de leur durée, pour que nous l'en séparions. Nos recherches sur ce point portent sur 511 personnes. En voici les principaux résultats :

288 femmes prétendent n'avoir point eu d'interruption pendant leurs périodes ; elles ont vu tous les jours, mais plus ou moins.

144 ont eu le milieu de leurs époques marqué par un écoulement plus abondant.

28 ont été fortement réglées dans les premiers jours, et faiblement dans les derniers.

9 ont été plus abondamment menstruées dans les derniers jours de leur époque.

Ces quatre catégories offrent quelques divisions que nous devons faire connaître. Dans la première, qui comprend 228 individus, les règles ne se sont pas montrées d'une égale force pendant la période ;

68 fois elles ont été modérées ;

127   »   fortes;

39   »   très-fortes;

13   »   assez fortes;

132   »   faibles ou en petite quantité.

La proportion des femmes qui voient pendant toute la période utérine est considérable, puisque sur les 511, nous avons vu que 228 se trouvaient dans ce cas. La plupart, il est vrai, n'étaient pas toujours également réglées : il y avait des alternatives de force, de diminution, de repos ; mais il n'en est pas moins constant que 30 environ étaient aussi fortement réglées depuis le commencement jusqu'à la fin, quelle que fût la longueur du temps.

Le degré de force du flux menstruel chez ces 228 femmes, a présenté, relativement au chiffre, les résultats suivants : règles faibles, plus fortes, et enfin modérées.

L'examen de l'influence des tempéraments et des habitations sur la force des règles ne nous a présenté rien de positif ; nous avons seulement remarqué que les tempéraments sanguin et lymphatique coïncidaient en général avec une menstruation peu abondante ; les exceptions sont sans doute nombreuses, mais quelle est la règle en médecine qui ne subisse cette nécessité ?

La seconde catégorie, qui renferme les femmes dont les règles sont plus abondantes au milieu de la période que vers les deux extrémités, est composée de 144 personnes ; depuis l'époque de 1 jour jusqu'à 8 et plus, l'instant où les règles coulent davantage offre de grandes variétés. Ainsi elles peuvent être abondantes quelques heures dans la période d'un jour, et durer avec la même force pendant deux jours dans la période de trois ; nous choisirons parmi les différentes subdivisions, celle qui, par le plus grand nombre de personnes qu'elle contient, peut donner une idée de la marche suivie par la nature.

PÉRIODE DE 8 JOURS.

Ordre de la force pendant cette période chez 114 femmes.

Pendant les 8 jours, plus fortes	2 à 3	jours chez	2	femmes
»	»	» 3	»	6	»
»	»	3 à 4	»	13	»
»	»	» 4	»	19	»
»	»	4 à 5	»	19	»
»	»	» 5	»	24	»
»	»	5 à 6	»	13	»
»	»	» 6	»	11	»
»	»	» 7	»	2	»
»	»	» 8	»	5	»
				114

Aucune époque n'est plus marquée l'une que l'autre depuis 3 à 4 jours jusqu'à 6 ; mais, en les réunissant, on voit que c'est l'époque moyenne qui est la plus considérable ; de sorte qu'on peut réellement avancer que chez les femmes menstruées 8 jours, la plus grande force du flux est depuis le 3ᵉ jusqu'au 5ᵉ jour. Cinq ont été menstruées avec la même force pendant les 8 jours, de sorte qu'on aurait dit qu'elles avaient une perte.

Il se présente, relativement à la quantité des règles, la même remarque que nous avons faite pour la durée : dans un grand nombre de cas, la force est discontinue ; elle est plus marquée à certains moments ; moins dans d'autres, et paraît même quelquefois cesser entièrement.

Les deux autres catégories ne concernent que très-peu d'individus, et n'offrent d'ailleurs rien de remarquable.

Parmi les faits nombreux qui font la base de ces recherches, plusieurs méritent que nous les examinions plus en
détail, ou du moins que nous fassions connaître les conséquences auxquelles ils conduisent. La force des règles
peut être la même pendant toute la période; nous avons
vu plusieurs femmes dont le sang coulait en grande quantité pendant 8 jours, par exemple, sans s'arrêter, et qui cependant n'éprouvaient aucune faiblesse. Il est réellement
curieux d'observer combien les femmes peuvent perdre
de sang par les voies naturelles, sans qu'il se manifeste
d'affaiblissement, de diminution de forces. Dans quelques
cas on voit les règles abondantes pendant presque tout le
temps, ne plus l'être que pendant la moitié de la période,
sans qu'on puisse trouver dans la recherche des causes
la raison de ce changement. Dans des cas tout-à-fait différents, les menstrues, abondantes pendant une partie seulement de la période, le devenaient pendant tout le temps.

Par opposition à ces règles qui simulent de véritables
pertes, le flux sanguin peut ne se montrer que quelques
instants et laisser à peine la trace de son passage. La même
femme peut offrir des anomalies sous le rapport de la force,
ainsi tantôt une époque est plus abondante, tantôt elle est
plus faible. Désormeaux croyait avoir remarqué que cela
arrivait d'une période à l'autre, mais il est probable que
cet excellent observateur avait conclu plutôt d'après quelques faits consignés dans sa mémoire que d'après la méthode rigoureuse que nous avons suivie. Les intermittences
que nous avons signalées dans la durée existent également
pour la quantité; ainsi des règles très-fortes pendant un,
deux jours, cessent, reviennent et disparaissent. Dans les
règles très-abondantes nous avons trouvé plusieurs fois de
gros caillots.

En résumant les faits principaux de ces recherches, nous pouvons dire d'une manière générale que la durée ordinaire des règles est comprise entre *un* et *huit* jours, et que les deux périodes qui renferment le plus de femmes menstruées, sont celles de 8 et de 3 jours.

Les auteurs qui ont écrit sur la durée des règles ont présenté des évaluations analogues, sans les baser cependant sur aucun nombre. Les anciens avaient également indiqué les limites de cette époque ; Moïse, au Lévitique, dit que l'évacuation de la femme est de deux jours. Hippocrate, au livre de *Natura pueri* et au premier de *Morbis mulierum*, la fixe à deux ou trois jours. Aristote, au 2e ch. du septième de l'*Histoire des animaux*, lui attribue le même laps de temps. Dans notre pays la période de 8 jours est la plus élevée.

Relativement à la force des règles, on constate que plusieurs femmes sont presque également réglées pendant toute la période menstruelle. Le plus ordinairement il y a une augmentation dans la quantité des règles vers le milieu de l'écoulement ; chez quelques-unes les menstrues sont plus abondantes, tantôt au commencement, tantôt à la fin.

Des causes, jusqu'alors peu connues, peuvent faire varier d'une manière notable la durée et la force des règles, non-seulement chez les femmes en général, mais chez la même femme en particulier.

Si les agents modificateurs de ces variations menstruelles nous échappent dans un grand nombre de cas, souvent aussi nous pouvons apprécier les causes qui déterminent ces changements.

Déjà en signalant les influences qui favorisent, accélèrent, retardent l'arrivée du flux menstruel, nous avons appelé l'attention sur les différences apportées dans cette grande fonction, par l'habitation dans les campagnes, et dans les villes par les conditions sociales, le genre de vie, l'éducation, les mœurs, les tempéraments, les constitutions, etc. Nous allons donner quelques développements à ce sujet, en nous arrêtant d'une manière plus spéciale sur certaines conditions.

Influence des grandes villes.

Il est réellement curieux d'observer les perturbations que déterminent dans la période menstruelle les changements de demeure, et surtout l'habitation des grandes villes. Rien de plus commun que de voir de jeunes filles arrivées de la campagne se mettre en condition à Paris, et avoir presque aussitôt une diminution ou une suppression de leurs règles. Chez 38 femmes dont nous avons pris les observations, 15 avaient eu une suppression qui avait persisté de deux mois à un an ; 12 avaient eu une diminution notable dans la quantité, et quelques-unes avaient fini par avoir des suppressions ; 5, au contraire, avaient vu leurs règles couler plus abondamment et plus fréquemment ; chez 6 elles étaient devenues irrégulières, et chez 2 d'entre elles l'irrégularité durait depuis dix ans ; dans 2 cas les menstrues, jusqu'alors sans douleurs, avaient été annoncées par des coliques, des maux de reins et d'autres symptômes ; chez 2, enfin, l'arrivée à Paris avait été le signal de la disparition de tous les accidents. L'une de ces femmes était sujette dans son pays, depuis un certain nombre d'années, à éprouver de violents maux de tête aux approches de chaque période : après quelque temps de séjour dans la capitale, elle fut complétement débarrassée de la céphalalgie, et, depuis treize ans qu'elle l'habite, elle n'a jamais ressenti la moindre incommodité. Cette sup-

pression des menstrues ne se lie, le plus ordinairement,
à aucun état morbide appréciable. Quelquefois cependant
nous l'avons vue précéder des maladies graves, comme la
fièvre typhoïde. Souvent elle ne donne lieu à aucun symptôme, mais souvent aussi elle détermine des coliques, des
maux de ventre, des feux, des chaleurs, etc.

Obs. XL. — Une femme d'environ 30 ans, forte, bien
constituée, pléthorique, réglée à 16 ans, avec modération, mais régulièrement, quitte la campagne pour venir
habiter Paris. Bientôt ses menstrues diminuent, s'arrêtent,
se suppriment ; elle ne tarde pas à éprouver des fourmille-
ments partout le corps ; les jambes se tuméfient, deviennent le siége d'une infiltration considérable ; il y a de l'oppression ; elle se détermine à entrer à la Charité, où elle
est reçue dans le service de M. Fouquier, en juillet 1823.
L'extérieur de cette femme, la force de son pouls, l'absence de tout symptôme indiquant une lésion organique ou
une atteinte profonde portée à l'organisation, ne nous permettent pas de douter que l'anasarque ne soit le résultat
de la suppression. On fait une forte saignée un peu avant
l'époque habituelle, le gonflement et l'oppression cessent
en quelques jours, et l'écoulement du sang menstruel vient
mettre le sceau à la guérison complète.

Obs. XLI. — Le 26 octobre 1837, Luillier, âgée de
19 ans, fille, née à Rue (Haute-Saône), est reçue
dans le service de M. Honoré, à l'Hôtel-Dieu. Elle est
grande, assez forte, blonde, d'un tempérament lymphatico-sanguin. Ses règles sont venues à 16 ans, dans son
pays, pendant qu'elle travaillait dans les champs, et sans
qu'elle en fut aucunement avertie. Depuis ce moment
elles se sont montrées régulièrement tous les mois, presque aux mêmes époques. Elle les avait trois jours fortes et

huit jours faibles; jamais elle n'a eu de flueurs blanches.
Le plus ordinairement elles apparaissent le matin ; aucun
symptôme n'annonce leur retour.

A son arrivée à Paris, qui a eu lieu il y a quinze mois,
une suppression s'est aussitôt déclarée, elle a duré huit
mois. Pendant ce temps la marche a été pénible, les jambes
s'enflaient légèrement. Ces incommodités ne l'ont pas empê-
chée de se livrer à ses travaux habituels. Avec le temps, les
accidents se sont dissipés, quoiqu'elle n'ait eu recours à aucune médication, et les règles ont fini par reparaître sans
qu'elle les eût provoquées par des remèdes. Pendant son séjour à l'hôpital, où elle avait été admise pour un anasarque
qui a parfaitement guéri, les règles ont manqué une fois.

La suppression des règles par suite du séjour dans les
salles est un fait que nous avons eu l'occasion de constater. On voit entrer dans les hôpitaux des femmes pour des
affections légères ou qui ne sont pas liées à l'utérus, et l'é-
coulement menstruel se supprime sans qu'on puisse rattacher cet accident à d'autres causes qu'au séjour de la maison.

Ce dérangement de la menstruation ne se montre pas
seulement dans les circonstances précédentes, mais il s'observe également chez les jeunes personnes qui s'éloignent
du toit paternel pour faire leur éducation dans les pensions.
Les renseignements que nous avons pris sur les établissements religieux nous ont révélé le même fait. Les jeunes
novices qui viennent du dehors pour prononcer leurs vœux
ont très-souvent des suppressions après leur entrée dans la
maison, et ce n'est qu'après un séjour de quelques mois
qu'elles voient leurs règles se régulariser (1).

(1) Observation communiquée par MM. Récamier et Pidoux. Nous verrons dans
la seconde partie de ce travail, que la dysménorrhée est un accident surtout très-
fréquent parmi les personnes cloîtrées.

M. le docteur Deleau a eu la complaisance de nous communiquer plusieurs observations qui démontrent également l'action puissante qu'exercent les grandes capitales, et en particulier Londres et Paris, sur les jeunes personnes qui arrivent de la province. Un certain nombre de demoiselles auxquelles ce médecin distingué a donné des soins, avaient eu presque immédiatement après leur arrivée dans ces capitales un retard de trois à quatre mois dans leur menstruation, sans que la santé générale en parût souffrir. Il a vérifié cette observation sur plus de trente sujets. Il a aussi remarqué que les jeunes Anglaises qui partaient de Paris pour retourner à Londres, avaient un retard plus ou moins prolongé. Dans les premiers mois de la suppression, il n'y a, en général, aucun phénomène appréciable; mais lorsque les règles sont pour venir, on note quelques prodrômes, tels que des coliques, des maux de reins, etc.

Il ne faut pas croire que cette action soit bornée aux grandes capitales, nous l'avons aussi constatée pour les filles de la campagne qui se rendent dans les villes, plusieurs d'entre elles ne tardent pas à avoir une diminution ou même une suppression de leurs règles.

A quoi tient ce trouble de la menstruation? Selon toutes les probabilités, au changement d'habitudes, de mœurs, de nourriture, de vie; à l'éloignement du pays, à l'influence des localités nouvelles. On n'a point assez donné d'attention au grand phénomène de l'acclimatement auquel sont soumis tous les êtres de la nature. Son influence n'est pas seulement d'un continent à l'autre, mais même d'un pays à un pays plus ou moins voisin. Sur soixante Français qui furent chargés conjointement avec nous d'une mission philantropique en Pologne, un quart périt de la fièvre typhoïde; dans les guerres d'Italie les Russes et les Allemands contractaient à Naples, pendant l'été, des fièvres d'une gravité insolite. Des faits analogues ont été cités par Chlegorn, relativement aux Anglais nouvellement débarqués à Minorque.

En France même l'influence d'un département à l'autre se fait sentir sur les jeunes gens qui arrivent à Paris, où un assez grand nombre d'entre eux périssent du typhus ; on ne saurait donc mettre en doute que la constitution physique de l'homme ne se lie par une chaîne mystérieuse au sol natal ; il peut, à la vérité, changer de contrée et aller habiter d'autres pays, mais il faut qu'il paie son tribut à sa nouvelle patrie.

La nostalgie doit encore être prise en considération. Si beaucoup d'individus jouissent de l'heureux privilége d'abandonner sans regret la maison paternelle pour vivre au milieu d'étrangers, un grand nombre d'autres subissent les douloureuses angoisses de l'éloignement. Il ne faut pas cependant perdre de vue que quelques femmes ont vu leur santé s'améliorer, devenir excellente par le séjour des grandes villes, ce qui ne tenait point, ainsi que nous nous en sommes assuré, à une amélioration dans le sort, mais à cette inexplicable idiosyncrasie, véritable protée de la médecine.

Influence du mariage, de la grossesse, de l'accouchement, de l'allaitement.

L'appréciation des faits relatifs à l'influence des grandes villes sur la durée et la quantité des règles nous a permis de présenter quelques considérations nouvelles, ou du moins des résultats plus précis ; l'examen de ceux que nous allons maintenant étudier nous fournira quelques renseignements utiles. Sur vingt-cinq femmes mariées dont nous avons pris les observations, quatorze dont les mens-trues étaient irrégulières depuis un temps plus ou moins long, furent parfaitement réglées après le mariage.

Obs. XLII.—Une de ces femmes, âgée de 60 ans, brune, d'un tempérament bilieux, d'une constitution affaiblie, fut admise, le 9 octobre 1837, à l'hôpital de la Charité, dans le service de M. Fouquier, pour une maladie du foie. Elle avait été réglée à 18 ans, au milieu des champs, sans avoir éprouvé aucune souffrance. Depuis cette époque jusqu'à l'âge de 22 ans, elle fut mal menstruée, elle voyait peu et de loin en loin ; mais immédiatement après le mariage, les règles parurent régulièrement ; elles duraient deux jours, et venaient sans aucuns signes précurseurs. A 50 ans elle perdit sans s'en apercevoir, et depuis elle n'a eu d'au-tres symptômes que ceux qui ont été déterminés par la maladie du foie.

Obs. XLIII. — Ledeguel, âgée de 37 ans, couturière, blonde, lymphatico-sanguine, d'une taille moyenne, d'une bonne constitution, entra, le 4 avril 1839, à l'Hôtel-Dieu, dans le service de M. Jadioux, pour des convulsions liées à une hémiplégie. Cette femme fut réglée à 11 ans, dans son pays, sans être malade ; puis les règles restèrent deux ans sans revenir. A 13 ans la fonction s'établit d'une ma-nière régulière, mais de temps en temps elle était trou-blée par des hémorrhagies utérines qui duraient cinq à six semaines. Lorsqu'elles étaient pour avoir lieu, Lede-guel devenait très-rouge, avait de la céphalalgie, de l'op-pression, se plaignait de douleurs dans la partie ; dès que le sang coulait tous ces symptômes s'arrêtaient, et elle se portait ensuite très-bien.

Ces hémorrhagies persistèrent plusieurs années. Lede-guel s'étant mariée à 20 ans, les pertes cessèrent entière-

ment, et depuis les menstrues se sont toujours bien montrées.

Parmi les autres femmes, 3 furent menstruées plus
abondamment, 6, au contraire, virent leurs règles diminuer de quantité.

Si le mariage, dans le plus grand nombre de nos observations, a régularisé les menstrues, il peut aussi être sans
action et déterminer même des accidents.

Obs. XLIV.—Le 11 octobre 1837, la nommée Grieux,
âgée de 69 ans, couturière, née à Thiberville, département de l'Eure, est reçue à l'Hôtel-Dieu, dans le service
de M. Magendie. Cette femme, grande et grasse, a eu les
cheveux châtain foncé; son tempérament est lymphatique, sa contitution peu forte. Elle a été réglée à 19 ans
avec beaucoup de peine, ayant tous les symptômes de
la chlorose; pendant l'espace d'un an elle n'a vu qu'une
fois. Mariée à 20 ans, ses règles ne sont jamais venues
régulièrement; elles coulaient un jour et une nuit en très-
petite quantité; le sang était noir, épais; son ventre était
gros, ses jambes s'enflaient facilement.

Lorsqu'elle était fille, l'approche du sang menstruel était
annoncée par de violentes coliques qui se sont passées
après son mariage, mais qui ont reparu après l'âge critique, circonstance sur laquelle nous insisterons dans
l'histoire des maladies. Malgré cette menstruation difficile,
irrégulière, elle a eu quatre enfants. Les suites de couches
ont été heureuses; seulement elle voyait très-peu. La cessation des règles a eu lieu à 35 ans, à la suite d'un saisissement, et depuis elle a eu des hémorroïdes abondantes
qui ont persisté pendant plusieurs années, et qui ont été
ensuite remplacées par des douleurs dans les articulations.

OBS. XLV. — Une jeune dame, née à Paris, est réglée à 15 ans, sans douleurs, et depuis ce moment le flux se montre régulièrement et abondamment jusqu'à l'époque de son mariage. Peu de temps après elle éprouve des douleurs dans le vagin, qui augmentent à chaque rapprochement. Celles-ci se propagent dans les lombes, et les règles ne tardent point à diminuer considérablement de quantité. Des moyens convenables eurent bientôt rétabli la santé.

Nous avons vu les menstrues augmenter ou diminuer de durée et de force; elles se suspendent complétement sous l'influence de deux phénomènes physiologiques : la grossesse et l'allaitement. Cette règle n'est point cependant sans exception, comme le prouvent les faits que nous avons recueillis.

Dans huit observations nous avons vu cinq fois les règles reparaître les 2, 3 et 4 premiers mois de la conception ; 3 fois elles ont persisté pendant tout le temps de la grossesse.

OBS. XLVI. — Une de ces femmes, chaussonnière à Mazaurienne, dans le Cantal, avait eu trois couches à la suite desquelles elle avait revu au temps ordinaire. Mais dans la quatrième grossesse, qui eut lieu en Algérie, elle affirme avoir été régulièrement menstruée pendant neuf mois ; suivant elle, cette disposition serait commune parmi les femmes de ce pays !

OBS. XLVII. — Le 28 août 1834, Gérard, âgée de 55 ans, veuve, entre à la Pitié, dans le service de M. Louis. Elle a eu plusieurs couches, mais dans la dernière grossesse, qui a eu lieu à 32 ans, elle a vu tous les mois ; seulement chaque fois elle ne marquait son linge que de la largeur d'un écu.

Obs. XLVIII.—Madame***, veuve d'un chef de bataillon, âgée de 37 ans, d'une assez bonne constitution, très-nerveuse, a été réglée à 11 ans, sans maladie; elle a été si surprise, qu'elle se croyait blessée. A partir de ce moment le flux menstruel est venu régulièrement tous les mois; il durait sept à huit jours avec une extrême abondance. Les dates étaient tellement précises, qu'elle ne se trompait jamais. Au commencement de son mariage elle éprouvait des coliques, des maux de reins. Ces accidents se sont dissipés au bout de quelque temps. Elle a eu trois enfants; ses couches ont été heureuses : les deux premières n'ont rien offert de particulier, mais pendant la dernière grossesse, quoiqu'elle se portât très-bien, elle a continué de voir tous les mois aux mêmes époques, seulement en moindre quantité. L'enfant dont elle est accouchée, et qui a aujourd'hui 16 ans, jouit d'une bonne santé.

L'époque de la grossesse peut même être la seule où les femmes soient réglées, ainsi que le prouvent les observations rapportées par Roderic à Castro (Méd. mal. p. 59), Avant de Felz (p. 8), Stalpart Vanderwielden (cent. 1. Obs. 76) et Hilden (cent. 5. Obs. 41).

Les mêmes remarques s'appliquent à l'allaitement; car si dans l'immense majorité des cas les règles sont complétement supprimées, elles peuvent aussi se montrer dans quelques circonstances. Sur 27 femmes qui nous offrirent des anomalies de ce genre, nous notâmes que les menstrues avaient reparu deux fois après six semaines d'allaitement, quatre fois après quatre mois, une fois après cinq, trois fois après six, et une fois après huit mois. Dans 12 cas elles eurent lieu pendant toute la durée de l'allaitement. Dans la plupart de ces faits la santé des enfants ne fut aucunement altérée. Chez une de ces femmes, qui pendant les vingt mois que dura l'allaitement, vit régulièrement toutes les trois semaines, le lait fut toujours comme de l'eau trouble, et l'enfant, faible et débile, ne tarda pas à succomber. Une autre fut réglée pendant huit grossesses, mais le lait se montra toujours séreux, peu riche ; les enfants étaient faibles et moururent tous entre quatre et cinq ans.

Dans trois observations, les règles se montrèrent pendant le cours de l'allaitement, mais d'une manière irrégulière. Une de ces femmes présenta cette circonstance remarquable, que le sang ne coulait que lorsqu'elle avait une émotion.

L'influence de l'accouchement sur les règles ne pouvait manquer de nous fournir quelques réflexions pratiques. Les 164 femmes que nous avons examinées, nous ont en effet présenté quelques faits intéressants sur l'époque du retour des règles, sur leur augmentation, leur diminution, leur suppression, leur régularité ou leur irrégularité, et sur quelques autres particularités.

Chez 82 femmes qui nous ont dit d'une manière précise le temps où revenaient les règles, les époques ont pu être ainsi distribuées :

1 menstruée presqu'immédiatement après l'accouchement,
1 après   8 jours,
2   »   15   »
4   »   3 semaines,
9   »   1 mois,
38   »   6 semaines,
7   »   5 à 6 semaines,
7   »   2 mois,
6   »   3   »
2   »   4   »
3   »   5 à 6 mois,
2   »   7 à 8   »
___
82

L'époque de six semaines à deux mois est donc celle qui est le plus ordinairement suivie du retour des règles; mais il ne faut pas être surpris quand elles retardent de trois à quatre mois. En général, lorsque ce terme se passe sans que les menstrues reparaissent, il faut redouter quelqu'affection de l'utérus ou de ses annexes, et c'est aussi ce qui existait dans nos deux dernières observations.

L'accouchement a une action très-marquée sur la force et la durée des règles. Dans 34 de nos observations, elles avaient subi une diminution plus ou moins considérable sous le rapport de la quantité et de la durée. Dans 13 cas elles étaient devenues beaucoup plus abondantes; 7 fois elles furent régularisées. L'une des femmes de cette catégorie était régulièrement menstruée depuis plusieurs années, et offrait en même temps tous les symptômes de la chlorose; l'accouchement ramena la fonction à l'état normal et guérit l'autre affection.

Obs. XLIX. — Le 1ᵉʳ octobre 1837, la nommée Rogerre, âgée de 45 ans, papetière, née à Sirêt (Moselle), est reçue dans le service de M. Rayer, à la Charité. Cette femme, forte, grande, d'un tempérament lymphatico-sanguin, a été réglée à 12 ans, dans son pays, après avoir été fort malade pendant un an ; elle avait la jaunisse et ne pouvait se servir de ses membres. Jusqu'à l'âge de 17 ans ses menstrues sont revenues régulièrement, et leur durée était de huit jours. A cette époque elle a fait une forte maladie qu'elle qualifie de fièvre putride, et qui a déterminé une suppression de neuf mois. Au bout de ce temps les règles reparaissent, mais irrégulièrement et en petite quantité ; elles sont accompagnées de douleurs, de coliques. Rogerre se marie dans cet état, et accouche d'un enfant bien portant. A partir de ce moment, les menstrues se régularisent et se montrent de nouveau avec abondance.

Quelquefois l'accouchement ne régularise point la fonction, il peut même produire des désordres dans la menstruation, mais presque toujours alors l'utérus est malade et doit être soumis à l'examen. C'est, au reste, ce que nous avons constaté cinq fois.

Dans six observations, les douleurs, les coliques et les autres symptômes ont complétement disparu; mais dans cinq cas, l'accouchement a été le point de départ des souffrances qui se sont fait sentir à chaque époque menstruelle.

Parmi les causes qui ont encore été rangées par les auteurs comme ayant une action réelle sur la durée et la force des règles, nous ne devons pas omettre la continence, les passions vives, l'usage des plantes odoriférantes; suivant Gardien, il faut aussi placer au nombre de ces causes l'emploi du pouliot, les bains de pieds, le bain de vapeur dirigée vers cette partie, les sangsues, les pessaires médicamenteux, les liqueurs spiritueuses, les images obscènes, les chants trop tendres, la nourriture abondante, les aliments succulents, la vie sédentaire, le défaut d'exercice et l'oisiveté. Freind, dans son Emménologie, dit qu'une abondante salivation diminue la quantité des règles.

Les rapprochements trop fréquents ont plus d'une fois augmenté la quantité et la durée des menstrues. Tissot a rapporté plusieurs observations curieuses de filles publiques qui avaient péri d'une manière tragique par suite de ces excès.

Parent Duchatelet, qui, dans son *Histoire de la prostitution*, nous a donné quelques détails qu'on désirerait plus complets, dit que parmi les prostituées, les unes sont bien réglées, les autres médiocrement. La menstruation, chez elles, peut suivre sa marche périodique et régulière pendant un temps plus ou moins long, et finir par s'altérer.

Les pertes abondantes, constituant une maladie sans la moindre lésion organique, sont assez fréquentes chez les prostituées; dans l'espace de six mois on a pu en observer douze aux Madelonnettes; l'une d'elles s'est terminée par la mort, et l'ouverture du cadavre a prouvé qu'elle était sans lésion organique et sans la moindre trace de rougeur dans les parties qui l'avaient fournie (1). On les a constatées chez des filles de 14 à 15 ans. Les pertes ne s'observent pas dans les maisons de détention des femmes, ce qui indique qu'elles sont dues à leur métier (2).

Peut-être faut-il encore considérer comme favorisant ces hémorrhagies, l'usage où sont ces malheureuses de se laver, pendant la période menstruelle, avec des substances astringentes, et de se garnir d'éponges. Dupuytren, dans sa lettre sur le choléra-morbus, raconte que les filles publiques de Berlin, importunées par une évacuation incommode, prennent des préparations de plomb pour faire cesser leurs règles; et, par-là, trouvent à donner chaque mois quelques jours de plus à la prostitution (3). Le docteur Dewees rapporte que les jeunes filles d'Amérique plongent fréquemment leurs jambes dans l'eau froide à l'époque de leurs règles, lorsqu'elles vont à quelque partie, et que la suppression qui en résulte ne gêne en rien leurs plaisirs. Les auteurs de l'*Encyclopédie de médecine pratique* ont fait la remarque que les femmes attachées aux établissements de bains de mer, comme baigneuses, peuvent rester plusieurs heures dans l'eau, en sortir, y rentrer de nouveau, sans que leurs règles en soient aucunement altérées (4).

(1) Nous en citerons un exemple dans la seconde partie de ce travail.
(2) Parent Duchatelet, *Histoire de la prostitution,* 1837, tome I, page 250.
(3) *Journ. hebd.,* n° 78, t. VI, p. 213.
(4) *Cyclopedia,* vol. III, p. 110.

On dit que certaines professions diminuaient beaucoup la quantité des règles, et dans ce nombre on a cité les cantatrices et les danseuses (1). L'âge a la même influence ; la menstruation est en effet moins abondante chez beaucoup de femmes à mesure qu'elles deviennent moins jeunes.

Chez les jeunes mariées, les premiers rapprochements sont souvent suivis du retour des règles. On voit ce flux se montrer pendant deux ou trois jours, et quelquefois plus long-temps. Presque toujours les femmes qui ont présenté ce phénomène deviennent aussitôt enceintes. Chez cinq jeunes dames qui ont pu répondre à nos questions sur ce sujet, la fécondation a suivi le retour insolite de la menstruation. Nous avons vu plusieurs fois chez de jeunes dames le cours des règles offrir de grandes différences d'une époque à l'autre ; ainsi elles coulaient abondamment à une période, et à la suivante elles venaient en petite quantité, pâles, décolorées. D'autrefois elles déterminaient de vives douleurs. Dans quelques circonstances elles reparaissaient avec tant de force, qu'elles simulaient une perte, et qu'il en résultait un véritable état de faiblesse. La santé de ces dames, l'absence de tout signe du côté de l'utérus, ne permettaient pas d'attribuer ces changements successifs à une maladie ; la raison ne pouvait en être cherchée que dans leur organisation nerveuse et impressionnable.

La constitution et le tempérament doivent être pris en considération : les femmes nerveuses, mélancoliques, bilieuses, sont, en général, réglées très-fortement ; les femmes lymphatiques ont quelquefois des règles très-abondantes, surtout avec un fluide muqueux. Les personnes robustes, obèses, celles qui font beaucoup d'exercice, sont souvent peu menstruées, et souffrent impunément des interruptions.

(1) A. Forestus, liv. XXVIII, obs. 1.

C'est ce qui avait été remarqué dès la plus haute antiquité chez ces femmes qu'on désignait sous le nom de viragines (hommasses), probablement les mêmes qui réclament de nos jours l'exercice de leurs droits, et veulent à toute force qu'on les émancipe. Voici les paroles d'Hippocrate : *retentis mensibus, mulieres sæpè deformantur et hirsutæ fiunt, et barbam ac virilem habitum contrahunt (de morb. mul.).* Comment de pareils êtres pourraient-ils, en effet, se résoudre à rester sous le toit domestique, à vivre retirés, à ne s'occuper que des soins de famille, et à nous consoler de nos chagrins?

Quant aux influences de la température, du climat, du genre de vie, de l'éducation, etc., elles sont trop généralement connues pour que nous y insistions ; on peut cependant dire que le flux menstruel est plus abondant dans les pays chauds, et qu'il n'est pas rare de l'observer deux fois dans le même mois. Durétus, cité par Haller, p. 255, avait remarqué que chez les femmes ardentes le retour bimensuel de l'écoulement était une disposition assez commune. Chez une de nos clientes l'influence des saisons était évidemment appréciable depuis plusieurs années ; tous les étés elle avait quatre à cinq fois ses règles beaucoup plus abondantes qu'en hiver.

CHAPITRE VIII.

Partout se retrouve cette grande lutte de la vérité et de l'erreur, du pour et du contre. Une opinion, un fait viennent-ils à surgir au sein de la société, à l'instant on s'en empare, et des arguments également contraires , souvent également puissants, presque toujours embarrassants, sont mis en avant par les deux parties. C'est l'histoire de toutes les questions en médecine , c'est celle des qualités du sang menstruel en particulier. A peine des recherches sont-elles dirigées sur ce point, qu'on voit Hippocrate et ses disciples soutenir que ses propriétés ne diffèrent en rien de celles du sang ordinaire; Pline, Columelle, et plus tard Fernel, affirment, au contraire, que le sang des règles a des qualités vénéneuses et délétères. Cette opinion est adoptée par les législateurs et les peuples, parce qu'elle flatte les préjugés, et que ce motif a été et sera toujours la règle de conduite du plus grand nombre.

Moïse ordonne aux femmes de ne pas entrer dans les temples , et de ne pas avoir commerce avec leurs maris pendant la période (1). D'après Pallas, les femmes Samoièdes et Ostiaques sont obligées, pendant la durée de leurs règles, de se tenir à l'écart, d'enjamber souvent un brasier; elles ne peuvent préparer le repas des hommes, ni rien leur servir (2). Suivant Levaillant, dès qu'une jeune fille Génaquoise s'aperçoit qu'elle est menstruée, elle se retire dans la solitude et se construit une cabane (3). De nos jours on croit généralement que les femmes réglées peuvent faire tourner le lait; si dans le plus grand nombre de cas la mauvaise odeur de ce sang est liée à la malpropreté, il faut aussi convenir que cette explication n'est pas toujours admissible. Nous avons connu une femme qui avait le plus grand soin d'elle, et qui avait fort bien observé que dans plusieurs circonstances, sa présence, à l'époque de ses règles, avait plusieurs fois coïncidé avec ce résultat. L'odeur forte que nous avons notée chez les négresses et les mulâtresses, peut sans doute altérer le lait et les liqueurs muqueuses, et leur faire contracter l'acidité.

Le sang menstruel possède quelquefois des qualités délétères chez les femmes qui sont atteintes d'affections dartreuses, cancéreuses, psoriques. Swediaur, dans son ouvrage sur les maladies syphilitiques, établit, par plusieurs observations authentiques, que l'on peut dans ces circonstances gagner par le coït des blénnorrhagies qui ne sont pas vénériennes. Un homme recommandable vint nous consulter un jour pour un écoulement jaunâtre, épais, abondant, qui s'était montré douze heures après un rapprochement avec sa femme. Il n'éprouvait aucune douleur, les antécédents nous étaient bien connus, nous le rassurâmes; deux jours s'é-

(1) Moïse, *Lévitique.*
(2) Pallas, *Voyage dans la Russie et dans l'Asie-Septentrionale,* t. V.
(3) Levaillant, *Voyage en Afrique.*

taient à peine écoulés, qu'il ne restait plus de traces de cet accident, qui eût été une bonne fortune pour les afficheurs de Paris.

Gardien a observé que les femmes bilieuses avaient, avant et après leurs règles, des évacuations lymphatiques qui irritent et même excorient les parties. On peut donc dire d'une manière générale que le rapprochement est mauvais pendant les menstrues, qu'il peut donner lieu à des inflammations, augmenter la susceptibilité, les écoulements, les hémorrhagies graves et les maladies du col. Aussi, sous ce rapport, le législateur des Hébreux avait-il eu raison de le proscrire.

D'autres praticiens ont attribué au sang menstruel des propriétés médicinales pour la guérison de presque toutes les maladies; l'expérience démontre combien cette manière de voir est contraire aux faits.

Mais comme l'a très-bien dit Fourcroy (1), en séparant ce que l'opinion des anciens a d'erroné et d'exagéré, elle présente à l'observateur impartial quelque chose de vrai qu'il faut approfondir par des expériences exactes, au lieu de nier ce que l'on n'a point conçu.

Il est certain que les qualités du sang offrent à chaque instant des variations dans la couleur, la force et la quantité, d'une époque à l'autre, ainsi que nous l'avons dit plus haut; il est alternativement très-rouge, rougeâtre, pâle, comme de l'eau, noir, épais, visqueux, fluide, sans qu'on puisse aprécier les causes de ces changements nombreux. Mais, dans d'autres circonstances, on peut saisir une espèce de liaison entre cette altération et l'état morbide de l'utérus ou l'impression produite sur le système nerveux;

____

(1) Fourcroy, *Système des connaissances chimiques*, t. IX, p. 152.

ainsi, quand une femme éprouve une violente contrariété, ses règles diminuent de quantité ou deviennent plus abondantes, s'altèrent dans leur couleur. Dans le spasme le sang menstruel change subitement, devient pâle. Quand l'utérus participe à l'état scrofuleux, les règles s'établissent avec peine, elles sont peu abondantes, irrégulières; le sang est moins rouge, moins consistant, comme après les grandes hémorrhagies, les maladies longues, ou bien il est épais et noir. Chez les personnes chlorotiques il devient aqueux, à peine teint, ou ne laisse qu'une légère trace jaunâtre. Cette règle n'est point cependant sans exception, car, dans le service de M. Magendie, nous avons observé une chlorotique dont le sang paraissait très-normal.

Dans les affections syphilitiques il est souvent décoloré, pâle. Chez les scorbutiques, les femmes atteintes de la fièvre typhoïde, de maladies éruptives avec symptômes ataxiques, adynamiques, il est quelquefois noirâtre, fétide, etc.

Enfin le sang menstruel peut subir une multitude d'altérations dépendantes de lésions pathologiques, mais qui malheureusement ne nous offriront pas de renseignements bien exacts, avant que la composition des véritables éléments du sang ne nous soit parfaitement connue (1).

Hippocrate a cherché les moyens de faire apprécier ces divers états; voici ce qu'il a écrit sur ce sujet :

« *In ablutione autem considerandum qualia sint detrita*
» *lintea ubi in sole ressicata fuerint, quod tamen umbrateli*
» *loco optimun fuerit, si igitur pituila. Mucosa erunt lin-*
» *tea : sin propter sanguinem et bilem, tùm fulva, tùm su-*
» *blivida erunt.*

____

(1) Lecanu, *Etudes chimiques sur le sang humain*, p. 93. Paris, 1837, in-4°.

» *Quidquid inest in mensibus vità id submovendum, si*
» *tùm pituitosi sunt et sanie perfusi, tenues aut albi, si*
» *grumosi atque etiam nigri ac carbunculosi, aut caligi-*
» *nosi, acres salsi returbidi, purulenti. Hæ omnes causæ*
» *quod uteri conceptum impediunt penitùs tollendæ.*» (*Hip-*
» *pocrates, de morb. mul.*).

La théorie des humeurs se retrouve dans ce passage, mais il offre quelques conseils qui ne sont pas à dédaigner.

Les ouvrages de médecine contiennent un certain nombre d'observations où l'on a essayé de donner les caractères physiques et chimiques du sang des règles. L'on a dit qu'il était dépourvu de fibrine; cette disposition n'est point constante. Quelques auteurs lui ont trouvé un goût de souci; quand il est pur et recueilli chez une femme propre et bien portante, il a une *saveur légèrement salée, sui generis, et qui n'est point nauséabonde;* sa viscosité nous paraît tenir, ainsi que le pensaient Haller et Désormeaux, au mucus du corps, du col de l'utérus, et à celui du vagin.

Dans un fait communiqué par M. Dolivera à une société de médecine de Paris, le sang accumulé dans l'utérus depuis un certain temps, était noir, délayé, inodore. Laissé en repos pendant huit heures, il ne forma ni caillot ni sédiment, et n'éprouva pas de changement dans sa couleur et dans sa liquidité. M. Toulmouche, médecin à Rennes, a analysé le sang d'une jeune personne, retenu par l'occlusion du vagin. Il était de consistance plus que syrupeuse; semblable à une mélasse épaisse il filait longuement. Lorsqu'on le faisait tomber de haut, sa couleur était d'un rouge brunâtre, analogue à cette peinture rouge, séreuse, commune. Son odeur était nulle, même après vingt ou trente jours d'exposition à l'air. Au bout de ce temps, il ne s'était pas séparé la moindre portion de sérum; sa viscosité était la même, on ne remarquait aucun signe de putréfaction.

1° Traité par la potasse, le sang a perdu sa viscosité; la liqueur, saturée par un acide, a agi de la même manière.

2° L'acide sulfurique lui a fait prendre une très-forte consistance; l'acétate de plomb a agi de la même manière; 3° délayé dans l'eau, celle-ci n'a été que faiblement colorée; 4° en évaporant cette dernière elle s'est troublée; 5° en y versant de l'alcool le même phénomène s'est produit, à raison de l'albumine contenue dans le liquide.

La seule différence du sang consistait dans l'absence totale du sérum, tandis que l'albumine combinée avec la partie colorante, se trouvait plus rapprochée, plus visqueuse, en un mot analogue au blanc d'œuf, ce qui empêchait qu'aucune séparation ne pût se faire.

Dans une analyse faite par M. Thénard avec le sang d'une jeune fille opérée par M. Dupuytren, il trouva que le sérum manquait, tandis que l'albumine et le mucus prédominaient (1).

Les physiologistes disent que le sang menstruel ne se coagule pas, comme le fait par le repos celui des autres parties du corps humain. Hunter n'a pas indiqué la raison de ce fait. Lavagna l'a attribué au défaut de fibrine; il prétend que le manque de fibrine rend le sang moins putrescible. Il explique par-là l'affaiblissement peu considérable que produisent les règles trop abondantes, en comparaison des autres hémorrhagies (2). Déjà nous avons dit que cette explication ne pouvait point être admise dans tous les cas; qu'il y avait réellement des faits qui démontraient

(1) *Archives générales de médecine*, t. XIX, janvier 1829.
(2) *Esperienze sopra il sangue menstruè.*

l'existence de la fibrine dans le sang. Les caillots sont un fait incontestable; la coagulation ne saurait être rejetée, et les recherches que nous avons faites sur ce point nous ont montré dans plusieurs cas la présence des caillots. Presque toujours ils se forment dans le vagin ; mais chez une dame qui avait des tranchées utérines absolument semblables à celles qui se déclarent quelques heures après l'accouchement, nous avons constaté l'expulsion de petits caillots. M. Velpeau pense qu'en général le liquide des règles ne contient point de fibrine (1). M. Dubois ne croit pas que le sang soit dépourvu de fibrine chez toutes les femmes; Burdach fait la remarque que le sang menstruel, de même que celui de l'embryon et des animaux inférieurs, est dépourvu de la coagulabilité qui se rattache à la présence de la fibrine , ce qui fait que retenu il peut rester liquide des années entières.

Si la présence des caillots est positive pour nous, nos expériences nous démontrent que le sang des menstrues peut se conserver plusieurs jours sans se coaguler; qu'il se sépare alors en deux parties, la sérosité et le cruor. Dans quelques cas, et en particulier chez les femmes fortes et pléthoriques, il a conservé une belle couleur rouge ; il ne nous a point paru exhaler aucune odeur caractéristique après ce laps de temps.

Caractères physiques du sang menstruel.

Lorsque le sang a été obtenu pur, il est rouge, liquide, un peu poisseux, légèrement odorant, et a les plus grands rapports avec le sang artériel; sa saveur est légèrement

---

(1) Velpeau, *Traité complet de l'art des accouchements*, t. Ier, page 123, 2ᵉ édition 1835.

salée. Au bout de quelque temps il se divise en sérum et en cruor. La combinaison peut persister long-temps ; chez un certain nombre de femmes il y a un mélange de sang liquide et de caillots ; sa couleur varie souvent sans que les conditions nous soient toujours connues ; au lieu d'offrir une coloration rouge, vermeille, il peut être d'un rouge obscur, d'une odeur particulière, et présenter des grumeaux ; c'est le cas qui paraît le plus commun à M. Denis. Nous ne saurions partager son opinion, tout en rendant justice à la bonne direction de ses travaux.

Caractères chimiques du sang menstruel.

M. Denis, dans ses recherches sur le sang, a donné l'analyse de celui d'une femme de 27 ans. Il lui a paru consister uniquement en un mélange de sang artériel et de mucosités dont la proportion varie selon les circonstances du moment et l'état individuel permanent. Voici les différents éléments qu'il a trouvés :

Eau	825,00
Globules	64,40
Albumine	48,30
Matières extractives	01,10
— grasses	3,90
— salines	12,"
Mucus	45,30
	1000,00

Nouvelle analyse du sang menstruel.

Ce travail a été repris dernièrement par M. Bouchardat, qui a eu la complaisance d'analyser le sang d'une de nos clientes qui a bien voulu se prêter à cette expérience, l'une des plus désagréables, des plus pénibles que nous connaissions. Pour recueillir une quantité de 22 grammes, environ une once, il a fallu que le spéculum, qui embrassait exactement le col, restât dix heures en place, ce qui peut déterminer une sensibilité morbide, de la douleur, et même des coliques ; sans cette précaution le sang se trouve mélangé à une très-grande proportion de mucosités vaginales et d'urine, ainsi que le prouvent les cristaux de phosphate ammoniaco-magnésien que nous y avons rencontrés plusieurs fois, lorsqu'on n'avait point eu recours au spéculum.

Cette dame, âgée de 35 ans, avait eu plusieurs enfants ; ses règles coulaient huit jours à des époques régulières ; sa constitution était délicate, quoiqu'elle n'eût jamais fait de maladie ; son tempérament était lymphatico-sanguin avec prédominance nerveuse ; l'écoulement menstruel, autrefois très-abondant, avait diminué depuis les enfants ; sa nourriture était plutôt végétale qu'animale, parce que l'estomac supportait plus facilement ce genre d'alimentation ; la boisson habituelle était le lait. L'appréciation de ces diverses circonstances nous a paru utile pour se rendre compte de la grande quantité d'eau que présenta l'analyse de son sang. Voici maintenant les principes qui ont été signalés par M. Bouchardat :

Eau	90,08
Matières fixes	6,92

Les matières fixes étaient ainsi composées :

Fibrine, albumine, matière colorante	75,27
Matières extractives	0,42
— grasses	2,21
Sels	5,31
Mucus	16,79
	100,00

La proportion d'eau est considérable, mais nous croyons

pouvoir en trouver la raison dans les circonstances que nous avons indiquées. Il est très-difficile, sur d'aussi petites quantités, de séparer la fibrine, l'albumine et la matière colorante ; aussi M. Bouchardat les a-t-il laissées réunies. Quoi qu'il en soit, on voit que les éléments de cette analyse sont encore ceux du sang artériel.

Il y a une remarque à faire dans les analyses du sang menstruel, c'est qu'il faudrait tenir compte de la quantité extra-normale que peut offrir le sang menstruel, et alors l'analyse porterait sur le sang véritable comme sur le liquide de sécrétion. On devrait aussi prendre en considération certains phénomènes d'irritation qu'on observe parfois dans l'utérus et le vagin à l'époque des règles.

Caractères microscopiques du sang menstruel.

Le docteur Donné, dont l'habileté pour les expériences microscopiques est bien connue, a examiné avec le plus grand soin le sang menstruel d'une dame que nous lui avons envoyée ; il a trouvé qu'il contenait :

1° Des globules sanguins ordinaires avec leurs caractères propres en très-grande quantité.

2° Du mucus vaginal composé des squauimes épidermiques provenant de l'epithelium de la muqueuse du vagin.

3° Des globules muqueux fournis par le col de l'utérus.

Ces trois éléments étaient parfaitement distincts et appréciables par l'analyse microscopique, et tels qu'ils ont été indiqués dans le mémoire de ce médecin sur le mucus. Cette composition du sang menstruel rend très-bien compte des diverses opinions émises à ce sujet par les auteurs. En effet, le mucus trouvé par les chimistes, et en particulier par M. Denis, provient de la sécrétion utérine et vaginale dont la matière est entraînée par le sang ; mais, comme l'a dit

M. Nauche dans son ouvrage, la matière rendue par le conduit vulvo-utérin chez une personne bien portante, est constamment acide, elle l'est encore chez les femmes à la suite des couches. Elle devient alcaline lorsqu'elle est glaireuse et qu'elle est le produit d'une inflammation; si ce désordre est borné à un seul point, le produit de cette portion est alcalin, tandis que les autres parties continuent à sécréter une matière essentiellement acide.

Les recherches de M. Donné ont plus récemment encore mis hors de doute cette acidité du mucus vaginal; il résulte donc de ces faits, que, suivant que le mucus sera en plus ou moins grande quantité, et il est très-abondant chez certaines femmes, il pourra communiquer sa propriété acide au sang lui-même, en sorte qu'il est tout simple que ce fluide ait été trouvé tantôt acide et tantôt alcalin, quoique par lui-même il ne cesse véritablement jamais de conserver la nature alcaline.

Dans un nouvel envoi que nous fîmes à M. Donné, et qui contenait, ainsi que M. Rayer nous en avait donné le conseil, deux échantillons de sang pris le troisième et le quatrième jour, parce qu'il avait fort peu coulé le premier et le deuxième jour, ce médecin constata que l'un et l'autre renfermaient de nombreux globules sanguins à l'état normal, des squammes épidermiques vaginales et des globules muqueux. Le sang du quatrième jour était moins pur que l'autre, c'est-à-dire qu'il contenait plus de mucus.

Retzius, médecin suédois, a publié un travail dans lequel il attribue le caractère acide au sang menstruel. Des expériences tentées sur plusieurs femmes nous ont au contraire montré qu'il était alcalin dans les circonstances où nous l'examinions; les faits cités par M. Donné lèvent toutes les difficultés. Voici, au reste, quelques-unes des propositions

du docteur étranger : le sang menstruel contient de la fibrine, ce que démontre la présence de globules absolument
semblables quant à la forme, à la couleur, au nombre, etc.,
à ceux de l'autre sang. Il est acide, qualité qu'il doit à la
présence des acides phosphorique et lactique à l'état libre.
Ce fait explique la non-coagubilité du sang; après l'évacuation du sang acide, si le liquide continue à s'écouler,
comme dans la ménorrhagie, il devient coagulable, parce
que les acides n'ont pas eu le temps de se former.

Chez une femme dont la menstruation était très-abondante, le docteur Retzius a remarqué que pendant les trois
premiers jours le sang n'était point coagulable, et qu'alors il
était acide; qu'ensuite il contractait la propriété de se coaguler, et qu'en même temps il perdait son acidité. Il suppose que pendant la grossesse il ne se forme probablement
pas d'acide dans le sang, et il ajoute qu'après la première
époque menstruelle, après l'accouchement, le sang n'est
pas tout-à-fait aussi acide qu'il le devient par la suite.

Plusieurs de ces opinions sont sans doute hypothéti-
ques, mais les recherches sur la chimie animale demandent
un nouvel examen (1).

Les conclusions à tirer de ces observations sont que le
sang menstruel ne diffère point du sang artériel. Les variétés
de proportion tiennent à des circonstances d'individualité.
La présence des globules sanguins est incontestable; le mucus qu'on a cru y découvrir appartient à l'utérus, au col
de cet organe et au vagin. L'acidité du mucus explique
les opinions contradictoires émises par les auteurs.

Une étude fort curieuse serait celle qui aurait pour but

(1) Cyr. n° 3, journal publié à Christiania. The British and foreign med-rev,
n° 3, page 274. — *Archives générales de médecine*, IIᵉ série, t. XII, décembre
1836, page 482.

l'analyse du sang menstruel dans les maladies, mais une pareille recherche offre d'immenses difficultés, et nous craignons qu'elles ne soient encore long-temps insurmontables. L'examen attentif dès travaux publiés dans ces derniers temps sur les caractères du sang dans l'état pathologique, le mémoire si remarquable, lu, cette année, à l'Académie des sciences, n'ont point changé notre opinion.

CHAPITRE IX.

Origne du sang menstruel.—Opinions diverses sur ce point. — Observation d'une femme menstruée par le vagin. — L'amputation du col a été pratiquée il y a deux siècles. — Autres observations de femmes paraissant réglées par le vagin. — Absence de l'utérus coïncidant avec l'absence des règles. — L'utérus est le siége de la menstruation. — Utérus à l'époque des règles. — Preuves en faveur de l'opinion qui place le siége de la menstruation dans l'utérus. — L'exhalation peut se faire par un point très-limité. — Importance des ovaires. — D'après M. Gendrin, le point de départ de la menstruation est dans ces organes.—Voies qui fournissent le sang. — But de la menstruation. — Observations de femmes qui n'ont été réglées qu'après avoir eu des enfants. — Observations de femmes qui ont eu des enfants sans avoir été réglées.—Opinion de Roussel et d'Emett. —Autres usages du sang menstruel.

La source du sang menstruel a été l'objet de nombreuses discussions, et des hommes distingués lui ont attribué des siéges forts différents. Séverin Pineau et Fabrice d'Aquapendente le faisaient provenir du vagin et du col. *Stahl* lui donnait pour origine le col de l'utérus ; aujourd'hui la totalité des médecins regardent l'utérus comme le lieu d'élection de ce flux.

L'opinion des premiers dépendait de ce qu'ayant disséqué des femmes mortes pendant la menstruation, ils avaient trouvé les parois du vagin ensanglantées, légèrement phlogosées, et laissant suinter des gouttelettes de sang à la moindre pression, tandis que l'utérus n'en offrait aucune trace. Les seconds s'appuyaient sur les mêmes faits. Quelques-uns citaient comme un argument victorieux la disproportion de l'utérus.

On ne saurait disconvenir, en effet, que la fonction ne puisse, dans quelques circonstances rares, avoir lieu par d'autres voies que par l'utérus.

Obs. L. — Une femme qui portait une tumeur à la vulve, entra à l'Hôtel-Dieu de Montpellier, où elle fut vue par Vieussens. Ce chirurgien pensa que la tumeur était formée entièrement par la matrice renversée et précipitée, et ne pouvant réussir à la faire rentrer, il prit le conseil de ses confrères Germain et Barbeyrac, qui éloignèrent toute idée de la possibilité d'un renversement de la matrice ; ils furent cependant d'avis de lier cette tumeur et de la retrancher immédiatement au-dessous de la ligature. On agit ainsi , et la femme revint à une parfaite santé. La dissection de la pièce enlevée convainquit pleinement ces chirurgiens que la matrice avait été amputée.

Cinq ans plus tard cette femme mourut. Vieussens fit l'ouverture de son corps en présence des deux chirurgiens cités, et on trouva seulement un morceau du col de l'utérus, lequel était fort dur et calleux. Vieussens fit observer que les règles s'étaient supprimées pendant dix mois, après l'opération, mais qu'ensuite elles avaient reparu comme à l'ordinaire ; d'où le célèbre anatomiste conclut, en se fondant sur ce cas exceptionnel , que le vagin est le véritable couloir des menstrues (1).

Il n'est point sans intérêt pour l'historique de la science, de faire remarquer qu'il y a près de deux siècles que l'amputation du col a été pratiquée ; ainsi on lit dans l'ouvrage » de Tulpius : « *Sed artis est talem sectionem vel audere,* » *vel ritè perficere in tam obscuris tenebris, in quibus* » *tamen èquidem illam bis vidi non minùs securè insti-* » *tutam, et fungum ejus loci a Bernardo ollulario chi-*

(1) *Traité nouveau des liqueurs du corps humain ,* t. II, p. 175.

» *rurgo dexterrimo, sine ullius partis offensâ, non secùs ex vulvâ succisum, etc.* » Un dessin représente les excroissances enlevées (1).

Obs. LI. — Il y a quelques années nous avons vu dans le service de M. Lisfranc, salle Saint-Augustin, une femme qui avait à deux pouces de hauteur une oblitération complète du vagin, survenue accidentellement ; lors de l'époque de ses règles, il nous fut facile de nous assurer, à l'aide du speculum, que le sang suintait de toute l'étendue du cul-de-sac du vagin. Nous devons à la complaisance de M. Carron du Villards la communication d'une pièce d'anatomie pathologique, représentant une oblitération complète de l'orifice utérin chez une femme à laquelle on avait amputé le col ; les règles ne s'en étaient pas moins montrées régulièrement. Ces écoulements anormaux nous paraissent appartenir à la classe des déviations dont les annales de la science contiennent de si nombreux exemples.

Obs. LII.—M. Renauldin a rapporté dans la séance du 28 février 1826 de l'Académie royale de Médecine, un fait qui prouve que le col de l'utérus ne peut suppléer à l'organe. La femme qui en fait le sujet avait succombé à une affection cancéreuse de l'estomac ; elle n'avait jamais eu de menstrues, ses seins ne s'étaient point développés ; les parties génitales, bien conformées, offraient une membrane hymen incomplète ; le vagin était surmonté d'un petit corps allongé, de la grosseur d'une plume à écrire, représentant le col de l'utérus ébauché. Le corps de ce viscère manquait entièrement ; les trompes s'abouchaient en formant un cul-de-sac dans le canal ; les ovaires étaient à peine développés. Cette femme était âgée de 52 ans.

(1) Tulpius (Nicolas), *Observationum medicarum libri.* Amsterdam, 1641-1785.

Quelques vraies que soient pour nous ces observations, il n'en est pas moins démontré que l'utérus est le siége de cette fonction. Déjà Vésale, Littré, Mauriceau avaient vu couler régulièrement les menstrues par l'orifice de l'utérus, chez les femmes qui avaient une descente de ce viscère.

Obs. LIII. —Dans la dissection d'une femme pendue pour ses crimes, pendant la période menstruelle, Mauriceau trouva toute la cavité du fond de la matrice enduite de petits grumeaux de sang caillé, les vaisseaux plus gros jusqu'à son col, et même tous pleins de ce sang caillé vers les orifices qui se dégorgeaient dans le fond de l'utérus (1).

« Vidimus uterum crassiorem sanguinem apertis in-
» ternâ uteri parte venarum osculis et manifeste patenti-
» bus fudisse... Vidi tamen bis in aliis ex venis cervicis
» tantùm, non etiam in utero prodiisse et in aliâ contrà
» ex utero fluxisse, fréquentissimum tamen est ut ex utris-
» que purgentur, nec non nisi præter naturâm ex alteru-
» trâ ; cum obstructionem videantur fluxus impedire (2).

Obs. LIV.—Nous disséquâmes, il y a environ un an, l'utérus d'une jeune femme qui était morte à l'époque de ses règles; elle n'avait point eu d'enfants. La matrice avait un pouce de longueur sur un pouce de large ; tout le tissu cellulaire sous-péritonéal qui recouvre l'organe, les trompes étaient d'un rouge assez intense, mais plutôt par plaques qu'uniformément. Le tissu de la matrice offrait une coloration rouge-brun dans toute son épaisseur. La face interne était fortement colorée, la pression en faisait sortir du sang, la teinte colorée existait aussi dans les trompes et les ovaires. De petites inégalités semblables à des villosités se voyaient en cet endroit à la partie interne de l'organe.

(1) Mauriceau, *Des maladies des femmes grosses ou accouchées*, liv. Ier, chap. XVI, obs. 49.

(2) Spigellius, *De humanâ corporis fabricâ*, p. 174.

La matrice était évidemment tuméfiée ainsi que les ovaires. Les veines utérines et celles de l'ovaire étaient distendues par le sang.

Osiander a remarqué qu'à l'époque menstruelle les vaisseaux utérins augmentent de calibre, et qu'ils font saillie en manière de villosités sur toute la surface interne de l'organe.

Les préuves en faveur de cette origine se pressent en foule. Toutes les fois que l'utérus est occupé par le produit de la conception, les règles sont presque constamment supprimées ; quand le col est oblitéré, les règles s'accumulent dans la cavité de l'organe. Dans le prolapsus, l'exhalation sanguine se fait à travers le col ; dans le renversement de ce viscère on voit sourdre le sang par une infinité de points de la surface de la matrice ; si l'on examine le col au speculum pendant les règles, on aperçoit le sang qui suinte par cette ouverture. Les femmes dépourvues d'utérus n'ont pas de flux menstruel.

Toute l'étendue de la surface est-elle nécessaire à la fonction? C'est ce que semble résoudre négativement le fait de Dewees. Ce médecin rapporte l'observation extrêmement curieuse d'une jeune femme chez laquelle la menstruation s'accomplit régulièrement et convenablement jusqu'à la mort. A l'autopsie l'utérus n'offrit de sain qu'une portion de la grandeur d'un ongle ; tout le reste était dans un état de maladie fort avancé (1).

Si la matrice est véritablement le lieu où se fait l'exhalation sanguine, est-elle la seule partie essentiellement active? Nous ne saurions adopter cette opinion qui nous paraît beaucoup trop exclusive pour quiconque a étudié avec soin le développement des organes générateurs. Il est certain qu'à l'é-

____

(1) *The cyclopedia of practical medicine*, p. 110 et suivantes, vol. III.

poque de la puberté, les ovaires prennent un accroissement remarquable, et les faits démontrent également que
leur influence n'est pas moins grande sur l'organisation ;
ainsi les femmes pourvues d'un utérus, mais sans ovaires,
sont privées de toutes les prérogatives et de tous les signes de
la nubilité (1). Les filles auxquelles on a extirpé les ovaires
lorsqu'elles étaient nubiles, perdent tous les caractères du
sexe et de la fécondité, quoique la matrice paraisse saine (2) ;
d'un autre côté certaines femmes pourvues d'ovaires, mais
sans utérus ou n'en présentant qu'un rudiment informe, n'en
ont pas moins éprouvé des besoins amoureux et même
tous les signes d'un mólimen hémorrhagique aux époques
menstruelles.

Obs. LV. — Dans l'observation si curieuse de Dupuytren (3), la matrice offrait seulement un petit renflement
informe, mais les ovaires et les trompes étaient bien con-
formés ; tout chez cette jeune fille rappelait les attributs
physiques de la femme parvenue à la puberté. Une circonstance assez singulière, c'est qu'elle était sur le point de se
marier et vivait en concubinage depuis quatre ans avec la personne qu'elle allait épouser ; elle avouait même qu'elle n'était
point étrangère aux plaisirs de l'amour. Les conclusions à déduire de ce fait sont intéressantes : ainsi les ovaires et les trompes peuvent se développer sans l'utérus, et paraissent avoir
une grande importance d'action sur l'organisme de la femme ;
la menstruation n'est pas une condition générale et absolue
de bonne santé chez la femme, puisque cette jeune fille n'a-
vait jamais été malade. (Elle est morte d'une hépatite aiguë

(1) Pears, *Annal. de litt. med. étrangère*, t. I, v. p. 241.

(2) Pott, *OEuvres chirurgicales*, t. Iᵉʳ, p. 492.

(3) *Répertoire d'anatomie pathologique* t. VIII, p. 99, et *Archives générales
de médecine*, t. XX, p. 548.

à la suite d'une fistule à l'anus); les plaisirs vénériens ne sont pas nécessairement sous la dépendance de l'utérus.

Cette opinion sur l'importance des ovaires dans l'acte de la menstruation avait été émise par nous, il y a plusieurs années, lorsque le travail récent de M. Gendrin est venu la corroborer; il y a cependant plusieurs graves objections à faire à la théorie de ce médecin; si les ovaires sont la condition première de la menstruation, comment se fait-il que cette fonction continue avec les altérations de ces organes, comme nous en citerons plus tard une observation fort curieuse, recueillie par M. Dalmas? Quel est le médecin qui n'ait vu des kistes dans les deux ovaires chez les femmes qui étaient régulièrement menstruées? On a noté l'oblitération des deux trompes sans que la menstruation fût arrêtée; enfin on a fréquemment observé, à la Maternité, des vésicules de Graaf très-développées chez les femmes qui venaient d'accoucher, ou qui étaient encore grosses.

Le siége de l'exhalation menstruelle déterminé, on a dû s'enquérir des voies qui fournissent le sang; sur ce point, comme sur beaucoup d'autres, les physiologistes ne sont pas encore d'accord. Pour les uns, cet écoulement n'a *lieu* que par les capillaires artériels; pour les autres il ne s'effectue que par les veines. On a voulu même regarder la menstruation comme le résultat d'une hémorrhagie due à la déchirure des plus petits vaisseaux utérins. On prétend qu'elle est produite par la perspiration d'un ordre particulier de vaisseaux exhalants; on l'attribue à l'action sécrétoire des cryptes de la muqueuse utéro-vaginale; d'autres enfin ne veulent en reconnaître la source que dans de prétendus appendices cœcales. M. Mojon rejette toutes ces origines; selon lui la menstruation est le résultat d'une transsudation particulière par les pores du tissu des vaisseaux capillaires de la cavité utéro-vaginale. L'action des forces électriques propres à notre organisation entre pour beaucoup dans le phénomène de la menstruation, soit en augmentant la perméabilité du tissu des capillaires utérins, soit en accélérant la circulation du sang qui les parcourt, soit en le rendant peut-être plus liquide (1).

Dans l'état actuel de nos connaissances, la solution de cette question est sans intérêt; aussi nous bornerons-nous à dire que le mode d'écoulement du sang menstruel nous paraît analogue à celui qui se fait par les fosses nasales chez les jeunes filles qui vont être réglées, qui ne le sont qu'incomplétement, ou chez lesquelles il s'est fait une déviation; c'est une véritable exhalation sanguine. Là s'arrêtent toutes nos explications; l'hémorrhagie utérine a lieu par la même surface que la menstruation; il n'y a de différence entre la ménorrhagie, l'hémoptysie et l'hémathémèse, que celles que font la région, son importance et ses fonctions.

Le but de la menstruation a été l'objet d'une foule de discussions de la part des savants. Au premier abord cette controverse paraît difficile à concevoir; car si l'on jette un coup d'œil sur les millions de faits qui se présentent à nous, on voit que la femme n'est propre à la conception que lorsqu'elle est réglée; que ce flux périodique s'arrête pendant la grossesse et l'allaitement, et qu'il se supprime complétement lorsqu'elle est arrivée à l'âge où elle ne peut plus donner la vie. Mais la nature qui se rit de nos lois générales, garde toujours en réserve des faits exceptionnels pour contrarier nos explications : c'est ce que va nous prouver l'examen des faits suivants. Donatus rapporte que deux femmes de Padoue devinrent grosses sans avoir ja-

(1) Mojon, *Recherches sur la menstruation*, insérées dans la *Revue médicale.*

mais été réglées, mais qu'elles éprouvèrent de graves incommodités pendant leur grossesse (1).

Rondelet parle d'une femme qui accoucha douze fois, et Joubert d'une autre qui eut dix-huit enfants, quoique l'une et l'autre n'eussent jamais été menstruées (2).

Pierre Frank a traité à la Clinique de Pavie une femme qui avait donné le jour à trois enfants sans avoir connu ni les règles ni les lochies après l'accouchement, comme toutes les femmes; elle n'avait jamais été menstruée. Enfin il a donné des soins à de jeunes filles qui étaient devenues mères avant la première menstruation. Frank conclut de ces observations, que l'apparition des règles est à la vérité un des principaux signes qui annoncent le développement de l'organe utérin, et l'abord du sang dans ses vaisseaux; mais que la conception et la nutrition du fœtus peuvent également s'opérer, quoique cette fonction périodique ne soit pas encore établie; que la fécondité dépend d'une autre cause, d'un principe analogue à celui dont elle dérive chez les femelles des animaux; que la nature a soumis, en général, toutes les femmes bien organisées, au tribut mensuel, mais qu'elle ne l'exige pas toujours avec la même rigueur, sous peine de stérilité (3).

Frank nous paraît ici aller d'une extrémité à l'autre; de ce que quelques exceptions s'offrent à son observation, il nie une explication très-plausible, et l'on peut même dire la seule rationnelle; mais il est certain que les faits qu'il cite prouvent que les femmes peuvent concevoir sans être réglées. Selon lui, celles qui offrent cette particula-

<hr>

(1) Donatus, *de Medica historia*, cent. IV, obs. 54. Mantoue, 1586.

(2) Rondelet, *Methodus curandorum omnium morborum corporis humani*, Lyon, 1583. — Joubert, *Medicinæ pratica libri*, Lyon, 1577.

(3) Frank (J. Pierre), *De curandis hominum morbis epitome*, Manheim, 1797-1807.

rité ont la fibre plus ferme, les mamelles petites, le corps grêle ; leur organisation se rapproche de celle de l'homme, et le défaut des règles ne leur occasione aucune incommodité. Les observations de femmes qui n'ont été réglées qu'après une ou plusieurs grossesses, ne sont pas très-rares dans la science. M. Kahleis parle d'une femme qui n'eut ses règles qu'après trois grossesses successives ; M. Kleemann rapporte l'histoire d'une femme qui, mariée à 27 ans, ne fut réglée qu'après son huitième enfant, et continua de l'être jusqu'à 54 ans.

Obs. LVI. — Une jeune blanchisseuse de 14 ans, sanguine, forte, présentant tous les attributs de la puberté, mais n'ayant pas encore ses règles, fait la connaissance, en 1837, d'un jeune homme. Elle devient enceinte ; la grossesse parcourt toutes ses périodes, et l'accouchement a lieu sans aucun accident. Six semaines après, la menstruation s'établit, et depuis cette époque l'écoulement sanguin s'est montré régulièrement tous les mois (1).

Dans l'observation suivante, la fécondation a eu lieu plusieurs fois malgré l'absence des règles.

Obs. LVII. — Madame V. L., née avec un tempérament lymphatique, fut sujette, jusqu'à l'âge de 17 ans, à des ophtalmies fréquentes assez tenaces, et à des engelures en hiver. Malgré ces indispositions, sa santé se conserva bonne, tandis que deux de ses sœurs périrent de la poitrine, de 25 à 30 ans.

Élevée avec une certaine rudesse par son père qui lui faisait remplir les fonctions de garde magasin, son organisation primitive se modifia, et son tempérament devint lymphatico-sanguin. Elle avait 24 ans quand on la maria, et

(1) Observation communiquée par M. Salone.

jouissait alors d'une excellente santé; elle était grasse, vive, gaie, mais ses règles n'avaient point encore paru, ce qui surprit beaucoup son mari. Cette rétention ne lui occasiona aucune incommodité pendant la durée de son mariage; elle eut seulement quelques accidents nerveux, sans gravité; mais le fait capital, c'est qu'elle donna le jour à trois filles, dont deux sont encore vivantes et bien réglées. Quant à madame L., ses menstrues ne se sont jamais montrées; elle avait de temps en temps un écoulement leucorrhoïque qui offrait parfois une légère teinte roussâtre ou jaune foncé; l'irrégularité et la petite proportion de cet écoulement nous paraissent deux motifs suffisants pour ne pas le regarder comme un vestige de menstruation. L'âge critique de madame L. s'est passé sans malaise, sans souffrance, malgré les chagrins de toute espèce qui l'ont assaillie à cette époque (1). L'analyse critique de ce fait met donc hors de doute que la femme peut concevoir sans l'apparition du sang menstruel; mais est-ce à dire pour cela que l'essentialité du phénomène puisse manquer? Nous ne saurions adopter une pareille opinion. Ainsi, dans le cas dont nous venons de parler, il y avait un écoulement leucorrhoïque, irrégulier sans doute, mais qui pouvait être un effort de la menstruation. D'ailleurs a-t-on recherché si quelque symptôme insolite, mais périodique, avait lieu chez cette dame, comme nous le noterons dans l'observation que nous allons rapporter.

Pourquoi n'établirait-on pas ici une analogie avec ce qui passe dans la rougeole et la variole, où l'on voit l'éruption ne pas se montrer, quoique certains signes de la maladie ne permettent pas de méconnaître la fièvre éruptive. Le trait

____

(1) Observation communiquée par M. le docteur de Bouis.

caractéristique manque, mais la physionomie de l'affection n'en existe pas moins. Beaucoup d'autres maladies présentent la même circonstance, le caractère pathognomonique n'existe pas, mais certains indices révèlent la nature du mal.

Obs. LVIII.—Madame La..., sage-femme de l'école de Paris, demeurant rue de Sèvres, n'avait encore ressenti aucun des symptômes de la menstruation lorsqu'elle fut mariée ; elle avait alors quinze ans et demi. Pendant un an aucun écoulement ne parut ; à cette époque elle devint enceinte, et accoucha, à 17 ans, sans que les règles se fussent montrées. Presqu'immédiatement après sa couche, elle eut une perte ; depuis ce moment elle ne vit plus jusqu'à 20 ans. Son mari étant mort, elle en éprouva un si vif chagrin, qu'elle eut une nouvelle perte.

Pendant les deux ans qu'elle passa à la Maternité de Paris, aucun écoulement sanguin n'eut lieu ; mais la période utérine se révélait par plusieurs signes : elle avait un ou deux jours une légère diarrhée ; son caractère devenait triste, maussade ; quelques flueurs blanches apparaissaient, puis tout rentrait dans l'état habituel. A 22 ans cette dame se maria de nouveau. Durant les trois premiers mois de sa grossesse elle vit quelque peu ; puis elle accoucha d'une fille bien portante. Sa délivrance fut marquée, comme la première fois, par une perte. Elle fut ensuite deux ans sans être menstruée. Au bout de ce temps une violente émotion détermina une hémorrhagie. De 23 à 37 ans, cette dame a eu trois autres couches, lesquelles ont présenté des intervalles de trois, quatre et six ans. Jamais durant ce laps de temps, ses règles ne se sont montrées. Tous les mois, madame L... éprouve les phénomènes que nous avons indiqués ; elle n'est point autrement malade.

Cette dame, née en Flandre, est d'une taille ordinaire, d'une bonne constitution, d'un tempérament lymphatico-sanguin ; elle est fortement colorée, et tous ses traits annoncent la santé. Trois de ses enfants sont vivants et paraissent bien constitués.

Dans l'observation qu'on vient de lire, le flux sanguin n'a jamais paru pendant les intervalles d'une couche à l'autre, et nous avons vu qu'un de ces intervalles avait été de six ans. Malgré l'absence de cette évacuation, la santé n'était point altérée ; quelques signes annonçaient qu'il se fesait un travail intérieur, indice de l'influence de la fonction. Il faudrait forcer toutes les analogies pour trouver dans les deux hémorrhagies et dans les pertes qui suivaient les couches, l'existence des règles. Il n'y avait donc véritablement pas chez cette femme de flux sanguin, ce qui n'empêchait en aucune manière la fécondation d'avoir lieu. On ne peut également dire que les règles se montrassent pendant la grossesse, car à l'exception d'une seule fois, où elles coulèrent irrégulièrement, jamais cette dame ne fut menstruée durant ces époques.

Ce serait une étrange erreur de conclure de ces observations, comme Roussel, qu'il y a eu un temps où les femmes n'étaient pas assujéties à l'incommodité des règles. Croire avec lui que cet écoulement est un besoin factice, un produit de l'état social, n'est-ce pas rappeler, sous une autre forme, la singulière opinion de ce philosophe fameux qui voulait que l'homme marchât primitivement comme les bêtes. Déjà Emett, médecin anglais, dans son *Essai de médecine sur le flux menstruel*, avait dit que le flux menstruel périodique n'est point dans la nature, que cette incommodité est acquise, et qu'elle a pris sa source dans nos institutions sociales, qui empêchèrent les femmes de se livrer au plaisir de l'amour aussitôt que ce besoin se fit sentir.

La connaissance de ces faits de fécondation, en l'absence des règles, est fort importante, car elle permet de résoudre affirmativement cette question : Une femme bien conformée, non menstruée, peut-elle se marier? Si le doute ne nous paraît plus possible, plusieurs distinctions doivent être établies. Ainsi il y a de jeunes filles qui sont sous l'influence de la fonction, elle est prête à se manifester, mais il manque un dernier stimulant ; la grossesse et ses résultats peuvent seuls faire naître les règles ; les couches terminées, les menstrues cessent de se montrer. Plusieurs femmes ne sont menstruées qu'après avoir eu un, deux et trois enfants; il y a des femmes qui peuvent concevoir, donner le jour à plusieurs enfants, sans qu'on note chez elles l'apparition des règles ; mais si l'on observe avec soin, on s'aperçoit qu'il existe chez ces dernières quelques-uns de ces caractères propres à la fonction, de sorte qu'on peut dire que toutes les femmes sont néanmoins soumises à son influence.

C'est donc avec raison que Burdach considère la menstruation comme le prototype de la parturition. Quand on réunit toutes les circonstances sous un même point de vue, on peut en conclure qu'elle est comme l'œuvre entière de la procréation chez la femme. A l'appui de cette opinion, nous ajouterons que l'époque des règles n'est pas moins intéressante sous le rapport de la fécondation.

Il y a long-temps que les médecins avaient signalé son influence. Fernel, consulté par Henri II, dont la femme était depuis long-temps stérile, lui conseilla de s'éloigner de la reine et de ne la voir qu'après ses règles. Le conseil fut suivi ; la reine conçut et accoucha d'un enfant, qui fut roi de France. Plus d'une fois nous avons fait la même recommandation, et presque toujours elle a réussi.

Nous citerons pour mémoire l'opinion de Gall, qui voyait une certaine ressemblance entre les hémorrhoïdes et le flux menstruel ; voici cependant un fait qui ne doit pas être passé sous silence.

Obs. LIX. —Chalot (Gabriel), âgé de 45 ans, courtier, entre à l'Hôtel-Dieu, service de M. Dupuytren, pour une infirmité commune dans sa famille ; son grand-père, son frère, avaient eu des hémorrhoïdes, et son fils, âgé de 19 ans, commençait à s'en plaindre. Depuis plusieurs années les tumeurs avaient augmenté de volume, et avec elles les incommodités dont elles étaient cause. Les écoulements de sang, qui n'avaient lieu d'abord qu'à des intervalles de temps fort inégaux, affectaient une sorte de périodicité dans leurs retours ; Chalot devint sujet à une véritable menstruation qui revenait tous les mois régulièrement, durait deux ou trois jours, et dont plusieurs symptômes précurseurs, tel qu'un malaise général, un gonflement douloureux des hémorrhoïdes, lui annonçaient l'approche. (1)

Parmi les autres usages qu'on a encore attribués au sang menstruel, nous ne devons pas omettre une des anciennes hypothèses, celle dans laquelle on considère ce phénomène comme une simple excrétion destinée à chasser du corps le sang inutile. L'usage le plus probable, ainsi que nous avons déjà cherché à le démontrer, est de préparer les femmes à la conception. En provoquant la mens-

---

(1) *Leçons orales de clinique chirurgicale* faites à l'Hôtel-Dieu de Paris, par M. Dupuytren, recueillies et publiées par MM. Brierre de Boismont et Marx, t. IV, p. 136, 2ᵉ édition, 1839.

truation, la nature semble se disposer en quelque sorte à la formation d'un nouvel être, et cela a tant de vraisemblance, qu'on a vu, comme le rapportent Denman, Brandeis et Joerg, sortir, avec ce sang des règles, des membranes analogues à la caduque qui se forme sur les parois de l'utérus après la conception.

Mais il est possible cependant que la menstruation ait encore un autre but, puisqu'elle détermine un écoulement de sang qui n'est pas absolument nécessaire pour obtenir l'effet dont nous venons de parler. Or, ce but peut être, comme le pense Meckel, de débarrasser la femme du trop de sang qu'elle aurait une disposition innée à produire tant qu'elle conserve la faculté de concevoir ; ou, comme le croit Gall, de la purger de certaines humeurs hétérogènes qui s'accumulent pendant l'espace de quatre semaines. A l'appui de cette dernière opinion, on peut citer une découverte curieuse de Frédéric Cuvier, qui s'est aperçu qu'au Jardin-des-Plantes, les femelles des animaux éprouvent tous les mois, pendant quelques jours, une certaine effervescence, une évacuation critique par les parties sexuelles, quoiqu'elles n'entrent pas assez en chaleur pour désirer ou pour admettre le mâle (1).

Cette opinion est celle de Barthez. La puberté, dit ce grand médecin, est due au développement des parties de la génération qui font éclore l'*aura seminalis* dont les impressions ont beaucoup de rapport avec celles de l'homme. Une de ces impressions les plus notables est la perte de sang par la matrice portée à son degré de maturation. Des savants modernes ont attribué les phénomènes des règles à l'humeur prolifique. Les règles doivent être considérées

(1) *Dict. abrégé de méd.*, t. XI, p. 134.

comme une sorte de purgation ou d'excrétion en tout
semblable aux autres, et destinée à chasser du corps quelque humeur surabondante mêlée au sang, et dont la présence nuirait à l'individu. Elles sont l'effet de la cachexie
séminale, et leurs accès ou périodes, une crise d'une fièvre
particulière. Les éruptions cutanées dont se couvrent les
cuisses et les différentes parties du corps des jeunes
filles, sont un argument en faveur de cette opinion.

CHAPITRE X.

—

L'hygiène de la menstruation paraît d'une application fort simple ; puisque cette fonction s'exécute chez la presque totalité des femmes, les désordres doivent être rares. Mais si la théorie dit qu'il en doit être ainsi, l'expérience montre qu'il en est autrement. A quoi cela tient-il ? Aux changements nombreux déterminés par nos mœurs, notre genre de vie, notre éducation. Les différences qui existent entre la jeune paysanne qui se lève dès la pointe du jour pour aller aux champs, la fille de l'artisan qui habite un étroit réduit dans les villes, où mal nourrie, mal couverte, elle travaille la journée entière, souvent même une partie des nuits, et la jeune demoiselle qui trouve chez ses parents toutes les douceurs et tous les agréments de la vie, indiquent assez que les règles de l'hygiène ne peuvent être les mêmes pour toutes. Les tempéraments, les constitutions, l'hérédité, sont autant de modificateurs puissants.

Les préceptes que nous allons établir ne s'appliquent

qu'aux femmes chez lesquelles la menstruation est lente, difficile à paraître, donne lieu à des symptômes fatigants, pénibles, mais sans qu'il y ait un véritable état morbide. Ils s'appliquent également aux femmes déjà réglées, mais dont les symptômes habituels, tels que les coliques, par exemple, sont très-intenses, ou qui éprouvent des retards; en un mot à celles qui n'offrent véritablement qu'une exagération de l'état physiologique.

Trois divisions principales nous paraissent devoir être adoptées : 1° moyens philosophiques et moraux ; 2° moyens hygiéniques ; 3° moyens pharmaceutiques.

Moyens philosophiques et moraux.

On s'est beaucoup occupé de la question de savoir si la femme devait être initiée de bonne heure aux mystères de la nature. De graves moralistes se sont prononcés contre cette opinion. Voici ce que nous disait un jour à ce sujet une mère de famille qui avait admirablement dirigé l'éducation de ses enfants : « Après avoir mûrement réfléchi sur cette question, je me suis décidée pour l'affirmative, que je crois le seul parti convenable. Des notions courtes, mais précises, sur les organes propres au sexe, sur les fonctions qu'ils doivent remplir un jour, épargneraient bien des erreurs, dissiperaient une foule de préjugés, mettraient la femme à même d'être utile à ses semblables, et l'empêcheraient de tomber dans des fautes. La jeune fille ainsi élevée, verrait sans effroi l'apparition des règles, et une pudeur mal placée ne l'empêcherait pas de réclamer à temps les avis d'un médecin éclairé. » Il n'y a qu'une mère qui puisse dire de pareilles choses.

Ces conseils nous paraissent excellents, aussi nous empressons-nous d'y soucrire. Mais il y a d'autres règles à tracer pour le genre de vie : on commence de très-bonne heure, chez les demoiselles, l'étude des arts d'agrément : à peine l'enfant exprime-t-il ses premières sensations, qu'on fait résonner à ses oreilles les accords si enivrants de la musique ; des heures entières sont données à cet art puissant. La danse, la peinture viennent se joindre à la musique, et le système nerveux, déjà si irritable, le devient bien plus encore à l'aide de pareils stimulants. Dans notre état social, il est impossible de bannir les arts de l'éducation, et malheureusement ils ne se perfectionnent que par des années d'études ; mais ne peut-on contrebalancer leur action sur le système nerveux, et par suite sur la menstruation, par des exercices gymnastiques, par la culture des travaux intellectuels, par des travaux plus sérieux que ceux auxquels se livrent habituellement les jeunes personnes ? L'étude de l'histoire, si attrayante lorsqu'elle est bien présentée, la vie des hommes célèbres, celle surtout des bienfaiteurs de l'humanité, la connaissance des principales découvertes qui ont amélioré, changé la face des empires, les connaissances relatives à quelques branches de l'histoire naturelle, et surtout un bon enseignement religieux et moral ; tels sont les sujets qui, en occupant l'esprit, font une heureuse diversion.

A plus forte raison doit-on recommander aux mères d'éloigner de leurs filles tout ce qui peut agir trop vivement sur le système nerveux, sans aucune utilité pour leur éducation : c'est proscrire les bals, les raouts, les spectacles, les conversations peu mesurées. L'arrivée trop hâtive des règles est, pour une foule de jeunes personnes, une source d'incommodités toujours renaissantes, sans parler de celles dont l'arrêt de développement ou une constitution délicate en paraissent les conséquences. Il y a déjà long-temps que Tissot avait judicieusement observé que les règles prématurées des filles des villes contribuent souvent à les affaiblir pour toute la vie, et à jeter chez elles le germe de toutes les maladies de langueur.

Moyens hygiéniques.

Un grand nombre de parents sollicitent les secours de la médecine pour leurs filles à l'époque de la menstruation; souvent ils ont raison, mais souvent aussi leurs craintes sont exagérées. En thèse générale, il ne faut jamais prescrire de remèdes avant d'avoir bien examiné la personne pour laquelle on est consulté. Ira-t-on fatiguer l'organisation, affaiblir les forces, parce qu'une jeune fille a de temps en temps des douleurs dans les côtés, de petites coliques, un peu d'étourdissement ou de céphalalgie? Si elle jouit d'ailleurs d'une bonne santé, si elle conserve sa gaieté, si toutes les fonctions se font bien, il faut laisser agir la nature, elle fera beaucoup mieux ses affaires que si elle les confiait à des mains étrangères.

Mais si les symptômes généraux et locaux sont nettement dessinés, si la santé paraît souffrir, le médecin ne doit pas rester spectateur oisif. Un premier soin, c'est de jeter un coup d'œil sur ce qu'on est convenu d'appeler les matériaux de l'hygiène. L'habitation, la nourriture, l'habillement, les exercices intellectuels et physiques, les excrétions, le tempérament, l'idiosyncrasie, sont-ils dans des conditions convenables? S'il y a quelque chose de dérangé ou de nuisible, en quoi cela consiste-t-il? Telles sont les premières questions qu'il est tenu de s'adresser, et leur solution suffit souvent pour rétablir l'ordre.

Ceci posé, voyons ce qu'il convient de faire lorsque les

règles commencent à couler, ou que les signes précurseurs annoncent leur première apparition. Il faut com-
mander le repos et la position horizontale sur un canapé,
une chaise longue ou un lit. On peut prescrire quelques
légères infusions théiformes tièdes ou dégourdies ; donner
des aliments faciles à digérer. Les jeunes personnes doivent éviter le froid ou le chaud. Le ventre ne sera point
comprimé, et si l'écoulement est peu abondant, comme
cela arrive très-souvent au début, il ne faut pas faire usage
de garnitures, car plusieurs fois l'application du linge, dans
ces circonstances, a déterminé une suppression.

Si la menstruation s'annonce, mais fatigue inutilement
l'économie, on doit chercher à la favoriser, et pour cela
il faut prendre en considération le tempérament.

La jeune personne est-elle nerveuse, délicate, élevée
dans la mollesse ; il faut recommander l'exercice en plein
air, en voiture, de petites promenades à cheval, en un mot
tout ce qui peut imprimer une légère stimulation au système musculaire. Si elle habitait la ville à cette époque, il
serait convenable de l'envoyer à la campagne. Si elle est
triste, mélancolique, on doit redoubler d'attention, de
prévenances auprès d'elle ; lui parler toujours d'un ton
bienveillant ; car nous savons combien les femmes sont
impressionnables dans ces moments. Les distractions ne
peuvent que lui être avantageuses ; on la conduit dans des
réunions agréables, où elle trouve des compagnes de son âge,
d'une humeur enjouée. La danse, comme gymnastique, les
lectures amusantes, les divertissements, doivent tour à tour
être mis en usage avec la prudence maternelle. Il faut éloigner avec le plus grand soin ce qui exalterait sa jeune imagination ; les spectacles, les romans, les veilles prolongées,
les conversations trop tendres, ne peuvent, comme nous

l'avons déjà fait observer, qu'exciter son système nerveux. La nourriture doit être prise parmi les aliments adoucissants, faciles à digérer ; les assaisonnements, les épices, les aromates, les vins capiteux, alcoholiques, seront bannis du régime.

Chez les jeunes personnes robustes, dont tous les accidents dépendent d'une sorte d'excitation des forces vitales, le régime doit être excessivement tenu ; le lait, les viandes blanches, les légumes, formeront la base de leurs repas. Il n'y aurait point d'inconvénient à ce qu'elles ne bussent que de l'eau. L'exercice chez elles doit être poussé jusqu'à la fatigue. Il ne faut pas craindre de les faire marcher, de leur donner beaucoup d'occupation. Nous avons connu plusieurs jeunes personnes de ce tempérament, qui avaient une disposition continuelle à s'assoupir. L'observation de ces préceptes leur a permis de franchir la première apparition sans aucune autre médication.

Lorsqu'au contraire les jeunes personnes sont d'un tempérament lymphatique, il faut s'occuper de remédier à cet état : je suppose que tous les organes soient sains, que le défaut d'énergie tienne au système, il faut retremper l'organisation, et lui donner un nouveau degré de force. Plus d'une fois, dans de pareilles circonstances, nous avons admiré l'heureuse influence d'un air vif et chaud à la campagne. De jeunes personnes que nous avions vues pâles, étiolées, souffrant beaucoup pour être réglées, revenaient au bout de quelques mois, fortes, colorées et parfaitement menstruées. La nourriture des filles robustes ne pourrait convenir ici, il faut donner des viandes rôties, des légumes au jus, du bon bouillon ; prescrire de l'eau rougie pour boisson, et à chaque repas un verre de vin de Bordeaux vieux. Les vêtements méritent une attention particulière : les jeunes personnes lymphatiques doivent se couvrir de flanelle, porter des caleçons, se tenir chaudement. L'usage du caleçon devrait être général parmi les femmes ; il préserverait d'une foule d'incommodités, de maladies, de la mort même. Frank rapporte qu'une demoiselle de ses parentes, d'une santé brillante et d'une rare beauté, assistait à un bal dans la saison froide du carnaval ; elle avait ses règles. Après avoir dansé toute la nuit, elle sortit de bon matin, trempée de sueur, et n'attendit pas sa voiture pour se rendre à sa maison, qui était, à la vérité, peu éloignée. Elle fut bientôt en proie à une métrite qui se termina par la mort le quatrième jour.

L'habitation est encore fort importante : on doit choisir une exposition au midi ou à l'est, bien aérée, et loin de l'eau.

Les moyens hygiéniques que nous venons d'indiquer, et le traitement pharmaceutique que nous allons faire connaître, s'appliquent également aux accidents qui proviennent de la difficulté, du retard, de l'irrégularité, de l'intensité des symptômes généraux et locaux chez les femmes déjà menstruées. Mais il y a des modifications relatives au temps des accidents dont les retours sont souvent périodiques, et aux intervalles de calme pendant lesquels on ne doit pas se borner aux palliatifs. Le médecin aura soin de prescrire un régime de vie convenable et d'écarter les causes occasionelles de l'indisposition.

Pendant l'écoulement, il y a plusieurs précautions à prendre. Il ne faut ni boire à la glace, ni se mettre les pieds ou les mains dans l'eau froide ; le refroidissement est une des causes les plus fréquentes de suppression. L'excitation plus grande du système nerveux à l'époque menstruelle, surtout chez les demoiselles riches, élevées dans le luxe, est un motif suffisant pour engager les per-

sonnes qui les entourent à ne point blesser leur susceptibilité momentanée. Les émotions suppriment les menstrues aussi souvent que le froid. A moins de maladies graves, les remèdes ne doivent pas être administrés dans cette
période, quoique l'expérience démontre que cela a eu souvent lieu sans inconvénients.

Autant les manœuvres coupables peuvent occasioner
de maladies, d'accidents de tous genres aux jeunes personnes qui ont été assez malheureuses pour s'y abandonner, autant l'usage des plaisirs de l'amour a été quelquefois utile pour procurer la menstruation. Mais avant de conseiller le mariage, il faut bien s'assurer que les organes
génitaux seuls manquent de stimulation, que les femmes
ne sont pas délicates, épuisées, car on les tuerait alors,
en voulant forcer l'éruption des menstrues. Aussi croyons-
nous que l'aménorrhée primitive et la suppression momentanée des règles sont plutôt avantageuses que nuisibles
aux jeunes filles molles, lymphatiques, délicates, lorsqu'elles ne déterminent pas de souffrances, parce qu'alors
le défaut de sécrétion est remplacé par une nutrition plus
active. Mais lorsque l'utérus ou les organes sexuels sont
seuls dans l'asthénie, ou qu'ils jouissent d'une sensibilité spéciale, le mariage est souvent alors le seul moyen
convenable ; il fait quelquefois même apparaître les règles à
une époque très-avancée de la vie. Pechlin rapporte qu'une
femme forte et d'une bonne santé, vécut jusqu'à l'âge de
quarante ans sans avoir eu ses règles. Elles se montrèrent
ensuite dès la première nuit de son mariage, et continuèrent pendant deux ans, après lesquels elle devint grosse. Elle
eut successivement trois enfants avant l'âge critique. (1)

____

(1) Pechlin, *Observationum physico-medicarum.* Lib. III, Hambourg, 1691,
in-4°.

La privation du mariage pour les jeunes personnes dont l'utérus jouit d'une sensibilité très-vive, peut produire la mélancolie, le dégoût de la vie, la manie, ou la fureur utérine. C'est ce qui a fait dire à Hippocrate : *Virginibus suadeo quibus tale quid accidit ut citissimè cum viris jungantur, quod nisi fiat, unà cum pubertate, aut non ità multò post, his tentabuntur, nisi viro jungantur.* On a vu, dit Frank, survenir la première nuit du mariage un flux menstruel qu'on avait vainement attendu de l'emploi des remèdes; et après la conception, sans autre secours, la santé reparaître avec ses couleurs vermeilles sur un visage naguère couleur de cire.

Il arrive fréquemment qu'on est consulté pour de jeunes personnes qui présentent, à l'époque où elles doivent être menstruées, des symptômes qui indiquent la souffrance d'un organe ; elles toussent, elles ont des palpitations. Les préceptes que nous avons formulés dans l'historique des prodrômes de la première apparition, doivent recevoir ici leur application.

Moyens thérapeutiques.

Il est souvent nécessaire d'aider la nature, et l'art a plus d'une fois favorisé l'arrivée des règles. La médication varie encore selon les tempéraments et les idiosyncrasies.

Chez les jeunes personnes dont l'éruption des règles est pénible, difficile, à raison d'un excès de susceptibilité nerveuse, on doit conseiller les boissons émulsionnées, les infusions tièdes de tilleul, d'oranger, de camomille; les bains tièdes généraux et partiels, les vapeurs tièdes dirigées vers les organes génitaux, les fomentations sur l'hypogastre avec une éponge imbibée d'un liquide adoucissant, viennent seconder l'action de ces remèdes. Les doux antispasmodiques et les légers calmants apaisent parfois merveilleusement les spasmes. Plusieurs fois nous avons vu les préparations opiacées administrées en lavement, procurer une amélioration marquée. L'application de quelques sangsues à la vulve, imprime parfois une heureuse modification. Il en est de même de l'emploi des ventouses sèches aux cuisses, et des cataplasmes sinapisés proposés par M. Carmichaël.

Lorsque les jeunes filles sont robustes, on doit recommander les fumigations émollientes, les injections, les bains, les demi-bains, les pédiluves, les boissons agréablement acidulées. C'est dans ce cas que, d'après l'axiome des anciens, *quæ ob plenitudinem non purgantur sectione vænæ curantur*, on pratique des émissions sanguines. Les anciens prescrivaient la saignée du pied, parce qu'ils croyaient qu'elle attirait le sang vers les parties inférieures. Galien, et depuis lui, tous les praticiens ouvrent la veine deux ou trois jours avant l'apparition des symptômes. L'inutilité des saignées générales dans un certain nombre de cas, et l'avantage des écoulements partiels, a engagé les médecins à appliquer des sangsues à la vulve aux époques qui correspondent à l'effort hémorrhagique. Il ne faut pas limiter l'usage de ce moyen à un seul mois, mais le renouveler pendant plusieurs mois. Si la pléthore générale réclame les premiers secours, il ne faut pas se borner aux sangsues, mais commencer par une saignée de bras.

Il est très-important de bien distinguer les cas dans lesquels conviennent les émissions sanguines, car si l'on s'opiniâtrait à y avoir recours, on pourrait donner lieu à des accidents graves.

Obs. LX. — Une jeune personne parvenue à l'époque

de la menstruation, éprouva des symptômes de pléthore locale et générale qui firent penser au médecin que la saignée était nécessaire. L'emploi répété de ce remède détermina une grande faiblesse et une décoloration de la peau. Cet état fut pris pour de la chlorose, et traité en conséquence. La jeune malade fut obligée de garder le lit. Elle ne pouvait se lever sans perdre connaissance. Tous les remèdes furent cessés ; il y avait un an qu'on la traitait. Sur l'avis d'un autre praticien, elle fut envoyée à la campagne, et sous l'influence d'un air pur, d'une bonne nourriture, les forces revinrent ; elle put quitter le lit. Trois mois s'étaient à peine écoulés depuis son séjour à la campagne, qu'elle avait recouvré la santé ; bientôt les règles apparurent sans aucun effort ; et depuis elles se sont toujours montrées régulièrement. Cette jeune personne, que nous avons vue, plusieurs années après, dans le service de M. Andral, était bien conformée, intelligente, d'une bonne constitution, d'un tempérament lymphatico-sanguin, et analysait très-bien ce qu'elle avait éprouvé.

Frank a rapporté l'histoire d'une femme qui devint aveugle par la suppression subite des menstrues. La saignée réitérée ne put lui rendre la vue, qui se rétablit spontanément au bout de trois mois, par le retour des menstrues.

Chez les jeunes personnes lymphatiques, ces moyens seraient inutiles ; il faut alors prescrire les toniques, les ferrugineux, comme l'eau ferrée, la limaille de fer avec le vin blanc, les pilules de Blaud, de Valette, le pain minéral du docteur Bonnel, les poudres ferrugineuses du docteur Quesneville, ou bien les eaux minérales ferrugineuses de Vichy, de Plombières, de Spa. Mais une grande prudence est nécessaire dans l'emploi de ces remèdes, dont il importe de bien surveiller l'action sur l'économie. Le bon vin de Bordeaux convient encore dans les cas de ce genre. C'est surtout pour les femmes de ce tempérament, que l'association des lois de l'hygiène est extrêmement utile. Les bains aromatiques sont également avantageux. Il en est de même des bains froids.

Depuis Hippocrate, les purgatifs sont employés pour déterminer l'apparition des règles. Les plus généralement recommandés sont les aloëtiques, qui agissent sur le rectum d'une manière plus spéciale. Les évacuants conviennent surtout chez les personnes lymphatiques; ils stimulent les intestins et les débarrassent des matières saburrales qu'ils contiennent. Ces médicaments ne peuvent être prescrits que par un médecin.

MM. Trousseau et Pidoux ont préconisé l'usage des antispasmodiques. La valériane semble surtout avoir calmé beaucoup d'accidents nerveux.

Un grand nombre de moyens divers ont été tour à tour préconisés pour favoriser le cours des règles. Le magnétisme et l'électricité paraissent avoir réussi plusieurs fois. Si l'on appliquait les conducteurs électriques à l'organe utérin, il serait nécessaire, comme l'a indiqué M. Mojon, d'empêcher la vessie de recevoir les influences de cet agent, qui pourrait précipiter quelques sels.

Un remède d'un usage général, et dont la popularité s'étend à l'Allemagne et à d'autres contrées, est le safran. Les propriétés de cette plante doivent résider dans son principe stimulant volatil. A raison même de cette propriété, le safran ne peut être d'un usage général; aussi Pierre Frank, que nous aimons à citer à cause de son immense pratique, dit-il que cette substance a produit la ménorrhagie, l'hémoptysie et diverses inflammations viscérales. Il en est de même du pouliot, du marrube blanc, du dyctame, de la matricaire, de la mélisse, de l'aristoloche, de la garance; ces plantes sont nuisibles ou salutaires par leurs propriétés stimulantes. Dans ces dernières années on a préconisé le seigle ergoté à la dose de 25 à 30 centigrammes, ou 5 à 6 grains, le cyanure d'or, l'extrait d'aconit, etc.

Malgré les éloges qu'on a donnés aux emménagogues, les hommes prudents ne s'en serviront qu'avec réserve. L'armoise, et surtout la rue et la sabine, sont souvent employées dans des intentions coupables, et leurs funestes effets peuvent être fréquemment observés.

On lit dans les actes d'Édimbourg, qu'un médecin parvint à rappeler les règles, en dirigeant la vapeur de l'eau chaude vers les parties génitales, tandis qu'il comprimait modérément, à l'aide du tourniquet, les artères fémorales; il réitéra plusieurs fois cette opération, qui durait une heure.

Il faudrait des pages entières, si nous voulions seulement énumérer les remèdes qui ont été proposés pour appeler, régulariser le cours des règles. Nous avons indiqué les principaux, nous compléterons ce qui est relatif à ce sujet dans les différents chapitres qui nous restent à traiter.

CHAPITRE XI.

LA période utérine est accomplie. Le flambeau de la vie, allumé par la nature dans le sein de la femme, est éteint. Elle a légué à d'autres l'admirable fonction de la conservation de l'espèce. Jusqu'alors la joie et l'orgueil de l'homme, elle va devenir son amie, sa consolation et son appui. Si, pénétrée de l'importance de sa mission, elle a doté ses enfants du plus grand des biens, une éducation religieuse, morale et intellectuelle, une nouvelle existence va commencer pour elle; les plaisirs domestiques, les jouissances de la famille, la dédommageront de ce qu'elle a perdu.

Mais à quel âge arrive ce grand changement? Par quels phénomènes s'annonce-t-il? Est-il aussi redoutable qu'on l'a prétendu? La vie court-elle réellement des dangers? Telles sont les questions que nous allons successivement passer en revue.

On a dit d'une manière générale, que la cessation des règles arrivait vers la quarante-cinquième année dans nos contrées, un peu plus tôt, un peu plus tard. Le fait est vrai ; mais nous croyons que cette appréciation pourra être mieux faite, si l'on a sous les yeux un tableau qui indique les différentes époques de l'âge critique. Nous avons recueilli 181 observations de femmes qui avaient cessé de voir ; en voici les résultats :

Tableau des différentes époques de l'âge critique chez 181 femmes.

			suite			suite			suite		
21 ans	2		35 ans	6		44 ans	13		53 ans	2
24 »	1		36 »	7		45 »	13		54 »	5
26 »	1		37 »	4		46 »	9		55 »	2
27 »	1		38 »	7		47 »	13		56 »	2
28 »	1		39 »	1		48 »	8		57 »	2
29 »	1		40 »	18		49 »	7		60 »	1
31 »	3		41 »	10		50 »	12			14
32 »	2		42 »	7		51 »	4			16
34 »	4		43 »	4		52 »	8			64
										87
	16			64			87			181

La cessation des règles peut donc avoir lieu à des époques très-différentes, puisque nous l'observons ici depuis 21 ans jusqu'à 60. Mais elle affecte alors des proportions fort diverses ; tandis qu'elle n'arrive que de loin en loin, et par des circonstances que nous ferons connaître, dans les jeunes années de la femme, elle se montre très-fré-

quente vers 40 ans, et jusqu'à 50 elle est fort commune ;
à partir de ce temps, elle diminue sensiblement, et, dans
les dernières années du tableau, elle suit l'échelle de proportion des premières années.

M. Pétrequin a trouvé que chez 60 femmes la cessation des règles avait eu lieu,

$$
\begin{array}{llc}
\text{de } 35 \text{ à } 40 \text{ ans chez} & 1/8 \\
40 \text{ à } 45 \text{ »} & 1/4 \\
45 \text{ à } 50 \text{ »} & 1/2 \\
50 \text{ à } 55 \text{ »} & 1/8
\end{array}
$$

Il pense également que les trois quarts des femmes cessent d'être réglées entre 40 et 50 ans.

Pendant cette période décennale, le chiffre est beaucoup
plus considérable que celui de toutes les colonnes réunies,
puisqu'il est de 114, tandis que l'autre n'est que de 67. On
ne peut donc avancer, comme l'ont fait quelques auteurs,
que le plus grand nombre de femmes perdent à 45 ans,
puisque de 40 à 50 on trouve que le chiffre est presque
le même pour plusieurs années. Dans nos recherches,
l'âge commun du plus grand nombre serait 40 ans. La
colonne qui offre ensuite le plus d'observations de méno-
pauses, est celle qui précède 40 ans, tandis que celle qui
vient après 50 ans en contient beaucoup moins.

Il serait curieux de savoir si l'habitation, le tempérament, la constitution, les cheveux, la taille, la profession, le genre de vie, l'éducation, l'état de fille ou de
femme, ont quelqu'influence sur la cessation des règles ;
nos recherches sur ce point ne nous ont rien offert de précis. On a prétendu que cette époque était, en général,

subordonnée à la première apparition, dont elle suivait l'éruption prématurée ou tardive; mais cette opinion n'est point adoptée par tous les médecins. Frank a eu l'occasion de se convaincre dans la Lombardie et à Milan, qu'un grand nombre de filles réglées de fort bonne heure, ne perdaient que vers 48 ans et plus tard encore.

Si la cessation des règles qui a reçu les noms de menespausie, d'âge de retour, de temps ou d'âge critique, de déclin d'âge, de verte vieillesse, etc., a plus particulièrement lieu de 40 à 50 ans, il nous reste à examiner la durée de la période et celle des accidents.

178 femmes nous ont fourni les matériaux de ces nouvelles recherches. Nous avons noté exactement l'époque à laquelle elles avaient été menstruées, et celle où elles avaient cessé de l'être; et le dépouillement de ces faits nous a donné les renseignements suivants:

Tableau de la durée de la période utérine chez
178 femmes.

5	ans	1	23	ans	12
6	»	1	24	»	8
8	»	1	25	»	8
11	»	1	26	»	11
16	»	4	27	»	7
17	»	4	28	»	6
18	»	1	29	»	7
19	»	3	30	»	13
20	»	3	31	»	13
91	»	4	32	»	9
22	»	3	33	»	9

34 ans		7	40 ans		7
35	»	5	41	»	1
36	»	10	42	»	3
37	»	6	43	»	1
38	»	5	44	»	1
39	»	2	48	»	1
					178

Des différences extrêmement tranchées se présentent ici entre les périodes; ainsi de la première, qui indique seulement un laps de 5 années, à la dernière, qui annonce une durée de 48 ans, la distance est considérable. Elle peut, dans quélques cas rares à la vérité, être plus longue encore. Gardien, dans son *Traité des accouchements,* à l'article *Menstruation*, a consigné le fait d'une femme de 75 ans qui était parfaitement réglée. On n'a point oublié l'observation curieuse de cette demoiselle menstruée jusqu'à 72 ans, et dont les organes sexuels étaient sains. Mais les deux extrêmes sont des exceptions, et c'est dans le chiffre moyen qu'il faut chercher la vérité. La période qu'on regarde comme la plus ordinaire, est celle de 30 ans. Dans nos colonnes elle est loin d'être l'époque dominante; plusieurs autres sont même égales pour le nombre. Si l'on cherche l'âge moyen, il se rapproche beaucoup de la période de 30 ans; car il est compris entre 28 et 29 ans.

Parmi les faits de périodes critiques d'une durée peu ou long-temps prolongée, nous avons choisi les suivants:

Obs. LXI. — Albert, âgée de 46 ans, maigre, mais d'une bonne constitution, entre à la Pitié en septembre 1835, dans le service de M. Louis. Cette femme, originaire de Metz (Moselle), a été réglée pour la première fois à 10 ans et 1/2, sans avoir éprouvé de souffrances. Après l'écoulement du sang, elle n'a point vu pendant cinq à six mois, ce qui lui occasionait de vives souffrances dans le bas-ventre. Au bout de ce temps les règles se sont montrées régulièrement tous les mois. Elle avait beaucoup de flueurs blanches avant et après ses époques. A vingt-huit ans elle a cessé entièrement de voir. Les accidents ont consisté dans une hémorrhagie qui a duré un an, dans de violentes coliques et dans un sentiment de pesanteur. Depuis dix-huit ans que cette époque est passée, elle n'a rien ressenti du côté de l'utérus, et la santé s'est toujours soutenue.

Obs. LXII. — Le 16 juillet 1834, la nommée Théviot, née à Rouen, âgée de 29 ans, d'un tempérament lymphatique, d'une constitution détériorée, de taille moyenne, est reçue dans le service de M. Louis, pour une affection présumée de l'utérus. Réglée à 16 ans, sans douleurs, elle l'a toujours été régulièrement, et abondamment pendant 5, 6, 8 jours. Elle a eu deux enfants ; les couches ont été heureuses. A 27 ans, retour des règles, trois jours après une époque ; le lendemain hémorrhagie considérable dont il lui est impossible de trouver la cause. Depuis la perte, les règles n'ont plus reparu ; elles ont été remplacées quelque temps après, par un écoulement. Pendant son séjour à l'hôpital, elle présente des symptômes de paralysie et d'affection tuberculeuse. La mort, qui a eu lieu dans la maison, permet d'examiner l'état des organes ; il n'y a rien dans le *cerveau, dans les poumons et dans l'utérus ;* on trouve au-dessus de l'anus des végétations syphilitiques qui ont détruit une partie de la cloison recto-vaginale. La période utérine a duré 11 ans dans ce cas, et 16 dans le précédent.

Obs. LXIII. — Le 11 novembre 1834, on reçoit dans les salles de M. Louis, à la Pitié, la nommée Durand, âgée de 37 ans. La menstruation s'est établie difficilement à 16 ans, après deux mois de souffrances. Depuis, les règles sont toujours bien venues jusqu'à l'âge de 21 ans. Pendant cet intervalle, elle s'est mariée, et à eu quatre enfants; les couches ont été heureuses. Le neuvième jour de sa dernière couche, elle croit apprendre que son mari est noyé; la frayeur s'empare d'elle; elle avait ses menstrues; elles sont immédiatement supprimées, et elles n'ont plus reparu. Seize années se sont écoulées depuis cette époque. La période utérine a été de 5 ans.

Obs. LXIV. — La nommée Birey, âgée de 32 ans, couturière, née à Loches (Indre-et-Loire), brune, nerveuse, grande, d'une constitution sèche, entre le 7 novembre 1838 à l'Hôtel-Dieu, service de M. Jadioux. Les règles ont paru pour la première fois à 13 ans. Peu de temps après elle s'est mariée, et a eu successivement quatre enfants. Lors de sa dernière couche, elle avait 21 ans; dans le courant de cette même année, le feu prend chez elle. La terreur qu'elle en éprouve est si grande, que ses menstrues, qu'elle avait alors, s'arrêtent brusquement. Une jaunisse très-intense succède à cette impression, et la malade est obligée de garder trois mois le lit. Depuis douze ans la menstruation ne s'est plus montrée, sans qu'il y ait eu d'accidents du côté de l'utérus, à l'exception des deux années qui ont suivi la suppression, et qui ont été marquées par des douleurs très-vives dans cette partie, douleurs qui lui faisaient croire qu'elle allait mettre un enfant au monde. Ce symptôme a été remplacé par des souffrances dans les membres, et surtout dans les articulations. C'est même pour cette espèce de rhumatisme qu'elle a été reçue à l'hôpital. La période utérine a été chez elle de 8 ans. Nous pourrions encore citer l'histoire de la nommée Prevot, chez laquelle cette période ne dura que six ans; mais comme ce fait doit naturellement trouver sa place dans le chapitre où nous traiterons de l'influence des règles sur les maladies, nous ne faisons que l'indiquer ici.

Obs. LXIV. — Le 16 novembre 1837, Jourin, âgée de 67 ans, boutonnière, née à Mellancourt (Meuse), femme forte, d'un tempérament sanguin, entre à l'hôpital de la Charité. Elle a été menstruée à 12 ans, dans son pays, sans accidents; mariée, elle a eu plusieurs enfants. Jamais ses règles n'ont été dérangées. A 60 ans elle a cessé de voir, après avoir eu quelques irrégularités pendant 4 à 5 mois. La période utérine s'est prolongée 48 ans.

La durée des accidents du temps critique complète nos recherches sur l'âge de la cessation des menstrues. Nous l'avons étudiée chez 141 femmes qui se subdivisent en quatre sections. La première, qui comprend les femmes dont la ménopause est passée depuis plus ou moins long-temps, compte 80 individus : la seconde, qui renferme celles chez lesquelles les accidents se sont passés tout à coup, en contient 28; la troisième, qui présente les femmes dont la période était passée sans qu'elles pussent préciser le temps, est de 12; enfin dans la quatrième, dont le nombre est de 22, les accidents duraient encore.

Tableau du temps de la durée des symptômes de l'âge critique chez 80 femmes.

6 jours et 6 nuits	1	1 an 4 mois	1
8 »	9	1 an 6 mois	2
15 »	1	1 an 7 mois	1
2 à 3 mois	5	2 ans	10
4 » mois	2	2 ans 6 mois	1
4 à 5 mois	1	2 à 3 ans	1
5 à 6 mois	1	3 ans	7
6	7	4 ans	1
7 »	2	5 »	1
8 »	2	8 »	2
9 »	1	10 »	4
1 an	17		80

L'âge commun est ici d'un an ; mais si l'on cherche l'âge moyen, on trouve qu'il est *de deux ans environ,* période de temps assez semblable à celle de l'Angleterre. Suivant les auteurs de la *Cyclopédie*, elle serait comprise entre deux et trois ans dans cette dernière contrée. Dans les 80 faits qui ont servi de base à ces calculs, les extrêmes sont excessivement remarquables, puisque la première époque n'offre qu'une durée de 6 jours et de 6 nuits, tandis que la dernière période renferme quatre observations de symptômes qui se sont prolongés pendant dix ans. Voici quelques détails sur plusieurs de ces faits :

OBS. LXVI. — Le 18 septembre 1837, Cordier, âgée de 61 ans, cuisinière, née à Château-Neuf (Eure-et-Loire), entre à l'Hôtel-Dieu, dans le service de M. Magendie. Cette femme est petite, a les cheveux châtains, son tempérament est lymphatico-sanguin, sa constitution moyenne. Réglée à 12 ans, à la campagne, elle n'a revu que 6 ans après. Pendant cet intervalle elle a été malade; elle avait surtout de violents maux de tête; on l'a saignée plusieurs fois. Quand ses menstrues se sont régularisées, elle les avait avec une grande force pendant 4 à 5 jours. Leur approche était annoncée par des maux de reins, des nausées, des vomissements. Le plus ordinairement, le flux apparaissait le jour, quand elle travaillait. Les flueurs blanches étaient en petite quantité. Cordier a eu 4 enfants; les suites de couches ont été heureuses. A l'âge de 46 ans elle a perdu son mari; l'impression que cette mort lui a causée a été telle, qu'elle a eu à l'instant une perte de 6 jours et de 6 nuits. Depuis cette époque elle n'a jamais revu, et n'a rien éprouvé du côté de l'utérus. Elle est entrée pour une dyssenterie.

Obs. LXVII. — La nommée Grandidier, âgée de 63 ans, garde d'enfants, née à Dannoue (département de la Meuse), est reçue, le 23 mai 1833, dans le service de M. Louis, à la Pitié, pour une paralysie des extrémités inférieures. Elle a été réglée à 7 ans et demi, et depuis cette époque l'écoulement est toujours venu régulièrement pendant cinq jours. C'est une remarque presque générale, que, quelqu'avancées en âge que soient les femmes, elles se rappellent l'époque de leur première menstruation. Jamais le flux n'a été arrêté que par les grossesses; les couches ont été heureuses; de 48 à 58 ans, elle a eu des hémorrhagies presque continuelles; sans cesse dans le sang, elle est obligée de se garnir à chaque instant. Au bout de ce temps tous les accidents cessent; la santé devient excellente. Grandidier succombe à l'hôpital. L'examen attentif de la moelle épinière fait par M. Barth, ne nous montre aucune lésion de cet organe après une maladie d'environ trois ans. Les organes génitaux sont intacts.

OBS. LXVIII. — Le 6 septembre 1837, la nommée Goupil, âgée de 73 ans, polisseuse, née dans le département de l'Orne, est reçue à l'hospice de la Charité, dans le service de M. Rayer. Ses règles ont paru à 16 ans, mais elles ont été irrégulières pendant qu'elle était fille. Leur durée était de huit jours, et souvent leur force considérable. Après son mariage, qui a eu lieu à 19 ans, ses menstrues se sont régularisées. Elle a eu quatre enfants ; les suites ont été naturelles. Vers 40 ans elle a commencé à éprouver des retards dans les époques : bientôt des pertes considérables se sont déclarées ; elles se montraient tous les deux ou trois mois, et l'obligeaient à garder le lit. Cet état a persisté trois ans ; il lui est survenu à cette époque un écoulement si abondant et de si mauvaise odeur, qu'elle croyait avoir un ulcère. La première fois il a duré cinq mois, la seconde un peu moins. La matrice était lourde, pesante ; la malade y éprouvait des élancements. Elle urinait très-souvent et se plaignait de cuissons. Vers la huitième année des accidents, elle a commencé à ressentir des palpitations, des feux, des chaleurs ; tous les symptômes ont ensuite disparu, et la santé est devenue excellente. A dater de ce moment l'utérus n'a plus été le point de départ d'aucune souffrance, d'aucun désordre. Quinze années se sont écoulées depuis la fin de l'âge critique.

Ces deux observations sont intéressantes sous le rapport du long laps de temps qu'a duré la série des phénomènes qui constituent l'âge critique. Elles ne le sont pas moins à raison de la gravité des accidents qui simulaient, surtout dans le seconde, une lésion organique de l'utérus. Elles prouvent aussi que des affections prétendues cancéreuses de cet organe, dont on a publié partout les guérisons, ne sont souvent que de simples états congestifs, qu'un régime convenable, des bains, du repos ou de l'exercice, selon les circonstances, de la tranquillité d'esprit, dissiperaient facilement. Chez les deux femmes dont il est ici question, tout fut abandonné aux seuls efforts de la nature, et aucun remède ne fut mis en usage.

Nous avons vu que le flux menstruel, quoique resserré entre des limites, en général assez fixes, pouvait les dépasser, et se prolonger très-long-temps. Mais il est vrai de dire que le plus ordinairement ces menstruations extraordinaires sont liées à une lésion de l'utérus ou de ses annexes. La même observation s'applique aux femmes qui, ayant cessé de voir, sont tout à coup surprises par un nouvel écoulement, et qui, dans leur joie, rêvent déjà une seconde jeunesse.

On trouve écrit dans plusieurs ouvrages, qu'il est rare que l'écoulement périodique se passe brusquement. M. Locock ajoute dans la *Cyclopédie*, que cette suppression doit être attribuée au froid, à une frayeur, à quelque maladie aiguë, ou à un autre accident. Lorsqu'elle a lieu de bonne heure, les règles reviennent ensuite. Plusieurs des faits que nous avons publiés, montrent que la cessation peut arriver de très-bonne heure, sans que le cours du sang se rétablisse, et sans que la santé en soit incommodée.

Dans les quarante observations de femmes chez lesquelles les règles se sont supprimées tout à coup, voici comme les choses se sont passées : quatorze fois la cessation s'est montrée brusquement d'un mois à l'autre, quoiqu'aucune diminution, aucune irrégularité n'eût annoncé ce changement. Dans les vingt-six autres cas, la terminaison subite des règles a eu lieu après une couche, le sevragé, des émotions, des chutes, des coups, des blessures, de vifs saisissements par suite de la révolution de juillet, etc.

Cette suppression subite peut arriver chez une femme bien portante, long-temps avant l'époque ordinaire, sans qu'on puisse réussir à rappeler les menstrues par aucun moyen. Pendant des années entières, dit Gardien, la santé se conserve, il se manifeste même de l'embonpoint ; mais, au bout d'un certain temps, la femme éprouve du malaise et devient sujette à des affections aussi graves que variées, qui se succèdent d'une manière irrégulière, tantôt toutes les six semaines ou deux mois, tantôt à des intervalles plus éloignés. Ces alternatives peuvent durer jusqu'à l'époque de la cessation, Il est alors nécessaire de prescrire, aux époques présumées, des remèdes convenables. Nous ne saurions adopter cette opinion de Gardien, parce que nous avons connu plusieurs femmes chez lesquelles la suppression avait eu lieu de très-bonne heure, et qui ont passé l'âge critique, sans que leur santé ait éprouvé aucun accident fâcheux.

En résumé, la période critique arrive de la quarantième à la cinquantième année.

L'âge moyen de la cessation est de 28 à 29 ans environ, et celui de la durée des accidents de près de deux ans. Avec des nombres plus considérables, il pourrait être, dans le premier cas, de trente ans. Le terme moyen de la fécondité est de 25 à 30 ans ; il a donc la plus complète analogie avec la période menstruelle, que M. Londe fixe également à 30 ans dans nos climats (1).

Si nous recherchons maintenant le nombre de jours employés par la nature à la menstration, nous trouvons

----

(1) Londe, *Éléments d'hygiène*, 2ᵉ édition.

que chez une femme réglée trente ans, durant 4 à 5 jours, l'espace de temps consacré à cette fonction sera, dans le premier cas, du septième de la période, et, dans le second, du sixième. Si le flux sanguin se prolonge 8 jours, la femme aura passé dans le sang près de huit années de son existence, ce qui fait un peu moins du quart de la période utérine, perte de temps véritablement énorme. Ajoutez à cela les grossesses, les suites de couches, les suppressions, et vous aurez une idée de l'influence de l'utérus sur la vie des femmes.

L'époque de la ménopause peut avoir lieu subitement, sans que la santé soit compromise. Le plus ordinairement cette suppression brusque est due à des impressions, à des événements quelconques, mais souvent aussi on ne peut en trouver la cause. Lorsque cette terminaison rapide a lieu à l'âge ordinaire, il faut laisser agir la nature, si la femme n'éprouve aucune incommodité.

Symptômes locaux.

Rien de plus commun que d'être consulté dans le monde par des dames qui veulent qu'on rappelle leurs règles. Je n'ai pas vu le mois dernier ; j'ai un retard de quinze jours, trois semaines, disent-elles. A ces mots, le médecin doit être sur ses gardes, et si l'ensemble des traits annonce la maturité de la vie, car il ne fera jamais la faute de demander l'âge, il ne doit plus conserver de doutes, les accidents sont dus à l'époque critique.

C'est presque toujours, en effet, par des retards, des irrégularités, que s'annonce ce grand changement.

Les retards peuvent être forts courts, par exemple de huit jours, quinze jours, trois semaines ; ils peuvent être plus longs de deux, trois, quatre, six, huit, neuf mois, un an, et même un an et demi, comme nous en avons recueilli une observation. Ce symptôme est commun (30 fois).

Les irrégularités dans la menstruation sont aussi très-fréquentes (60). Le cours du flux périodique est complètement dérangé ; il se montre par exemple trois fois dans un mois, tous les quinze jours, toutes les trois semaines ; il cesse et revient alternativement. Dans une observation, nous avons noté qu'après avoir présenté ces variations pendant deux ans, il redevint régulier pendant deux autres années ; puis, par une troisième transition, tout fut terminé, et l'époque critique heuseusement franchie.

OBS. LXIX. — Le 30 octobre 1837, Nolle, âgée de 58 ans, herboriste, née à Paris, est reçue à l'Hôtel-Dieu, dans le service de M. Magendie. Cette femme, bien constituée, sanguine, petite, blonde, a commencé à voir à 12 ou 13 ans. Le flux n'a plus reparu que de loin en loin ; elle était malade, avait des éruptions fréquentes, et parfois du délire. L'écoulement s'établit à 18 ans d'une manière régulière, et depuis ce moment jusqu'à l'âge de 30 ans, il ne se dérange plus. Chaque période est de huit jours. L'écoulement est très-fort pendant quatre jours. Durant ce laps de temps, elle accouche heureusement de six enfants. A 30 ans, sans aucune cause, les règles deviennent irrégulières ; elle a presque toutes les six semaines, pendant quinze ans, des pertes fort abondantes qui persistent quinze jours, et l'obligent à se garnir. Durant cette longue suite d'accidents elle éprouve des coliques, des pesanteurs, des élancements ; elle fait la remarque que les coliques coïncident souvent avec une évacuation de mucosités blanchâtres ; ses articulations sont aussi le siége de violentes douleurs. Treize années se sont écoulées depuis la cessation de ces symptômes, et malgré une première menstruation fort pénible; malgré quinze années de pertes, d'accidents bien propres à faire croire à l'existence d'une affection organique de l'utérus, ce viscère n'offre aucun indice de maladie.

D'autres fois la diminution des menstrues signale le changement. On voit la quantité décroître tous les mois; ou bien le temps de la période se raccourcit; il était de huit jours, il n'est plus que de quatre. Après avoir diminué pendant plusieurs mois, les règles peuvent reprendre leur type normal. Dans quelques circonstances le flux est faible un mois, et plus abondant le mois suivant. Tous ces symptômes et d'autres encore peuvent exister seuls, réunis, combinés, un à un, deux à deux, etc.

Un des phénomènes les plus remarquables de la ménopause, est la *métrorrhagie* : nous l'avons observée 57 fois.

Cette hémorrhagie spéciale peut se montrer sous une foule d'aspects divers; maintenue dans les bornes convenables, elle n'attaque point la santé; elle n'est réellement à craindre que lorsqu'elle est liée à une maladie organique.

L'hémorrhagie de l'âge critique peut éclater tout à coup au milieu de la plus brillante santé. La femme est inondée de flots de sang; d'autres fois la quantité est peu considérable, et à peine est-il nécessaire de prendre des précautions; elle peut durer sans interruption pendant un temps plus ou moins long. Le plus souvent elle cesse, et reparaît fréquemment. Nous l'avons vue débuter au milieu de l'époque menstruelle, et se reproduire chaque mois. Dans quelques circonstances, la perte dure quelques heures, quelques jours; dans d'autres, elle persiste pendant 10 et

15 ans (1), en présentant alors des interruptions. Une disposition importante, c'est que les femmes sont souvent peu affaiblies par ces pertes de sang.

Parmi les faits que nous avons recueillis, plusieurs méritent une attention particulière. Chez une femme bien portante, la métrorrhagie eut lieu subitement, pendant qu'elle travaillait ; elle rendit en même temps des caillots de sang très-volumineux ; chez une autre, la perte se manifesta brusquement, sans motif et au milieu d'une excellente santé. Dans les deux observations l'utérus était sain. L'hémorrhagie dans un cas apparut après une violente colère, remarque que nous avons déjà faite plusieurs fois ; elle fut si abondante, qu'on crut que la patiente allait expirer. Une de ces femmes éprouva pendant trois ans des pertes qui traversaient fauteuils et matelas ; lorsque l'écoulement était arrêté, elle n'était aucunement fatiguée et n'y pensait plus. Une autre femme avait depuis deux ou trois ans des hémorrhagies aux époques menstruelles ; à la révolution de juillet elle eut une si vive frayeur, qu'elle rendit le sang par les organes sexuels, la bouche, le nez, et le fondement. Cet état dura quinze jours, puis tout fut fini, et la santé n'en souffrit plus. Trois autres étaient sujettes à des hémorrhagies foudroyantes ; après ces graves accidents, elles se relevaient affaiblies et reprenaient leurs occupations jusqu'à ce que le sang coulât de nouveau. Toutes ces femmes, après l'âge critique, se sont très-bien portées.

Les observations d'hémorrhagies déplétives du temps

(1) Mlle S. F., réglée à 18 ans, continue de l'être régulièrement jusqu'a 35 ans. A cette époque elle est prise d'une perte qui dure 15 années, tantôt plus forte, tantôt plus faible. Après ce long laps de temps, tous les accidents se dissipent ; elle a aujourd'hui 72 ans ; sa santé est excellente.

L'observation LXIX montre également que les pertes peuvent durer de longues années, sans danger pour la santé.

critique sont beaucoup plus communes qu'on ne le croit ; nous avons vu plusieurs femmes qu'on regardait comme atteintes de lésions organiques de l'utérus, qui, après avoir eu des pertes considérables pendant plusieurs années, ont fini par revenir à une santé parfaite. Dernièrement encore la femme d'un médecin fort connu, a eu des métrorrhagies redoublées. L'examen du col et du corps de l'utérus n'a révélé aucune altération ; aussi n'avons-nous pas hésité à annoncer que cette hémorrhagie était simplement déplétive, et que cette dame guérirait.

Parmi les faits de ce genre que nous avons recueillis, nous citerons les suivants :

Obs. LXX. — Le 26 septembre 1838, on à reçut l'Hôtel-Dieu, dans le service de M. Jadioux, la nommée Ducros, âgée de 50 ans, porteuse d'eau ; brune, forte, bilieuse, et d'une taille moyenne. Cette femme, réglée à 12 ans pour la première fois, n'éprouva d'autres interruptions jusqu'à l'âge de 38 ans, que celles qui furent causées par les grossesses. A cette époque, elle commença à être sujette à des hémorrhagies considérables qui persistèrent pendant trois ans. Les pertes duraient quinze jours, trois semaines, un mois, avec des alternatives de repos et de force. Elles cessaient tout-à-fait, puis reparaissaient avec une violence extrême.

Ducros était obligée de garder le lit, de se garnir ; mais, malgré ces précautions, tout était traversé. Elle avait beaucoup maigri et perdu l'appétit. Ces pertes n'étaient annoncées par aucuns symptômes ; elles venaient à l'improviste ; la malade avait alors des pesanteurs sur le siége comme si elle eût été sur le point d'accoucher ; elle éprouvait en outre des douleurs, des élancements qui étaient surtout sensibles dans les reins et le bas-ventre. Un grand

nombre demoyens furent inutilement employés. Peu à peu
les hémorrhagies s'arrêtèrent; elles furent remplacées par
un écoulement en blanc fort douloureux, qui ne dura que
deux mois. Ce fut le dernier accident du temps critique;
et, depuis neuf ans, Ducros n'a rien ressenti du côté de
l'utérus.

La métrorrhagie peut cesser pendant fort long-temps et
reparaître ensuite. Nous avons recueilli l'observation d'une
femme qui eut, à 37 ans, une hémorrhagie qui dura un
mois, avec une telle violence, qu'on fut obligé de la tenir
au lit, les jambes levées en l'air; tous les accidents se
dissipèrent complétement pendant dix ans. Au bout de ce
temps, l'hémorrhagie reparut quelque jours, puis elle s'arrêta tout-à-fait. Dix-sept ans après, cette femme n'avait eu
aucun symptôme du côté de la matrice.

Quelquefois ces pertes sont annoncées par de véritables
ménorrhagies; tel était le cas d'une femme qui eut, à 40 ans,
à la suite d'une couche, une perte considérable; pendant
huit jours elle rendit de gros caillots. L'hémorrhagie ensuite se régularisa, et ne se montra plus que tous les mois.
Il y avait neuf ans que ces accidents duraient, lorsque
cette femme fut reçue dans le service de M. Jadioux.
L'examen le plus attentif ne montra aucune lésion de l'u-
térus; on ne put trouver que des signes de chlorose.

Obs. LXXI. — Des Granges, âgée de 63 ans, née en
Suisse; grande, brune, lymphatique, fut réglée à 16 ans
dans son pays. Elle avait eu auparavant des étourdissements et des ophtalmies palpébrales. Les menstrues revenaient régulièrement, mais en telle abondance qu'elles simulaient une perte. Cette femme eut quatre enfants qu'elle
nourrit elle-même. A 47 ans les signes de la ménopause se
montrèrent; elle avait des irrégularités auxquelles succé-

daient des pertes. Un jour qu'elle était dans cet état, elle fut frappée de terreur, en voyant tomber mort un homme devant elle. Le sang s'arrêta pendant quarante-huit heures; il reparut ensuite avec une telle abondance, qu'on eut la plus grande difficulté à s'en rendre maître, malgré les aspersions et les injections froides. Cet accident, qui dura dix-sept jours, lui occasiona une grande faiblesse; elle ne pouvait marcher seule. L'hémorrhagie se reproduisit ensuite à diverses époques, laissant des intervalles plus ou moins longs. Après une période de trois ans, le sang s'arrêta entièrement, et depuis treize années la matrice est rentrée dans le repos.

Le diagnostic de ces hémorrhagies déplétives de la ménopause n'est pas toujours facile, et plus d'une fois elles ont été prises pour des symptômes de lésions organiques de l'utérus.

Obs. LXXII. — Madame D..., aussi distinguée par son esprit que par sa beauté, est atteinte tout à coup d'une hémorrhagie très-abondante; elle touche à sa quarantième année; cette idée et les conversations de ses amies, qui ont l'imagination remplie d'histoires d'ulcères de la matrice, plus déplorables les unes que les autres, ébranlent sa raison naturellement forte. Un médecin fameux est consulté; il voit aussitôt une maladie de l'utérus : un second est appelé; il touche, et trouve une chute de l'organe. L'esprit de Madame D.... se rassure, car elle a la certitude qu'il n'existe aucun accident de ce genre. Sur ces entrefaites, elle réclame nos conseils, et nous donne sur son état les détails suivants : les règles ne viennent plus régulièrement et seulement de loin en loin; mais de temps en temps elle a des hémorrhagies assez fortes. Cette dame éprouve des élancements dans la matrice, des douleurs semblables à des coups d'aiguille ; l'organe est lourd, pesant ; elle a des engourdissements dans les cuisses, des tiraillements dans les aînes. Lorsqu'elle est restée quelque temps assise ou couchée, elle ressent des chaleurs, des élancements dans le siége. L'urine coule bien, sans cuisson ; Madame D... va difficilement à la garde-robe. L'appétit est presque nul ; le sommeil souvent interrompu.

Depuis qu'elle éprouve cette série d'accidents, elle a été saignée plusieurs fois ; on lui a fait prendre des boissons adoucissantes et astringentes ; tous les deux jours, elle se met au bain. Sa nourriture est très-légère ; elle garde le repos le plus complet. Dans la journée elle est étendue sur une chaise longue ou sur une causeuse. Madame D... est grande, forte, sanguine ; l'éducation, la fortune, le genre de vie, ont développé chez elle une susceptibilité nerveuse très-grande. La menstruation a eu lieu avant 13 ans ; elle a toujours été abondante et régulière, excepté pendant une grossesse qui a été très-heureuse. Le toucher et le spéculum pouvaient seuls lever toute incertitude. A l'aide de la première de ces explorations, il fut facile de constater que le col de l'utérus avait un développement plus considérable que d'habitude ; on y sentait quelques irrégularités, produites par l'accouchement, mais il n'y avait ni dureté, ni bosselures, ni solution de continuité. Le spéculum fit voir que les deux lèvres et surtout la postérieure étaient d'un rouge plus foncé ; il n'y avait point d'ulcération, ni de petits corps muqueux. La maladie avait déjà un an de date.

En interrogeant les symptômes, l'état actuel, la constitution de Madame D...., le diagnostic nous parut devoir être porté en ces termes : il n'y a pas de lésion organique de l'utérus ; les symptômes sont ceux qu'on observe dans les hémorrhagies déplétives du temps critique, surtout chez les personnes sanguines ; le pronostic est rassurant. Le traitement fut modifié; nous tranquillisâmes le moral ; la guérison, disions-nous, était certaine; il fallait prendre quelques distractions, faire des promenades en voiture; et, si elles ne fatiguaient pas, en commencer quelques-unes à pied : car dans les maladies, il est une époque où l'économie est saturée de diète, de médicaments, de privations; et si l'on s'obstine à les prolonger, il peut en résulter les accidents les plus graves.

Pendant six mois, l'état de Madame D.... présenta des alternatives de mieux et de rechute ; découragée, elle se préparait à aller consulter un médecin homœopathe, lorsqu'elle eut le désir de faire une promenade sur le boulevard ; elle quitte sa voiture, dont elle n'osait pas descendre; à peine a-t-elle mis pied à terre, qu'elle rencontre une dame de ses amies ; elles causent ensemble, visitent les boutiques, examinent les curiosités; deux heures se passent sans qu'elle éprouve la moindre fatigue. Madame D.... rentre chez elle transportée de joie; le lendemain elle se trouvait très-bien. Dès-lors elle n'a plus voulu s'imposer de privations. Les accidents ont bien reparu de temps en temps, mais beaucoup plus faibles et à des intervalles éloignés. Madame D.... a repris ses habitudes ; ses couleurs ont reparu; sa figure, naguère jaunâtre, s'est ranimée ; et depuis plusieurs années aucun symptôme n'est venu l'inquiéter.

Cette observation, pleine d'intérêt sous plusieurs rapports, est très-consolante pour les femmes; car elle leur prouve que des accidents, en apparence fort graves, et simulant même ceux d'un ulcère de la matrice, peuvent très-bien guérir. Quant au médecin, l'exploration des organes lui sert à établir son opinion ; quelquefois cependant l'intégrité des parties extérieures pourrait l'induire en erreur, car il arrive que toute la lésion est au-dedans; et dans d'autres cas, les bosselures du col, sa déformation, sa mollesse, son état sanguinolent, peuvent encore le trom-per, ainsi que M. le professeur Andral en rapporte une observation fort curieuse recueillie dans son service à la Pitié.

Pierre Frank a constaté que ces hémorrhagies du temps critique attaquaient principalement les personnes qui avaient des règles très-abondantes, ou dont l'utérus était atteint d'une faiblesse relative, suite d'accouche-ments réitérés et difficiles, de fréquents avortements; les femmes sujettes à des flux hémorrhoïdaux copieux, sur-tout celles qui s'adonnent aux boissons spiritueuses. Nous ajouterons que nous les avons observées chez les femmes pléthoriques, très-nerveuses; chez celles qui s'étaient li-vrées souvent aux plaisirs de l'amour, et qui s'y livraient encore avec force à cette époque de la vie. Cullen a fait la remarque que l'hémorrhagie utérine précède la cessa-tion des règles, surtout chez les femmes sanguines; ou bien qu'elle se montre, chez les jeunes personnes, lorsque les règles ont été supprimées pendant plusieurs mois; dans ces cas, la maladie est moins grave, surtout si le sang est d'un rouge foncé, et s'il coagule facilement; mais, s'il est peu coloré, ichoreux ou fétide, il y a beaucoup plus à craindre.

Il arrive fréquemment que les pertes utérines alternent avec des écoulements blanchâtres, jaunâtres, plus ou moins abondants. Quelquefois ces écoulements sont mêlés au sang, et leurs teintes sont alors très-différentes, suivant la quantité plus ou moins grande qu'ils contiennent de ce li-quide; le plus ordinairement ils succèdent aux flux de sang, et les remplacent entièrement. Quelquefois ils sont le seul symptôme de l'époque. Leur durée peut être très-courte ; elle peut se prolonger pendant plusieurs années. Leur abondance, leur fétidité en ont imposé dans plusieurs circonstances, pour des suites de carcinôme. L'écoulement blanc du temps critique offre, comme la leucorrhée, des alternatives de flux et de suppression. Sa rétention paraît occasioner des coliques très-vives. Les émotions le font couler ou le suppriment. Il en est de même de l'action des agents physiques. Après avoir offert pendant long-temps une teinte jaunâtre, il peut devenir sanguinolent, puis cette coloration finit par disparaître. Lorsque cet écoulement ne se rattache point à une maladie de l'utérus, il se termine toujours d'une manière heureuse. Il s'observe dans un assez grand nombre de cas chez des femmes qui étaient sujettes aux flueurs blanches, et semble alors n'en être qu'une continuation ou qu'une augmentation. Jusqu'à un certain point, l'écoulement blanc de la ménopause nous paraît se rapprocher de celui qui résulte du mode de cicatrisation des tissus divisés.

D'autres phénomènes locaux, moins ordinaires et moins importants, s'observent encore au temps critique ; tels sont les douleurs utérines, les élancements, les coliques, la pesanteur, es maux de reins, les changements de couleur du sang et les demangeaisons des parties sexuelles.

La tuméfaction de l'abdomen qui arrive assez souvent à cette époque, fait croire aux femmes qu'elles sont grosses ; ce qui les confirme dans leur erreur, c'est que leurs seins prennent de la consistance, de la fermeté, du volume. Ils peuvent parfois distiller du lait. Aussi n'est-il pas rare de les voir s'abandonner aux plus douces illusions, quelquefois même elles préparent le trousseau de l'être chéri : mais l'expulsion d'une grande quantité de sang, d'une mole, quelquefois même l'affaissement subit du ventre, sans aucun autre symptôme, viennent faire connaître la triste vérité.

OBS. LXXIII. — Madame ...., âgée de 40 ans, très-forte, d'une belle constitution, d'un tempérament sanguin prononcé uni à un peu de susceptibilité nerveuse, éprouva en 1833 des symptômes qui lui firent penser qu'elle était enceinte. Les règles étaient supprimées depuis trois mois ; le ventre était plus développé ; il y avait une sensation de pesanteur dans le bassin. Tout à coup ces symptômes disparurent, et un an se passa sans qu'elle éprouvât aucun dérangement dans sa santé. Au bout de ce temps elle eut un nouveau retard de trois mois ; le ventre prit du volume. Cette dame, qui avait eu plusieurs enfants, se crut encore grosse ; le soir elle remarquait que le ventre était un peu moins proéminent. Toutes les autres fonctions se faisaient parfaitement.

Un matin, Madame ...., qui prétendait avoir senti remuer depuis plusieurs jours, fut prise d'un hémorrhagie utérine très-forte (1ᵉʳ juillet 1834).

En arrivant nous la trouvâmes debout, calme, nullement fatiguée ; nous la fîmes mettre au lit, couverte seulement d'un drap, et nous suivîmes les accidents le doigt sur l'artère. Il était impossible de pratiquer une saignée à cause de l'embonpoint et de l'absence de tout cordon veineux important ; aussi nous bornâmes-nous à prescrire des astringents, des boissons fraîches acidulées et le repos le plus complet. La quantité de sang rendue et reçue dans une bassine, était d'environ trois livres lorsque l'hémorrhagie s'arrêta. L'état du pouls, la conservation des forces, l'affaissement du ventre, ne nous firent point juger nécessaire l'application des linges froids, de la glace, et pendant toute la journée la cessation des accidents ne fit pas recourir à leur emploi. Le lendemain matin nous trouvâmes dans les linges avec lesquels nous avions à demi tamponné le vagin, un gros caillot de sang. Dans la journée quelques signes d'hémorrhagie s'étant de nouveau manifestés, nous fîmes mettre les bras dans un bain tiède, et étant parvenu à sentir la salvatelle, nous pratiquâmes une saignée de 7 à 8 onces; des injections furent prescrites, et nous insistâmes sur les moyens précédemment indiqués.

L'abdomen, qui s'était affaissé le jour de la perte, avait repris son développement; Madame.... y ressentait des mouvements. Nous la touchâmes; le col était allongé, mou; son ouverture était transversale, mais il n'y avait ni amincissement, ni augmentation de volume, le corps seul était plus gros; aucune de ces parties n'était sensible, l'abdomen n'était point douloureux; l'embonpoint ne permettait de rien distinguer à travers les téguments. Pour prévenir tout accident, quoique nous eussions la presque certitude que nous avions à faire à une hémorrhagie de l'âge critique, nous recommandâmes la position horizontale, trois injections par jour à la guimauve et à la tête de pavot, des boissons rafraîchissantes, de temps en temps astringentes, un grand bain tous les deux jours; pour nourriture quelques légumes, et pour boisson du lait.

Aucun accident ne vint contrarier ce traitement. Le ventre augmentait de plus en plus de volume; la malade affirmait sentir des mouvements absolument semblables à ceux de l'enfant, et cependant le doigt ne constatait aucun signe du côté du col; point de ballottement abdominal; les seins se développaient. Madame...... avait des envies comme dans ses grossesses précédentes. Au bout de deux mois, elle se leva et commença à faire quelques promenades dans sa chambre ; mais elle se plaignait d'être lourde et d'éprouver de la fatigue lorsqu'elle se tenait debout. Cet état persista plusieurs mois ; les seins et l'abdomen étaient bien développés, les mouvements, quotidiens et appréciables pour Madame..... Ses forces étaient un peu revenues, lorsque dans les derniers jours de décembre, sept mois après l'hémorrhagie, la malade, qui depuis quelque temps préparait la layette de l'enfant, tant sa conviction était profonde, se réveilla guérie de tous les symptômes qu'elle éprouvait ; le ventre s'était affaissé sans qu'elle en eût été avertie par aucune expulsion solide, liquide ou gazeuse. Les seins ne tardèrent pas à reprendre eux-mêmes leur volume normal, et les règles, qui avaient complétement cessé, revinrent aux époques ordinaires, et coulèrent régulièrement pendant un an. Depuis elles sont devenues irrégulières, ne se montrent plus que de loin en loin, mais la santé n'a point été troublée. Cette dame jouit aujourd'hui d'une bonne santé (décembre 1839). Elle a encore eu il y a un an des pertes considérables, mais l'exploration de l'utérus, de ses annexes, n'a montré aucune lésion.

Si le plan de ce livre ne nous imposait des limites, nous appellerions l'attention des praticiens sur ces tuméfactions de l'abdomen avec dérangement de la menstruation, disparaissant tout à coup sans aucun phénomène extérieur, et qui ne se montrent pas seulement à l'époque critique. Les trois femmes chez lesquelles nous avons observé cette disposition singulière, n'avaient point de symptômes hystériques. L'une d'elles fut traitée dans le service de M. Kapeler, et les deux autres dans celui de M. Louis.

Symptômes généraux.

La ménopause est le signal d'une foule de symptômes qui pourraient faire croire à l'existence d'un grand nombre de maladies, et qui ne sont que les conséquences de la pléthore locale et générale. C'est ainsi qu'on note tour à tour les signes de l'arachnitis, de l'apoplexie, de la pleurésie, de la péripneumonie, de l'hémoptysie, de l'hépatite, de l'odontalgie, et autres accidents violents qui se dissipent, sont heureusement modifiés ou combattus par des moyens appropriés. La prédominance des symptômes dans un point marqué de l'économie nous paraît se lier dans ce cas à une disposition pathologique de l'organe.

Parmi les signes qui se sont présentés le plus souvent à notre observation, nous devons citer tous ceux qui dénotent un état de congestion ; la dureté et la plénitude du pouls, les feux et les chaleurs de la figure, les hémorrhagies nasales, et surtout les hémorrhoïdes ; le crachement de sang n'est quelquefois aussi que le résultat de cet état pléthorique. Nous avons vu dans le service de M. le docteur Legroux, une femme forte, bien constituée, d'un tempérament sanguin, qui avait cessé de voir à 50 ans. Cette femme, réglée pour la première fois à 13 ans, l'avait toujours bien été jusqu'à l'instant de la cessation, sauf ses grossesses et le temps qu'elle allaitait ses enfants. L'âge critique fut annoncé par quelques irrégularités dans la menstruation, un peu d'écoulement blanc, et terminé par une hémoptysie assez abondante qui reparut à diverses reprises. Il y avait environ dix ans que cette période était passée, lorsque nous l'examinâmes ; les fonctions pulmonaires étaient parfaites.

Il n'en est pas malheureusement toujours ainsi, et l'époque critique est souvent pour les femmes le réveil de la phthisie pulmonaire qui sommeillait depuis long-temps, et quelquefois même depuis la première apparition. Mais il est cependant vrai de dire que l'hémoptysie n'a pas chez la femme la même gravité que chez l'homme. Nous pouvons rattacher aux désordres de la circulation l'anasarque que nous avons déjà observée à différentes époques de la vie des femmes. Elle se montre lors de la cessation, d'une manière lente et insidieuse, et quelquefois on se trouve très-bien de la traiter par les petites saignées, les purgations, le régime et la position horizontale.

A l'époque de la cessation des menstrues, les femmes sont sujettes aux éruptions cutanées, parmi lesquelles l'acné, et surtout l'acné rosacea (couperose) se fait remarquer ; cette circonstance doit les rendre très-circonspectes sur l'usage des aliments qui donnent plus d'âcreté au sang.

Les dérangements du tube intestinal sont assez fréquents. Plusieurs fois nous avons vu le dévoiement être le seul symptôme de cette révolution ; il résistait à toutes les médications, et cessait avec la cause qui l'avait produit. On observe aussi des désordres variés dans les digestions et la nutrition, des faiblesses d'estomac, beaucoup de vents, de la langueur, de la consomption, des sueurs abondantes. Par opposition, la tendance à l'obésité est quelquefois très-prononcée. Il peut exister une irritation au pylore, avec des vomissements répétés qui sont purement sympathiques.

Les désordres du système nerveux sont aussi très-prononcés, et ils le sont d'autant plus, que l'éducation, le genre de vie, l'organisation, lui ont imprimé un excitabilité plus grande. Les symptômes peuvent être de deux espèces, ou congestifs, ou seulement nerveux. Ainsi on remarque assez souvent les étourdissements, les assoupissements, la pesanteur, la céphalalgie, l'injection des yeux, les vertiges, les bourdonnements et les tintements d'oreilles; quelquefois même un état congestif encore plus intense, telle que la perte de connaissance; dans d'autres circonstances ce sont des rêves fatiguants, des insomnies, des envies et des sensations bizarres, des spasmes, de la tristesse, du spleen, de la mélancolie, un changement quelconque de caractère, un état d'exaltation.

Obs. LXXIV. — Une femme de 42 ans, forte, sanguine, mais très-impressionnable, éprouvait depuis quelques mois les symptômes du temps critique; lorsqu'en passant dans la rue Saint-Martin, elle aperçoit un enfant qu'elle croit être le sien, à l'instant elle se précipite sur lui, le serre dans ses bras, l'accable de caresses, en fondant en larmes et en poussant des cris de joie. Un rassemblement se forme autour d'elle; les véritables parents veulent avoir leur enfant; mais l'état d'exaltation de P.... est si grand, qu'il y a lieu de craindre pour la vie de l'être qu'elle tient pressé contre son sein. On la suit jusque chez elle; à peine est-elle arrivée dans sa chambre, que son délire est dissipé; elle ne peut s'expliquer son action que par la ressemblance de l'enfant avec le sien, car il y a 6 ans que sa fille et morte. Jamais elle n'a eu d'accident semblable. Cette femme, qui a de l'intelligence et rend très-bien compte de sa position, attribue cette excitation à l'époque critique; tout annonce, en effet, que nous ne devons pas lui chercher d'autre cause.

Dira-t-on que l'exagération de la sensibilité nerveuse est le résultat des regrets causés par la perte des avantages dont jouissait la femme pendant le printemps et l'été de sa vie? Cela est vrai sans doute, pour certaines classes de la société; mais cette explication n'est plus admissible pour celles qui ne sont pas stimulées par l'éducation, qui passent leurs jours dans le travail, qui n'ont jamais trouvé le temps d'occuper leur imagination, et dont les besoins matériels remplissent toute l'existence. Eh bien! chez ces femmes nous avons plus d'une fois constaté ce phénomène, qui s'explique alors par l'action sympathique de l'utérus sur le système nerveux, union que nous avons déjà plus d'une fois signalée.

Loin de nous la pensée de rejeter l'influence des nerfs sur les organes sexuels; nous en reconnaissons toute l'exactitude. Oui, certes, les femmes riches, oisives, qui ont passé leur vie dans la mollesse et les jouissances, ne peuvent songer sans frémir à l'existence toute de plaisirs, de fêtes, de triomphes qu'elles viennent de mener et qu'elles vont être forcées d'abandonner. Une pareille idée doit les agiter, les tourmenter, les exalter, et donner lieu à ces bizarreries, à ces inégalités d'humeur, à ces originalités qu'on observe si souvent alors, et dont il est difficile de trouver la cause apparente.

On a plusieurs fois observé des désordres de la sensibilité spéciale. Nous avons recueilli l'observation d'une femme qui, vers 45 ans, eut une cécité qui dura pendant trois à quatre jours. M. Boyer, qu'elle consulta, lui dit que cet accident tenait à son temps critique. Depuis ce moment elle n'a plus rien éprouvé du côté de la vue, mais elle est restée sujette à des étourdissements.

Chez un certain nombre de femmes, il se manifeste vers les organes de la génération, une excitation qui devient la source de désirs vifs, impétueux, dont la satisfaction est souvent suivie d'hémorrhagies utérines et de maladies cancéreuses.

D'autres symptômes généraux caractérisent encore l'époque critique ; tels sont les étouffements, les oppressions, les palpitations , les douleurs des membres et des articulations ; leur faiblesse , les ulcères des jambes, les douleurs des flancs, du dos ; un malaise général, indéterminé ; des démangeaisons de tout le corps, des céphalalgies, des sueurs, une maigreur extrême. Les difficultés d'uriner ont été notées plusieurs fois. On a encore observé des douleurs nerveuses gastralgiques et des vomissements glaireux. Nous ne grossirons pas inutilement ce catalogue ; on comprend , au reste, que l'utérus entretenant de nombreuses sympathies avec l'économie, il n'est point de région, d'organe, de fonction , qui ne puisse manifester sa liaison avec cet important viscère, par quelques-uns des innombrables signes qui sont du domaine de la pathologie.

Une remarque déjà faite depuis long-temps, c'est que les différents symptômes de l'âge critique peuvent se calmer pour quelque temps, revenir, cesser et présenter ces alternatives pendant plusieurs années. Si l'on n'y fait pas attention, ils peuvent être remplacés par une maladie.

D'après Pinel, les femmes qui ont vécu suivant le vœu de la nature, qui ont été mères de famille et ont mené une vie active et laborieuse, passent, en général, cette grande période sans éprouver de maux notables. Nous verrons que cette réflexion n'est pas toujours exacte, et que l'accouchement lui donne de terribles démentis. Quand les femmes se soumettent aux privations qu'on leur impose, leur soumission est ordinairement récompensée par la conservation de leur santé, ou par son rétablissement, si les accidents commençaient à se manifester (Puzos).

Il est encore vrai de dire que lorsque les femmes ont cessé d'être soumises à l'influence des organes générateurs, si tout s'est passé sans orages, leur constitution se modifie et se rapproche de celle de l'homme à une époque où ce dernier commence à perdre la sienne (Desèze, art. sensibilité). Leur moral ne reçoit pas une impression moins profonde que leur physique; leurs goûts, leurs idées, leurs penchants, leurs passions, subissent une égale transformation.

Après la cessation des règles, les organes de la génération ne perdent pas tout à coup leur activité propre : quelquefois même le travail périodique par lequel cette évacuation se reproduit, continue pendant fort long-temps. J'ai vu, dit Cabanis, des femmes qui, dix ou douze années après, ressentaient encore chaque mois une pléthore locale et des pressions à l'utérus, avec divers autres symptômes dont la menstruation est accompagnée. Dans ce cas, les changements généraux m'ont paru beaucoup moins évidents, et alors la femme reste malheureusement femme à trop d'égards encore, jusque bien avant dans la vieillesse.

Sur les 180 femmes dont nous avons écrit l'histoire du temps critique, 14 nous ont présenté d'une manière bien nette cette périodicité de retour de quelques-uns des symptômes. Chez 2 femmes, il survint pendant deux ans des douleurs dans le ventre à chaque époque menstruelle. Chez une troisième, les coliques et les pesanteurs de la matrice persistèrent pendant plusieurs années. Nous n'avons pu vérifier la remarque de Cabanis; mais nous avons, en général, observé que celles qui offraient cette disposition, étaient plus faibles et plus maladives.

En examinant, à différentes époques de la vie, les proportions de l'utérus, nous avons trouvé que, rudimentaire, peu développé chez la jeune fille, il augmentait de volume à la puberté, et prenait surtout de forts diamètres après l'accouchement. Un changement opposé a lieu lors de la cessation des règles. Quelques années après cette révolution, il est considérablement diminué de volume. Plusieurs fois nous l'avons trouvé réduit d'un tiers. De Graaf a dit qu'après l'âge critique, l'utérus revenait au volume qu'il avait chez la vierge. La dissection nous a montré l'orifice cervico-utérin rétréci, oblitéré. Cette disposition a même été regardée comme normale par le professeur Mayer de Bonn. Mais cette règle n'est point sans exception, comme le prouvent les tables de Rœderer, annexées à ses *Icones uteri humani.*

M. Peloux, dans sa dissertation inaugurale, n° 130, ann. 1812, prétend que chez la femme qui a passé l'époque de la cessation, l'utérus est plus grand que dans la jeunesse. Cela peut être dans quelques circonstances, mais le cas contraire est le plus fréquent.

Quelles sont les causes qui influent sur l'âge critique? Beaucoup de généralités ont été dites sur ce sujet. Il faudrait passer en revue tous les agents physiques et moraux, examiner les conditions sociales, celles de l'organisation, des tempéraments; le temps ne nous ayant point permis d'entreprendre ce travail, nous ne ferons aucune remarque particulière; nous ajouterons seulement que quelques-unes de ces influences ont été étudiées dans le cours de ce chapitre.

Une question d'un vif intérêt est celle de l'influence de l'âge critique sur la vie. A entendre les personnes du monde et un certain nombre de médecins, ce moment est réellement dangereux. Les maladies fondent de toutes parts sur la femme; son existence est mise en péril, et la mort n'est que trop souvent la terminaison de cette multitude d'accidents; mais si l'on consulte les travaux remarquables de quelques savants modernes, cette opinion perd singulièrement de sa gravité.

Du 43ᵉ degré de latitude au 60ᵉ, dit M. Benoiston de
Chateâuneuf, c'est-à-dire sur une ligne qui s'étend de Marseille à Saint-Pétersbourg, en passant par Vevai, Paris,
Berlin, Stockholm, à aucune époque de la vie des femmes
depuis 30 ans jusqu'à 70, on n'aperçoit d'autre accroissement dans leur mortalité que celui nécessairement voulu
par les progrès de l'âge. Cette considération, fruit de nombreuses recherches, avait déjà été entrevue par M. Muret
de Vaud, qui assurait que ses observations lui avaient appris que l'âge de 40 à 50 ans n'était pas plus critique
pour les femmes que celui de 10 à 20.

M. Odier de Genève avait imprimé dans la *Bibliothèque Britannique*, t. 4., part. des sc., que dans toutes les
époques de leur existence, les femmes étaient plus vivaces
que les hommes.

M. Déparcieux, dans son *Essai sur les Probabilités de
la vie humaine*, écrivait : «Tout le monde croit que l'âge
de 40 à 50 ans est un temps critique pour les femmes;
je ne sais s'il l'est plus pour elles que pour les hommes, ou
pour les femmes du monde que pour les religieuses;
mais quant à ces dernières, on ne s'en aperçoit pas par
leur ordre de mortalité comparé aux autres. Ce pourrait
bien être encore une de ces choses que l'on croit sans fondement, comme bien d'autres (p. 83 de son *Essai*). »

Ce qu'il y a de surprenant, ajoute M. le docteur La
Chaise dans sa *Topographie médicale de Paris*, c'est que
l'époque de 40 à 50 ans, qui est pour les femmes celle
de la cessation du flux menstruel, n'offre pas un surcroît
de mortalité remarquable; ce qui semble par conséquent
autoriser à croire exagérées, pour Paris du moins, les

circonstances défavorables dans lesquelles on suppose les femmes de cet âge. Finlayson, archiviste du bureau de la dette publique en Angleterre, a trouvé qu'après l'enfance, la vie des femmes est plus longue que celle des hommes, dans une proportion incroyable.

Enfin, M. John Sainclair, dans son livre sur la *Longévité*, a remarqué que chez les femmes les probabilités d'une longue vie sont plus grandes pour elles que pour les hommes ; et il ajoute que, d'après les tables des annuités de Hollande, qui embrassent une espace de 125 ans, la proportion en leur faveur est de 39 à 30. (*The code of health and longevity*. Tom. I, pag. 49, 2me édit.) (1).

Les calculs de M. Benoiston, la meilleure réponse que l'on puisse faire aux questions de la sorte, ont sanctionné les opinions de ces divers auteurs. Ainsi dans l'examen comparatif de la mortalité des religieuses et des ecclésiastiques, les tables qu'il présente démontrent jusqu'à l'évidence que de 35 à 50 ans, la mortalité pour les premières est de 5 pour 100 et une fraction, qui va en augmentant avec chaque période de cinq ans, mais qu'elle est toujours plus faible que celle des ecclésiastiques. On peut donc dire que des sens éteints, une âme calme, une abstinence habituelle, en affaiblissant, comme l'a remarqué Primerose (2), certaines fonctions des organes, favorisent la durée de la vie.

(1) Nous avons été excessivement surpris des attaques dirigées dans le dernier concours d'hygiène contre la statistique. Tous ce que nous savons de précis en économie politique, en science administrative, nous le devons à la statistique. Les travaux de M. Willermé, Gueurry ; ceux de M. Quetelet et de beaucoup d'autres savants, montrent ce que cette science peut produire ; seulement tout n'est pas chiffre.

(2) *Assumuntur menses, præter naturam ab omnibus caüsis insanientibus ut in religiosis, quæ ex voto se se jejunis maccrant.* —*De Morb. mulier.* Lib. I, cap. II.

Si l'on cherche maintenant l'excédent de la mortalité des femmes entre 40 et 50, dans diverses contrées de l'Europe, on constate, pendant une période de dix années, qu'il est en Provence, de 2,775 pour 100 ; en Suisse, de 3,738 ; à Paris, de 3,914 ; en Suède, de 1,247 ; à Saint-Pétersbourg et à Berlin, nul ; en réunissant tous ces tableaux, la différence en plus est de 1,913.

Cet excédent peu considérable, puisqu'il ne donne par année que 0,913 sur 100, et 9,150 sur 1,000 pour les femmes vivant dans le monde, l'est encore moins chez celles qui s'éloignent de ses agitations, gardent à la fois le célibat et la retraite, comme les religieuses ; il n'est alors que de 0,438.

A toutes les époques de la vie des hommes depuis 30 jusqu'à 70 ans, on trouve une mortalité plus grande que chez les femmes ; mais surtout de 40 à 50 ans. L'excédent est alors de 4,481 pour eux. Cette différence se représente également chez les ecclésiastiques, mais elle ne va pas au de-là de 3,375.

Il résulte de ces nouvelles observations, que l'âge de 40 à 50 ans est véritablement plus critique pour les hommes que pour les femmes, et cela, quel que soit le genre de vie qu'ils embrassent, qu'ils vivent dans la société ou dans la retraite, dans les camps ou dans les cloîtres. Cette influence du temps critique sur les hommes est pour nous une vérité incontestable ; dans notre pratique particulière, dans les hôpitaux que nous avons suivis, dans les établissements que nous avons dirigés, la proportion des hommes qui à cette époque deviennent malades ou succombent, est réellement considérable : sur 327 individus aliénés que M. Esquirol a reçus dans son établissement, 76 l'étaient devenus de 40 à 50 ans, ce qui forme le quart plus une fraction du chiffre total. Depuis dix-sept ans que nous dirigeons des établissements d'aliénés, nous avons été frappé du nombre considérable d'hommes qui sont atteints, pendant cette période décennale, de la paralysie générale avec démence. Cette maladie, si commune à Paris, tandis qu'elle est fort rare en Italie, ainsi que le constate notre Mémoire sur les fous de cette contrée, entre pour un chiffre élevé dans la mortalité des hommes de 40 à 50 ans. Lorsque nous publierons nos recherches sur les maladies mentales, nous reviendrons sur cet intéressant sujet.

Cependant comme on ne peut disconvenir qu'une certaine quantité de femmes ne meure entre 40 et 50 ans, des suites de la révolution qui s'opère en elles à cette époque, et que malgré cette cause de mortalité qui n'existe point dans l'autre sexe, leur décroissement, loin d'être alors sensiblement augmenté, demeure toujours au-dessous de celui des hommes, on peut se demander avec raison quelles seraient pour elles la force et la durée de la vie, si la nature n'y avait attaché cette condition ?

La question nous paraît donc définitivement jugée : non, l'âge critique n'augmente point la mortalité des femmes ; mais parmi celles qui succombent à cette époque, combien en est-il qui périssent des suites du changement que subit leur constitution ? La réponse à cette demande n'est plus aussi rassurante ; c'est du moins le résultat auquel nous ont conduit nos recherches, résultat que nous ferons connaître lorsque nous examinerons l'influence de la ménopause sur les maladies.

CHAPITRE XII.

Sɪ d'un côté nous avons démontré que la ménopause n'a point la gravité qu'on lui avait attribuée, qu'elle n'augmente pas sensiblement la mortalité, d'un autre côté nous avons également constaté qu'elle est la source d'un grand nombre d'indispositions. Nous verrons plus tard qu'elle donne lieu à beaucoup de maladies de l'utérus, et que leurs terminaisons fâcheuses entrent pour une forte proportion dans le chiffre de la mortalité de l'époque. Il devient dès-lors nécessaire d'indiquer des précautions, de tracer des règles de conduite.

Les femmes dont la vie a été toujours paisible, la santé excellente, qui n'ont eu que des accouchements faciles et peu répétés, dont l'époque critique ne s'annonce que par de légers symptômes, ont peu de choses à faire, la nature leur épargnera tout le mal et se chargera de la guérison.

Mais celles qui ont eu des accouchements nombreux et pénibles, des suites fâcheuses ; celles dont l'existence a été très-tourmentée, dont les accidents du temps critique ont de l'intensité, doivent veiller sur elles.

Il en est de même des personnes dont la première menstruation a été orageuse; qui ont eu des règles douloureuses, difficiles, irrégulières; chez lesquelles il y a eu de temps en temps des suppressions.

Les femmes qui ont fait des maladies à l'âge où elles ont été pour être réglées, qui ont toujours eu un organe délicat, doivent redoubler de précautions; car rien de plus ordinaire que de voir se reproduire à cette époque les affections de la jeunesse, et éclater des désordres que la force de la vie ou le mouvement fluxionnaire de l'utérus avait jusqu'alors comprimés. Que de fois nous avons été triste spectateur de la marche rapide de la phthisie pulmonaire, qui, pendant de longues années, était restée stationnaire!

La période de la cessation doit encore être un objet d'attention sérieux pour les femmes dont les mères ont eu des accidents à leur temps critique.

A l'exemple de la division que nous avons adoptée pour l'hygiène de la menstruation, nous partagerons en trois sections le petit nombre de préceptes que nous croyons devoir établir pour cette période de la vie des femmes.

Moyens philosophiques et moraux.

On ne saurait trop le dire, l'époque prétendue critique n'est point dangereuse pour la femme qui se porte bien; elle n'exige de précautions que pour celle dont la santé est délicate, faible, altérée. En présence des faits que nous avons établis d'une manière si claire, pourquoi l'imagination irait-elle se créer des chimères? Pourquoi des regrets contre lesquels la force des choses est irrésistible? La période brillante de la vie est passée, mais elle va être remplacée par une autre qui aura aussi ses jouissances. La mission de la femme n'est pas seulement de plaire, ses devoirs d'épouse, de mère, ont une toute autre importance. Sa vie d'ailleurs n'est-elle pas un sacrifice perpétuel ; et l'habitude de la résignation n'a-t-elle pas de bonne heure façonné son esprit à toutes les privations?

C'est une justice que nous nous plaisons à rendre à cette belle portion de l'humanité. La perte des avantages extérieurs, les regrets d'une vie de plaisirs ne se font pas sentir parmi les femmes véritablement dignes de ce nom ; ou si quelques soupirs s'élèvent du fond de leurs cœurs, elles les étouffent aussitôt ; ces gémissements du passé sont surtout marqués chez les personnes oisives ; et pour y échapper, elles se précipitent alors dans les fêtes, les bals, les spectacles, les intrigues de tous genres ; c'est un dernier appel à ce monde qui va leur échapper. Une pareille conduite ne peut qu'aggraver leur position.

Certes, il ne faut pas aller d'une extrémité à l'autre, et conseiller la retraite à des femmes habituées à tous les agréments de la vie ; mais il faut leur dire : si vous avez des accidents, si vous éprouvez des symptômes de l'époque, modérez-vous, ne passez plus les nuits entières dans ces salons brûlants qui ne peuvent qu'augmenter la disposition pléthorique, alors si commune ; mettez un frein à cette vie d'agitation et de mouvement ; craignez d'*échauffer votre sang*, et cherchez des plaisirs moins bruyants.

La lecture, la conversation, les réunions d'amis, les distractions sans fatigue, vous offrent d'agréables compensations. Lorsque tous les accidents seront dissipés, vous jugerez alors ce qu'il vous conviendra de faire. Comme Lamaze, nous engageons les femmes qui sont nées avec un tempérament porté à la volupté, à fuir les personnes avec lesquelles elles ont eu des liaisons tendres, à éviter les peintures lascives, les livres, les conversations licencieuses, et l'oisiveté, d'où l'amour tire souvent sa source. Un auteur moderne, dans un bon livre sur l'hygiène des femmes nerveuses (1), leur conseille de profiter des bénéfices d'une révolution qui leur imprime une trempe plus semblable à la nôtre, pour se livrer, au commerce des lettres et aux travaux de l'esprit. En donnant une pareille direction à leurs facultés, elles se créeraient de précieuses ressources, de grandes puissances, et elles s'épargneraient encore ces illusions ascétiques et toutes ces peurs du diable qui assombrissent trop souvent le soir, ou le déclin de la vie, chez des personnes déjà prédisposées par leur caractère, à la tristesse ou à la mélancolie.

Moyens hygiéniques.

S'il y a un art de bien administrer les médicaments, il y a art encore plus grand de savoir s'en passer; tel est le but que doit se proposer l'hygiène.

L'afflux du sang vers la matrice, sa réaction sur toute l'économie, les chaleurs dont la femme se plaint à cette époque, sont autant de raisons pour recommander l'exercice. Il est aussi le meilleur moyen de dissiper les insomnies si fréquentes à cet âge. La promenade du matin est préférable à celles qu'impose la mode, parce qu'elle fait d'abord lever de meilleure heure, et que l'air qu'on y respire est plus pur. On doit la faire avec des personnes agréables; la solitude ne pourrait qu'augmenter les pensées tristes et mélancoliques.

(1) *Hygiène des femmes nerveuses, ou conseils aux femmes pour les époques critiques de leur vie*, par le docteur Ed. Auber. 1841, 1 vol. grand in-18, page 479.

Malheureusement les femmes de la classe riche ont l'habitude de se lever tard; elles redoutent extrêmement le froid, et se tiennent dans des appartements bien chauffés; il en résulte qu'elles favorisent les congestions sanguines, tandis qu'un air tempéré leur conviendrait beaucoup mieux. Le soir elles montent dans une voiture bien fermée, pour aller dans les assemblées où elles respirent un air malsain; heureuses encore, quand la passion du jeu ne les fixe pas des heures entières au tapis vert.

Plus les hommes se rassemblent, a dit J.-J. Rousseau dans son *Émile*, plus ils se corrompent. Les infirmités du corps, ainsi que les vices de l'âme, sont l'infaillible effet de ce concours trop nombreux. Des hommes entassés comme des moutons, périraient en très-peu de temps : l'haleine de l'homme est mortelle à ses semblables.

L'exercice modéré, la gymnastique ne sauraient être trop recommandés aux femmes. Aux unes, il faut conseiller de s'adonner au jardinage, de bêcher la terre, de sarcler le jardin et d'arroser les fleurs; aux autres, des exercices plus actifs sont indispensables; on leur recommandera de frotter les appartements, de fendre ou de scier le bois.

La nourriture exige une attention spéciale; on sait toute l'influence qu'elle exerce sur notre organisation. Nous avons vu que les femmes à l'âge de retour étaient sujettes à des éruptions cutanées, à des boutons, à des feux du visage; n'est-ce pas les avertir qu'elles doivent éviter tous les principes âcres? Les aliments seront donc de facile digestion; choisis parmi les fécules, les viandes blanches, les chairs colorées. Les viandes rôties sont préférables à celles qui sont assaisonnées. Les ragoûts, les épices, les vins capiteux, le café, les liqueurs, seront proscrits pen-

dant toute cette période, surtout quand il existe des accidents. Nous avons connu des dames très-sanguines qui
avaient remplacé leur boisson habituelle par du lait, et
chez lesquelles ce régime avait les plus heureux résultats.

Il est un remède fort simple et auquel cependant beaucoup de femmes ont dû de franchir le temps critique sans
encombre, nous voulons parler de l'usage de l'eau ; en se
soumettant à ce régime quelques années avant la cessation, les femmes pléthoriques, celles qui ont la figure
couperosée ou d'autres éruptions cutanées, éprouveront
des avantages marqués.

Les femmes doivent se couvrir modérément. L'usage
du caleçon nous paraît plus indispensable que jamais.
La flanelle doit faire partie intégrante du vêtement à
l'époque de la cessation ; elle épargnera bien des indispositions et des douleurs. En effet, dit le docteur Auber,
on a remarqué que l'âge du retour était beaucoup plus
difficile chez les blanchisseuses et chez les femmes habituellement exposées au froid humide et aux intem-
péries de l'air, que chez toutes les autres personnes. Le
refroidissement des pieds est à craindre, car il retentit souvent vers l'utérus. Les habillements trop serrés peuvent
n'être pas sans danger ; le cancer des mamelles est alors
assez fréquent. M. Dugès et madame Boivin l'ont noté
56 fois ; et nous l'avons nous-même observé un grand
nombre de fois dans les salles de Dupuytren et de Boyer.

Le sommeil ne doit être ni trop court, ni trop prolongé.
Il est dans les limites convenables, lorsqu'on éprouve en
s'éveillant un sentiment de bien-être. Chez les femmes
délicates, nerveuses, lymphatiques, il doit avoir une durée plus longue que chez les femmes pléthoriques. Le sommeil trop prolongé a pour inconvénients de fatiguer, d'é-

nerver, de disposer à l'obésité. Il n'est pas moins dangereux de passer les nuits dans les veilles, qui épuisent, échauffent, et sont souvent le germe de maladies aiguës. La transpiration doit être entretenue; on la favorise en pratiquant des frictions sèches sur les épaules et sur le dos. La sécrétion de l'urine n'est pas moins utile; on la provoque en buvant aux repas du vin blanc coupé avec une décoction de bourrache, de fraisier ou de chiendent.

De tous temps, les femmes ont cherché à dissimuler les ravages des années; et malgré les satyres de Martial, de Juvénal, d'Horace, la mode antique des cosmétiques a résisté et résistera encore aux préceptes de la médecine; notre voix serait bien faible auprès de celles de ces hommes fameux, aussi nous bornerons-nous à recommander aux dames les préparations dont l'usage leur a fait connaître depuis long-temps le peu de danger. Il existe, en effet, des cosmétiques qui n'ont aucune action sur l'économie, ainsi que nous nous en sommes assuré depuis plusieurs années (1).

Le rôle du système nerveux chez la femme, son excitabilité plus grande à l'âge de retour, doivent appeler l'attention sur cette partie importante de l'hygiène. Dans la première section de ce travail, nous avons déjà donné quelques conseils à cet égard. La tranquillité d'âme serait l'auxiliaire le plus puissant, mais de pareils conseils sont beaucoup plus faciles à donner qu'à suivre; aussi les préceptes que nous voyons partout tracés nous paraissent-ils d'une application peu facile; la conduite à tenir est celle

---

(1) Saucerotte, *Nouveaux conseils aux femmes sur l'âge prétendu critique.*

qui nous a réussi plus d'une fois dans le traitement des maladies nerveuses. On cherche à obtenir la confiance, et lorsqu'on y est parvenu, on étudie avec soin les cordes qui n'ont pas encore vibré, les parties qui sont encore vierges; en un mot, le seul moyen que nous croyons convenable, c'est de substituer à une inclination, à un penchant, à une passion, d'autres inclinations, d'autres penchants, d'autres passions.

OBS. LXXV. — Une dame avait occupé pendant long-temps dans le monde une position brillante; elle recevait dans ses salons l'élite de la bonne compagnie; renommée par son esprit et sa beauté, elle était devenue l'oracle du bon ton; ses moindres paroles étaient des arrêts. Des signes trop certains viennent l'avertir, au milieu de l'enivrement de ses triomphes, que ce sceptre de la beauté va bientôt lui échapper. Elle tombe dans une mélancolie profonde dont personne ne peut deviner la cause. Nous l'avions suivie depuis quelques années; son esprit et son caractère nous étaient connus. Nous pénétrâmes son secret, et sans lui laisser soupçonner que nous l'avions deviné, nous devînmes plus assidu auprès d'elle. Nos conversations roulaient souvent sur ses relations, sur les personnages célèbres qu'elle avait reçus dans son intimité. Pourquoi, lui dîmes-nous un jour, ne chercheriez-vous pas à faire une collection d'autographes; vous pourriez recueillir en ce genre les lettres les plus curieuses, et qui deviendraient un véritable monument historique. Cette idée germa dans son esprit, s'en empara, et la mélancolie, qui pouvait conduire aux accidents les plus graves, se dissipa entièrement.

Nous donnons dans ce moment nos soins à une dame dont la surexcitabilité nerveuse habituelle, exaspérée par

un grand chagrin, nous fait craindre une période orageuse à son temps critique ; nous l'avons engagée à s'occuper de l'éducation de la fille d'une de ses amies, et nous
avons déjà l'espérance que ce moyen moral sera couronné
de succès. Nous n'insisterons point plus long-temps sur ce
sujet, mais nous croyons qu'il offre un véritable intérêt.

Les voyages nous paraissent un excellent moyen, lorsqu'il existe des accidents nerveux, des désordres des voies
digestives, une susceptibilité nerveuse caractérisée par de
la tristesse, de la tendance à l'hypocondrie ; les changements continuels de lieu, la variété des objets, les conversations avec des étrangers, sont autant de stimulants
qui impriment à l'esprit une diversion utile, en même
temps qu'ils exercent une action puissante sur le corps.

Moyens thérapeutiques.

Ne rien prescrire, ou avoir une formule toute prête
pour chaque demande, sont deux inconvénients à éviter.
Les accidents du temps critique réclament souvent les secours de la médecine ; nous allons indiquer ceux *qui*
sont d'un usage plus général.

Si nous n'écrivions que pour les femmes de la campagne, chez lesquelles les symptômes de la ménopause sont
souvent à peine sensibles, nous aurions peu de choses à
dire ; mais la pratique des villes est tout-à-fait différente,
et les influences-fâcheuses contre lesquelles elle lutte,
sont nombreuses : aussi croyons-nous devoir entrer dans
quelques détails.

Parmi les remèdes qui ont été préconisés à cette époque, il en est dont l'action sur la pléthore générale ou locale nous paraît incontestable ; nous voulons parler des
saignées, des purgatifs et des exutoires.

L'usage de la saignée est surtout utile chez les femmes fortes, sanguines, sujettes à des évacuations abondantes. Elle doit être petite, mais répétée souvent dans les premiers temps ; tandis qu'on la pratique, au contraire, de loin en loin, à mesure que l'on s'éloigne de l'époque. Le lieu d'élection est le bras, car, le plus ordinairement, la saignée de pied a pour résultat de faire affluer le sang vers les parties de la génération. C'est pour la même raison qu'on doit être réservé dans l'emploi des sangsues à la vulve et à l'anus. Dans quelques cas cependant l'application des sangsues aux lombes et aux aînes a dissipé les accidents. L'emploi des saignées convient lorsque la respiration est laborieuse et embarrassée, qu'il se manifeste des étouffements et des palpitations ; les femmes qui sont sujettes aux hémorrhoïdes, aux douleurs articulaires, aux congestions ou aux inflammations, se trouvent bien des émissions sanguines.

OBS. LXXVI.—Une femme vint nous consulter pour des douleurs lancinantes excessivement violentes qu'elle éprouvait dans la région sacrée ; les injections, les bains ne l'avaient point calmée. Nous lui fîmes poser vingt sangsues à la partie souffrante ; elles enlevèrent les douleurs, qui ne se reproduisirent plus. L'application des sangsues, combinée avec les saignées générales, nous a plusieurs fois réussi dans les cas d'hypertrophie. Il est réellement curieux d'observer comme certains engorgements se dissipent rapidement par l'usage direct des sangsues ; mais nous n'avons point eu recours à ce moyen dans les engorgements de l'époque critique ; nous pensons qu'il pourrait être prescrit dans quelques cas où tous les autres remèdes ont échoué.

La saignée nous paraît encore convenir dans ces retours

de symptômes qui se montrent après la cessation, et qui finissent quelquefois par amener une maladie de l'utérus. Elle est également avantageuse dans ces hémorrhagies déplétives qui dépendent d'un excès de force.

Les purgatifs ont été long-temps en honneur : on croyait par eux se débarrasser de l'humeur peccante. Proscrits lorsque d'autres théories eurent remplacé celles du temps, ils nous paraissent devoir rendre des services dans des circonstances que nous allons tâcher d'apprécier (1).

Lorsqu'il y a des symptômes de maladies organiques avec hémorrhagie, leur emploi peut devenir dangereux. Ils déterminent en général, sur la matrice, une irritation, un afflux qui peuvent exaspérer les accidents. Ils ne sont pas plus utiles lorsque les femmes sont nerveuses. Dans les maladies qui ont une tendance à rétrocéder à l'intérieur, comme dans la goutte, le rhumatisme, les éruptions cutanées, les purgatifs, dont l'effet irritant a lieu sur les intestins, doivent être nuisibles ; mais il y a évidemment des cas où leur usage est suivi d'une grande amélioration : c'est lorsque le tempérament est lymphatique, pituiteux, qu'il y a atonie dans les digestions, que les intestins contiennent des mucosités ou d'autres éléments dont l'évacuation est suivie d'un véritable sentiment de bien-être.

Obs. LXXVII.—Il y a peu de jours encore nous donnions des soins à une dame chez laquelle il existait des retards ; sa constitution et son tempérament nous firent prescrire des émissions sanguines. Les symptômes continuaient ; elle avait perdu l'appétit ; elle se plaignait d'un malaise général ; elle avait des douleurs dans les gencives,

____

(1) Fothergill, *Conseils aux femmes de quarante ans.*

dans la tête ; nous ordonnâmes de l'eau de Sedlitz ; une bouteille pour deux jours. Tous les symptômes se dissipèrent, et la santé fut momentanément rétablie, car la cause existait toujours. Quand on a inutilement tenté les autres remèdes, on peut encore recourir aux purgatifs, mais il ne faut pas les administrer indistinctement ; plus d'une fois les aloëtiques ont occasioné des hémorrhoïdes.

La plupart des femmes contractent l'habitude de prendre des lavements. Leurs digestions en sont souvent troublées, et la matrice elle-même devient quelquefois le siége de douleurs ; trop fréquents, ils produisent des hémorrhoïdes, rendent le canal intestinal paresseux, et exigent qu'on y ajoute des stimulants. Mais lorsqu'on en fait un usage modéré, ils sont très-avantageux ; les meilleurs sont ceux qui contiennent des principes émollients. Les lavements nuisibles sont ceux dans lesquels entrent les purgatifs, l'armoise, la matricaire et d'autres emménagogues.

Les exutoires, parmi lesquels il faut placer les sétons, les vésicatoires et les cautères, sont journellement employés, surtout les deux derniers, pour diriger vers la peau le mouvement fluxionnaire général ou local. Le dégorgement, souvent considérable qu'ils opèrent, nous paraît avoir une utilité réelle. Nous voyons tous les jours dans le monde des dames qui se sont soumises à leur application, et dont la fraîcheur de teint est véritablement remarquable.

Quoique ces remèdes semblent produire en apparence le même effet, il existe cependant des différences sensibles dans leur manière d'agir. Le vésicatoire a un effet stimulant, en même temps qu'il contribue à détourner la congestion. Il convient aux femmes qui ont été sujettes à des ophtalmies, à des éruptions cutanées, à des gonflements glanduleux.

Le cautère nous paraît préférable aux vésicatoires, parce qu'il agit plus profondément, et qu'il détermine moins d'irritation. Chez les femmes nerveuses, nous avons été plusieurs fois obligé de le substituer au vésicatoire. Nous l'avons employé avec le plus grand succès dans quelques cas de céphalalgie opiniâtre qui avaient résisté à tous les remèdes.

Avant de terminer ce qui est relatif aux mesures générales qu'il convient de prendre à l'époque de la ménopause, nous dirons quelques mots des bains. Ils ne doivent être prescrits qu'avec modération et dans des circonstances indiquées. On a dit qu'ils étaient nuisibles dans les hémorrhagies utérines ; nous les avons plusieurs fois employés dans ce cas, chez des femmes fortes, lorsque les pertes étaient seulement déplétives, et ce moyen nous a réussi. Les bains conviennent encore aux personnes douées d'une extrême susceptibilité nerveuse. Il arrive assez souvent que les femmes ne peuvent supporter les grands bains, et qu'elles se trouvent soulagées par les demi-bains. Leur usage demande une grande réserve, car ils pourraient occasioner un centre de fluxion vers l'utérus, et gêner les efforts de la nature.

On peut aussi prescrire quelques boissons adoucissantes, rafraîchissantes, lorsqu'il y a un mouvement fluxionnaire trop énergique. L'infusion de feuilles de vigne blanche est recommandée comme jouissant de propriétés particulières. Les femmes nerveuses feront bien de prendre chaque jour deux ou trois tasses de cette infusion, sucrée avec le miel ; mais pour que ce moyen soit utile, il faut l'employer deux ans environ avant la cessation.

CHAPITRE XIII.

Long-temps avant l'apparition des menstrues, beaucoup
plus souvent avant et après leur établissement, il se déclare un écoulement blanc jaunâtre, que l'on désigne sous
le nom de leucorrhée ou de flueurs blanches. Cet écoulement ne limite pas sa durée à ces deux époques ; dans un
grand nombre de cas, il se montre dans l'intervalle des
retours, et se prolonge après la cessation, dont il paraît
être alors le dernier mode de terminaison.

Cette connexité, cette marche pour ainsi dire parallèle,
nous faisaient une loi de ne pas séparer la leucorrhée de
l'histoire de la menstruation, du moins dans ses rapports intimes. Mais cet exposé même nous traçait la route
que nous devions suivre. Aussi ne donnerons-nous point
une description complète de la leucorrhée ; nous l'étu-
dierons seulement à son début chez la jeune fille qui

n'est point encore nubile, et lorsqu'elle se montre chez la femme déjà menstruée. Nous examinerons ensuite la proportion des femmes qui restent toujours leucorrhéiques; les influences qu'exercent sur cette disposition morbide, le mariage, l'accouchement, la ménopause, l'habitation dans les grandes villes, l'aménorrhée, et nous terminerons par des observations sur les flueurs blanches supplémentaires.

Le nombre des femmes atteintes de leucorrhée, dont nous avons pris l'observation, s'élève à 273.

Sur ce chiffre, 63, un peu plus du quart, ont présenté les symptômes de cet état avant la première menstruation. La plupart n'ont pu préciser l'époque de l'écoulement; mais chez quelques-unes, il avait paru à 8 et 10 ans. Plusieurs l'avaient vu cesser avant ou avec l'établissement des menstrues. Ce fait a déjà été consigné dans la science.

G. P. H. Nenter parle, dans sa 41e observation, d'une petite fille de 10 ans qui eut des flueurs blanches très-abondantes. Beaucoup de remèdes furent inutilement prescrits. A 12 ans, l'apparition des règles fit cesser l'écoulement. Pechlin rapporte, lib. I. Obs. 34, l'exemple d'une jeune demoiselle de 7 ans qui fut prise d'une leucorrhée, à la suite de laquelle elle maigrit beaucoup. La menstruation arrivée à 17 ans, procura une guérison complète.

L'existence de la leucorrhée chez les très-jeunes filles est d'une haute importance en médecine, car elle montre que cette disposition tient très-souvent à la constitution, et qu'il faut la distinguer de celle qui est déterminée par de mauvaises habitudes, par la présence des vers dans le canal intestinal, etc.

Obs. LXXVIII. — Dagnen, âgée de 22 ans, grande, forte, sanguine, ayant les cheveux châtains, entra en 1839 dans le service de M. Jadioux, à l'Hôtel-Dieu. Cette jeune fille, originaire de la campagne, n'était point encore réglée; elle n'éprouvait ni coliques, ni maux de reins; mais depuis quatre mois, elle avait des flueurs blanches très-abondantes, qui paraissaient tous les mois régulièrement, et duraient 3 ou 4 jours. Cet écoulement s'était montré pour la première fois un an auparavant; il avait été précédé de vives douleurs d'estomac. Pendant les 8 premiers mois, il venait presque sans aucun intervalle, et ce ne fut qu'au 9ᵉ mois qu'il prit la forme périodique.

Les deux tiers de ces 63 jeunes filles étaient blondes, nées dans les villes ou à Paris. Celles de la campagne étaient, en général, lymphatiques ou scrofuleuses; mais il y en avait dans le nombre dont la constitution était forte.

La proportion des femmes chez lesquelles l'écoulement leucorrhéique a paru après les règles, est de 248. Les époques ont présenté des différences marquées. Chez un assez grand nombre, l'écoulement s'est montré immédiatement avec ou après la première menstruation; mais chez plusieurs, il ne s'est déclaré qu'après 8, 10, 13, 15 et 17 ans. Parmi ces femmes, il en est dont la leucorrhée, qui existait déjà avant la menstruation, a augmenté après son établissement.

Sur le nombre précédent, 155 voyaient ce flux se manifester quelques jours avant le retour, disparaître ou se masquer pendant l'éruption périodique, et se montrer de nouveau lorsqu'il était terminé. Dans la classe nombreuse des femmes qui étaient toujours leucorrhéiques, l'arrivée des règles était le signal d'un accroissement dans leur quantité.

Baglivi prétend que les flueurs blanches cessent pendant les menstrues, tandis que la gonorrhée persiste. Ce grand praticien nous paraît s'être trompé; il n'a point fait

attention à la coloration que leur donne le sang. Les analyses chimiques et microscopiques mettent hors de doute
la présence du mucus utérin et vaginal pendant les règles ;
d'ailleurs Baillou a vu couler les flueurs blanches avec
le flux menstruel.

La leucorrhée apparaissait depuis 1 jusqu'à 8 jours avant
le flux menstruel. Elle était tantôt abondante, tantôt légère. Comme dans les règles, il y avait des intermittences.
Elle était très-forte par moments, puis cessait complètement. Une fois établie, elle ne persistait pas toujours
pendant la durée de la vie utérine. Ainsi, il y avait des
femmes chez lesquelles l'écoulement, après avoir existé 4 à
5 ans, se terminait brusquement. Chez d'autres, il revenait après une interruption.

Les proportions données par Blatin, dans son ouvrage
sur le catarrhe utérin, sont presque semblables aux nôtres.
Ainsi sur 135 femmes qu'il a examinées, 15 étaient devenues leucorrhéiques avant la menstruation, 106 pendant
la période utérine, et 14 après la cessation ou durant cette
époque.

La leucorrhée reparaissait lorsque le flux menstruel
était terminé ; nous avons, en effet, constaté cette disposition 225 fois sur nos 248 femmes. Le chiffre est donc a
peu près le même dans les deux cas ; mais il y a quelques
faits bien constants de flueurs blanches qui ne se montrent qu'avant l'écoulement du sang, et cessent entièrement dès qu'il a paru. L'inverse est également vrai.

Nous retrouvons dans cette série les mêmes rapports
pour le temps, la durée et la quantité : quelquefois la
leucorrhée est beaucoup plus abondante après la menstruation qu'avant. Elle varie aussi d'une période à l'autre ; elle coule avec force à une époque, et le mois sui-

vant elle est presque tarie. Nous avons observé une femme chez laquelle l'absence de ce flux déterminait des étourdissements qui se passaient aussitôt que l'écoulement se rétablissait. Dans un cas il se prolongeait 15 jours, tous les mois.

La durée des flueurs blanches est souvent limitée à celle du flux menstruel, mais souvent aussi elle se prolonge et continue même pendant tout le mois, en présentant des alternatives de force, de faiblesse et de repos ; quelquefois l'écoulement est si considérable, qu'il simule une véritable perte.

Obs. LXXIX. — La Roche, âgée de 30 ans, est réglée à 12 ans, après d'assez fortes coliques. Jusqu'à 24 ans, les menstrues ne se dérangent pas. À cette époque, les flueurs blanches s'établissent pour la première fois ; elles ne cessent plus. Tous les mois, vers le milieu, elles coulent en gros flocons pendant 8 jours, et obligent la malade à se garnir ; elle est alors faible ; et parfois contrainte à rester au lit. Cet état persiste depuis 6 ans. Rien n'annonce que la constitution ait souffert. Cette femme est grande, forte, sanguine.

Plusieurs fois la quantité de l'écoulement leucorrhéique nous a paru influer d'une manière sensible sur celle du flux menstruel.

Obs. LXXX. — Jonel, née à Paris, est menstruée à 18 ans. L'apparition a été pénible, douloureuse et précédée des phénomènes de la chlorose. Depuis, les règles ont souvent été irrégulières, difficiles ; elles ont ensuite coulé en abondance. Au bout de 10 ans, elle a eu une leucorrhée très-forte. Les règles n'ont pas tardé à diminuer. Ce changement dans la quantité du sang lui a occasioné des vertiges, des étourdissements, de la céphalalgie. Au temps de la cessation, tous les symptômes se sont dissipés, et malgré une première menstruation difficile, des retours irréguliers, pénibles, une leucorrhée abondante, l'époque critique a été facilement franchie, et la santé est devenue excellente.

La proportion considérable de femmes qui sont atteintes de flueurs blanches, nous a engagé à rechercher si cet état morbide était un obstacle à l'établissement des règles, et s'il pouvait influer sur cette fonction une fois établie. Dans leur excellent *Compendium* de médecine pratique, MM. La Berge, Monneret et Fleury ont également appelé l'attention sur ce point.

Voici ce que nos recherches nous ont appris : sur les 63 femmes atteintes de leucorrhée avant la menstruation, des renseignements précis nous ont permis d'établir l'âge moyen de la première apparition chez 31 ; il était de 19, 354 ou de 19 ans 4 mois environ.

Si l'on se rappelle ce que nous avons dit de l'influence du tempérament lymphatique sur l'établissement du flux menstruel, on verra qu'il partage, avec la leucorrhée, le privilége de retarder l'arrivée des règles. Pour mieux faire saisir l'action de cette cause, nous allons donner un tableau de ces 31 femmes.

Tableau de l'âge de la première apparition des menstrues chez 31 femmes atteintes de leucorrhée avant cette époque.

10 ans	1		14 ans	1
11 »	4		15 »	2
12 »	2		16 »	4
13 »	2		17 »	1

18 ans	7		22 ans	1
19 »	3		23 »	1
20 »	2			——
				31

L'âge commun, qui est ordinairement de 13 à 14 ans, présente ici un résultat inverse; 18 ans est la période qui renferme le plus de menstruations. Nous insistons peu sur ces chiffres en particulier, l'important est la conclusion à laquelle leur réunion nous conduit. L'apparition des flueurs blanches avant les règles, est une des causes qui retardent le plus l'établissement de cette fonction; ainsi se trouve résolue affirmativement la première partie de la question.

J. Juncker et G. Ph. Nenter, tous deux élèves de Stahl, qui a publié sur les règles d'excellentes dissertations, avaient fait la remarque que le dérangement des menstrues influait sur la production des flueurs blanches. A l'appui de cette opinion, ils citent plusieurs observations qui démontrent la grande fréquence de cet écoulement chez les femmes mal réglées. Le témoignage de Blatin est en faveur de ces faits.

Désirant éclaircir cette seconde partie, nous avons relu 151 observations de flux leucorrhéique; voici ce qu'elles nous ont présenté : 120 fois le cours des menstrues n'a point varié, soit que les flueurs blanches se soient montrées avant leur première apparition, soit qu'elles se soient déclarées après. Le flux menstruel coulait tantôt pendant 8 jours, tantôt pendant 3 à 4 jours, quelquefois moins, que la leucorrhée fût abondante ou légère; seulement dans quelques cas peu nombreux, la quantité de l'écoulement blanc a influé sur celle des menstrues.

L'époque critique a été plusieurs fois franchie avec bonheur par des femmes qui avaient été très-tourmentées par les flueurs blanches.

L'aménorrhée a été constatée dans une vingtaine de cas; mais toujours elle se rattachait à une cause physique ou morale, à l'exception d'un fait.

L'établissement de la leucorrhée ne paraît donc avoir eu aucune influence sur la menstruation dans ces 120 cas. Mais pour ne rien omettre, nous devons faire observer que chez la moitié de ces femmes, la première apparition fut pénible, et les retours continuellement douloureux et fatigans. La plupart avaient des tiraillements d'estomac et une douleur gastralgique plus ou moins vive.

Les flueurs blanches une fois établies, ne persistaient pas toujours. Il n'était pas rare de les voir cesser quelques mois, reparaître, se passer entièrement.

Parmi nos observations, la suivante peut fournir matière aux réflexions.

Obs. LXXXI.—Une femme forte et vigoureuse, d'un tempérament sanguin, entre dans le service de M. Honoré pour une douleur rhumatismale. Ses règles ont paru à 11 ans 1/2, après quelques maux d'estomac. Depuis, elles sont toujours venues régulièrement, coulent en abondance pendant 8 jours, et arrivent sans prodrômes. Elle a nourri deux enfants; l'allaitement du dernier, qui a duré 15 mois, n'a point suspendu les menstrues; eh bien! cette femme, chez laquelle les règles ont paru de si bonne heure et ne se sont jamais dérangées, a des flueurs blanches depuis l'âge de 8 ans. Cet écoulement est continuel, très-fort, surtout aux approches, et jamais il n'a occasioné de gastralgie. La figure est colorée, pleine de fraîcheur. Il y a 28 ans que cet état de choses persiste.

Hippocrate (sect. 6, aph. 29) dit que les femmes ne sont pas sujettes à la goutte, tant qu'elles sont réglées, et de même pendant qu'elles ont des flueurs blanches. Ceci mérite distinction : si le rhumatisme et la goutte sont deux affections séparées, la remarque peut être vraie ; nous n'avons jamais vu, en effet, la goutte durant la période utérine ; mais si, comme le prétend un médecin distingué, ces deux maladies sont identiques, il n'en est plus ainsi, car le rhumatisme n'est pas rare chez les femmes menstruées : l'observation précédente en est la preuve.

Les faits que nous venons de passer en revue ont dû nous convaincre que la menstruation, dans un grand nombre de cas, n'était point influencée par la leucorrhée, au moins d'une manière appréciable ; nous allons maintenant examiner les 31 cas où il y a eu désordre de la fonction menstruelle.

Dans toutes ces observations, les règles furent irrégulières, peu abondantes, excessives, douloureuses, fatigantes ; mais le symptôme dominant fut l'irrégularité ; elle était surtout prononcée quand les flueurs blanches avaient paru avant l'établissement de la fonction ; chez un certain nombre de ces femmes, il y avait eu des symptômes de chlorose ; les suppressions furent souvent constatées. Le plus ordinairement la constitution était délicate.

Ainsi dans les 151 faits de flux leucorrhéique, la menstruation a été dérangée 31 fois, environ un cinquième ; dans les quatre autres cinquièmes, elle a toujours été régulière, mais la moitié des femmes ont éprouvé des douleurs aux époques.

En résumé, les flueurs blanches retardent la première apparition des menstrues. Dans un grand nombre de cas elles n'ont qu'une influence secondaire sur les règles une fois établies; mais dans une proposition assez considérable de faits, elles coïncident avec le dérangement de la menstruation.

Quel que soit le temps auquel paraissent les flueurs blanches, il arrive souvent qu'elles ne cessent plus; cette disposition s'est présentée 62 fois à notre observation; c'est un peu moins du tiers par rapport à notre nombre total.

Si nous faisions l'histoire complète des flueurs blanches, nous entrerions dans des détails circonstanciés sur les diverses influences que nous allons seulement indiquer; mais leurs rapports avec le sujet que nous traitons, nous semblent devoir exiger quelques remarques.

Le mariage dans 12 cas a modifié les flueurs blanches; tantôt il les a diminuées, fait disparaître, tantôt, au contraire, il les a déterminées ou augmentées. Cette deuxième catégorie est la plus fréquente.

L'accouchement a une action beaucoup plus marquée; nous l'avons constatée 28 fois. La leucorrhée, dans le plus grand nombre de cas, se manifestait après les couches, chez des femmes qui n'en avaient point offert les symptômes. Tantôt elle se montrait après la première, le plus ordinairement lorsqu'il y en avait eu deux ou plusieurs. Les fausses couches nous ont paru surtout favoriser son établissement. Lorsque la leucorrhée existait déjà, elle devenait plus abondante. Quelquefois, au contraire, le flux leucorrhéique était diminué, et dans quelques circonstances il était même entièrement supprimé. Dans beaucoup de cas l'écoulement n'a subi aucun changement.

Une femme devient mère de quatre enfants. La dernière couche augmente considérablement la leucorrhée, mais en même temps les règles diminuent de moitié. Cette disposition s'est maintenue pendant plusieurs années.

Les jeunes filles qui viennent habiter les grandes villes sont sujettes à éprouver des suppressions, des irrégularités dans leur menstruation. Nous avons noté des effets semblables relativement aux flueurs blanches. Dans 19 observations, nous avons vu la leucorrhée apparaître peu de temps après l'arrivée à Paris. Quelquefois après avoir été très-abondante au début, elle diminuait successivement. 2 fois l'apparition du flux leucorrhéique a coïncidé avec une suppression des menstrues.

Parmi les causes qui ont exercé une véritable influence sur la leucorrhée, nous devons signaler l'aménorrhée. 14 fois les flueurs blanches ont paru manifestement augmentées de quantité après ce symptôme ; elles semblaient alors suppléer en quelque sorte la fonction menstruelle.

On ne saurait contester aux flueurs blanches la faculté de remplacer, dans quelques cas rares, mais certains, le flux menstruel supprimé. Parmi les faits de ce genre, nous choisirons les deux suivants.

Obs. LXXXII. — Une demoiselle de 24 ans, d'une forte constitution, n'avait jamais eu ses règles. Elles étaient remplacées tous les mois par l'excrétion d'une certaine quantité de matières muqueuses blanches, opaques, de 4 à 5 jours de durée, laquelle n'était accompagnée d'aucune incommodité et paraissait très-bien suppléer les règles (1).

Obs. LXXXIII. — La nommée Pageot, domestique, âgée de 24 ans, née à Blois (Loir-et-Cher), entre à l'Hôtel-Dieu, dans les salles de M. Petit (2). Cette jeune fille est d'un tempérament lymphatique ; le système musculaire est médiocre, l'apparence assez bonne, les cheveux blonds. A 19 ans, Pageot éprouve des maux d'estomac ; il se fait

---

(1) Nauche, deuxième partie, page 646.

(2) Ce service était alors confié à M. Legroux.

ensuite par les parties de la génération un écoulement blanchâtre qui dure quatre jours, et cesse après ce temps. Le mois suivant, les mêmes phénomènes se reproduisent, et depuis 4 ans elle est restée sujette à une leucorrhée périodique dont la durée est de 3 ou 4 jours. Chaque retour de l'écoulement est annoncé et accompagné par des douleurs à l'épigastre et par de légères coliques. Il y a 4 mois, cette fille a commencé à éprouver des accès d'hystérie; elle a le sentiment d'une boule qui part du ventre, souvent aussi elle sent une espèce d'aura dans les bras, l'épaule et les flancs.

Pageot a été reçue pour sa maladie nerveuse; elle répond bien aux questions qu'on lui adresse; mais une parole, un geste, le plus léger examen, la font pleurer, rire, et presque perdre l'usage de ses sens.

Obs. LXXXIV. — Le 21 octobre 1838, on reçoit à l'Hôtel-Dieu, dans le service de M. Jadioux, la nommée Bouny, âgée de 17 ans, couturière, née à Vendôme (Loir-et-Cher). Il y a deux ans, cette jeune fille a commencé à avoir des flueurs blanches tellement abondantes, *qu'elles* tombaient goutte à goutte par terre; elles durent ordinairement deux jours. Elles reviennent toutes les 5 ou 6 semaines. Aux approches, elle a des coliques qui lui donnent des défaillances. Elle devient pâle et perd connaissance; ces accidents cessent au bout de 8 à 10 minutes. Elle éprouve aussi de temps en temps des maux de tête; le sang lui monte à la figure, elle est fatiguée. Tous ces symptômes se dissipent avec l'apparition du flux. Il arrive quelquefois que les règles manquent pendant plusieurs mois, et sont remplacées par un écoulement blanc.

Obs. LXXXV. — Marlière, âgée de 26 ans, née à Valenciennes (Nord), brune, lymphatique, délicate, petite, est réglée dans son pays à 18 ans, sans être malade. Depuis cette époque, l'écoulement sanguin n'a point paru d'une manière régulière ; il manque quelquefois quatre à cinq mois, et pendant ces temps, il se manifeste à chaque époque des flueurs blanches qui durent 3 ou 4 jours. Cet état persiste depuis 8 ans.

Il y a des femmes qui voient beaucoup plus en blanc qu'en rouge ; sur 4 à 5 jours, à peine manquent-elles un jour, les trois ou quatre autres elles ont un écoulement blanchâtre. Dans un cas, les menstrues, après avoir coulé pendant plusieurs années, furent remplacées par un écoulement blanc.

Obs. LXXXVI. — Le Fêvre, âgée de 24 ans, née à Verberg (Oise), est admise le 9 juin 1839, dans le service de M. Jadioux, à l'Hôtel-Dieu, pour des attaques de nerfs. Elle a été réglée à 16 ans, après beaucoup de souffrances. Le flux sanguin a manqué un an, et ne s'est régularisé qu'à 19 ans. Il coulait deux jours modérément. Depuis un an, les menstrues ont complétement disparu ; elles ont été remplacées par des flueurs blanches qui apparaissent aux mêmes époques. Quand elles sont pour venir, elle éprouve, comme au temps de ses règles, de grands maux de tête et des étourdissements. Il n'y a aucun symptôme qui annonce un état morbide de la matrice.

Il résulte donc de tout ceci, que la première menstruation est souvent précédée d'un écoulement leucorrhéique ; nous l'avons constaté chez le quart des femmes que nous avons observées. Il peut se montrer de très-bonne heure, cesser avec l'établissement des menstrues, ou continuer à les accompagner.

La plupart des femmes qui présentent ce symptôme, sont lymphatiques, blondes, et nées dans les villes.

La proportion des femmes chez lesquelles l'écoulement leucorrhéique s'établit après la première menstruation, est considérable ; nous l'avons trouvée quadruple de celle des femmes qui voient en blanc avant l'apparition de la fonction.

Cet écoulement, sous le rapport des symptômes, de la durée, de la force, a les plus grandes ressemblances avec les menstrues ; le plus ordinairement il les précède et les suit, sans cependant cesser dans l'intervalle, comme le pensait Baglivi. Dans d'autres cas, moins fréquents, il persiste d'un mois à l'autre.

Dans le plus grand nombre de cas, cet écoulement, loin de causer de la douleur en passant sur les parties de la génération, les lubréfie, et tempère par sa présence l'ardeur du sang menstruel. Il faut bien distinguer cette excrétion dont la nature est innocente, des flueurs blanches invétérées et des écoulements gonorrhéiques.

L'établissement des flueurs blanches avant la première menstruation paraît retarder cette dernière fonction. Le dérangement de la menstruation influe sur l'apparition et la quantité des flueurs blanches ; mais, dans un grand nombre de cas, elles n'ont qu'une influence secondaire sur les règles une fois établies.

Le mariage, l'accouchement, l'habitation dans les villes et l'aménorrhée, augmentent, diminuent ou suppriment l'écoulement leucorrhéique.

Les flueurs blanches peuvent remplacer les menstrues ; mais le plus souvent cette sécrétion est irrégulière, et n'a lieu que chez des femmes d'une constitution délicate.

DEUXIÈME PARTIE.

Pathologie de la Menstruation.

Opinion des anciens sur l'utérus.— Opinion de quelques médecins modernes. — Examen critique de ces opinions.— Points de vue sous lesquels doit être envisagée l'influence réciproque de l'utérus et des organes. — Division du travail.

QUELLE est l'influence des règles sur les maladies et celle des maladies sur les règles, telle est la double question qui va faire l'objet de cette seconde partie de notre travail. Si nous adoptons l'opinion des anciens, qui voulaient que la femme ne fût qu'un utérus, et qu'elle n'existât que par lui, notre tâche devient immense, car nous touchons à tous les points de la pathologie. Si, au contraire, nous embrassons l'opinion de quelques médecins modernes, qui subordonnent cet organe à l'influence du système nerveux, le champ se rétrécit singulièrement, nos recherches se circonscrivent dans d'étroites limites.

Mais quel est l'homme de bon sens, étranger à cet esprit de système qui a été et sera toujours le malheur de

18

notre art, quel est, dis-je, l'observateur consciencieux, qui ne reconnaîtra l'exagération de ces deux hypothèses ?

Quoi! la femme qui se montre si grande, si sublime dans ses devoirs de fille, d'épouse et de mère, qui, bien dirigée, ne cesse de donner l'exemple de toutes les vertus, qui plus d'une fois a rempli le monde de ses talents, de ses actions, de son héroïsme, serait réduite à un rôle aussi matériel! en vérité de pareilles idées sont bien étranges (1).

Prétendre, d'un autre côté, que la matrice gravite comme un obscur satellite autour de sa planète, lorsqu'on observe à chaque instant les funestes effets des désordres de la menstruation et tous les accidents qui déterminent la première apparition, la grossesse, les suppressions, la ménopause et les lésions de l'utérus, n'est-ce pas tomber dans une erreur presque aussi grande que l'autre ?

La vérité ne saurait exister dans ces deux extrêmes; car si d'un côté l'utérus paraît jouir jusqu'à un certain point de sa vie propre, s'il remplit d'importantes fonctions, s'il a ses maladies particulières, d'un autre côté il entretient des relations multipliées avec les organes. Cette influence des sympathies se fait sentir à chaque pas, et l'on peut dire dans toutes les régions du corps. Tantôt ce sont les fonctions de l'estomac qui sont exaltées, perverties; tantôt ce sont celles des seins qui se développent, se suppriment et s'altèrent. D'autres fois cette liaison mystérieuse se révèle par les désordres du larynx, par la perversion de l'intelligence. Point d'organe, en un mot,

---

que l'utérus ne puisse par sympathie mettre en jeu, soit physiologiquement, soit pathologiquement.

Examinée sous ce point de vue, la division de notre travail se présente d'elle-même. Ainsi l'utérus (et j'entends par-là tout le système sexuel) a sa vie physiologique ; il doit donc être étudié à l'état pathologique : en second lieu il agit sur les organes ; il faut par conséquent que nous examinions son influence sur les différentes parties du corps. Enfin, il est à son tour modifié par l'économie, troisième et dernière considération qui exige que nous entrions dans quelques développements relativement à l'influence des organes sur l'utérus.

Ce travail comprendra donc deux sections, qui se subdiviseront elles-mêmes en plusieurs autres chapitres.

Dans la première nous traiterons de l'influence, en général, des règles sur les maladies, des lésions de la menstruation, de l'influence de la première apparition, et de la ménopause sur l'état pathologique, enfin de l'influence des règles sur la marche et la terminaison des affections morbides.

Dans la deuxième section nous ferons connaître l'influence, en général, des maladies sur les règles, et celle des affections aiguës et chroniques sur cette fonction.

SECTION PREMIÈRE.

CHAPITRE PREMIER.

De l'influence, en général, des règles sur l'organisation et sur les maladies.—
Action des règles sur différents systèmes. —Preuves tirées de la suppression,
traitement.

L'INFLUENCE des règles sur l'organisation et sur les maladies, est un fait incontestable ; elle se montre dans les
symptômes nombreux qui fatiguent et tourmentent la jeune
fille à l'époque de la première apparition, et qu'on voit ensuite se dissiper comme par enchantement lorsque les
règles se sont établies ; elle reparaît à chaque période
menstruelle chez un grand nombre de femmes ; elle est
enfin très-prononcée à l'âge où les phénomènes de la
menstruation vont cesser pour toujours.

Si l'écoulement périodique ne peut se faire jour au dehors, soit par un excès ou par un défaut de forces, la
condition sociale est manquée, et l'avenir de la femme
perdu. Certes, la conception a pu avoir lieu en l'absence
des règles, la science en cite quelques exemples, et nous
même nous en possédons deux ; mais cette disposition est
exceptionnelle, et dans l'immense majorité des cas, on

peut dire que l'aménorrhée primitive constitutionnelle est un indice presque certain de stérilité.

L'infécondation n'est pas la seule conséquence du manque de flux périodique; la jeune fille éprouve une multitude d'accidents; son appétit se déprave, ses forces s'épuisent, et elle devient la proie des maladies plus ou moins graves, parmi lesquelles il faut compter la chlorose, les affections de l'utérus, etc.

Frappés de ces résultats, les médecins, depuis Hippocrate jusqu'à nos jours, ont enseigné assez généralement que l'absence du flux menstruel ou son interruption, produit une foule de maux chez les jeunes filles. Sans admettre ces conclusions, on doit avouer que le fait est souvent vrai.

L'influence de cette rétention se fait différemment sentir suivant les tempéraments. Ainsi, chez les femmes fortes et sanguines, elle s'annonce par des symptômes de pléthore générale qui peuvent donner lieu à des maladies inflammatoires, à des hémorrhagies par les différentes membranes muqueuses, à des déviations sanguines, etc.

Chez les femmes nerveuses, le retard de la menstruation coïncide avec des symptômes nerveux. Il survient des convulsions, des tremblements, des accès d'hystérie, des danses de Saint-Guy, des phénomènes cataleptiques, des accès de délire. Lorsque le tempérament lymphatique prédomine, ce sont des congestions lymphatiques, des gonflements, des glandes, des accidents de poitrine, des cachexies, etc.

Au lieu de se révéler par des désordres généraux, la pléthore peut être locale, et on voit alors éclater les symptômes qui dénotent une irritation des organes de la génération.

Quelquefois les accidents se manifestent dans le système osseux, et des douleurs ostéocopes très-violentes attestent qu'il n'est point de partie de l'économie qui ne souffre des troubles de la menstruation.

La suppression qui a lieu après l'apparition régulière des menstrues, ne démontre pas d'une manière moins positive l'influence des règles sur la santé. Que de femmes bien portantes, chez lesquelles cet accident, déterminé par un refroidissement, une émotion, une cause quelconque, produit de graves maladies! Certes, la suppression peut être sans accidents chez les femmes fortes, chez celles qui se livrent à des travaux pénibles; mais dans les villes, chez les femmes délicates, nerveuses, les choses ne se passent point aussi simplement; que de suites fâcheuses nous pourrions rapporter de ces suppressions! Tantôt on verra survenir des maladies de l'utérus, tantôt des affections d'autres organes; sous l'influence de l'aménorrhée, des maladies, jusqu'alors latentes, éclateront avec fureur; des états pathologiques fort singuliers se montreront après la suppression; ainsi l'on observera les colorations bleues, noires de la peau, l'hypertrophie générale des tissus. Dans d'autres circonstances, des phénomènes nerveux fort bizarres seront la conséquence de l'aménorrhée; les femmes auront alors des amauroses, des extinctions de voix, des attaques d'hystérie, de catalepsie, de manie, etc.

Le pouvoir des règles sur l'économie n'est pas moins prouvé par le traitement des maladies qui dépendent d'un désordre de la menstruation; à peine a-t-on réussi à rappeler le flux sanguin, que les phénomènes morbides font place à la santé.

Il est donc constant que les règles ont une influence sur les maladies; qu'elle est d'autant plus marquée, qu'on l'examine chez les jeunes filles qui ont des rétentions par obstacles, par excès ou par défaut de stimulation, et chez celles qui ont des suppressions par cause physique et morale, sans lésion organique. Les suites heureuses du traitement de ces rétentions sont un nouvel argument en faveur de cette influence.

Il serait sans doute facile d'étendre ces généralités, mais elles nous paraissent suffisantes pour donner une idée succincte et précise de cette partie de la question ; les développements viendront à mesure que nous entrerons dans l'histoire des maladies, du moins dans les considérations les plus importantes qu'elles nous présenteront.

CHAPITRE II.

—

Les états pathologiques que nous allons maintenant étudier, ne constituent point des maladies liées à une altération organique connue, ce sont des symptômes qui se rattachent aux troubles fonctionnels de l'organe; aussi les différentes dénominations qu'on leur a données expriment-elles la forme de ce désordre. Mais quoique ces dérangements ne proviennent pas le plus ordinairement d'une altération organique de l'utérus, ils n'en sont pas moins des maladies qui guérissent très-souvent lorsque les règles sont appelées, rétablies ou régularisées.

Les formes sous lesquelles se montrent ces diverses lésions de la menstruation, sont les suivantes :

Le flux périodique ne s'établit pas *aménorrhée par rétention, aménorrhée constitutionnelle, chlorose, aménie* (1) *, aménorrhée primitive.*

(1) M. Flamand, dans sa thèse *Essai de classification et de nomenclature appliqué aux maladies des femmes, et particulièrement aux lésions de la menstruation*, Strasbourg, 1820, a proposé une nouvelle nomenclature des lésions de la menstruation, qui nous paraît avoir de véritables avantages; voici ses dénominations : dysménie, de δυς, difficile, et εμμηνια, menstrues ; aménie, de α privatif, et εμμηνια; ischoménie, de ισχω, je retiens, et εμμηνια; épischoménie, de επισχω, je réprime, et εμμηνια; xénoménie, de ξενος, étranger, et εμμηνια. M. Jamin a donné à cette dernière espèce le nom de ménoxénie.

La sécrétion et l'exhalation ont lieu, mais elles sont retenues par un obstacle, *aménorrhée par cause locale*, *rétention, ischurie menstruelle, ischoménie.*

Les règles coulent difficilement, *dysménorrhée. dysménie, règles difficiles, strangurie menstruelle, stillicidium uteri.*

Les règles ont coulé, mais elles sont supprimées, *aménorrhée par suppression, épischoménie.*

Les règles viennent aux époques ordinaires, mais elles coulent immédiatement, *ménorrhagie.*

Le sang apparaît par une autre voie que l'utérus, *menstruation par aberration, déviation, règles dévoyées, ménoxénie, xénoménie.*

Elles arrivent hors de l'époque de la menstruation, *métrorrhagie, hémorrhagie utérine.*

Les règles ne s'établissent pas, ou, après s'être montrées, elles disparaissent complètement; ou bien encore elles peuvent ne couler que difficilement; ces trois cas, qui sont les plus ordinaires, donnent lieu à un état morbide particulier, qu'on a désigné sous le nom de *chlorose*, et qui s'accompagne de phénomènes spéciaux.

1° Aménorrhée { 1 primitive.
2 par cause locale.
3 par suppression.

2° Dysménorrhée (1).
3° Déviation des règles.
4° Ménorrhagie.
5° Métrorrhagie.
6° Chlorose.

(1) Nous réunissons les règles douloureuses avec la dysménorrhée; quant aux règles irrégulières, nous en avons déjà parlé : leur traitement est celui de la dysménorrhée.

CHAPITRE III.

De l'Aménorrhée.

L'ÉTABLISSEMENT des règles n'est point un phénomène simple; un grand nombre de femmes souffrent pour être menstruées. Souvent même l'écoulement ne se fait que d'une manière irrégulière. Les accidents de la menstruation peuvent être encore plus prononcés, ainsi le flux peut complètement manquer.

L'absence des règles à l'époque de la puberté tient à des causes très-diverses. Elle peut dépendre d'un état pathologique de l'utérus ou d'un organe, ou bien elle résulte d'un vice de conformation. Dans d'autres circonstances elle est liée à un excès de forces du système utérin, à une pléthore générale, ou, ce qui est le plus ordinaire, à une faiblesse générale ou locale.

Le défaut de règles par suite de l'altération de quelqu'organe, rentre dans l'influence des maladies sur les règles ; aussi renvoyons-nous sa description à la seconde partie de notre travail ; nous ne parlerons dans ce chapitre que de trois espèces d'aménorrhées, savoir : de l'aménorrhée primitive, de l'aménorrhée par cause locale, et de l'aménorrhée secondaire.

Aménorrhée primitive.

Lorsque la jeune fille est parvenue à l'âge où doit se faire la révolution menstruelle, l'hémorrhagie périodique a lieu dans le plus grand nombre de cas ; mais il arrive quelquefois que ce symptôme manque. Si la santé n'en souffre pas, il faut laisser aller les choses comme elles sont, car l'expérience prouve que toutes les autres fonctions peuvent être intactes (1).

Obs. LXXXVII.—Le 2 octobre 1837, la nommée Adelaïde Boudeville, âgée de 37 ans, blanchisseuse, née à Meaux (Seine-et-Marne), est placée dans le service de M. Rayer, à la Charité. Cette femme n'a jamais été réglée. Mariée il y a quinze ans, elle a éprouvé, pendant les dix-huit mois qu'elle a passés avec son mari, quelques souffrances dans les rapprochements, mais son état n'en a été aucunement changé. Sa conformation extérieure est bonne ;

(1) M. Paul Dubois a donné, dans son article *Aménorrhée* de la deuxième édition du Dictionnaire de médecine en 25 volumes, une très-bonne description de cette lésion de la menstruation.

ses seins sont peu développés ; au reste elle ressemble aux autres femmes ; son caractère est mélancolique. L'examen des organes de la génération est fait avec beaucoup de soin par MM. Rayer, Velpeau, Vigla ; il permet de constater que le col de l'utérus est petit, mais perforé, bien conformé et à la hauteur ordinaire ; la présence de l'utérus est mise hors de doute. Boudeville est entrée pour des douleurs lombaires que les bains et les ventouses n'ont que très-peu diminuées (1).

Les douleurs lombaires nous paraissent se rattacher, dans ce cas, aux phénomènes du temps critique, qui ne se manifestent que d'une manière incomplète, mais auxquels l'existence de l'utérus à dû la soumettre.

Obs. LXXXVIII. — Le 16 août 1837, Didier, âgée de 45 ans, domestique, née à Sainte-Ménehould (Marne), est reçue à l'Hôtel-Dieu, dans le service de M. Petit, dont M. Le Groux est chargé par intérim. Cette femme est brune, forte, quoique le système musculaire soit peu prononcé ; sa figure est colorée ; elle se livre à des travaux pénibles. A l'âge de 15 ans elle a eu une maladie qui a duré un an, et qui l'a obligée de garder le lit ; elle était devenue d'une extrême maigreur, tous ses membres étaient douloureux ; mais elle avait ses couleurs habituelles, et ses jambes n'étaient point enflées. C'est à cette époque qu'elle a ressenti les premiers symptômes de l'oppression qu'elle a toujours conservée. Didier s'est parfaitement rétablie de cette grave affection, mais ses règles ne se sont pas montrées ; jamais elle n'a eu de coliques, de maux de reins, de pesanteurs de tête, de dévoiement. Ses seins, long-temps volumineux, sont tombés à

<hr>

(1) Observation recueillie par M. Vigla.

la suite d'une indisposition qu'elle a eue il y a huit jours.

Cette femme ne s'est point mariée ; elle a eu cependant des rapports sexuels, mais sans plaisir, quoiqu'elle prétende en avoir ressenti le besoin. A 35 ans elle a eu de violents maux de tête qui ont nécessité l'emploi des saignées ; elle a également éprouvé des coliques abdominales qui ont reparu pendant 6 mois à des époques irrégulières. Le toucher nous a fait reconnaître la présence d'un col utérin, petit, taillé en bec de flûte, et offrant beaucoup de ressemblance avec celui d'une petite fille. Il est lisse, très-mobile, et fait suite à un petit utérus. Didier est entrée pour un emphysême dont les symptômes sont caractéristiques.

Il arrive fréquemment que l'écoulement sanguin ne se fait pas jour au dehors, quoique la jeune fille éprouve une série de symptômes qui annoncent le travail intérieur. Cette disposition peut tenir aux circonstances que nous avons indiquées plus haut, et qui doivent être présentes à l'esprit.

OBS. LXXXIX.—Le 17 octobre 1838, la nommée Gilbert, âgée de 19 ans, fille blonde, délicate, de moyenne taille, est reçue à l'Hôtel-Dieu, dans le service de M. Jadioux. Depuis 3 mois cette malade a des coliques, des maux de reins. A la même époque les flueurs blanches ont commencé à paraître ; elles ont été toujours en augmentant. La nuit elles coulent comme le jour ; mais les coliques sont plus violentes la nuit, ce qui semblerait indiquer que le travail est plus actif à cette époque, phénomène que nous avons souvent noté pour les règles. Depuis 8 jours elle a été obligée de cesser ses travaux, parce qu'elle se sentait faible ; elle a ensuite perdu l'appétit, pris du dégoût pour les aliments ; bientôt elle a fini par les rejeter.

Des vomissements spontanés se sont ensuite déclarés. L'épigastre et l'abdomen sont douloureux ; les battements du cœur, clairs et fréquents; le pouls donne 100 pulsations ; les réponses sont lentes, pénibles. Il n'y a point de dévoiement, de taches lenticulaires, de gargouillement dans la fosse iliaque droite, de météorisme. Cette jeune fille habite Paris depuis 2 ans.

D'après l'analyse des symptômes, MM. Jadioux, Séguin et nous, avons pensé que cette fille était atteinte d'aménorrhée, et que la médication devait être basée sur ce diagnostic. En conséquence, des préparations ferrugineuses ont été prescrites avec des bains de siége et des pédiluves.

Peu à peu tous les symptômes se sont dissipés, et cette jeune fille a recouvré la santé. Elle a quitté l'hôpital parfaitement rétablie, mais sans être encore menstruée.

Nous avons rapporté avec quelques détails cette observation, parce qu'elle donne lieu à des considérations pratiques importantes. Si l'on s'en fût tenu à l'aspect général, il est à peu près certain qu'on eût appelé la maladie une affection typhoïde ; les symptômes que présentait cette fille, son âge, l'absence des règles, firent rattacher les accidents à un travail menstruel. La rapidité avec laquelle les signes graves se dissipèrent sous l'influence du traitement, montrent que le médecin avait bien jugé de la nature du mal. Nous croyons aussi devoir appeler l'attention sur la ressemblance qu'offrent les phénomènes d'une première menstruation difficile, avec la maladie complexe qu'on a nommée fièvre typhoïde.

L'aménorrhée primitive ne constitue un état morbide qu'autant que les signes qui annoncent l'apparition se reproduisent à chaque époque et déterminent des accidents. Cette rétention du flux menstruel peut dépendre d'un

excès de forces (A. sthénique) ; l'utérus, trop vivement congestionné, met obstacle à la sortie du sang. On voit survenir chaque fois des douleurs de reins et de bas-ventre,
de la courbature, un malaise.

L'aménorrhée sthénique est générale ou locale ; dans
quelques cas elle se manifeste par une leucophlegmasie.

Sauvages rapporte qu'une jeune fille fut tout à coup
prise d'une anasarque générale quelques jours avant la
période menstruelle. A l'apparition du sang des règles,
l'épanchement séreux cessa. Pendant plusieurs mois l'a-
nasarque revint à l'époque précitée, et fut remplacée par
le flux sanguin, jusqu'à ce qu'enfin, par un traitement approprié, la santé fût entièrement rétablie (1).

Nous avons entendu M. Lisfranc, dans ses leçons, dire
qu'il avait rencontré 14 cas d'absence de règles chez des
femmes qui n'offraient ni obstacle physique, ni affection
chronique. Il a remarqué que quelques-unes, aux époques,
devenaient susceptibles, irritables, et de mauvaise humeur ;
elles avaient des étourdissements, des suffocations, un
sentiment de tension, de pesanteur dans le bassin ; puis ces
phénomènes cessaient jusqu'à l'époque prochaine.

D'autres n'éprouvaient rien, mais elles étaient faibles,
cachectiques, avaient des coliques, du dévoiement, des
palpitations. Nous avons fait voir qu'il n'en était pas toujours ainsi, et que la santé pouvait être bonne avec l'aménorrhée primitive ou secondaire.

L'absence des règles peut dépendre d'une faiblesse générale ou locale ; les jeunes filles chez lesquelles cette organisation existe, après avoir ressenti pendant plus ou
moins long-temps les symptômes de l'effort hémorrhagique,

____

(1) Sauvages. Nos. méth. vol. II, p. 47.

éprouvent des accidents variés. En général leurs forces
s'épuisent, leurs fonctions digestives se dépravent; elles
n'aiment plus l'exercice, le mouvement; la moindre fatigue
leur occasione de l'oppression, des étouffements, des
palpitations. Leur peau prend un aspect blanc mat, blanc
jaunâtre, verdâtre; leurs jambes et diverses autres parties
de leur corps s'œdématient; le cœur et les gros vaisseaux
font entendre des bruits anormaux; en un mot, on voit
se dessiner tous les signes de la singulière maladie à laquelle on est convenu de donner le nom de chlorose.

Le traitement de l'aménorrhée primitive présente diverses considérations qu'il est important de ne pas perdre
de vue. Si l'absence de la menstruation n'a déterminé aucun accident, le parti le plus sage est d'attendre et de laisser agir la nature. C'était la conduite du célèbre Stahl, qui,
dans son livre *Theoria medica vera*, s'exprime en ces
termes : Hoc satis certo scio, quod *provocandorum* mensium negotium, qui nunquam adhuc emicuerunt, interim
tamen jam *tempus* debitum præsto est, imo concurrit,
nimiò plus obsequatur spontaneis potius illis naturæ conso-
nis lenibus motoriis incitamentis, quam variis stricte *arti-*
ficialibus et *materialibus* remediis; imò vero plura horum
etiam reverà nullius veri usus exsistant sine istis *subsi-*
diis, non pauca vero, neque certe postrema, etiam *cum*
istis subsidiis nullius sint veræ energiæ, quin potius tota
vera efficacia atque felix exitus illis demùm dictis *subsidiis*
propriè et unicè debeatur, quibus potiùs passim *impedien-*
dis aliqua horum inserviant (1).

La jeune personne éprouve-t-elle, au contraire, des souffrances; existe-t-il des indices de maladie, il faut voir si

____

(1) Stahl. Theoria medica vera. De Mensium vitiis. c. XXXIX, p. 834.

les accidents dépendent des états indiqués ou de la lésion d'un organe ; dans le cas, par exemple, où l'aménorrhée primitive est sthénique, on doit établir une distinction suivant l'intensité des symptômes. Sont-ils légers et fugaces, on prescrit un régime doux, des boissons émulsionnées, des bains généraux et locaux. Lorsque les accidents sont plus graves, qu'il y a de vives douleurs, des signes d'inflammation, on a recours aux saignées générales ou locales ; plus tard on administre avec succès les antispasmodiques unis aux narcotiques. Plusieurs médecins se sont bien trouvés de l'emploi de l'acétate d'ammoniaque. Le mariage seconde activement l'art du médecin.

L'aménorrhée est-elle asthénique, les moyens à prescrire sont d'un autre ordre. Une des premières conditions est le choix de l'habitation ; les lieux secs, élevés et bien aérés sont préférables à tous les autres ; il en est de même des chambres spacieuses et exposées au midi. Nous avons cité des faits de rétablissement complet de la santé par le séjour à la campagne ; l'air natal, dans quelques circonstances, n'a pas une influence moins heureuse. La nature des habillements doit aussi être prise en considération ; la flanelle sur la peau, les vêtements chauds, ne seront pas négligés. C'est également dans ce cas qu'on emploie avec succès les frictions sèches ou aromatiques, les préparations sulfureuses et surtout ferrugineuses, les eaux minérales ferrugineuses, les bains de mer et de rivière.

On recommande le régime fortifiant : ainsi la nourriture sera choisie dans les viandes rôties ou grillées ; les malades feront usage de vin généreux ; le chocolat préparé avec le fer est un bon auxiliaire, mais il faut surveiller l'emploi des autres préparations ferrugineuses. On secondera ces divers moyens par la gymnastique, les promenades à pied, à cheval ou en voiture, les voyages et les distractions.

Lorsque les matériaux de l'hygiène, judicieusement mis en œuvre, ont préparé les voies, on peut recourir aux moyens locaux. Les plus généralement employés sont les bains de pieds simples ou aromatiques, les cataplasmes chauds promenés sur le ventre, les parties supérieures des cuisses, les environs des parties génitales; les frictions faites sur les extrémités inférieures, sur les lombes. Un excellent remède consiste dans les fumigations ou les injections simples, aromatiques, stimulantes, dirigées vers la vulve ou dans l'intérieur du vagin. Peut-être pourrait-on recommander, dans ce cas, les vésicatoires, l'électricité et le galvanisme.

Les préceptes que nous venons d'établir conviennent, à quelques modifications près, dans les divers états appelés asthénie, anémie, atonie, chlorose. Lorsque nous traiterons de cette dernière maladie, nous compléterons l'ensemble des moyens que comportent ces différentes lésions de l'économie.

Aménorrhée par cause locale.

Cette absence des règles est liée à un vice congénial ou accidentel; Morgagni a cité des observations de femmes mortes de rétention de règles, dont l'utérus était d'une petitesse remarquable, et ne semblait pas entièrement formé. Il est aisé de voir que, dans ces cas, la cure doit dépendre du temps, et que l'on ferait beaucoup de mal, si l'on mettait en usage des remèdes propres à augmenter la pléthore et à stimuler le système.

L'observation publiée par ce célèbre médecin est ainsi

conçue : *Nec facilè unquam menstruum sanguinem ejecisse.*
L'utérus avait seulement la largeur du pouce (1).

Jusqu'à quel point peut-on rapporter à cette espèce d'aménorrhée, la décoloration de l'utérus qui a été observée dans quelques cas de rétention ? C'est un point à examiner.

L'utérus peut manquer entièrement ou n'exister qu'à l'état rudimentaire. Nous avons cité un exemple intéressant de cette dernière anomalie ; nous allons rapporter un fait d'aménorrhée dû à l'absence de l'utérus.

Absence de l'utérus.

Obs. XC. — Agathe Melassené, âgée de 27 ans, se présenta à la consultation de M. Dupuytren, le 24 février 1823, pour être admise à l'Hôtel-Dieu ; cette jeune femme avait une fistule à l'anus. Le médecin qui avait soigné en ville la malade, l'avait adressée à M. Dupuytren pour l'opérer de sa fistule, et lui annonçait qu'elle était imperforée et n'avait point de matrice. Elle fut questionnée à cet effet, et l'on apprit qu'elle n'avait jamais été réglée, que jamais elle n'avait éprouvé les symptômes périodiques qui annoncent les menstrues, ni ceux qui font connaître que cet écoulement a lieu, soit au dehors soit dans le vagin, ou dans la cavité de l'utérus. Cependant, à certaines époques, la malade avait des pesanteurs à la tête, des rougeurs et des chaleurs à la face, des douleurs dans le bas-ventre, indispositions qu'elle faisait toujours disparaître par l'application de quelques sangsues au fondement.

Les parties génitales furent examinées ; à l'extérieur elles parurent bien conformées, le bassin était peut-être étroit, les seins bien développés, tout indiquait la con-

____

(1) Morgagni, De sedibus et causis morborum, t. v. p. 571, lettre XLVI, n° 20.

formation féminine la plus complète. Cependant le doigt introduit dans le vagin était arrêté à un pouce de profondeur par un cul-de-sac lisse, arrondi ; rien au-dessus de cet obstacle ne pouvait faire soupçonner l'existence de la matrice. L'exploration de cette espèce de vagin fit seulement reconnaître une dilatation très-forte de l'urètre. Le doigt introduit dans le rectum ne sentit rien. On voulut savoir si cette malade avait du penchant pour les plaisirs vénériens ; et, comme cela est habituel aux femmes à qui on adresse cette question délicate, elle répondit que non ; mais on apprit très-positivement que cette fille vivait en concubinage depuis quatre ans, et qu'elle était même sur le point de se marier.

Elle fut opérée de sa fistule le 28 février : cette opération fut courte et simple ; mais quelques jours après, et à la suite de violents chagrins domestiques, elle fut prise d'une inflammation sur-aiguë du foie ; malgré tous les moyens que l'art possède, cette malade succomba le 15 mars, à une heure du matin.

Autopsie.—Appareil sensitif interne. — Le cerveau et ses enveloppes sont à l'état normal.

Appareil respiratoire.—Fortes adhérences de la plèvre droite ; elles sont anciennes. Le poumon droit présente à sa partie inférieure et postérieure des petits foyers de pus. La plèvre et le poumon gauche sont sains.

Appareil circulatoire.—Hypertrophie légère du ventricule gauche, rétrécissement de l'aorte.

Appareil digestif. — Tout le canal intestinal, depuis l'estomac jusqu'au rectum, est sain.

Le foie présente une vingtaine de véritables abcès ; le péritoine qui recouvre les abcès à la surface du foie, est épaissi.

Appareil urinaire. — Le rein gauche offre, à sa partie supérieure et externe, un kyste fibreux de la grosseur d'une noix, contenant un liquide blanc sans odeur.

Appareil génital. — Le clitoris et les grandes lèvres sont bien développés ; le vagin a tout au plus un pouce de profondeur, il est terminé par un cul-de-sac. (M. Dupuytren pense que cet enfoncement est dû aux efforts du coït, et que, primitivement, cette femme n'avait pas de trace de vagin.) Derrière ce cul-de-sac se trouve le rectum ; au-dessus, et derrière la vessie, sont des apparences de ligaments larges de l'utérus, lesquels contiennent dans leur épaisseur des trompes volumineuses, des ovaires bien développés. On ne trouva point de matrice, mais on vit, à l'endroit où se réunissent les deux trompes, un petit renflement qui n'offrait ni cul-de-sac, ni cavité, et qui ne ressemblait en rien à l'utérus. (M. Breschet possède la pièce anatomique.) (1)

L'aménorrhée peut avoir lieu sans qu'on constate après la mort aucune altération des organes génitaux : tel était le cas de la femme dont nous allons parler.

Obs. XCI. — Une femme de 50 ans vint mourir à l'Hôtel-Dieu. Jamais elle n'avait été menstruée, et cependant elle avait eu le plus vif désir d'avoir des enfants. Remèdes, pèlerinages, moyens convenables, rien n'avait été négligé dans ce but.

MM. Duplay et Vigla examinèrent avec beaucoup d'attention les organes sexuels. Les parties extérieures et moyennes étaient bien conformées ; le vagin avait les dimensions normales ; la matrice présentait le développe-

____

(1) Rép. de méd. et de chir. cité. Pour compléter cette observation, lire ce que nous en avons déjà rapporté, pag. 183, obs. LV.

ment qu'elle offre chez les femmes qui n'ont pas eu d'enfants ; le col était petit, mais bien conformé ; les deux lèvres séparées ; la cavité de l'utérus non obstruée ; les trompes et les ovaires existaient comme dans l'état normal, seulement il y avait un petit kyste dans l'ovaire du côté gauche (1).

Les lèvres du col peuvent être réunies, agglutinées. D'autrefois, c'est un diaphragme qui intercepte le cours du sang. L'obstacle peut exister dans le vagin. Ce conduit manque quelquefois en totalité, ou il n'est qu'incomplétement développé, réduit à un tiers, un quart de sa longueur. Il présente des espèces de cloisons. L'agglutination peut avoir lieu à l'entrée du vagin.

On nomme atrètes ou imperforées, les femmes qui en sont atteintes. Parmi les faits nombreux de ce genre, nous rapporterons les deux suivants, qui, en donnant un aperçu des principaux symptômes, ont encore le mérite d'attester la puissance de l'art.

Obs. XCII. — Marie-Anne H., âgée de 21 ans, d'une constitution vigoureuse, non menstruée, éprouvait depuis 5 ans environ, tous les mois, des douleurs dans la région hypogastrique, accompaguées de borborygmes et autres symptômes hystériques. On avait combattu sans succès ces divers phénomènes par les emménagogues. En touchant l'hypogastre, on sentit une tumeur correspondant à la région de l'utérus, ce qui fit croire d'abord à un état de grossesse ; mais en examinant avec attention les parties génitales, on trouva une membrane épaisse qui fermait exactement le vagin.

On procéda de suite à l'incision de cette membrane,

____

(1) Observation communiquée par M. Vigla,

au moyen d'un bistouri ; il s'écoula aussitôt au moins quatre pintes (3 lit. 725.) de sang noirâtre, mêlé de caillots fétides ; on introduisit une mèche de charpie dans l'ouverture, afin d'en empêcher la réunion.

Le lendemain des injections furent faites dans le vagin, pour le débarrasser du sang coagulé qu'il pouvait encore contenir ; l'on renouvela la même opération et les mêmes pansements pendant une quinzaine, après quoi la menstruation ne cessa d'être régulière et abondante (1). Vanswiéten rapporte, d'après Antonius Benevoli, l'histoire d'une fille de 18 ans, qui rendit trente-deux livres de sang à la suite de la destruction de l'obstacle qui s'était opposé jusque-là à son écoulement.

Obs. XCIII. — Une jeune personne avait toujours joui d'une bonne santé jusqu'à l'âge de 14 ans. A cette époque elle éprouva des accidents qui furent en augmentant, et qui au bout de deux ans la réduisirent à un grand état de faiblesse. Lorsqu'elle fut visitée par M. le docteur Willaume, elle avait le ventre volumineux comme celui d'une femme enceinte de 6 mois, et offrait une tumeur considérable, rude, étendue depuis l'hypochondre jusqu'à la région iliaque gauche ; les parties sexuelles extérieures étaient bien conformées, mais il n'y avait nulle trace d'ouverture vaginale.

L'exploration de la vessie à l'aide de la sonde, et celle du rectum par le doigt, démontrèrent qu'il y avait absence du vagin. Une opération bien faite, mais qu'il est inutile de décrire, donna issue à une certaine quantité de sang épais, gluant, sans odeur, et de couleur lie de vin ; peu

______

(1) Annal. de la méd. physiologie, obs. recueil. par M. Cabaret Basse, de la maison de Ploubalay. Ce fait offre la plus frappante analogie avec celui rapporté par Fabrice d'Aquapendente, Opera anatomicæ.

à peu l'utérus s'affaissa, et toutes les fonctions se rétablirent dans leur intégrité; la guérison était complète au bout d'un mois.

Deux ans et demi se sont écoulés depuis ce moment; le canal artificiel s'est conservé, mais la dilatation n'a pas été suffisamment entretenue, de sorte que le sang s'amasse encore de temps en temps dans la cavité de l'utérus (1).

M. le docteur Amussat a également communiqué à l'Académie royale de médecine, un fait de guérison chez une demoiselle qui était imperforée.

On lit dans le Journal de Roux, Boyer et Corvisart, l'histoire d'une jeune fille qui fut guérie d'une imperforation du vagin par une incision; chaque mois les urines coulaient sanguinolentes pendant huit à dix jours (2).

Tout le monde connaît l'observation de la femme citée par Ruysch, chez laquelle il existait deux cloisons. Un fait analogue a été publié par le docteur Deslile de Valogne; dans ce cas il y avait aussi une double oblitération du vagin, dont l'une fut détruite par la nature et l'autre par l'art (3). Il est utile de faire la remarque que les replis de la membrane muqueuse en imposent quelquefois pour l'hymen; cette disposition est fort commune dans le midi, surtout chez les femmes publiques.

L'aménorrhée par cause locale peut être accidentelle; elle est alors la suite de l'adhésion des lèvres du col, des parois du vagin, qui succède à la vaginite, aux inflammations déterminées par les déchirures, par les plaies de l'accouchement, par les brûlures.

Nous avons observé dans le service de M. Lisfranc, une

(1) Obs. publiée par M. Willaume. Archives générales de médecine, pag. 306, t. xi, juin 1826.

(2) Journal cité, t. xx, p. 231.

(3) Id. t. iii, p. 222.

femme qui, après une violente blennorrhagie, eut une agglutination des parois du vagin.

Obs. XCIV.—M. Labat a consigné dans sa thèse, l'observation d'une occlusion du col, qui avait été produite par un accouchement laborieux (1). M. le professeur Moreau, qui a été témoin de ce fait, dit qu'à chaque époque il y avait des phénomènes analogues à ceux des règles; le ventre se tuméfiait. Dupuytren reconnut bientôt la cause de ce gonflement du ventre; il pensa que le seul moyen praticable était de faire une ponction dans l'intérieur de la matrice. Après cette opération il s'écoula immédiatement un mélange de sanie, moitié purulente, moitié sanguinolente. Il y eut un soulagement de quelques heures; mais bientôt des accidents abdominaux se manifestèrent, et la malade succomba au bout de 2 ou 3 jours. La surface interne de l'utérus était noire, tapissée par du sang devenu concret et purulent. Il n'y avait rien dans le vagin.

M. Moreau a rapporté dans son *Traité des accouchements*, l'observation d'une dame anglaise chez laquelle une couche laborieuse détermina une adhérence presque complète des parois du vagin. Lorsque les règles reparurent, elle éprouva des accidents assez graves, qui augmentèrent encore à l'époque suivante.

M. Moreau reconnut la lésion; mais comme il existait un très-petit pertuis, il introduisit une sonde, puis un corps dilatant, et à l'aide de ces moyens continués avec persévérance, le rétablissement des menstrues eut lieu.

Obs. XCV. —Une dame à laquelle Lobstein avait appliqué quatre fois le forceps, vint consulter ce praticien pour des accidents qui annonçaient un grave désordre du côté de l'utérus. En examinant cette malade, dont les lèvres

____

(3) Labat, thèse 1827.

étaient auparavant longues et fendues, il reconnut que l'orifice de la matrice était oblitéré. Il est probable que les lèvres avaient été arrachées pendant l'application du forceps, et qu'il en était résulté un travail inflammatoire qui les avait réunies et confondues (1).

Obs. XCVI. — Une femme de 50 ans, bien constituée, et sans enfants de son mariage, eut à 40 ans une hémoptysie qui se renouvela à des époques irrégulières, pendant 6 à 7 ans, sans que sa santé en fût altérée.

A 47 ans il s'était fait un épanchement sanguin dans l'utérus, qui dura plusieurs mois avec peu de douleurs; le sang sortit par l'orifice du col, et les légères incommodités que sa rétention avait occasionées, disparurent.

Peu de temps après, le ventre se tuméfia de nouveau; il se manifesta une douleur à la fosse iliaque droite, puis de la fièvre. La malade ne pouvait se tenir sur le côté, à raison des douleurs que cette attitude lui faisait éprouver. Elle avait des insomnies, la langue aride, une soif vive, le pouls fréquent, une constipation opiniâtre, la peau sèche.

On remarquait sur le côté droit de la région hypogastrique, une tumeur de la grosseur du poing, dure et douloureuse au toucher, et sur le côté gauche une autre tumeur plus petite.

Le col de l'utérus était lisse, et comme effacé dans un petit bourrelet mollasse; l'orifice entièrement fermé. L'état déplorable de la malade, l'inutilité des moyens jusqu'alors employés, décidèrent MM. Dolivera et Barras à tenter l'évacuation du sang contenu dans l'utérus.

Une sonde d'homme portée à l'orifice du col pénétra d'abord de quelques lignes, et parvint, sans beaucoup de douleurs, dans la cavité de ce viscère; elle donna issue à

____

(1) Journal de Corvisart, Roux, Boyer, t. xxxvii, p. 263.

environ deux pintes (1 lit. 863.) d'un sang noir, délayé, inodore, qui, laissé en repos pendant huit heures, ne forma ni caillot, ni sédiment, et n'éprouva pas de changement dans sa couleur et sa liquidité.

A mesure que le sang était évacué, l'organe se contractait, repoussait l'instrument, et revenait sur lui-même.

Pendant huit jours il s'établit un suintement sanguinolent, qui devint blanc au bout de trois semaines. Les tumeurs diminuèrent progressivement ; cinq semaines après elles étaient effacées, et l'utérus avait repris son volume ordinaire. L'écoulement, d'abord fétide, perdit son odeur, et se tarit peu à peu. A mesure qu'il diminuait, la cuisse, la jambe et le pied gauche devinrent le siége d'un gonflement œdémateux, quoique les urines coulassent abondamment et que les garde-robes fussent faciles.

La malade suivit un régime fortifiant, fit usage d'une décoction de chiendent, des eaux de Vichy, des pilules d'extrait de scille, de frictions sur les membres œdématiés avec un liniment volatil, et elle ne tarda pas à revenir à la santé (1).

Les médecins qui ont publié cette observation, n'ont point parlé de l'état des règles, ni du temps critique, bien que l'âge de cette femme indiquât des accidents propres à cette période ; mais comme de pareils symptômes peuvent être le résultat d'une rétention du sang à l'époque de la première menstruation pendant le cours de la vie utérine, ou à la cessation des règles, nous avons pensé qu'elle serait convenablement placée dans ce travail, 1° comme exemple de diagnostic ; 2° comme règle de conduite qu'il conviendrait de tenir dans une circonstance analogue.

______

(1) Observation publiée par M. Dolivera, dans la Bibliothèque médicale.

Le traitement de l'aménorrhée par cause locale, présente deux divisions à établir, suivant qu'elle est congéniale ou accidentelle. Dans les deux cas cependant il est nécessaire de recourir à l'inspection des organes, de pratiquer soigneusement le toucher; le spéculum peut rendre quelques services. Chez les vierges, M. Lisfranc conseille le toucher par le rectum. Nous avons vu plusieurs fois l'introduction de la sonde, faite par des mains habiles, fournir des renseignements précieux.

Lorsque l'aménorrhée dépend de la petitesse congéniale de l'utérus, on comprend que la nature et le temps peuvent seuls faire les frais de la guérison. Chez les femmes atrètes, il suffit quelquefois d'inciser la membrane hymen, qui est le seul obstacle. Il arrive, dans plusieurs circonstances, que l'obstacle est double; on trouve deux et même trois cloisons. Dans l'observation rapportée par Ruysch, l'incision des deux diaphragmes procura la guérison. Dans tous les cas de ce genre, c'est à l'art chirurgical qu'il faut s'adresser.

L'aménorrhée est-elle accidentelle, il faut voir si l'adhésion des lèvres du col, qu'on rencontre le plus ordinairement, dépend d'une brûlure, d'une vaginite ou des suites de l'accouchement. La conduite tenue par M. le professeur Moreau pourra servir de guide dans les faits du même genre.

Les maladies de l'utérus peuvent aussi déterminer l'aménorrhée. Tantôt l'existence de ce symptôme est due à un état d'irritabilité extrême et à des douleurs vives de l'utérus, tantôt il est occasioné par l'engorgement de l'organe; quelquefois il dépend d'une position vicieuse du col, comme son inclinaison vers le coccyx, ou de la présence de concrétions muqueuses qui oblitèrent le col.

M. Broussais a fait la remarque que l'aménorrhée est souvent le symptôme d'un engorgement de l'utérus. Cet état est fréquemment annoncé par une sensibilité locale assez vive, qui fait désirer aux femmes l'approche de l'homme, quoiqu'elle soit douloureuse pour elles. A la suite de cette sensibilité des organes génitaux, on voit survenir une excitation générale qui fait rechercher aux malades la musique, les spectacles, les amusements de toute espèce. C'est alors que les phénomènes nerveux se montrent avec toute leur intensité, en particulier chez les femmes du monde, dont la constitution nerveuse est exagérée encore par le genre de vie qu'elles mènent (1).

Voici dans les cas de l'espèce comment doit se conduire le médecin. L'utérus est-il doué d'une sensibilité trop grande, il faut chercher à la calmer par des moyens convenables, des bains, des injections simples ou narcotiques. Le docteur Fabre a employé avec succès l'acétate de morphine. (Voir l'article *Aménorrhée* du Dictionnaire des dictionnaires.) Dans l'engorgement, la médication doit être plus active ; cet état de l'utérus sera combattu par les saignées de bras, les bains, les boissons émollientes, les cataplasmes, le régime. Chez les femmes pâles, lymphatiques, le traitement consistera dans l'emploi du houblon, de la gentiane, des vins amers, auquel on joindra le régime tonique.

Il est très-difficile de remédier à l'aménorrhée qui provient de l'engorgement de l'utérus par suite de l'inclinaison vicieuse du coccyx, mais on peut cependant trouver quelque moyen curatif.

M. le docteur Félix Legros a remarqué que la sécrétion

(1) Broussais, Cours de pathol., t. II, p. 230.

catarrhale de l'utérus acquérait dans certains cas une consistance, une viscosité, une ténacité, un épaississement
tels, que toute communication était interceptée entre cet
organe et le vagin. Cette matière, très-difficile à détacher à
l'aide du pinceau, se retrouve chez les femmes grosses,
comme Chaussier en avait fait la remarque. Lorsque ces
concrétions muqueuses oblitèrent ainsi le col utérin, il suffit d'enlever cet obstacle mécanique (1).

Aménorrhée secondaire ou par suppression.

Parmi les faits nombreux contenus dans ce livre, et
qui mettent hors de doute l'action puissante des règles
sur l'organisation et les maladies, il en est peu qui
puissent fournir des preuves plus nombreuses que ceux
tirés de la suppression. Il n'est point de praticien qui,
dans le cours de sa carrière, n'ait été consulté un grand
nombre de fois pour des femmes bien portantes, qui,
sous l'influence d'une impression quelconque, avaient vu
leurs règles s'arrêter à l'instant même, et pour lesquelles
cette suppression avait été le signal de malaises, de souffrances, de douleurs, d'indispositions, de maladies. C'est
au développement de cette proposition que nous allons
consacrer les pages suivantes.

On peut réduire à trois chefs l'ordre suivant lequel se
manifeste cette aménorrhée : les causes sont physiques,
morales, inconnues. Voici, dans les 190 observations que
nous avons recueillies, comme les faits sont divisés :

Causes physiques	68
»　　morales	92
»　　inconnues	30
	190

(1) *Aménorrhée*, Dict. des étud. méd., t. ɪ, p. 381.

De toutes les causes physiques, la plus fréquente est l'action du froid. Les règles s'arrêtent par l'immersion des pieds, des mains, du corps dans l'eau froide; l'habitude cependant détruit cette disposition. Nous avons déjà cité le fait curieux des femmes employées aux bains de mer. Plusieurs fois nous avons vu des personnes chez lesquelles le contact de l'eau faisait avancer l'époque, ou provoquait plus abondamment les menstrues. L'idiosyncrasie modifie cette disposition ; 6 fois nous avons constaté cette influence. Une femme remarqua que lorsqu'elle mettait ses jambes à l'eau pendant ses règles, le sang coulait aussitôt en perte. Une autre femme nous raconta que l'eau froide, et en général tout ce qui détermine des suppressions, lui faisait venir plus promptement les menstrues. Dans 6 autres cas nous avons observé l'arrivée des menstrues immédiatement après de fortes émotions. Une fois la réception d'une mauvaise nouvelle fit couler les règles à l'instant ; tous les accidents morbides se dissipèrent en même temps.

La suppression d'un caleçon, d'un vêtement habituel, le refroidissement, lorsqu'on est en sueur, déterminent cet accident. La suppression de la sueur aux pieds a produit plusieurs fois l'aménorrhée. Cette cause a été indiquée par le docteur Mondière, dans le Mémoire qu'il a publié sur cet intéressant sujet (1). Les suites de couches, les maladies, le séjour à l'hôpital, les empoisonnements, etc., occasionnent l'aménorrhée.

Les coups, les chûtes, les travaux, les indigestions, la fatigue, l'abus des médicaments, sont encore au nombre des causes que nous avons observées; mais leur action

____

(1) Mondière, Arch. générales de méd., 1838.

est bien plus circonscrite. Il y a des femmes chez lesquelles l'usage des garnitures amène la suppression des règles.

Dans les suppressions subites, les femmes éprouvent un abattement général, un sentiment de pesanteur douloureux à l'hypogastre et dans les lombes, des tiraillements dans ces deux régions ; ces signes augmentent d'intensité, il survient un dégoût pour les aliments, des douleurs vagues, des coliques, des pesanteurs de tête, des chaleurs de poitrine, et quelquefois des crachements de sang ; les tranchées utérines sont un des symptômes les plus communs. L'affection peut aller plus loin, et l'on voit se manifester une inflammation, un catarrhe utérin, une aménorrhée, etc.

Obs. XCVII. — Une dame âgée de 21 ans, bien réglée, traverse un ruisseau, à l'instant le sang s'arrête ; le lendemain elle se plaint de coliques, de maux de reins, d'élancements dans la matrice ; huit ou dix jours après, une perte légère a lieu ; le toucher révèle un engorgement du col et d'une partie du corps ; une application directe de six sangsues calme les symptômes, et un traitement convenable achève la guérison.

Obs. XCVIII. — Une domestique met en jouant une clef de fer dans le dos d'une de ses camarades qui avait ses règles. Le sang cesse de couler ; il se déclare une gastralgie et une leucorrhée que six mois de traitement ne peuvent guérir.

Le docteur Burrows a communiqué il y a quelques années à la société médico-chirurgicale de Londres, l'observation d'une femme chez laquelle la menstruation se supprima brusquement à la suite d'un rapprochement accompli au milieu d'une grande exaltation. L'accident fut suivi de manie et de catalepsie (1).

Une trop grande déperdition peut retarder les règles. Une femme ayant fait usage de thé eut un flux immodéré d'urine, ses règles manquèrent le mois suivant (2).

Il n'est point rare, après les maladies aiguës inflammatoires, lorsqu'on a eu recours à un traitement antiphlogistique énergique, de voir la menstruation manquer à l'époque suivante, et cette aménorrhée se prolonger deux et trois mois. Ce fait que nous avons eu plusieurs fois l'occasion d'observer après la pneumonie, la péritonite, se montre aussi dans la convalescence des affections typhoïdes. Il doit nécessairement y avoir quelques modifications dans la composition du sang après une longue maladie, après des émissions sanguines abondantes, la privation prolongée d'aliments, et l'introduction d'une grande quantité de principes aqueux et médicamenteux dans l'économie.

La suspension des règles peut coïncider avec des collections de gaz, ou donner lieu à ces singulières productions.

Obs. XCXIX. — Une femme de 40 ans se croit enceinte, ses menstrues se suppriment, le ventre se gonfle, et l'utérus au cinquième mois est parvenu au niveau de l'ombilic. Un jour elle se baisse, tout à coup des flatuosités abondantes s'échappent de la vulve, et le ventre s'affaisse complétement (3). Dans l'ouvrage de Frank (4) on lit le fait suivant : une femme voit ses menstrues supprimées

(1) Cyclopedia, art. *Menstruation*.
(2) Friend emmenologia, p. 78.
(3) Revue médicale, t. IV, p. 484, 1830.
(4) Epitôme de curandis hominum morbis, lib. VI, p. prima. Tubingæ, 1811, p. 83, 86.

par l'exposition au froid; le ventre se tuméfie, devient douloureux, et l'utérus monte jusqu'à l'ombilic, résonnant à la percussion; la fièvre se déclare, on porte un doigt jusque dans l'orifice du museau de tanche, et aussitôt un flot de gaz fétide s'échappe. Le ventre, un moment diminué, s'enfle de nouveau; un tube est introduit jusque dans l'utérus, pour y pousser des fumigations, les gaz sortent en abondance, des caillots les suivent de près, et la malade est guérie.

Un fait bizarre est celui rapporté par Hippocrate. Phætusa et Nymasia, après une longue suppression, présentèrent quelques-uns des attributs de l'homme, elles devinrent presque velues et barbues (1).

L'aménorrhée ne donne pas toujours lieu à des symptômes douloureux; quelquefois même la santé n'est pas troublée.

Une femme se baigne dans la rivière, ses règles sont arrêtées et ne reparaissent pas pendant trois ans. La santé n'est nullement altérée durant cette période de temps, et la femme continue de se livrer à ses travaux. Nous en rapporterons bientôt d'autres exemples fort intéressants.

Parmi les agents qui ont quelquefois donné lieu à la suppression, il faut placer les médicaments. Plusieurs fois nous avons observé l'aménorrhée après l'administration du copahu et du cubèbe. Les saignées répétées ont déterminé les mêmes effets. M. Colson a rapporté l'observation d'une aménorrhée qui se manifesta pendant le cours d'un traitement mercuriel. L'action des médicaments sur la menstruation est un fait positif; souvent on voit ce flux

____

(1) Hippocrate, épid., lib. VI.

s'arrêter ou paraître immédiatement après l'emploi d'un remède ; aussi, dans les maladies qui n'offrent pas de gravité, ne faut-il jamais perdre de vue l'époque à laquelle on prescrit les médicaments, et, si cela est possible, l'idiosyncrasie du sujet qui modifie de tant de manières les effets thérapeutiques.

Des particularités fort diverses peuvent être notées chez la même personne, à la suite de l'emploi des médicaments. Nous nous rappelons l'observation d'une dame à laquelle on fit une application de sangsues à l'épigastre, pour une affection de cet organe : les règles furent immédiatement supprimées. Quelques années plus tard, cette personne étant malade, on lui plaça, à différentes reprises, 160 sangsues ; malgré une perte énorme de sang, le flux menstruel ne s'en montra pas moins comme d'habitude à l'époque suivante.

Les causes morales sont peut-être plus nombreuses que les précédentes. La peur, la frayeur, les grandes émotions, la colère, sont celles qui agissent le plus ordinairement. Les passions entraînent aussi très-souvent l'aménorrhée. Stahl est d'avis que l'aménorrhée produite par les causes morales, et surtout par la peur, est une des plus fréquentes (1).

La suppression due à des causes morales, est, comme celle occasionée par les causes physiques, suivie d'accidents. Les malades ont des douleurs de ventre, de reins, des gonflements abdominaux, des maux d'estomac, des envies de vomir, etc., etc. Dans quelques circonstances il y a des ménorrhagies. Parfois on voit se déclarer des affections de l'utérus, des ovaires et des trompes. Dans

______

(1) Stahl, Theoria medicavera, part. XIX, p. 588.

d'autres cas, ce sont des tumeurs qui se développent dans le ventre. Nous avons vu des femmes qui avaient des étourdissements, tombaient sans connaissance, et perdaient la parole pendant plusieurs heures. Les hémorrhagies supplémentaires s'observent dans cette aménorrhée comme dans celle produite par les causes physiques ; quelquefois cependant, l'écoulement anormal, quand il se fait par les fosses nasales, peut être avantageux : *mulieri, menstruis deficientibus, sanguinem naribus fluere bonum* (1).

La suppression peut donner lieu à une autre série de symptômes ; les malades toussent, ont des points de côté, crachent le sang, ou bien elles se plaignent d'étouffements, d'oppression, de gêne de la respiration. Lorsque les symptômes ont leur siége vers la tête, ce sont des étourdissements, des vertiges, des bourdonnements d'oreilles, de la céphalalgie, des migraines, etc.

Existe-t-il un organe délicat chez la femme atteinte d'aménorrhée, c'est presque toujours lui qui devient le siége des souffrances.

Obs. C. — Une demoiselle avait inspiré des inquiétudes à sa famille, à raison des accidents qui s'étaient manifestés vers la poitrine. Un traitement convenable, suivi avec persévérance, avait fait cesser les craintes depuis plusieurs années, lorsque la nouvelle de la mort de son frère lui occasione un si vif chagrin, que les règles sont arrêtées. Bientôt les caractères de l'ancienne affection de poitrine se dessinent avec plus de violence que jamais ; la toux, l'amaigrissement, les sueurs, révèlent un danger pressant. Des soins bien entendus, un voyage

____

(1) Hippocr. Ap. XXXIII, sect. v.

dans les pays chauds, sont parvenus à triompher du mal ; la santé s'est de nouveau montrée avec le rétablissement des menstrues.

Des maladies nerveuses peuvent être déterminées par la suppression, et celle-ci peut devenir définitive, quoique la femme soit encore jeune. Nous avons connu une dame qui depuis trois mois qu'elle avait une suppression était agitée d'un tremblement continuel ; elle ne pouvait rester un seul instant en place ; il fallait qu'elle allât sans cesse d'un endroit à l'autre ; elle s'ennuyait partout.

Obs. CI. — Bouchet, âgée de 18 ans, d'un tempérament délicat et nerveux, éprouve un chagrin profond qui occasione une suppression avec des symptômes du côté du cœur et de l'estomac. L'aménorrhée dure un an ; pendant ce temps elle ressent chaque mois de la pesanteur à l'épigastre, des douleurs dans les grandes articulations, des vertiges, de fausses sensations de la vue ; elle croit toujours apercevoir les objets colorés en rouge.

A son entrée à la Salpétrière, les menstrues apparaissent, elles durent douze jours ; il se déclare des vomissements de sang qui reviennent tous les jours une ou deux heures après le dîner ; elle a aussi des accès d'hystérie. Une saignée de pied fait cesser l'hématémèse. La santé va toujours en s'améliorant. Le flux menstruel finit par se rétablir complétement avec le temps (1).

Obs. CII. — Le 11 novembre 1834, Durand, âgée de trente-sept ans, est reçue à la Piété, dans le service de M. Louis. La menstruation a paru difficilement à 16 ans, après deux mois de souffrance ; elle a ensuite toujours été régulière jusqu'à 21 ans. A cet âge, cette femme,

____

(1) Royer-Collard, ouv. cité.

qui est au neuvième jour de son quatrième accouchement, croit apprendre que son mari est noyé ; la frayeur s'empare d'elle, les lochies sont immédiatement supprimées, et, à dater de ce moment, ses menstrues n'ont jamais reparu ; 16 ans se sont écoulés depuis cet accident. Aux époques, elle a eu de temps en temps, pendant plusieurs années, des coliques, des pesanteurs. Tous les moyens employés ont été inutiles pour rappeler l'écoulement périodique ; seulement elle a par moments des flueurs blanches. Durand a commencé il y a trois mois à se plaindre d'un poids presque continuel dans le bas-ventre, à ressentir des coliques, de la chaleur, des douleurs. Le toucher fait reconnaître un engorgement de l'utérus.

Le point de départ de l'aménorrhée est dans ce cas la vive frayeur qui, en supprimant les menstrues, détermina un commencement d'irritation de l'utérus. Seize ans se passent entre le début et l'explosion de la maladie, qui est favorisée, selon toutes les probabilités, par l'influence du temps critique.

M. Rostan a rapporté une observation fort intéressante d'une aménorrhée par cause morale.

Obs CIII.—Pendant la révolution, une dame fut saisie de frayeur à la vue de la lanterne à laquelle on allait l'accrocher ; aussitôt ses menstrues s'arrêtèrent ; quelques jours après, la peau de la face et celle du corps prirent une teinte noire semblable à celle des nègres peu foncés. A l'autopsie, le corps muqueux séparé du derme et de l'épiderme par la macération, était brun comme chez les nègres ; cette dame était fort blanche, mais habituellement mal réglée. (*Journal Corvisart*, t. v, p. 22.)

Parmi les maladies extraordinaires déterminées par la suppression des menstrues, celles dont nous allons rapidement esquisser l'histoire, méritent toute l'attention des médecins.

Obs. CIV.—*Aménorrhée, hypertrophie des tissus* (1). Marianne, âgée de 42 ans, infirmière à l'Hôtel-Dieu dans le service de M. Magendie, est née à Samery (Seine-et-Marne). Cette femme, dont la physionomie extraordinaire et la configuration générale ont beaucoup de rapports avec l'éléphant, a été réglée à 15 ans, après avoir bien souffert, et surtout après avoir eu de fortes coliques et la jaunisse. Les menstrues n'ont point reparu le mois suivant, et ne se sont régularisées qu'à 17 ans ; elles coulaient deux ou trois jours modérément ; les époques étaient annoncées par des coliques.

A 22 ans, Marianne est renvoyée, sans s'y attendre, de la maison où elle était placée ; cet événement produit sur elle une vive impression. Ses règles s'arrêtent aussitôt, et depuis ce moment elles ne sont plus revenues. A ses époques elle éprouvait une gêne extrême, on était obligé de lui pratiquer d'énormes saignées ; quoique sa constitution fût ordinaire, elle se livrait habituellement à de forts travaux.

Pendant les cinq ou six premiers mois qui suivent la suppression, elle n'observe rien de particulier ; mais bientôt elle commence à ressentir de l'oppression ; elle perd chaque jour de sa vivacité : les remèdes mis en usage pour rappeler l'évacuation sanguine, sont sans résultat. Au bout de deux ans elle s'aperçoit avec un étonnement pro-

(1) Cette altération de tissus se rapproche de l'éléphantiasis ; mais, pour les médecins qui ont observé les deux principales variétés de cette maladie, elle doit s'en éloigner beaucoup.

fond, que les traits de son visage grossissent; le développement du corps est également marqué, mais il a moins fixé son attention.

A partir de ce moment, l'hypertrophie, qui était évidemment déjà ancienne, fait des progrès sensibles, et envahit un grand nombre de parties. Comme il nous serait impossible d'en constater la marche, nous allons faire connaître l'état actuel de Marianne.

Sa figure a subi une augmentation de volume qui porte principalement sur les joues, le nez, les lèvres, et peu sur les oreilles; la langue est deux fois plus grosse que dans l'état ordinaire; elle est large, inclinée, faisant saillie en avant, aussi la lèvre inférieure est-elle presque toujours pendante. Le son de la voix a quelque chose d'insolite; on dirait que Marianne, en parlant, a la bouche pleine d'un liquide épais. Les os et les tissus environnants participent à cette hypertrophie, qui est très-marquée dans les os de l'avant-bras, et en particulier dans ceux de la main; les os du pied présentent la même altération. Le corps a suivi ce développement; Marianne dit qu'avant cette maladie elle avait *une demi-aune* de tour, qu'elle a *maintenant une aune*. Depuis plusieurs années elle se plaint de douleurs violentes à la tête, ce qui semblerait annoncer que la substance cérébrale ou osseuse éprouve un travail d'hypertrophie.

Marianne est lourde, se fatigue très-aisément; l'appétit est bon, les battements du cœur normaux. Il y a deux ans elle a eu une pleurésie dont elle a bien guéri. On la saigne chaque année; cette fille n'a jamais eu de rapports sexuels.

Mesurée dans différentes parties du corps, voici les diamètres qu'elle nous a présentés :

Circonférence de la tête, de la bosse frontale à
    la protubérance occipitale,   596 millim. ou 22 pouces.
Longueur de la face, des sourcils au menton,   166 millim. ou 6 pouces ½.
Longueur des sourcils à la racine des cheveux,   68 millim. ou 2 pouces ½.
Longueur totale de la face,   244 millim. ou 9 pouces.
    »   du nez,   72 millim. ou 2 pouces 8 lig.
Circonférence de la main dans sa plus grande lar-
    geur,   271 millim. ou 10 pouces.
Doigt indicateur mesuré de la base,   86 millim. ou 3 pouces 2 lig.
Circonférence du pied aux orteils (1),   289 millim. ou 10 pouc. 8 lig.

Obs. CV.—*Hypertrophie des tissus survenue à la suite d'une suppression des lochies et des règles.* Prévost, âgée de 32 ans, née à Nantes (Loire-Inférieure), avait toujours été d'une excellente santé ; elle était vive, alerte, d'un tempérament lymphatico - nerveux. Réglée pour la première fois à 14 ans, sans aucune souffrance, le flux menstruel reparaissait chaque mois avec une régularité parfaite ; il n'était annoncé que par quelques flueurs blanches qui le précédaient et le suivaient.

Il y avait un mois qu'elle venait d'accoucher, lorsque le bruit de la fusillade de 1830, qui retentissait autour d'elle, lui causa une telle frayeur, que ses lochies furent à l'instant supprimées. Presqu'aussitôt elle éprouva un malaise général, des bourdonnements d'oreilles, des tintements, des étourdissements, des palpitations ; sa voix devint moins claire ; par moments elle se voilait entièrement. On lui appliqua des sangsues aux organes sexuels, des saignées furent faites, des vésicatoires furent placés ; elle prit des purgatifs ; une légère amélioration succéda à l'emploi de ces moyens, mais elle ne fut que passagère.

Au bout de 5 à 6 mois, Prévost commença à s'aperce-

(1) Observation recueillie en 1839 à l'Hôtel-Dieu de Paris, par M. Brierre de Boismont. M. le professeur Landouzy, qui a observé ces deux cas, pense également qu'ils sont les conséquences de la suppression. La date de la maladie n'est point une objection, car il est à peu près certain que les désordres ont commencé bien avant que ces femmes en aient eu la conscience.

voir que sa figure acquérait une expression singulière , les traits devenaient plus gros ; en même temps elle remarqua des bosselures sur les différentes parties du corps ; sa vue s'obscurcissait de plus en plus ; elle fut obligée de quitter sa profession de couturière pour se faire domestique. Elle pouvait travailler ; mais lorsqu'elle se fatiguait un peu , les palpitations étaient très-fortes , et elle ressentait de violents battements dans la tête.

Deux ans après son accident, les tissus avaient pris un développement considérable ; suivant elle, ils avaient acquis les dimensions qu'ils présentent aujourd'hui. A l'époque où les lochies furent supprimées, Prévost avait 24 ans ; depuis ce moment, les règles ne sont plus venues, malgré les moyens employés dans ce but. Il y a quinze jours , elle s'aperçut que la jambe gauche enflait, les douleurs de tête augmentaient à un haut degré, l'assoupissement était presque continuel ; la vue s'affaiblissait chaque jour ; dans cet état, elle se détermina à entrer en 1839 à l'Hôtel-Dieu, dans le service de M. Magendie.

Lorsque nous la vîmes, elle se plaignait de palpitations très-gênantes , de douleurs de cœur , de bourdonnements, d'étourdissements , et spécialement d'une céphalalgie très-intense ; elle était continuellement assoupie , le pouls, quoique petit, avait de la fréquence ; la jambe gauche était enflée, mais ce qui attirait surtout les regards , c'était l'expression de la face, qui avait la plus grande ressemblance avec celle de Marianne. Cette région offrait en effet un développement extraordinaire , ses proportions étaient presque doublées ; l'œil était saillant, beaucoup plus grand que dans l'état normal, bleuâtre, sans vivacité , sans animation ; les joues, les lèvres, la peau du front, étaient hypertrophiées, le nez n'était point déformé ; les os de la face participaient à cet accroissement général ; les dents avaient leurs dimensions habituelles ; les os du crâne étaient plus grands, plus volumineux que de coutume ; les os de la main, ceux du pied, avaient également acquis des proportions plus fortes ; le tissu cellulaire avait suivi cette déformation presque générale ; aussi toutes les parties du corps étaient-elles plus ou moins hypertrophiées.

Comme chez Marianne, les facultés intellectuelles étaient conservées ; mais la malade, habituellement souffrante, ne répondait que par monosyllabes et avec lenteur ; son appétit était assez bon, elle allait peu à la garde-robe, urinait bien. Les bruits du cœur n'avaient rien de particulier ; cette malade est sortie après un court séjour (1).

Nous avons vu, en 1838, dans le service de M. Flaubert, à Rouen, une femme qui avait une hypertrophie du tissu cellulaire de la peau et des os, mais l'altération était beaucoup moins avancée que dans les deux cas précédents ; nous croyons nous rappeler qu'il existait aussi chez cette femme un dérangement de la menstruation.

Ce développement considérable de quelques tissus a d'ailleurs été observé dans d'autres cas.

Barthez a observé une fièvre de 21 jours, dont la crise principale fut une monstrueuse poussée de graisse. C'était une jeune fille qui avait eu ses règles depuis peu de temps. Il a aussi donné ses soins à trois jeunes filles devenues épileptiques à l'âge de la puberté ; chaque attaque les engraissait et les fortifiait au point qu'elles devinrent colossales, hommasses, et si grasses qu'elles faisaient peur à voir (2).

(1) Observation recueillie par M. Brierre de Boismont.
(2) Barthez. Analyse du sang humain, p. 968.

Dernièrement on a moulé, dans le service de M. Bres-chet, à l'Hôtel-Dieu, les deux seins d'une jeune femme de 23 ans, qui avaient pris un tel accroissement, qu'ils ressemblaient à deux gros melons.

Un physiologiste célèbre a considéré la maladie de Marianne comme une aberration de la sensibilité nerveuse. C'est une explication qui ne nous satisfait point ; que s'est-il passé? Sous l'influence d'une émotion vive, ces femmes ont eu une suppression ; cet arrêt brusque d'une fonction aussi importante, qui détermine des accidents si variés, a pour résultat chez Marianne et Prévost, d'accroître la nutrition des os, du tissu cellulaire et de la peau. Ce phénomène ne nous paraît pas plus extraordinaire que la coloration en noir du corps muqueux chez la malade de M. Rostan, que le développement de l'anasarque chez la malade de Sauvages.

Ces états pathologiques se produisent sous l'influence de la loi qui veut qu'une sécrétion supprimée soit le plus ordinairement remplacée par une autre sécrétion ou par un produit morbide.

Quant à la nature de la maladie de ces deux femmes, quelques personnes ont prétendu que c'était un éléphantiasis ; nous avons fait connaître notre manière de penser à cet égard ; mais quand bien même il en serait ainsi, la suppression n'en est pas moins pour nous le point de départ de la maladie.

Quelquefois l'aménorrhée dépend de l'action des causes physiques et morales réunies.

Obs. CVI.—Mademoiselle...., d'une constitution délicate, d'un tempérament nerveux, a toujours été plus ou moins souffrante. Après des accidents de chlorose et d'hystérie, ses règles apparaissent à 17 ans, favorisées par une saignée de pied ; tous les symptômes s'améliorent, et la colonne vertébrale, qui était déviée, se redresse progressivement. La seconde apparition du sang se fait spontanément, mais le deuxième jour elle reçoit un coup violent sur le sein droit ; grande frayeur, douleur vive, syncope et suppression. Aussitôt elle se plaint de céphalalgie, de somnolence, de perte d'appétit ; elle a le cauchemar toutes les nuits, et les accès hystériques reparaissent.

Le mois suivant, à l'époque, augmentation des symptômes, la fièvre tierce se déclare, des remèdes impropres accroissent les accidents ; au bout de deux mois une ménorrhagie violente a lieu, le sang s'échappe par torrents, et la perte dure 28 jours avec une intensité extrême ; à cette époque elle commence à diminuer, et finit entièrement 8 jours après ; un régime restaurant rétablit les forces, et la menstruation devient à peu près régulière (1).

A la suppression succèdent quelquefois de véritables douleurs ostéoscopes ; la connaissance de ce fait est importante dans la thérapeutique.

Obs. CVII. — Jeanne Roger, âgée de 21 ans, couturière, eut dans son enfance des engorgements des glandes sous-maxillaires, qui persistèrent long-temps. A 16 ans elle fut réglée, et continua à l'être régulièrement tous les mois, cinq jours chaque fois jusqu'à 19 ans. A cet âge elle fut emprisonnée pendant 18 jours, comme soupçonnée de vol ; ses règles furent subitement supprimées au moment de son arrestation. Peu de jours après sa sortie de prison, lorsqu'elle habitait avec sa sœur à un cinquième étage fort sec, une chambre très-aérée, ses malléoles se tuméfièrent, ensuite ses genoux, puis ses poignets ; plusieurs mois se passèrent dans cet état.

(1) Royer-Collard, ouv. cité.

Lorsque M. Gendrin la vit, elle avait des douleurs ostéoscopes violentes pendant la nuit dans la continuité des membres ; il existait une tuméfaction considérable, dure, rémittente, des articulations, des coudes, des poignets, des doigts, des genoux, des pieds ; ses articulations étaient tellement dures, qu'il était impossible de savoir si c'était aux parties blanches ou aux extrémités osseuses qu'appartenait le gonflement. Il y avait une légère élongation du membre abdominal droit. La marche était extrêmement gênée, parce que les mouvements des membres étaient fort limités et douloureux. Les règles ne paraissaient point, et les douleurs augmentaient ou diminuaient indifféremment à des époques indéterminées.

M. Gendrin essaya de rappeler le flux menstruel par des applications de sangsues à la vulve, par des bains de pieds et des fumigations de siége. Ce fut sans soulagement et sans succès.

La malade ayant mené une conduite au moins suspecte, M. Gendrin lui fit faire, par les frictions mercurielles et les sudorifiques, un traitement antisiphilitique qui parut d'abord diminuer les douleurs, mais qui n'eut en définitive aucun résultat avantageux. Après avoir laissé reposer la malade, ce médecin résolut de tenter un traitement sudorifique puissant, et il administra la décoction de salsepareille à haute dose, avec addition d'acétate d'ammoniaque. Cette médication soulagea évidemment.

Enfin, il y avait cinq mois que la malade était en traitement, lorsqu'en septembre 1821 les règles reparurent spontanément ; alors les douleurs furent beaucoup moindres, le membre droit rentra dans sa longueur naturelle, et les articulations diminuèrent de volume. Un mois après, retour des règles, qui coulèrent cinq ou six jours. M. Gendrin en augmenta l'abondance par une application de sangsues : dès-lors les accidents diminuèrent rapidement et disparurent en très-peu de temps ; toutes les articulations reprirent leur volume naturel, et les fonctions locomotrices furent parfaitement rétablies (1).

En analysant avec soin ce fait, on reconnaît que les symptômes de la maladie ont été déterminés par la suppression accidentelle des règles. On ne peut trouver aucune autre cause probable de ces accidents. La cessation spontanée du mal, dès que le flux menstruel a repris son cours ordinaire, confirme notre manière de voir.

Parmi les autres maladies rares et curieuses dont l'origine se rattache à l'aménorrhée, nous rapporterons les deux faits suivants :

Une servante ayant été vivement pressée par un jeune homme dans le temps de ses règles, cette évacuation s'arrêta ; quelques heures après, le jeune homme ayant renouvelé ses tentatives, la fille entra dans une espèce de fureur ; dès ce moment, elle se plaignit de douleurs vagues partout le corps ; ces douleurs furent suivies d'une fièvre ardente et d'un délire si violent, qu'il fallut la lier. A ces accidents succéda l'hydrophobie la plus décidée ; la vue de toute espèce de liquide faisait tomber la malade dans des convulsions affreuses, elle rejettait jusqu'aux aliments solides, il ne fut pas possible de lui faire prendre aucun remède. Les saignées amples et réitérées, les bains d'eau tiède, ceux d'eau froide et les lavements, furent employés sans succès ; elle mourut trois jours après son accident (2).

<hr>

(1) *Nouv. Biblioth. médicale*, 3ᵉ année, oct. 1825, p. 153. Obs. publiée par M. Gendrin.

(2) Marel, tome Iᵉʳ des *Mémoires de l'académie de Dijon.*

Mademoiselle ***, âgée de 20 ans, traversant une rue dans le temps de ses règles, un gros paquet de linge tombe à côté d'elle, elle en est effrayée; les règles se suppriment, et elle prend des palpitations et quelques défaillances. Entre autres remèdes, on lui fait boire, pour rappeler les règles, beaucoup d'eau de Balaruc; l'effet de ce traitement fut tel qu'elle tomba dans des convulsions d'une force, d'une longueur, d'une fréquence et d'une bizarrerie si extraordinaire, qu'après avoir épuisé tous les secours physiques de la province, et avoir fait quelques consultations ailleurs, on ne vit qu'une cause surnaturelle et très-malfaisante qui pût opérer une telle maladie. On accuse le diable, et après avoir bien décidé que tous les secours de la médecine seraient inutiles, on convient que l'exorcisme est la seule voie de salut; le jour est marqué, les ecclésiastiques du voisinage sont convoqués, l'heure approchait, la cérémonie allait commencer, quand un ami de la maison arrive par hasard.

On était déjà réuni dans le lieu où la cérémonie devait s'exécuter; il ne trouve qu'un domestique de qui il a beaucoup de peine à savoir ce qui se passe de singulier; enfin instruit, il court à son ami, raisonne avec lui, lui fait sentir toute l'extravagance de cette opération, et en obtient le temps nécessaire pour m'écrire. Je ne vis, dit Tissot auquel nous empruntons ce fait, que les suites ordinaires d'une irritation excessive occasionée par des remèdes violents; je crus qu'il fallait traiter la malade comme une personne empoisonnée; j'ordonnai l'usage du lait pour tout aliment, tout remède, toute boisson, et les accidents ne tardèrent pas à disparaître. Ils n'auraient jamais eu lieu, si l'on se fût borné, après la frayeur, à quelques bains d'eau tiède, à un régime doux, à quelques boissons délayantes ou légèrement diaphorétiques, et à uu exercice fréquent ; c'est presque le seul traitement qui convient dans ce cas (1).

Il se présente ici une question qui n'est pas sans quelque intérêt. Les accidents déterminés par la rétention sont-ils plutôt dus aux qualités du sang qu'à sa quantité ? Beaucoup de preuves semblent en faveur de la première opinion. Ainsi on voit les sangsues aux parties, les bains de siége, les médications directes aux parties génitales, ne pas guérir la rétention.

La coloration bleue a été constatée dans deux cas (2).

Obs. CVIII.—On lit dans un fait rapporté par Leutin, Trotter et Marcet, que la coloration bleue survint subitement et en un seul jour chez une jeune fille de 21 ans, à la suite d'une suppression brusque et complète des menstrues, et persista jusqu'à la mort, qui eut lieu six semaines après.

Chez une autre fille de 30 ans, qui s'offrit à l'examen de MM. Marc, Tartra et Gilbert, la cyanodermie se déclara par l'effet de violents chagrins et d'une suppression de menstrues.

Dans le premier cas, on ne trouva aucun vice organique du cœur ni de l'appareil respiratoire. Dans le second, il y avait un rétrécissement général du système artériel, et développement marqué du système veineux, jusque dans ses capillaires. Ni dans l'un, ni dans l'autre, les vaisseaux à sang rouge et à sang noir n'avaient de communication insolite. Probablement la coloration de la peau en bleu s'effectua chez ces deux femmes de la même ma-

(1) Tissot, *Traité des femmes vaporeuses.*

(2) Stahl. De mensium muliebrium fluxu et suppressione, thèse 13 de la collection de la Faculté, 1, n° 152.

nière qu'elle s'opère dans quelques asphyxies et après l'empoisonnement par certaines substances narcotiques, entre autres par l'opium. Mais on ignore encore quelle est la modification que l'acte vital éprouve dans toutes ces circonstances pour lui donner lieu.

L'aménorrhée est le point de départ des affections les plus diverses, parmi lesquelles l'état nerveux joue un grand rôle.

OBS. CIX. — Une jeune personne de 16 ans étant saisie de peur, ses règles se supprimèrent tout à coup, et elle fut affectée de mouvements convulsifs effrayants; elle ne pouvait parler, ni même avaler aucun aliment tant solide que liquide; la saignée l'avait un peu calmée, mais une potion antispasmodique la rejeta dans le même état. Les vésicatoires appliqués aux jambes rétablirent la déglutition pendant quelques heures, et alors une simple infusion de capillaire rappela l'état spasmodique de l'œsophage.

La malade était dans cet état depuis 22 jours; pendant ce temps elle avait pris à différents intervalles une pinte tout au plus de liquide; sa faiblesse était extrême. Bosquillon conseilla le bain de tout le corps; elle le supporta; la parole lui revint; elle avala un peu de bouillon, et se rétablit en huit jours de temps; il ne lui resta qu'une douleur dans la région hypogastrique droite qui était tuméfiée; l'exercice, l'air de la campagne, dissipèrent en quelques mois cette tumeur, et les règles reprirent leur cours (1).

OBS. CX. — Une jeune fille, belle et bien faite, âgée d'environ 16 ans, avait été réglée à 15 ans; à l'époque de sa dernière menstruation grand chagrin; aussitôt ménorrhagie abondante avec syncope et tremblement; les syncopes se dissipèrent. A la menstruation suivante, écoulement presque nul, syncopes et tremblements qui cessent

(1) Bosquillon, Eléments de médecine de Cullen.

au bout de quelques jours ; aux époques suivantes, suppression complète, convulsions.

Quatre mois après les accidents, première saignée, émétique, mouvements convulsifs qui se terminent par un tétanos général ; elle reste sans boire ni manger un mois, on lui donne seulement des lavements nourrissants ; elle perd peu de son embonpoint ; pendant trois semaines elle prend des potions antihystériques, des cerises, des fraises, à l'aide d'une sonde ; les lavements purgatifs donnés après son abstinence, déterminent l'évacuation de deux livres de sang en deux jours. Retour du spasme de l'œsophage ; abstinence totale de boissons et d'aliments pendant 54 jours, fréquentes attaques de tétanos ; lavements nourrissants pendant 30 jours, puis on ne peut plus rien donner.

Après quatre semaines d'abstinence, amaurose, surdité ; elle ne reconnaît plus qu'au tact ; cet état dure un mois, puis la vue et l'ouïe reviennent, elle prend ensuite des aliments liquides et solides ; mais après l'ingestion de ces substances, délire d'une heure ou deux, puis retour à la raison. Le passage demeure fermé aux aliments solides ; attaques de tétanos au moindre retard ; cet état persiste six mois ; au printemps, éruption de tumeurs derrière les oreilles, qui durent six mois ; elle pouvait manger des liquides, des fruits ; de temps en temps mouvements convulsifs et tétaniques, mais amélioration à la longue.

Au bout de trois mois, elle tombe dans le marasme, et meurt tranquillement, sans qu'on s'y attendît ; l'ouverture ne fut pas faite, on examina seulement l'œsophage, il était sain (1).

On lit dans les *Transactions médicales*, un Mémoire de Backer, dans lequel se trouvent plusieurs observations

____

(1) Essais et observations de médecine de la société d'Edimbourg, t. VI.

d'hystérie à la suite de suppression de menstrues, qui furent guéries par l'usage de la fleur de cardamane, depuis un scrupule jusqu'à un gros (1).

Il arrive souvent, dans le cas de suppression, que quoique les règles ne coulent pas à leurs périodes ordinaires, il y a aux approches des mois quelques signes qui indiquent une tendance de l'écoulement à se produire ; c'est donc vers ce temps qu'on doit surtout employer les remèdes propres à guérir la suppression ; il est inutile de les mettre en usage à une autre époque, à moins qu'ils ne soient de nature à exiger d'être continués pour produire leurs effets.

Comme nous l'avons déjà observé dans l'aménorrhée par causes physiques, la suppression peut n'occasioner aucun accident. Une femme éprouve une forte contrariété au moment de se marier ; les menstrues cessent de couler, et ne reparaissent point durant 14 mois ; pendant tout ce temps elle n'a pas de souffrances, et ses règles reviennent d'elles-mêmes. Sous l'influence d'une vive impression, le flux menstruel peut se rétablir, comme s'il était supprimé, et l'on voit alors disparaître les phénomènes morbides qui avaient suivi cette suppression.

Le fait que nous allons rapporter, et que nous devons à l'obligeance de M. Récamier, est un des plus remarquables que nous connaissions, tant sous le rapport de la longue durée de l'aménorrhée, que de l'influence bien évidente du flux menstruel sur la fécondation, et de l'intervention de la nature médicatrice dans la guérison des maladies.

Obs. CXI. — Une jeune dame de 21 ans, bien portante, d'une excellente constitution, nourrissait sa fille; les seins étaient très-développés, abondamment pourvus

(1) Transact. méd. vol. i., ann. 1768.

de lait, lorsqu'elle reçut une nouvelle qui lui causa une si vive émotion, que son lait se trouva tout à coup tari; en vain employa-t-on les moyens en usage pour rappeler cette sécrétion, il fallut sevrer l'enfant. Cette disparition du lait fut suivie d'une aménorrhée qui persista durant huit ans. Cette jeune dame qui, avant cet accident, avait un embonpoint convenable, ne cessa de maigrir, et au bout de quelques années elle n'avait plus que la peau sur les os.

Pendant cette longue interruption de ses règles, elle ne cessa d'avoir des rapports avec son mari; à 29 ans elle fut prise de la rougeole; à peine les symptômes de la fièvre éruptive se furent-ils manifestés, que les seins commencèrent à se tuméfier; bientôt le lait coula en abondance, et l'on fut obligé d'avoir recours à de petits chiens pour débarrasser les mamelles de la grande quantité de liquide qui s'y accumulait.

Lorsque la rougeole fut terminée, les accidents de la sécrétion laiteuse allèrent en diminuant; mais ce qu'il y eut de remarquable, c'est que les menstrues qui n'avaient pas paru depuis huit ans, se montrèrent comme de coutume. Trois mois après cette dame devint enceinte, et elle accoucha d'une fille qui vint au monde bien conformée (1).

Cette observation si intéressante, et qui offre toute la garantie possible, donne lieu à des considérations fort importantes. Sous l'influence d'une émotion morale, on voit la sécrétion laiteuse s'arrêter brusquement et cesser tout-à-fait, tant est grande le rapport qui lie ces deux ordres de phénomènes. Les règles se ressentent de cette vive

____

(1) Observation communiquée par M. Récamier.

impression ; pendant huit années entières elles ne donnent aucun signe de leur présence ; la santé ne paraît point altérée par cette longue suppression ; car, à l'exception d'un grand amaigrissement, cette dame vaque à ses occupations habituelles et remplit les devoirs du mariage.

La nature médicatrice, qui semble s'être tenue à l'écart en présence des efforts inutiles de l'art, intervient à son tour ; elle fait naître l'éruption rubéolique, et sous l'influence de cette pertubation morbide, un phénomène singulier se produit, le lait jaillit de toutes parts des canaux galactophores, les règles reparaissent comme autrefois, et aussitôt cette dame devient de nouveau apte à concevoir. Ici la puissance du flux menstruel nous paraît évidente : il était supprimé, la fécondation n'avait plus lieu ; il reparaît, et le pouvoir de créer est rendu à la femme.

On a vu l'aménorrhée occasioner la perte totale de la voix, et cet état se prolonger pendant une année.

Obs. CXII. — Une femme, jusqu'alors bien réglée, est atteinte à quarante-deux ans, sans cause connue, d'une suppression de menstrues. Il se déclare une céphalalgie violente, des douleurs à l'estomac et à la poitrine ; la respiration devient pénible, la voix s'affaiblit et se perd totalement. On pratique des saignées, on donne des juleps gommeux, les accidents persistent trois années ; au bout de ce temps le médecin prescrit des potions calmantes, met un vésicatoire sur la région du larynx ; les règles reparaissent, la voix recouvre son timbre (1).

N'existerait-il pas un spasme de l'utérus, sous l'influence duquel se produiraient certaines suppressions? Cette opinion soutenue par d'autres médecins, nous paraît fort

____

(1) Recueil périodique de la Société de médecine de Paris, t. IX, p. 278.

probable : les éléments qui entrent dans la structure même de l'organe justifient cette manière de voir, non pas que nous les isolions les uns des autres, et que nous les considérions comme ayant chacun une vie tout-à-fait distincte, car tout dans l'organisation se touche, se lie, entretient des sympathies ; mais un élément peut être d'abord affecté de préférence à tel autre, et cette première atteinte imprime une physionomie spéciale aux symptômes.

Nous rapprocherons de ces exemples de longues suppressions, et qui cependant ont été suivies de guérison, le fait suivant :

Obs. CXIII. — Une jeune fille fut, en 1745, laver son linge pendant l'hiver ; elle mit les jambes à l'eau ; ses menstrues se supprimèrent tout à coup, ses membres se roidirent comme dans le tétanos, et elle perdit connaissance. Au bout de 40 jours de délire elle revint à elle, mais elle ne voyait que de l'œil gauche ; le bras droit fut paralysé pendant plusieurs mois. Quelques jours après, l'œil gauche se paralysa, elle fut aveugle cinq jours. Elle avait des attaques d'hystérie très-fréquentes ; une seconde fois, elle perdit la vue de l'œil droit, et resta aveugle six semaines. Il y avait quatre ans que les règles étaient supprimées, quand elle fut saignée par M. Mailhot, docteur-médecin de Nantes, qui, après plusieurs remèdes et l'usage prolongé des vésicatoires aux jambes, eut la satisfaction de voir reparaître les règles après une aussi longue suppression. A dater de ce temps les règles ne manquèrent plus, la malade recouvra la vue et la santé, et depuis elle s'est toujours bien portée (1).

Ces trois observations si dignes d'intérêt, démontrent

____

(1) Journal de médecine et de chirurgie, t. VIII, p. 350, 1765.

de la manière la plus positive, qu'il ne faut pas hésiter à rétablir le cours des règles lorsque les malades souffrent, quoiqu'il se soit passé plusieurs années depuis la suppression. Cette conduite doit surtout être adoptée lorsqu'il n'y a point de lésion organique proprement dite.

La suppression déterminée par une cause physique ou morale, quoique occasionelle, peut aggraver les symptômes de la maladie existante.

OBS. CXIV. —Une femme atteinte depuis quelques années d'une affection pulmonaire qui ne faisait que peu de progrès, a ses règles arrêtées par une pluie très-froide qu'elle reçoit pendant plusieurs heures; immédiatement après, elle est prise d'un étouffement considérable, suivi d'une hémoptysie abondante. L'hémorragie se renouvelle à différentes reprises, et l'affection pulmonaire marche ensuite avec une grande rapidité.

Dans un ouvrage aussi remarquable par le style que par la pensée (1), l'action directe du froid, des émotions morales sur la suppression, est singulièrement restreinte; du moins pour l'aliénation mentale, on accumule les preuves pour établir que cette cause n'est qu'occasionelle, et que le système nerveux est le véritable point de départ de la maladie. L'histoire de la symptomatologie a déjà montré ce qu'il fallait croire de cette hypothèse. Les faits nombreux de suppression chez des femmes bien portantes, et donnant immédiatement lieu à des accidents de toute espèce, font assez connaître combien la prévention peut égarer les esprits les plus droits.

De ce que des filles et des femmes ressentent pendant

______

(1) Des causes morales et physiques des maladies mentales et de quelques autres maladies nerveuses, telles que l'hystérie et la nymphomanie, p. 96 et suivantes, par Voisin.

la menstruation, des émotions morales assez vives pour occasioner l'aliénation, sans que le flux menstruel éprouve dans son cours aucune altération, est-on en droit de conclure qu'il n'a qu'une importance secondaire? mais tous les jours on s'expose au froid, et l'on n'a ni bronchite ni pneumonie.

Il y a des gens qui ont l'heureux privilége de ne jamais contracter de maladies contagieuses. Qui niera cependant l'action de ces causes?

C'est l'éternelle question de la prédisposition. D'ailleurs l'observation prouve que dans cent autres circonstances, l'émotion morale détermine à l'instant la suppression, et ce n'est que consécutivement au désordre menstruel que l'on voit se manifester tous les signes de délire.

Dire que la sensation du froid inopinément perçue par le cerveau, opère sur l'organisation un saisissement général, absolument analogue à celui qui résulterait d'un mouvement de surprise, de frayeur, ou de toute autre émotion cérébrale subite, n'est-ce pas mettre les mots à la place des faits? Il y a là évidemment autre chose que des effets cérébraux déterminés par la perception d'impressions transmises par les extrémités nerveuses cutanées; car, dans l'une, il y aura seulement suppression de menstrues et douleurs dans le ventre; chez l'autre une pneumonie, chez une troisième une péritonite, chez une quatrième une entérite, etc.

L'influence de la menstruation se retrouve dans une foule de circonstances. Pendant cette époque les femmes ont souvent des désirs plus vifs; chaque retour, pour beaucoup d'aliénées, est un moment d'agitation et d'exaspération dans les symptômes. C'est encore à cette cause qu'il faut attribuer le penchant au suicide qu'on remarque chez les femmes mélancoliques, et qu'Hippocrate avait déjà signalé.

Les trois observations suivantes peuvent être opposées avec succès à l'opinion de ceux qui n'attribuent qu'un rôle secondaire à l'utérus dans les maladies mentales. L'une, à la vérité, constate que l'aménorrhée s'est montrée en même temps que l'aliénation, et que celle-ci a été produite par une cause morale; mais l'influence du rétablissement des règles est le fait dominant. La seconde est une dysménorrhée dont la guérison est encore due au retour régulier des menstrues; les particularités qu'elle présente sont pleines d'intérêt.

Obs. CXVI. — Une jeune fille de 20 ans, d'une constitution sèche et grêle, d'un tempérament mélancolique, éprouve une suppression du flux menstruel; bientôt on voit apparaître un ulcère à la cuisse, par lequel s'écoule de temps en temps un sang noir et épais.

Au bout d'un an, Forestus, consulté, est d'avis de rétablir les règles et de fermer ensuite l'ulcère. Un charlatan ignorant est appelé, il commence par faire sécher la plaie; immédiatement il survient une agitation extrême avec perte totale du sommeil. Pendant plusieurs mois le délire est continuel et caractérisé par des accès de manie furieuse; tour à tour en proie à la tristesse, à la frayeur, à la colère, la malade s'élance avec violence de son lit, et semble menacer les assistants; elle se croit condamnée aux feux éternels, et pousse des cris lamentables. Modeste et retenue, il lui échappe des discours licencieux, des gestes indécents. Forestus rappelé, ne lui trouve pas de fièvre, mais la figure est profondément altérée; il ordonne une saignée au pied droit; on lui tire huit onces d'un sang très-noir; cette seule opération provoque l'éruption des règles, qui fait cesser tous les symptômes de manie ; bientôt la santé se rétablit parfaitement. On maria la malade, de l'avis du médecin, et la cure fut complète (1).

Obs. CXVII. — Madame......, devenue maniaque par suite d'un violent chagrin d'amour, entre dans la maison de santé du docteur Blanche. Au milieu du désordre général de ses idées, on voit dominer celle qui lui a fait perdre la raison. Au bout de deux mois il y a des intervalles de calme, elle peut répondre aux questions qu'on lui adresse : ses règles se sont supprimées dès le commencement de sa maladie.

L'amélioration fait quelques légers progrès, mais Madame....... se parle à elle-même, elle regarde les hommes avec plaisir, son œil s'anime, sa voix est tremblante, phénomène qu'on observe si souvent dans les cas de ce genre.

Les saignées locales avaient jusqu'alors été pratiquées en petit nombre. Nous fîmes placer le quatrième mois de la maladie, vingt sangsues aux parties génitales, et le lendemain soixante. Madame... est petite, nerveuse, son système musculaire faible ; cette seconde application donne lieu à des phénomènes fort curieux.

A peine le sang commence-t-il à couler, que la malade est prise de convulsions très-violentes ; les attaques se succèdent rapidement, et avec une telle intensité, que l'on craint pour ses jours. Les convulsions sont suivies d'une résolution des membres, qui dure plusieurs heures. Le lendemain tous les accidents sont calmés, il reste de la faiblesse, mais les règles ont enfin reparu ; elles coulent comme autrefois, et la raison est rétablie.

Aujourd'hui, 1841, l'intelligence est excellente, elle

(1) Forestus, *De cerebr. morbis*, obs. 24.

n'a pas été troublée depuis la guérison (la maladie a 13 ans de date).

L'influence de la médication est ici positive : un petit nombre de sangsues, appliqué plusieurs fois, n'amène qu'un soulagement peu marqué ; leur quantité, très-augmentée, détermine des phénomènes nerveux réellement effrayants, mais provoque immédiatement le retour de la raison. L'apparition des règles est dans ce cas critique et décisive.

OBS. CXVIII.—U..., âgée de 34 ans, forte, bien constituée, d'un tempérament lymphatique et sanguin, éprouve à 18 ans les premiers symptômes de la menstruation. Les règles coulent, mais avec douleur et difficilement ; les mêmes symptômes se reproduisent pendant plusieurs mois ; la souffrance de l'utérus réagit sur le cerveau, et l'intelligence se pervertit.

Le désordre mental est d'une nature fort remarquable. Trois ou quatre jours avant l'apparition des règles, les idées de la malade s'embrouillent, elle ne sait plus ce qu'elle fait ; elle perd toute énergie, puis à l'époque du flux elle devient hébêtée, tombe dans l'anéantissement le plus complet, et ressemble à ces malheureux paralytiques, mutilés au physique et au moral ; elle ne voit ni n'entend, laisse aller toutes ses excrétions sous elle. A mesure que les règles prennent leur cours et sont plus abondantes, l'obscurcissement de l'intelligence disparaît peu à peu, la raison se rétablit entièrement.

Cet état durait depuis dix mois, lorsque cette jeune fille fut amenée dans la maison du docteur Blanche. Après l'avoir examinée avec soin, notre confrère fut persuadé que ces accidents provenaient de l'irrégularité et de la faiblesse de l'écoulement, qui n'étaient point en rapport avec l'organisation de la malade; des sangsues furent prescrites deux ou trois jours avant les époques; on les plaça aux organes de la génération. Pendant l'intervalle qui séparait un mois de l'autre, des bains de siége furent ordonnés tous les jours; on soumit la malade à un régime doux et à l'usage d'une boisson de tilleul orangé.

L'état mental, après avoir resté quatre mois stationnaire, présenta une légère amélioration qui coïncida avec une régularité plus grande du flux menstruel. Le mois suivant, le mieux fit des progrès, et trois mois s'étaient à peine écoulés, que U....... était entièrement rétablie. Il y a 15 ans aujourd'hui qu'elle est guérie; elle n'a pas donné le plus léger indice de désordre intellectuel; une épreuve fort importante a eu lieu. U..... s'est mariée, elle a trois enfants, et sa raison n'a pas chancelé.

Qui pourrait méconnaître ici l'influence de la matrice sur l'encéphale? N'est-il pas prouvé, pour tout observateur impartial, que ce n'est qu'après le dérangement des menstrues que le trouble des facultés intellectuelles eut lieu? Les renseignements que l'on prit auprès des parents avaient fait connaître qu'on ne pouvait chercher la maladie ailleurs que dans l'utérus; aussi tous les moyens thérapeutiques furent-ils exclusivement dirigés vers cet organe.

Chose bien remarquable, une légère amélioration se manifeste dans la menstruation, aussitôt le cerveau devient moins malade, et à mesure que la dysménorrhée disparaît, l'intelligence recouvre l'intégrité de ses fonctions.

Le pouvoir de l'utérus sur le cerveau s'observe à chaque instant, et c'est à tort qu'on a voulu représenter, dans l'aliénation mentale, le cerveau comme étant toujours primitivement malade, et qu'on a conseillé de diriger les moyens de traitement vers cet organe seul. Le cerveau s'irrite sympatiquement dans ce cas, comme l'estomac devient malade dans la leuchorrée. Nous ne saurions donc partager l'opinion de Georget, ni celle de M. Voisin; notre conviction est fondée sur trop de faits pour qu'elle puisse être ébranlée. Chaque organe n'a-t-il pas d'ailleurs sa loi de sympathie ?

Les auteurs sont remplis d'observations de-flux menstruels arrêtés par imprudence, qui ont donné lieu immédiatement à un désordre de l'intelligence chez des femmes jusqu'alors d'une raison parfaite, et qui n'avaient point présenté ces bizarreries qu'on remarque chez beaucoup de malades avant la manifestation de la folie.

Tout le monde a présent à la mémoire l'histoire de cette jeune aliénée, plongée depuis plusieurs années dans le délire le plus grand, qui, sentant ses règles couler, s'écria à l'instant : « Maman, je suis guérie! » Chez les femmes dont nous venons de rapporter l'observation, l'emploi des moyens thérapeutiques eut un succès remarquable; car à peine eurent-ils été mis en usage, qu'un mieux sensible se manifesta, et la guérison fut complète en quatre mois. Nous ne devons pas oublier que l'aliénation d'U.... avait la durée de l'époque menstruelle, et que pendant tout le reste du mois elle conservait sa raison.

L'aménorrhée peut donner lieu à d'autres désordres cérébraux non moins curieux que les précédents.

Obs. CXIX. — Une femme s'étant mise dans une furieuse colère à l'approche de ses règles, eut une suppression; on lui fit une foule de remèdes sans succès; bientôt son esprit se dérangea, on la crut possédée; elle fut exorcisée à différentes reprises; le trouble intellectuel ne fit que s'accroître; elle ne pouvait faire un signe de croix, un acte de dévotion, entrer dans une église, sans avoir un hoquet et un étouffement très-inquiétants. Le traitement médical fut couronné du plus heureux succès ; les mois se rétablirent, et la malade retourna guérie chez elle (1).

Vanswiéten fut témoin d'un cas semblable, qu'il rapporte dans son commentaire sur Boerhaave (2).

Nous avons nous-même recueilli un fait de ce genre, qui eut lieu au temps critique, et fut suivi d'un entier rétablissement de la raison.

M. Esquirol est d'avis que la suppression des menstrues est une cause très-fréquente de la folie chez les femmes, soit que cette suppression ait été provoquée par une vive émotion morale, ou par quelques autres écarts de régime. Ces manies, que l'on peut regarder comme symptômatiques, qui au moins sont sympathiques de l'affection de l'utérus, se jugent presque toutes par le flux menstruel. Cette sorte de crise est tellement propre à cette espèce, que lorsqu'une disposition héréditaire, un vice de conformation, amènent la manie, le bouleversement causé à son début supprime les menstrues ; mais elles se rétablissent promptement, sans soulagement pour la malade.

Lorsque les menstrues coulent bien, sans retour vers la santé, alors on doit craindre que la maladie ne guérisse pas ; mais tant que les menstrues ne sont pas rétablies, il est permis de concevoir quelque espoir de guérison, surtout dans la première jeunesse.

Des symptômes fort graves, et la mort même, peuvent résulter de l'aménorrhée.

Obs. CXX. — Une femme de 35 ans, jusqu'alors très-bien réglée, s'étant exposée au froid, eut ses règles sup-

(1) Journal de Médecine et de Chirurgie, t. X, p. 408, 1759.
(2) Vanswiéten. Comment. sur Boerhaave.

primées. Cet accident fut suivi de douleurs abdominales atroces. Elle expira à l'hôpital de la Charité de Berlin, présentant tous les symptômes d'une violente inflammation intestinale. A l'autopsie, on trouva un épanchement sanguin considérable; il n'y avait aucun vaisseau ouvert. Les deux surfaces du diaphragme présentaient des signes d'inflammation; l'ovaire droit était converti en une substance semblable au lait caillé. L'utérus était augmenté de volume, comme dans la menstruation. Les ouvertures communiquaient avec les trompes de Fallope, très-dilatées. L'utérus renfermait une petite quantité de mucus. Il y avait plusieurs hydatides dans l'ovaire gauche (1).

Dans le dernier numéro des *Archives*, mai 1839, M. le docteur Le Chaptois a rapporté l'observation d'une femme chez laquelle il existait une rétention de règles depuis plusieurs mois. Elle succomba après avoir présenté les symptômes d'une hémorrhagie interne. A l'autopsie on trouva un épanchement considérable de sang dans l'abdomen, sans rupture aucune; c'était une hémorrhagie par exhalation.

Parmi les accidents que cause la suppression, il faut placer aussi les hémorrhagies. On lit dans le Journal de Vandermonde (2), qu'on vit survenir après une suppression, une hémorrhagie de matrice, une hémorrhagie nasale compliquée d'hydropisie. A la cessation des règles, cette femme fut atteinte d'épilepsie.

Obs. CXXI. — Une jeune fille de 18 ans eut ses règles supprimées à la suite de grands chagrins. Cette aménorrhée fut suivie d'angine, de rhumatisme, de pleurodynie,

---

(1) Observation recueillie par M. le docteur et conseiller Neumann, de Berlin.
(2) Journal de Médecine et de Chirurgie de Vandermonde, t. I.

de vomissements, de dégoût des aliments, de suppression d'urine et de constipation opiniâtre. Pendant 13 mois elle ne prit presqu'aucune nourriture, et cependant elle maigrit à peine, ses forces n'étaient point diminuées. On la maria dans cet état; au bout de huit jours elle eut une perte utérine énorme, suivie d'évanouissement. Tous les symptômes disparurent, elle devint grosse, et le retour à la santé fut complet (1).

Quelquefois les symptômes dus à l'aménorrhée se manifestent par une sorte de déviation.

Obs. CXXII. — Une femme, à la suite d'une frayeur, vit ses règles se suspendre. A l'époque suivante, la poitrine et la figure se couvrirent de boutons qui laissaient sortir le sang. L'évacuation terminée, tout rentrait dans l'ordre pour recommencer le mois suivant. Ce qu'il y avait surtout de singulier, c'était un bouton de la même nature que les précédents, situé à la partie moyenne de la pommette du côté gauche, lequel versait du sang en même temps, et aussi long-temps que ceux de la poitrine (2).

La connaissance des causes de la suppression est quelquefois très-difficile; dans 30 cas il nous a été impossible de l'acquérir. Comme dans les deux sections précédentes, la suppression est presque toujours arrivée au milieu de la santé; les suites ont le plus ordinairement nécessité les secours de l'art.

Obs. CXXIII.—Une femme est reçue en 1827 à l'hôpital Saint-Antoine, dans le service de M. Lullier-Winslow, pour une hémoptysie. Depuis quatre mois elle a une suppression sans cause connue. Il y a huit jours elle a été

____

(1) Journal général de Médecine, t. IX, p. 349— Obs. recueillie par Ozanan.
(2) Id., t. I. p. 23, 1759. — Observation publiée par M. Cazenave.

prise d'oppression, d'étouffements, puis elle a craché le sang en abondance. L'exploration de la poitrine, les antécédents de cette femme, sa bonne constitution, ne laissent concevoir aucune inquiétude sur l'état des poumons. Un traitement antiphlogistique général et local est prescrit ; son résultat est heureux ; le retour des menstrues achève la guérison.

Beaucoup d'autres accidents peuvent être occasionés par la suppression ; ainsi on observe des douleurs, des anxiétés précordiales, des palpitations de cœur, des tiraillements des lombes, des coliques, des tranchées utérines, des névroses, des spasmes hystériques, des douleurs néphrétiques, des lassitudes des articulations, des érysipèles, des phlegmasies, des troubles de la digestion, des hémorrhagies supplémentaires, des affections cancéreuses, cutanées, scrofuleuses, des hydropisies, et fréquemment la chlorose. S'il était démontré, disent les auteurs du *Compendium*, que la chlorose dépendît toujours de l'asthénie des organes génitaux, elle serait la complication la plus importante de l'aménorrhée, puisqu'elle tiendrait aussi à l'état de l'utérus. La susceptibilité nerveuse, la pléthore générale, les flueurs blanches supplémentaires, l'épilepsie, l'apoplexie, la paralysie, et des affections graves de la moelle épinière, sont encore au nombre des accidents qu'entraîne après elle l'aménorrhée.

Le diagnostic de l'aménorrhée n'est pas toujours facile. Il peut arriver que l'on soit consulté par des femmes qui veulent dissimuler une grossesse ou qui soient arrivées à leur époque critique. La conduite du médecin, dans le premier cas, exige beaucoup d'adresse lorsqu'il doute, et à plus forte raison lorsqu'il est persuadé. Il faut alors qu'il ait recours à des remèdes insignifiants et trompeurs, qu'il gagne du temps, et surtout qu'il obtienne la confiance de la femme, afin qu'il puisse lui faire comprendre les dangers auxquels elle s'expose, et la mauvaise action qu'elle commet par ignorance.

Lorsque l'aménorrhée est le résultat de l'époque critique, on doit, par des questions adroites et ménagées, éclairer la femme sur sa position, et lui faire sentir que les remèdes en pareil cas ne peuvent être que nuisibles. Insiste-t-elle? on doit prescrire des médicaments inoffensifs, en lui disant que cet accident peut se prolonger longtemps sans incommodité pour la santé.

Je suppose maintenant qu'il s'agisse d'une aménorrhée qui ne soit liée à aucune de ces deux causes; on doit s'assurer si elle est récente ou ancienne, si elle tient à une maladie aiguë ou chronique. L'aménorrhée est-elle récente? il faut chercher à rappeler le flux sanguin. Les moyens généralement employés sont les saignées, les sangsues, les ventouses, les grands bains, les bains de siége, les pédiluves, la vapeur d'eau, les fumigations vers les organes, les boissons chaudes et théiformes. Les émissions sanguines conviennent surtout lorsque les accidents inflammatoires se développent, et que des hémorrhagics tendent à s'opérer vers les organes intérieurs.

Dans ces derniers temps, M. le docteur Junod a proposé l'emploi d'une ventouse-monstre dont l'action paraît fort puissante. Après l'avoir appliquée sur les extrémités inférieures des femmes qui avaient des signes de congestion cérébrale, il a observé qu'indépendamment des effets avantageux obtenus par la dérivation, il se manifestait des signes de pesanteur dans la région hypogastrique, des tiraillements dans les lombes, les flancs, en un mot, des signes évidents de tension, de tuméfaction vers l'utérus.

Dans un cas, le flux sanguin qui avait disparu depuis dix ans, se montra après ce long laps de temps, et il coula encore le mois suivant. Il a fait usage de sa ventouse chez des jeunes filles qui n'étaient pas menstruées, et à une époque où cette fonction devait avoir lieu, lorsqu'il existait de la céphalalgie, des étourdissements, des vertiges, des palpitations. Sous l'influence de ce moyen, les menstrues sont arrivées plusieurs fois, et tout est rentré dans l'ordre.

Quand les symptômes se montrent pour la première fois, il faut attendre la seconde époque, à moins qu'il n'y ait des indications contraires.

On doit continuer l'emploi de ces moyens pendant plusieurs mois, si la guérison n'est point obtenue. On a dit que l'aménorrhée qui avait lieu en hiver devait être traitée au printemps; cette remarque de Cullen doit être prise en considération. Quand l'aménorrhée a résisté à tous les remèdes, il faut laisser reposer la femme, surtout s'il n'existe aucun accident; mais l'engager à se tenir sur ses gardes, car il arrive souvent qu'on voit éclater des maladies qui avaient sommeillé pendant plus ou moins longtemps.

L'aménorrhée, en effet, ainsi que toute autre suppression d'hémorrhagie ou de déplétion sanguine habituelle, est une des causes les plus propres à développer le germe des maladies graves. Suivant l'idiosyncrasie, l'aménorrhée amène des accidents divers. Ainsi chez les femmes pléthoriques on voit se manifester l'inflammation de l'utérus ou de l'organe qui prédomine habituellement chez elles. Les femmes dont le système capillaire muqueux ou même cutané a une conformation spéciale, sont surtout sujettes à des déviations. Le tempérament lymphatique prédispose à la leucorrhée. Chez les femmes nerveuses, très-irritables, on remarque des douleurs fugaces, des idées noires, des caprices, des impatiences, des dérangements de l'entendement, des affections désordonnées, des sentiments haineux sans motifs, enfin des convulsions partielles ou générales. (Dict. abr. de sc. méd.)

Lorsque la cause qui a déterminé l'aménorrhée se prolonge, il y a peu d'espoir de succès pour la guérison. C'est ainsi que celle qui est produite par un chagrin insurmontable, résiste à tous les moyens de l'art.

Le traitement des aménorrhées anciennes offre deux indications à remplir : combattre les obstacles qui s'opposent au retour du flux périodique, et diriger les fluides vers l'utérus. La première indication se tire nécessairement de la connaissance de la cause qui a produit l'aménorrhée ; quant aux moyens de rappeler les fluides vers l'utérus, plusieurs ont déjà été indiqués : nous allons signaler les autres.

Une considération fort importante, c'est de bien examiner si la suppression est cause ou effet ; lorsqu'elle est suivie d'une hémorrhagie supplémentaire, le traitement exige beaucoup de prudence ; il sera indiqué plus tard. Dans le cas de suppression lente, il est difficile d'obtenir une guérison complète ; mais si les difficultés sont plus grandes, les femmes sont aussi moins tourmentées. Cette suppression peut, au reste, exister long-temps sans troubler la santé.

Lorsque l'aménorrhée résulte d'un changement d'habitudes, de genre de vie, de pays, si l'organisation n'en souffre pas, il faut laisser agir la nature.

Un grand nombre de médicaments divers ont été successivement employés pour rappeler les règles supprimées depuis plus ou moins long-temps. Voici ceux qui sont encore le plus souvent administrés avec succès : le fer et ses préparations, les pilules de Blaud, la limaille de fer à la dose de 24 à 30 grains par jour, le peroxide de fer à la dose de 12 à 24 grains, le sous-carbonate de fer à la dose d'un demi-gros à trois gros par jour, les vins chalybés, les teintures martiales, les pains ferrugineux du docteur Bessière. Aux approches des règles on peut prescrire les infusions d'armoise, de safran, de rhue, de sabine, la décoction de racines d'Aristoloche.

Chez les filles dont la constitution est détériorée, appauvrie, aux moyens précédents on peut ajouter les toniques amers ou aromatiques, le quinquina, l'angélique, le tannin. On a encore eu recours avec avantage aux purgatifs, à l'aloës, aux diurétiques, à la scille, aux cantharides, aux suppositoires, à l'assa-fœtida, au musc, au castoréum et aux autres antispasmodiques.

M. le docteur Trousseau a donné la teinture d'iode avec M. Récamier, depuis 15 et 24 gouttes jusqu'à 72 ; ces deux praticiens recommandent de la continuer, à dose décroissante, pendant deux ou trois jours, après qu'elle a produit l'effet désiré.

La constitution et le tempérament méritent une attention sérieuse ; ils doivent faire apporter des modifications aux remèdes précédents.

Quand la suppression a résisté à tous les moyens, qu'elle est invétérée, c'est surtout aux soins hygiéniques bien dirigés, à l'alimentation, aux distractions et aux voyages, qu'il faut demander le rétablissement. Modifier profondément la constitution des malades, tel est le but qu'on doit se proposer si l'on ne veut échouer, ou du moins n'obtenir qu'une amélioration momentanée.

Le docteur américain Lindsly a employé avec succès la myrrhe et l'aloës, comme le prouve l'observation suivante :

Obs. CXXIV.—Une jeune dame de 16 ans, d'une constitution délicate, d'un tempérament nerveux, était affectée d'aménorrhée depuis 5 mois ; elle éprouvait une forte dyspnée ; son état général était extrêmement affaibli, son moral abattu ; elle était si mal, que ses amis avaient perdu toute espérance. Cette dame avait consulté plusieurs médecins ; après des remèdes différents sans aucun effet avantageux, comme elle avait été déjà saignée, et très-débilitée par cette émission, M. Lindsly commença par prescrire immédiatement, matin et soir, une des pilules suivantes : (myrrhe et aloës, de chaque 30 grains pour faire 15 pilules). Au bout de 9 semaines les règles avaient reparu, et la santé était revenue.

M. Hamilton, sur le conseil de Hunter, rétablit les règles qui étaient supprimées par peur, depuis 7 mois, chez une fille, en comprimant les artères iliaques (1).

Nous ne dirons qu'un mot de l'application des sangsues à la partie la plus déclive des mamelles ; ce moyen, qui a réussi au docteur Charles Loudon (2), ne nous paraît pas devoir être d'un grand secours, et nous pensons avec quelques praticiens, qu'il peut avoir de graves inconvénients. Il n'en est pas ainsi des cataplasmes sinapisés, à la partie interne des cuisses, qui paraissent avoir plusieurs fois réussi au docteur Carmichaël.

(1) Journal de Vandermonde, t. IX, p. 232, 1758.

(2) *On the cure of amenorrhœa by leeches applied to the mamma*, by Charles Loudon.

CHAPITRE IV.

De la Dysménorrhée.

La dysménorrhée doit être séparée de l'aménorrhée. — Définition. — Epoques auxquelles on observe la dysménorrhée. — Observations. — Accidents. — Symptômes. — Causes. — Influence de la vie monastique sur la menstruation. — Diagnostic. — Indications thérapeutiques.

La suppression des règles est un accident fort commun, mais leur écoulement difficile et douloureux n'est pas moins fréquent, surtout dans les villes.

Plusieurs médecins distingués, parmi lesquels nous citerons MM. La Berge, Monneret et Fleury, pensent que c'est à tort que l'on sépare ce trouble de la menstruation de l'aménorrhée. Nous avions d'abord partagé cette opinion ; mais en étudiant soigneusement les nombreux faits que nous avons recueillis, nous croyons, comme M. Gendrin, que la dysménorrhée doit être examinée à part.

Ce dérangement du flux menstruel peut se montrer avec la première apparition ; on l'observe au temps critique, mais plus particulièrement dans la période utérine. Comme l'aménorrhée, il se manifeste après des causes physiques et morales ; son point de départ peut être complétement inconnu.

C'est cette affection que Sauvages appelait hystéralgie

cataméniale, et que l'on trouve désignée dans les auteurs, tantôt sous le nom de coliques utérines menstruelles, et tantôt de congestions utérines menstruelles tormineuses. M. Gendrin la distingue par la dénomination de dysménorrhée hystéralgique.

Voici un exemple que nous empruntons à cet auteur, et qu'on peut considérer comme une histoire abrégée de la dysménorrhée.

Obs. CXXV. — Une fille de 25 ans, présentant tous les caractères extérieurs d'un bonne constitution, et non pléthorique, menant une vie très-sédentaire, avait eu ses règles pour la première fois à 16 ans. Elle n'avait éprouvé aucun accident jusqu'à l'âge de 22 ans, quoique pendant les deux ou trois premières années de sa menstruation elle se fût livrée à la masturbation. Elle commença alors, après avoir eu un violent chagrin, à ressentir, dans les deux ou trois premiers jours qui précédèrent ses règles, une vive douleur aux lombes, qui augmentait parfois jusqu'à occasioner des défaillances ; les règles venaient terminer cette douleur, qui ne se reproduisait qu'à l'époque menstruelle suivante. L'écoulement durait quatre jours ; il était assez considérable, surtout pendant deux jours.

Les accidents se montrèrent progressivement à partir de la vingt-quatrième année, et arrivèrent ensuite au degré où nous les observâmes. Deux ou trois jours avant la manifestation de chaque hémorrhagie menstruelle, cette fille éprouvait d'abord une douleur obtuse à l'épigastre, et une douleur tormineuse à l'ombilic et aux lombes. La nuit suivante les douleurs tormineuses augmentaient d'intensité, le sommeil se suspendait, il y avait deux ou trois selles liquides avec épreinte, et quelquefois des nausées et des efforts de vomissement. Le lendemain, les coliques étaient presque continuelles, elles occupaient la région ombilicale et les fosses iliaques. Très-souvent cette fille éprouvait des syncopes, des défaillances et une vive douleur de tête, quelquefois suivies d'accidents spasmodiques hystériformes.

La pression sur l'hypogastre était douloureuse ; la région lombaire était le siége d'une douleur continue, qui augmentait par instants jusqu'à faire pousser des cris à la malade. Cette douleur était plus vive et plus difficile à supporter que les coliques qui existaient en même temps ; tout le pourtour du bassin, depuis les hanches et les cuisses, était en même temps le siége d'un sentiment très-pénible de courbature. Les mamelles étaient tuméfiées, et des douleurs lancinantes s'y faisaient sentir par intervalles. On ne pouvait ingérer dans l'estomac même une cuillerée d'eau pure, sans qu'il survînt des vomissements. Le pouls était sans fréquence, et la peau sans chaleur anormale.

L'examen des organes génitaux nous fit reconnaître une injection prononcée de la muqueuse du vagin jusque sur le col de l'utérus, qui était abaissé, et ne se trouvait qu'à deux pouces environ de la vulve. L'utérus ne nous parut pas augmenté de volume ; il n'était pas douloureux à la pression, exercée soit par le vagin, soit par le rectum. Ces symptômes se manifestaient jusqu'au troisième jour de l'apparition des règles. Pendant ces trois premiers jours l'utérus ne laissait écouler qu'en très-petite quantité, et par intervalles, plutôt de la sérosité rouge que du sang ; les règles coulaient ensuite abondamment pendant deux jours, puis tous les accidents cessant rapidement, l'hémorrhagie utérine diminuait alors ; cependant le sang ne se montrait plus que sous la forme de sérosité sanguinolente pendant deux ou trois heures chaque jour, puis l'écoulement menstruel se terminait le sixième jour. Ces accidents avaient été inutilement combattus par des préparations de fer, par l'administration des saignées qu'on avait souvent renouvelées, etc.

Nous considérâmes tous ces accidents comme le résultat immédiat de l'hypérémie menstruelle qui se faisait chez cette fille avec trop d'intensité avant l'hémorrhagie utérine périodique. Nous conseillâmes l'usage habituelle des bains, tièdes d'abord, et ensuite froids, pendant tout le mois, avec l'exercice musculaire journalier prolongé. Nous ordonnâmes de pratiquer tous les mois, quatre jours avant les règles, une saignée du bras, de trois ou quatre onces au plus, et de commencer dès ce moment à administrer des bains de siége et des lavements frais à quinze degrés tous les jours, même quand les règles seraient arrivées, jusqu'au troisième jour de leur manifestation. Cette médication amena une diminution des accidents dès la première époque menstruelle. A la troisième époque, les règles parurent sans aucun accident précurseur; elles ne durèrent que quatre jours. Le traitement fut encore continué pendant deux mois; les accidents n'ont plus ensuite reparu.

La dysménorrhée doit à la longue déterminer des accidents, donner lieu à des maladies de l'utérus. Nous avons vu un écoulement abondant dissiper tous les symptômes qu'elle occasionait.

M. Lisfranc a très-bien fait observer que les menstrues orageuses qui constituent une des variétés de la dysménorrhée, après s'être répétées dix, quinze, vingt années, doivent nécessairement avoir une action marquée sur l'utérus. Ce praticien assure avoir constaté que les menstrues douloureuses sont héréditaires, et que si l'on interroge les femmes qui en souffrent, on apprend que d'autres femmes de la même famille en ont également souffert, et sont mortes de maladies de matrice. Cette remarque est très-importante, car elle fait voir qu'il ne faut pas toujours laisser agir la nature. La constitution de la femme réclame une attention spéciale.

. Il se forme quelquefois dans l'utérus des concrétions charnues, membraniformes, de consistance lisse, molle, couenneuse, blanchâtre. Leur surface interne est humectée par un liquide séreux ; leur surface externe est inégale, tomenteuse, d'un blanc rougeâtre, parsemée de points rouges, et adhérente à la surface interne de la matrice. Cette production existe surtout chez les femmes dont la menstruation est difficile et douloureuse.

Le plus souvent la dysménorrhée débute quelques jours avant les règles ; elle est annoncée par des douleurs lombaires, par des coliques irrégulières, quelquefois fixes, se faisant sentir à l'hypogastre, surtout à l'ombilic, et par un sentiment de lassitude et de courbature dans les cuisses. Les phénomènes gastralgiques que nous avons plusieurs fois décrits, s'observent dans ce cas. Le flux menstruel s'établit difficilement ; il est très-faible, peut se montrer tout à coup abondant, et même constituer une perte. L'exploration des organes génitaux ne fait connaître d'autre état que celui qui se présente à chaque manifestation normale des règles.

La dysménorrhée s'accompagne des épiphénomènes les plus variés, parmi lesquels les plus ordinaires sont la céphalalgie, les vertiges, les bourdonnements d'oreilles, les désordres des fonctions digestives, les palpitations, les étouffements, les mouvements convulsifs, les lypothymies, les douleurs névralgiques des mamelles, etc.

Les causes de la dysménorrhée sont liées à l'organisation des femmes et aux conditions spéciales des fonctions menstruelles. Le tempérament sanguin, la susceptibilité extrême du système nerveux, y prédisposent singulièrement. L'abondance des règles, les excès dans les plaisirs de l'amour, la masturbation, les impressions érotiques, contribuent au développement de la dysménorrhée.

La vie monastique paraît avoir une action spéciale sur ce dérangement de la menstruation. Ce sujet est assez important pour que nous lui consacrions quelques pages (1).

ÉTAT DE LA MENSTRUATION CHEZ LES RELIGIEUSES CLOITRÉES.

Influence de cet état sur leurs maladies et sur leur santé en général.

« C'est lorsque les règles sont déjà bien établies, que la vie claustrale commence. Il est rare qu'après quelques années il n'y ait pas une diminution fort notable dans la quantité de l'hémorrhagie fonctionnelle de l'utérus.

« Je n'en ai observé aucune qui ne fût réglée très-exactement et à jour fixe ; mais chez la plupart, c'est une apparition qui tout au plus dure 24 heures, une véritable signature, laquelle pourtant conserve son importance vis-à-vis de la santé de ces personnes. Il semble que leur économie tout entière ait subi la même modification que l'appareil utérin, de manière à ce que l'harmonie des

______

(1) Nous devons ces renseignements à la complaisance de notre ami et confrère le docteur Pidoux.

fonctions n'en soit pas troublée. Cet équilibre, ou plutôt ce consentement de tout l'organisme vivant à accepter la loi de l'appareil sexuel, ne s'établit pourtant que très-graduellement et souvent à travers mille accidents qui finissent par faire contracter, à certains appareils, des habitudes pathologiques parmi lesquelles se font surtout remarquer quelques affections que nous allons énumérer.

« Je n'ai pas encore vu chez les jeunes religieuses les fonctions digestives irréprochables. Ce ne sont guère les gastralgies exquises, les douleurs franches de l'estomac, en un mot les névralgies pures et simples de ce viscère dont les descriptions sont stéréotypées dans les nosologies et les dictionnaires, c'est une paresse de l'estomac, une sensation de défaillance générale qui semble partir d'un vide, d'un besoin fatigant éprouvé dans la région épigastrique. Cet état s'accompagne de grande faiblesse et d'une impuissance d'action contre laquelle ces personnes, toutes très-fortes en volonté et en courage, luttent presque constamment. Les toniques, les stomachiques, tous les moyens en un mot qui conviennent si bien aux gastralgies franches, échouent et nuisent le plus souvent.

« Cet état peut s'accompagner d'un peu de rougeur pa-pilleuse de la langue, qui laisserait volontiers croire à une légère nuance de gastrite subaigüe, ou plutôt d'hypérémie irritative de la muqueuse gastrique. Les laxatifs et les poudres absorbantes, les liqueurs alkalines, la rhubarbe en particulier, sont employés heureusement contre cette affection, qui alterne très-communément avec la leucorrhée, et éprouve une sensible rémission pendant la durée mens-truelle et les huit ou dix jours suivants.

« Les hémorrhagies supplémentaires se montrent chez les religieuses. Les plus communes se font par les bronches.

Je les ai observées cinq fois sans tubercules, chez des personnes dont la constitution était opposée à la diathèse tuberculeuse. Deux ont une bronchorrhée habituelle. Ces hémoptysies sont considérables, et ne nuisent en rien à la santé générale. Trois d'entre elles sont immanquablement aggravées par l'opium et le laurier cerise qui ont un de ces deux effets : 1° ou de les activer, 2° ou de les empêcher, au grand préjudice des sujets, qui éprouvent alors un dyspnée, des ardeurs de poitrine et des toux suffocantes. Ces hémoptysies paraissent quelquefois à plusieurs reprises dans le mois, mais généralement on les observe à l'époque menstruelle qu'elles semblent remplacer en tout ou en partie. Trois de ces religieuses (celles que les stupéfiants indisposent) ont le teint haut, les pommettes très-colorées, le tempérament éminemment artériel. L'une d'elles a passé l'âge critique. Les hémoptysies s'affaiblissent et s'éloignent. Une autre a concurremment des varices à la partie interne et supérieure des cuisses, lesquelles s'ouvrent quelquefois après l'époque, quand celle-ci, comme c'est l'habitude, a été fort peu abondante. Deux fois j'ai observé chez elle une hématurie.

« Les signes de la phthisie pulmonaire peuvent être portés beaucoup plus loin. Laennec raconte que dans un couvent dont la règle était fort sévère, les religieuses et les novices avaient l'esprit continuellement fixé sur les punitions et les châtiments de l'autre vie. Des contrariétés continuelles étaient suscitées pour briser la volonté ; les règles commençaient par se supprimer ; 2 ou 3 mois après, des signes de phthisie se manifestaient.

« Dans une ville de province que nous avons habitée, il y avait un couvent de fondation nouvelle, dont les religieuses, presque toutes jeunes, se distinguaient par leur zèle et l'observation rigoureuse de leurs statuts. En un an dix de ces jeunes religieuses avaient succombé à la phthisie pulmonaire.

« Les affections herpétiques alternant avec des dévoiements, des écoulements otorrhéiques, sont plus communes que dans le monde. Toutes ces personnes souffrent beaucoup plus de ces accidents quand les règles coulent peu. Les céphalées (et non pas les névralgies de la face) s'observent fréquemment. Les exutoires (cautères ou vésicatoires entretenus) sont d'un emploi presque général, surtout contre les accidents dont je viens de parler, et j'avoue qu'avec les purgatifs et l'usage du tabac à priser, ils rendent d'éminents services.

« L'âge critique est peu redoutable; les religieuses vivent long-temps en se portant toujours mal; une longue vie et une mauvaise santé habituelle, tel est leur sort. Le cancer est rare, ainsi que les maladies aiguës; la phthisie est assez commune; la mort sévit surtout parmi les malades qui appartiennent à cette dernière catégorie.

« La dysménorrhée, les coliques cataméniales, l'hystéralgie de même nature, s'observent pendant les premiers temps de la vie claustrale, et cessent bientôt de se faire sentir. On trouve peu de religieuses qui n'aient pas quelques servitudes organiques à la peau, alternant avec les lésions des fonctions digestives et la céphalée. Les servitudes sont presque toujours des dartres, des écoulements muqueux purulents, enfin des cautères; peut-être faut-il attribuer en partie à cette diminution considérable des menstrues, à ces accidents dysménorrhéiques, la coloration blanc-jaunâtre qui est particulière à un grand nombre de religieuses cloîtrées.

« Les phlegmasies de l'utérus et les catarrhes vaginaux,

l'hystérie, sont des causes pathologiques de la dysménorrhée.

« D'après M. Gendrin, auquel on doit un bon travail sur cette maladie, la congestion utérine mensuelle, portée au-delà des bornes ordinaires, est le point de départ de tous les symptômes de la dysménorrhée hystéralgique. Chez toutes les femmes véritablement atteintes d'aménorrhée, il n'a jamais reconnu ni les symptômes ordinaires de l'apparition des règles, ni aucun vestige d'hémorragie menstruelle, ni aucuns symptômes de dysménorrhée. Les ouvertures de cadavres, dans ces cas où la maladie première était souvent mortelle, ont expliqué l'aménorrhée, et montré qu'il n'existait dans l'ovaire ni trace de vésicule déchirée, ni cicatricule récente, et souvent même pas de vésicules de Graaf (1). »

Les caractères propres à la colique hémorrhoïdale, aux phlegmasies de l'utérus, les feront distinguer de la dysménorrhée.

On conçoit que cette maladie se prolongeant des années, puisse entraîner après elle des altérations plus ou moins graves de l'utérus; il est donc utile de faire connaître les indications thérapeutiques que réclame la dysménorrhée. Une des premières est de toucher l'utérus, de l'examiner dans l'intervalle des règles : souvent on trouve un état d'engorgement, de sub-inflammation.

Le repos, la position horizontale, le calme d'esprit, l'absence de toute excitation, conviennent dans un certain nombre de cas; si la congestion sanguine est évidente, il

---

(1) Nous ne partageons pas complétement l'opinion de M. Gendrin, car, dans nos établissements, nous voyons fréquemment des aliénées, privées de leurs règles, chez lesquelles il se fait à chaque époque menstruelle une manifestation de symptômes qui révèlent toute l'influence de la période utérine.

faut recourir aux émissions sanguines. Lorsque la surexcitabilité nerveuse est très-prononcée, l'emploi des antispasmodiques et des sédatifs est parfaitement indiqué ;
l'opium uni aux excitants diffusibles nous a rendu dans
ce cas de véritables services ; le laudanum en lavement
est encore fort utile. Nous avons vu chez les femmes lymphatiques et nerveuses, le vin chaud sucré calmer ces
vives souffrances comme par enchantement.

En même temps qu'on recommande les sédatifs spéciaux de l'appareil utérin, il est utile de recourir aux
bains frais prolongés, aux affusions fraîches. Il est à
peine inutile d'ajouter que ces moyens ne doivent être
prescrits qu'après qu'on a dissipé les accidents de congestion. L'alimentation comme les remèdes, varient suivant
le tempérament de la femme.

Le docteur W.-P. Dewees, de Philadelphie, a employé
avec beaucoup de succès contre la menstruation difficile
ou supprimée, la teinture volatile de Gayac. Il fait mention d'un symptôme qu'il assure avoir été observé par
Denman.

Lorsque les règles viennent à reparaître, dit-il, la matrice expulse quelquefois alors une espèce de membrane ;
quand ce symptôme a lieu chez les femmes mariées, on
peut juger qu'elles ont été stériles. Ce symptôme est plus
commun dans les campagnes que dans les villes ; l'auteur
prétend qu'il l'a souvent rencontré aux environs de Philadelphie ; le remède qui lui a plus réussi est la teinture
suivante :

Gomme de gayac en poudre	25 décag. 000.
Carbonate de soude et de potasse	11 gr. 719.
Poudre de piment	15 gr. 625.
Alcool	1 kilog.

Après digestion convenable, on donne d'abord une cuillerée à thé de ce remède dans un petit verre de vin de Madère. Il faut le supprimer lorsque les règles coulent ou qu'il y a pléthore. Dewees a remarqué que les femmes ont cessé d'être stériles lorsque cette espèce de membrane a été expulsée par l'utérus pendant l'écoulement menstruel.

Dans ces cas de menstruation difficile, M. le professeur Masuyer, de Strasbourg, a beaucoup vanté l'usage de l'acétate d'ammoniaque, ou esprit de Mindérérus. On le donne à la dose de 10, 15, 20 et 30 gouttes dans un verre d'eau. Une boisson chaude, des serviettes brûlantes appliquées sur le ventre, nous ont plusieurs fois réussi. Les femmes nerveuses se trouvent bien des toniques. L'irrégularité des règles qu'on a désignée sous le nom d'atactoménorrhée, a déjà été examinée par nous ; quand elle s'accompagne de douleurs, elle rentre dans la dysménorrhée, aussi n'en dirons-nous rien de plus.

CHAPITRE V.

De la Chlorose.

De la cause de la chlorose.— Est-elle une affection générale ou locale ?— Consiste-t-elle dans une altération du sang ou du système nerveux ? — Est-elle liée à l'aménorrhée des filles pubères ?—Observations de chlorose artificielle. — La chlorose est-elle cause ou effet du défaut de menstruation?—Division. — Nature de la maladie.—Chlorose asthénique et sthénique. — Rapports et différences de l'asthénie et de l'anémie avec la chlorose.—Opinion de M. Jolly.—Considérations sur le traitement.

La chlorose, par le grand nombre d'organes qu'elle met en jeu, par la multitude des symptômes qui l'accompagnent, est une des maladies qui a le plus exercé la sagacité des médecins, et sans contredit une de celles qui a donné lieu aux plus nombreuses erreurs de diagnostic. Les praticiens les plus renommés, mais sous l'influence d'un organisme exclusif, nous ont offert maintes et maintes fois le triste spectacle de jeunes filles qui tombaient victimes de l'idée systématique. Je me rappelle, entre autres faits de ce genre, l'histoire d'une demoiselle délicate tourmentée depuis plusieurs mois d'une toux assez pénible. Son médecin ordinaire, sur la demande de la famille, fit appeler en consultation un médecin célèbre. Celui-ci, rappé de l'ensemble des symptômes, voyant d'ailleurs le faciès et l'extérieur frêle et délicat de cette jeune personne, se persuada que les poumons étaient le siége de la maladie.

Tous ses efforts furent en conséquence dirigés sur cet organe. Plusieurs saignées, un traitement débilitant, furent recommandés. Loin que la santé s'améliorât, des symptômes plus fâcheux se déclarèrent, l'état de cette demoiselle devint alarmant. Le médecin ordinaire me fit part de ses inquiétudes. Avez-vous, lui dis-je, fait attention aux phénomènes de la menstruation, et surtout à la chlorose qui, chez les femmes, simule une foule d'affections différentes? Le traitement débilitant n'a rien fait, envoyez votre malade à la campagne, essayez les préparations de fer, l'exercice, et peut-être dans quelques mois tous les accidents qui se sont manifestés du côté de la poitrine, s'amélioreront-ils et disparaîtront-ils tout-à-fait.

Le conseil fut suivi, et cette jeune personne, dont l'avenir paraissait si fortement menacé, se rétablit entièrement; six mois après, tous les symptômes avaient disparu. C'est qu'en effet il ne faut jamais perdre de vue que la chlorose marche sous l'escorte de nombreux symptômes, parmi lesquels dominent ceux des systèmes nerveux, intestinal, circulatoire, respiratoire et utérin.

Le dérangement des fonctions digestives a été également la source de nombreuses erreurs, et nous pourrions grossir notre catalogue de prétendues gastrites traitées énergiquement par les émissions sanguines, les tisanes débilitantes et la diète, sans aucune amélioration, qui ont guéri dès qu'un examen plus approfondi, en révélant la chlorose, a fait substituer les préparations ferrugineuses.

Il y a peu d'années encore, toutes les maladies de l'estomac étaient rapportées à la même cause; aujourd'hui on reconnaît leur diversité, et le besoin de recourir à des

méthodes fort opposées. Deux médecins distingués, qui se
sont beaucoup occupés de gastralgies, ont contribué à
dissiper les ténèbres amoncelées sur cette partie de la médecine; mais ils n'ont point assez insisté sur les gastralgies chlorotiques.

Nous ne pousserons pas plus loin ces considérations :
elles font facilement comprendre pourquoi la chlorose a
été le sujet de travaux si multipliés, et pourquoi, dans
l'état actuel, une définition de cette maladie fondée sur
sa véritable nature, est impossible. Une esquisse rapide de
ce point de la question donnera à cette proposition toute
l'évidence d'un axiôme.

La chlorose est-elle générale ou locale? Est-elle liée à
l'aménorrhée des filles pubères? Doit-on la considérer
comme cause ou effet du défaut de menstruation? Est-
elle distincte de l'anémie et de l'asthénie, ou bien n'est-
elle qu'une variété de ces deux états pathologiques? N'offre-
t-elle pas dans quelques circonstances des signes d'hyper-
sthénie? Evidemment toutes ces questions sont susceptibles
de grands développements; mais outre que la nature de
ce travail nous impose des limites, nous ne possédons pas
sur plusieurs d'entre elles des documents assez positifs.

Les motifs pour faire de la chlorose une affection générale, déterminée par un changement dans la quantité
ou les qualités du sang, sont puissants.

Dans l'état le plus ordinaire, le serum est au caillot
comme 5 est à 8, proportion qui varie d'ailleurs en raison
d'une foule de circonstances hygiéniques et individuelles.
M. Jolly n'a pas vu un seul cas de chlorose ou d'anémie
dans lequel la proportion du serum n'excédât les sept
dixièmes de la masse totale du sang; dans un cas même,
elle en constituait à peu près les neuf dixièmes. Suivant

M. Le Canu, le sang, qui à l'état normal offre sur mille parties

>   129 parties de globules dans son maximum,
>   115 parties dans sa quantité moyenne,
>   68 dans son maximum,

lui a présenté dans deux analyses, le résultat suivant : 1° eau 862, 40; albumine, matières fixes grasses et extractives, 82 , 45 ; globules, 55, 15 ; 2° eau, 861, 97; matières, 86, 74 ; globules, 51, 29.

Les analyses de Fœdisch, en Allemagne, semblent aussi prouver que ce liquide offre une diminution considérable de cruor et de fer, fait constaté par les deux analyses précédentes (1), qui font voir que le décroissement des globules sanguins suit celui du fer.

Cependant, tout en admettant l'opinion du chimiste allemand, M. Le Canu dit qu'on aurait tort d'attribuer uniquement à cette perte de globules et de fer la maladie qui nous occupe, ou de croire que, dans cette même affection, le sang n'éprouve aucune autre modification, puisque de semblables pertes s'observent dans une foule de maladies toutes différentes. Il y a très-certainement des causes ou des effets qui restent à chercher. Les expériences de M. Magendie au collége de France, démontrent également que les bruits anormaux tiennent à des états différents du sang ; mais si ces preuves, si celles tirées du traitement sont favorables à cette opinion, d'autres preuves non moins concluantes semblent montrer que le système nerveux est l'élément organique, primitivement et spécia-

____

(1) Ouv. cité, Le Canu.

lement affecté dans l'état chlorotique (1). La section des nerfs pneumo-gastriques a pour effet de défibriner le sang ; l'état couenneux cesse par la syncope ; toute impression morale quelconque modifie les phénomènes de circulation et de sanguification. Dans la grossesse, la chlorose ne se manifeste qu'à la suite des phénomènes nerveux qui en signalent le début.

On peut se demander si la chlorose n'est pas aussi parfois une altération locale qui réagit ensuite sur l'économie. Ce fait nous paraît devoir être quelquefois admis, et voici sur quoi nous nous fondons : la pratique met hors de doute qu'il existe de jeunes personnes dont la menstruation, vainement sollicitée par les toniques, les martiaux, les emménagogues, apparaît après le mariage ou à la grossesse. Dans nos considérations sur l'influence de ces deux causes, nous avons signalé un certain nombre d'observations de ce genre. Pierre Frank a rapporté plusieurs faits semblables. La stimulation directe des organes génitaux a suffi pour dissiper les accidents. De jeunes filles présentant également des signes de chlorose, sont guéries par les seuls approchements sexuels, sans qu'on ait eu recours à aucun agent thérapeutique. Des personnes jusqu'alors bien portantes, ressentent les premiers symptômes de la menstruation ; l'effort se répète pendant plusieurs mois, puis l'on voit se dessiner les signes de la chlorose ; dans ces deux ordres de faits, la maladie nous semble locale, et l'utérus le point de départ des accidents.

La chlorose accompagne très-souvent l'aménorrhée de l'âge nubile, mais elle n'en forme point un caractère exclusif. Les observations qui démontrent qu'elle peut se

____

(1) M. Jolly. Du siége, de la nature et du traitement de la chlorose. — *Revue médicale*, décemb. 1839.

développer dans des circonstances très-diverses, abondent dans la science. D'abord elle a été constatée chez l'homme ; mais chez la femme, qui en offre des exemples bien plus fréquents, on l'a notée pendant le mariage. De jeunes filles deviennent chlorotiques, et guérissent sans trouble des organes génitaux. Quelques-unes sont un ou deux ans sans être réglées, et n'offrent point de phénomènes chlorotiques. D'autres ont une suppression, deviennent chlorotiques, et guérissent sans que les règles disparaissent. La chlorose peut s'établir artificiellement chez des femmes réglées. Deux faits de ce genre nous ont paru assez remarquables pour que nous en donnions un extrait.

OBS. CXXVI. — Une jeune fille âgée de 17 ans, domestique, entra dans un hôpital de Paris, pour un érysipèle de la face. Ses règles l'avaient surprise à seize ans, et s'étaient toujours montrées depuis régulièrement. Elles duraient huit jours, et avaient paru trois semaines avant son admission. L'inquiétude que fit concevoir sa maladie (1) engagea le médecin de la salle à lui faire pratiquer trois saignées, et à prescrire une application de sangsues. Sous l'influence de ce traitement, l'érysipèle disparut du quatrième au cinquième jour ; mais le pouls, qui lors de l'entrée donnait 76 à 80 pulsations, monta après les saignées à 120 pulsations ; des bruits de diable se manifestèrent dans les carotides, la face devint pâle, et cette jeune fille se plaignit de faiblesse, d'un état de langueur ; on eut recours au sous-carbonate de fer, qui produisit beaucoup d'amélioration.

OBS. CXXVII. — Une fille âgée de 18 ans, domestique, d'une forte constitution, d'un tempérament lymphatico-

____

(1) Deux malades avaient succombé, en peu de temps, à des érysipèles de la face.

sanguin, grande, est prise, après quelques mois de séjour à Paris, des accidents de la fièvre typhoïde. A l'aide de saignées et de ventouses, on lui retire de 16 à 18 palettes de sang. Immédiatement des bruits de souffle très-prononcés se développent dans les carotides, et d'autres symptômes de chlorose s'ajoutent au précédent.

Nous avons encore recueilli l'observation d'une femme jusqu'alors bien réglée, chez laquelle l'administration d'un purgatif énergique, donné dans le but de faire disparaître des boutons, occasiona une chlorose intense, qui ne céda qu'à un traitement par le fer long-temps continué.

Ces variétés d'une maladie sur laquelle nous ne possédons que des documents incomplets, s'expliquent bien, en ne la considérant que comme la suite d'une modification dans la quantité et les qualités du sang, ou comme un désordre de l'innervation.

La chlorose peut se montrer sous certaines conditions atmosphériques ; Stoll a observé qu'en décembre 1778, il y eut un grand nombre de femmes chlorotiques. On les guérit surtout avec les fleurs martiales, du sel ammoniac, les salins, l'ipécacuanha.

Bordeu, dans les recherches sur les maladies chroniques, s'exprime en ces termes : les pâles couleurs de toute espèce, soit qu'elles attaquent les femmes mariées ou les filles, soit qu'elles se rencontrent avec le flux des règles, ou pendant leur suppression, ou avec un flux menstruel excessif, rouge ou blanc, soit qu'elles soient compliquées avec mille autres accidents, parmi lesquels la dépravation de l'estomac et des intestins tient le premier rang, guérissent par les eaux de Bagnères, qui rappellent très-bien les règles (Ob. 89).

Ce que nous avons déjà dit de la manifestation de la

chlorose à la suite de la rétention des règles, sans qu'aucune autre altération primitive l'eût déterminée, porterait à croire qu'elle est l'effet de cette aménorrhée; cette opinion a été soutenue par beaucoup de médecins, et en particulier par Cullen.

Obs. CXXVII (bis).—Une femme forte et vigoureuse, réglée à 11 ans, n'éprouve aucun dérangement pendant plusieurs années. Un jour elle va se baigner à la mer, sans faire attention à l'époque où elle se trouvait; cette imprudence occasione une suppression qui persiste pendant deux ans, et s'accompagne d'accidents chlorotiques. Sa figure, jusqu'alors fortement colorée, prend une teinte blanchâtre, les jambes se gonflent, elle éprouve des palpitations, des étouffements, elle ne peut travailler comme d'habitude; au bout de ce temps les règles reparaissent, et la santé revient avec elles.

Obs. CXXVIII. — Une jeune fille de 20 ans, née dans la Basse-Normandie, se présente à l'Hôtel-Dieu pour une aménorrhée; elle est petite, délicate, blonde. Ses règles ont paru à dix ans et demi, et depuis elles ont toujours coulé régulièrement. Elles durent huit jours abondamment, sans coliques et sans autres symptômes. Avant et après, elle a un léger écoulement blanc. Il y a huit mois, à la suite d'une vive émotion, ses menstrues se suppriment. Aux époques ordinaires elle éprouve des maux de reins, des coliques, de l'oppression, des battements de cœur; son appétit se dérange, ses forces se perdent, ses jambes sont lourdes, le ventre est sensible; il survient de la décoloration, de la bouffissure; une teinte d'un blanc légèrement jaunâtre se répand sur sa face; les carotides font entendre un bruit de souffle. Pendant son séjour à l'hôpital, et sous l'influence des préparations de fer, ses règles apparaissent une fois, mais en petite quantité et à peine colorées. Cette jeune fille sort dans un état d'amélioration marquée.

Les faits de ce genre sont nombreux ; mais il y en a d'autres qui ne permettent point de douter que les accidents de la chlorose ne se montrent bien avant que les symptômes de la menstruation n'aient lieu. On voit cette maladie parcourir ses périodes diverses, et guérir sans que les règles aient diminué de quantité et de couleur. Nous avons observé une femme dans le service de M. Magendie, qui avait présenté cette disposition. On lit des observations de ce genre dans le cinquième volume de Pierre Frank. La chlorose a encore été observée chez des femmes enceintes, chez d'autres qui avaient cessé d'être réglées. M. Blaud, dans un Mémoire déjà cité, rapporte vingt-six observations de chlorose idiopathique, recueillies chez des filles de 11 à 32 ans ; sur ce nombre, quinze continuèrent à avoir leurs règles avec plus ou moins d'abondance ; sept, âgées de 11 à 17 ans, n'étaient pas encore réglées ; chez l'une, âgée de 38 ans, les menstrues étaient fort abondantes ; chez une autre, le mal débuta le lendemain de son mariage, et persista pendant le cours et même au-delà de sa grossesse (1). La question ne nous paraît donc pas devoir être plutôt décidée d'un côté que de l'autre ; tout ce que l'on peut dire, c'est que la chlorose se manifeste tantôt comme suite, tantôt comme cause.

Hippocrate, Baillou, Sydenham, Cabanis, pensaient, comme Cullen, que la chlorose a son siège, son point de départ dans l'appareil utérin, et qu'elle n'est qu'une conséquence des désordres de la menstruation ; nous avons

____

(1) Blaud. —*Rev. méd.*, tom. I, année 1832.

fait voir ce que cette opinion a d'exclusif; on peut ajouter que les exemples de chlorose chez l'homme, ou se manifestant hors le temps, comme pendant la durée de la vie sexuelle, sont loin de résoudre affirmativement la question.

Nous avons entendu M. le professeur Fouquier, dont nous nous honorons d'avoir été l'élève, rapporter, dans ses leçons, l'exemple d'un général qui, après avoir éprouvé des chagrins et des tracasseries sans nombre, présenta tous les caractères de la chlorose, dont il fut guéri en peu de temps sous l'influence des ferrugineux administrés à haute dose.

On lit dans la thèse de M. Ballard, le fait suivant : « Je connais une dame, d'un tempérament très-irritable, à laquelle il survint une chlorose aiguë parfaitement caractérisée, commençant par la douleur à l'estomac, et successivement des irritations nerveuses, toutes les fois qu'elle fait le moindre excès.

Les mêmes difficultés se présentent lorsqu'on cherche à étudier sa nature. Est-elle toujours asthénique? Doit-elle être considérée comme une variété de l'anémie? Dans l'état actuel de nos connaissances, il est impossible de dire que la chlorose soit toujours asthénique. Nous avons eu l'occasion d'observer des femmes qui présentaient les symptômes de cette affection, et chez lesquelles la coloration, la constitution, le tempérament, dénotaient tous les attributs de la force; jamais le manque de justesse de la dénomination grecque, ne nous a autant frappé que dans cette circonstance. Ces caractères n'avaient point échappé aux médecins allemands. Frank a bien positivement admis une chlorose sthénique; M. le professeur Wendt de Breslaw a désigné cette espèce par le nom de *Chlorosis florida seu fertiorum* (Rust's maga-

sin; XLV vol.). M. Flamand professe les mêmes principes, et il reconnaît une anémie hypersthénique. Cette espèce, plus rare que la précédente, attaque ordinairement
les femmes d'une forte constitution, qui offrent les attributs des tempéraments sanguin, bilieux et nerveux, et
celles qui ont été stimulées trop tôt. La variété des symptômes, soit qu'ils se bornent au système utérin, soit qu'ils
se montrent dans d'autres parties, dépend de la manière
dont ces propriétés vitales sont affectées.

Stoll a observé de ces chloroses par pléthore, très-dis-
tinctes des autres espèces; c'était chez des filles de la
campagne, habituées à de rudes travaux. La même remarque avait été faite par Hoffmann, qui avait alors recours à la saignée.

Suivant M. Wendt, cette variété de la chlorose se
montre chez les femmes brunes, robustes en apparence,
mais n'ayant pas la fibre musculaire énergique. On reconnaît celles qui en sont atteintes, à la couleur terreuse
de leur peau et aux congestions fréquentes vers les voies
de la génération (1). Les hémorrhagies succédanées ne sont
pas rares, et doivent être considérées comme des efforts
de la nature; les terminaisons sont la stérilité, la fièvre
hectique, l'hydropisie.

L'asthénie, qu'on regarde comme une diminution des
actions organiques, comme une langueur, une inertie des
appareils anatomiques, ne peut-elle être primitive, et
uniquement due aux efforts de la puberté? La pratique
nous paraît décider la question, dans quelques cas, en
faveur de l'affirmative. On voit de jeunes personnes, chez
lesquelles la croissance a été trop rapide, éprouver tous
les symptômes d'une débilité générale; elles ne peuvent

______

(1) Nous avons cité des exemples de femmes chlorotiques, fortes, colorées.

marcher; elles gardent le plus ordinairement la position horizontale; leurs digestions sont lentes, pénibles; leurs tissus sont décolorés, et l'art ne constate aucune lésion appréciable des solides et des liquides. Peut-être en existe-t-il dans ces derniers, mais les analyses chimiques ne nous ont encore rien dit à ce sujet.

Nous croyons que l'anémie peut aussi être parfois primitive. Nous avons connu une jeune personne qui, à l'époque de la puberté, devint d'une couleur jaune ciré; le sang qui coulait des piqûres qu'elle se faisait, était à peine rose; il tachait les linges, surtout par la sérosité. Cette demoiselle était très-faible, sans appétit, et sujette au dévoiement et à des sueurs excessives. Elle guérit, mais long-temps après, par l'usage des toniques, des préparations martiales, un bon choix d'aliments, et l'habitation à la campagne.

L'asthénie peut succéder à un traitement antiphlogistique énergique, et il n'est pas rare de voir survenir, dans ce cas, des symptômes absolument semblables à ceux de la chlorose. La même particularité a été observée pour l'anémie; témoin cette jeune fille qui, après des saignées répétées pour appeler la menstruation, tomba dans un tel état de faiblesse, qu'elle ne pouvait se lever sur son séant sans se trouver mal, sa figure était si pâle, que tout le pays l'avait surnommée *Trompe la mort*. Le sang qui coulait de la veine contenait une proportion énorme de sérosité. Ses jambes s'infiltrèrent; elle ne pouvait ni respirer ni manger; elle entendait, disait-elle, le long de son cou, un bruit comme celui d'un moulin, phénomène que nous avons également observé à la clinique de M. Andral, chez une fille chlorotique. La campagne où la malade fut envoyée en désespoir de cause, eut les plus heureux résultats, et, sans aucun remède, elle reprit ses forces, put marcher, et ses règles se rétablirent d'elles-mêmes.

Mais si la chlorose a des rapports avec l'anémie, on ne peut dire qu'elle lui soit identique, puisqu'elle se déclare chez des femmes vigoureuses, qui guérissent sans que leurs forces aient été altérées. Tout ce que l'on est en droit de conclure, c'est que si elle a souvent des points de contact avec l'asthénie et l'anémie, elle s'en éloigne dans quelques circonstances; et que, pour éclaircir une foule de points, de nombreuses recherches sont encore à faire.

M. le docteur Jolly a émis, dans son excellent Mémoire, une opinion différente de la nôtre : suivant ce médecin distingué, la chlorose et l'anémie constituent une seule et même maladie, qui peut offrir quelques nuances ou variétés de formes, relatives aux âges, aux sexes, aux tempéraments; mais nulle différence de caractère ou de caractères anatomiques et physiologiques. Ainsi l'une et l'autre se manifestent dans des circonstances hygiéniques absolument analogues; toutes deux ont pour cause intime un vice, ou plutôt une dépression de l'innervation, et pour effet constant et nécessaire, une diminution réelle de la masse totale du sang, en même temps qu'une surabondance plus ou moins prononcée de la partie séreuse, relativement à la partie rouge ou cruorique de ce fluide; enfin, ce qui établit surtout entre elles une véritable idendité de nature, c'est l'identité de leur traitement.

D'après cette manière d'envisager la cause et le siége de la chlorose, l'auteur que nous citons pense que l'état anémique, ainsi considéré, comme étant lié à une affection primitive de l'innervation, rend parfaitement raison de la simultanéité des désordres qui s'opèrent dans les divers appareils sensitif, respiratoire, circulatoire, musculaire, digestif, sexuel, etc.

Le traitement de cette maladie doit donc être spécialement dirigé contre l'affection nerveuse; les préparations de fer, diversement combinées, sont le moyen de traitement, par excellence, des maladies anémiques, comme elles sont le spécifique le plus certain contre les diverses sortes d'asthénies nerveuses; mais, au lieu d'agir directement sur le sang, elles ne modifient les qualités physiques, chimiques et vitales, que par l'intermédiaire du système nerveux ganglionnaire, qui a sous sa dépendance et les organes d'hématose et les qualités du sang lui-même. Des différences assez sensibles séparent l'un de l'autre ces divers états. Ainsi, l'anémie apparaît assez rapidement lorsqu'elle succède à des hémorrhagies ou à des évacuations sanguines provoquées; elle est essentiellement transitoire; la cause peut être facilement découverte; elle se montre également dans les deux sexes. La chlorose marche, au contraire, fort lentement; elle se manifeste sans cause connue, dure long-temps, et est toujours prête à se reproduire sous l'apparence de la cause en apparence la plus indifférente. Les femmes en sont plus fréquemment atteintes, surtout à l'époque de l'établissement de la menstruation. Quelquefois, cependant, ces deux états se confondent tellement, qu'il est impossible d'établir le diagnostic. L'asthénie diffère aussi de la chlorose par certains caractères; ainsi elle s'observe également dans les deux sexes; elle se manifeste à la suite de maladies viscérales; elle ne présente pas l'ensemble des symptômes qu'on observe dans la chlorose; elle ne saurait être confondue avec l'espèce désignée sous le nom de *chlorosis fortiorum*. Les différences qui séparent l'asthénie de l'a-

némie sont très-peu nombreuses; on peut cependant établir une distinction entre ces deux états, c'est que l'asthénie ne consiste pas, comme l'anémie, dans la diminution du sang, mais dans l'affaiblissement de ses qualités
stimulantes.

M. Roche, qui avait d'abord adopté l'opinion des Hip-
pocratistes, reconnaissant qu'il existe des faits contradictoires, a modifié son opinion, et attribué la chlorose
à l'asthénie des organes génitaux. On lui a objecté que,
s'il en était ainsi, l'écoulement devrait se trouver constamment modifié dans son cours ou sa quantité, ce qui
n'arrive pas toujours. Il y a plus, les symptômes sont loin
d'offrir constamment le caractère asthénique. D'ailleurs il
faudrait d'abord prouver que les tissus frappés d'asthénie
peuvent exercer sur les autres tissus une influence sympathique; car elle a été révoquée en doute par plusieurs
auteurs. Copland se fondant sur l'accomplissement des
fonctions de la digestion, de la circulation, de la nutrition,
de la génération, croit que la maladie résulte d'une action
du grand sympathique qui préside à ces fonctions (1).
Cette opinion devrait réunir les suffrages, si la pathologie ne reconnaissait d'autre trouble que celui des tissus
organiques.

On a encore fait consister la chlorose dans un état
d'adynamie du tube digestif; cela est vrai dans quelques
cas, mais cette doctrine ne peut s'appliquer à l'universalité
des cas. Il en est de même des chloroses symptomatiques;
elles ne peuvent rendre compte de toutes les espèces de
chlorose. (Fausses chloroses de Sauvages.)

Le traitement de la chlorose exige que nous entrions

____

(1) *Dict. of pract. med.* P. I. p. 317.

dans quelques développements. On s'exposerait à de graves mécomptes, si l'on regardait le fer comme la panacée de la chorose. Autant ce minéral rend de services lorsqu'il est associé à une bonne hygiène, autant il pourrait être inutile et devenir nuisible, s'il était donné sans auxiliaire. Une des premières indications, c'est donc de soustraire es malades à l'empire des causes prédisposantes et occasionelles. On a vu les résultats avantageux que nous avions obtenus en envoyant à la campagne une jeune dame chlorotique que l'on regardait comme phthisique. L'habitation dans un pays sec, bien aéré, montueux, soumis à une vive isolation, est en effet une règle indispensable de traitement. La nourriture mérite une attention sérieuse; elle doit consister surtout en viandes rôties, en boissons mélangées d'eau et de vin; on donne la préférence au Bourgogne, parce qu'il contient des substances astringentes.

Ces préceptes sont bons, dit M. P. Dubois, mais l'anorexie et la perversion des appétences s'opposent fréquemment à leur emploi. Il faut cependant que les malades soient alimentées, et il vaut mieux peut-être qu'elles mangent des choses qui, jugées d'après les règles générales, sont peu salubres, que de rester sans nourriture. D'ailleurs, ces goûts, quelques bizarres qu'ils paraissent, doivent souvent, lorsqu'ils persévèrent pendant un certain temps, être regardés comme des indications de la nature, et il faut y obtempérer lorsqu'ils ne portent pas sur des objets évidemment nuisibles. Les recueils d'observations sont remplis de faits qui prouvent cette vérité. Ce que l'on vient de dire des aliments, s'applique exactement aux boissons. Ces remarques sont éminemment pratiques, et confirment l'aphorisme suivant d'Hippocrate : il faut préférer l'usage de choses un peu plus mauvaises et qui plaisent, à celles qui sont meilleures, mais qui répugnent au goût.

Les exercices, la gymnastique dite de Tronchin, secondent activement ces premiers moyens. Les jeunes demoiselles chlorotiques ne doivent pas être abandonnées à elles-mêmes ; il est nécessaire de leur procurer des distractions agréables, de les mener en société, au bal, etc. Les avantages de la campagne ont été suffisamment exposés. Les voyages aux eaux minérales, parmi lesquelles Vichy, Plombières, Passy, Pyrmont, tiennent le premier rang, ne doivent pas être négligés.

L'efficacité du fer dans un grand nombre de chloroses est reconnu depuis fort long-temps, aussi la manière d'employer ce médicament n'a-t-elle guère variée que pour les formules ; la plus employée a été le sous-carbonate de fer ; les pilules de Blaud, celles de M. Vallet, le lactate de fer, sont préconisés par tous les praticiens. MM. Trousseau et Pidoux pensent, qu'au début de la maladie on doit proscrire les préparations solubles de fer, parce qu'elles augmentent la douleur. Dans la chlorose avec gastralgie ils donnent la préparation suivante : limaille de fer 8 grammes, poudre de canelle 1,302 grammes, extrait mou de quinquina, quantité suffisante ; on commencera la dose par deux grains (109 décigrammes). Il n'est pas rare de voir la gastralgie devenir plus intense pendant quelques jours.

M. le professeur Wendt, dont nous avons fait connaître l'opinion sur la *chlorosis fortiorum*, admet trois espèces de chlorose dont il établit ainsi le traitement : 1º *chlorose atonique*, huiles éthérées, amers, aromatiques, ferrugineux, purgatifs dans le cas de constipation, bains aromatiques; 2° *chlorose atonique avec irritabilité excessive*, point de martiaux, bains tièdes, valériane, armoise, eaux fétides, eau de pouillot; 3° *chlorosis fortiorum*, saignée de la saphène, sangsues, ventouses aux parties génitales, crême de tartre soluble, calomel, diète.

La constipation, si fréquente dans cette maladie, a fait préconiser presqu'exclusivement par Hamilton les purgatifs; leur emploi convient dans certains cas. Il en est de même des vomitifs conseillés par Mercatus, et de l'électricité recommandée par Sigaud Lafond. Ces moyens sont exceptionnels.

Enfin, lorsque l'aménorrhée et la chlorose existent ensemble, on commence par s'occuper des organes d'assimilation, et lorsqu'ils ont repris leurs fonctions, on administre les excitants utérins. Les emménagogues, tels que la rue, le safran, l'armoise, l'aloës, doivent être essayés avec le sous-carbonate de fer, et à l'époque des règles, on a recours à tous les moyens qui ont été indiqués à l'article aménorrhée, pour rappeler le flux menstruel.

CHAPITRE VI.

De la déviation des règles.

De la déviation des règles.—Elle peut être primitive ou secondaire.— Lieux d'é-
lection.— Observation de déviations multipliées. — Influence des âges sur les
déviations.— Observations.— Action des tempéraments. — Symptômes. — Ils
peuvent ne pas exister.— La déviation peut exister avec le flux menstruel.—
Observations.—Pronostic.—La déviation n'est pas toujours caractérisée par
un écoulement sanguin. — Elle peut consister en des sécrétions de nature fort
diverses.— Les signes de la déviation peuvent seuls exister sans écoulement
sanguin.—L'hémorrhagie supplémentaire peut avoir lieu pendant toute la période utérine. — La femme peut même concevoir sans que la menstruation se
régularise.—Observations. — Les hémorrhagies supplémentaires par les poumons n'ont pas, chez les femmes, la même gravité que chez les hommes.—
Traitement des règles déviées.

Lorsque les voies consacrées à l'écoulement du sang
menstruel sont fermées, la nature se fraie d'autres routes,
et toutes les parties du corps peuvent alors devenir le siége
de ce flux insolite. Mais c'est surtout par les membranes
muqueuse et cutanée que la déviation a lieu (1). Ce dérangement des règles peut être primitif ou secondaire, et
cette distinction est de quelqu'importance pour la pratique. On l'observe aussi souvent chez les sujets faibles que
chez les femmes sanguines. Les règles peuvent se dévier
vers les parties voisines de l'utérus, ou sur celles qui ont

(1) Flamand, *Essai sur la ménoxénie ou déviation du flux menstruel.* Stras
bourg, 1810.

des rapports sympathiques avec lui. Elles affectent ordinairement, dans ces écarts, les organes délicats, ou ceux qui ont été atteints par les maladies. Une irritation dans une partie peut y attirer l'afflux du sang.

L'hémorrhagie supplémentaire a été vue dans toutes les parties du corps; mais elle se manifeste plus spécialement par le nez, l'estomac, les poumons et les vaisseaux hémorrhoïdaux. Tantôt elle continue, pendant toute sa durée, à paraître dans le même endroit; tantôt elle se montre dans un grand nombre d'endroits différents. Un des faits les plus curieux de ce genre, est celui qui à été publié par Pinel dans sa *Médecine pratique*.

Obs. CXXIX. — Mademoiselle A... éprouve, dès l'âge de 11 ans, des accès d'hystérie fréquents, suivis d'un vomissement de sang. A 14 ans les menstrues apparaissent; la santé se rétablit, et l'écoulement a lieu régulièrement pendant quelques mois. Une vive frayeur détermine une suppression et de forts accès d'hystérie; un acte de violence occasione une nouvelle suppression. Dès la première aménorrhée, il se déclare une déviation des règles; les jambes deviennent enflées, se couvrent de vésicules, et, pendant six mois, le sang sort par les petites tumeurs.

Le bras gauche se tuméfie; le sang choisit cette nouvelle route; les jambes se guérissent; ce phénomène dure un an. Une troisième déviation se forme au pouce gauche à la suite d'une piqûre, et les menstrues coulent six mois par cette ouverture. La quatrième année, immédiatement après un érysipèle à la face, deux ouvertures s'établissent; l'une à l'angle nasal, l'autre sur le milieu de la paupière supérieure, et ces deux pertuis fournissent, pendant deux ans, l'évacuation périodique qui cesse de se faire par le pouce. L'abdomen devient à son tour le siége d'un érysipèle, le nombril se prend, et le sang sort cinq mois régulièrement par cette partie, à chaque époque menstruelle.

L'écoulement insolite se fait jour quatre mois par la malléole interne du pied gauche, deux mois par l'oreille du même côte, et trois mois enfin par le sein gauche.

Lorsque le sang ne s'échappait par aucune voie fixe, il survenait des hémorrhagies nasales et des vomissements de sang précédés de convulsions, de maux de tête et d'é-tourdissements.

Après quelque temps de séjour à la Salpétrière, il se fit un changement dans la santé de mademoiselle A..., et les règles prirent leur route ordinaire.

Les âges ont une influence sur l'hémorrhagie supplé-mentaire.

Dans la jeunesse cette maladie aura plutôt lieu par les parties supérieures. A l'époque où les femmes cessent d'avoir leurs règles, elle se montrera de préférence par les parties inférieures. Dans le premier âge l'écoulement sera, en général, plus régulier que dans l'âge adulte.

Obs. CXXX. — Une jeune personne bien constituée, d'un tempérament lymphatique, fut prise, vers 16 ans, d'une hémorrhagie nasale qui se renouvela régulièrement tous les mois, pendant plusieurs années. Sa durée était de deux, trois et quatre jours. Cette demoiselle avait seulement, un ou deux jours avant, une démangeaison au bout du nez : l'organe se tuméfiait, prenait une couleur rouge; le sang commençait à couler, puis il devenait si abondant, qu'il pouvait remplir un saladier. Il n'y avait pas d'autres symptômes. M. le docteur Piedagnel, qui a suivi cette jeune personne depuis son enfance, a constaté ces phénomènes avec toute l'exactitude qu'on lui connaît.

Depuis près de trois ans la déviation a complétement cessé, et mademoiselle X... est réglée par les voies ordinaires. Pendant la première année de la menstruation les épistaxis ont paru de temps à autre en moindre quantité, et se sont ensuite entièrement arrêtées (1).

OBS. CXXXI. — Marie, âgée de 19 ans, née à Fleury (Seine-Inférieure), tisseuse, entre, en septembre 1837, à l'Hôtel-Dieu, dans le service de M. Honoré. Cette fille est petite, maigre, mais bien proportionnée, son tempérament est plutôt lymphatique que lymphatico-sanguin ; elle a peu d'énergie. A 12 ans Marie a été prise d'une hémoptysie qui a duré trois jours, et qui est revenue tous les mois. Cet accident a continué jusqu'à l'âge de 18 ans et demi ; le sang était d'une belle couleur rouge. Deux ou trois jours avant elle avait de la fièvre, de l'oppression, de la difficulté à respirer, mais elle ne toussait pas. La quantité du sang qu'elle rendait pouvait remplir une assiette. Pendant l'expectoration, Marie était souffrante ; mais à peine l'hémoptysie était-elle terminée, que sa santé se rétablissait, et qu'elle se livrait à ses travaux habituels. Dans l'intervalle d'un mois à l'autre elle n'éprouvait pas de gêne de la respiration, elle ne toussait pas, l'appétit était bon.

Il y a cinq mois, un médecin qui la vit pour la première fois, lui conseilla et lui pratiqua une saignée de bras. Depuis ce moment le crachement de sang n'a pas reparu. La saignée l'a d'abord soulagée, mais la santé s'est ensuite altérée. Lors de son entrée à l'hôpital, Marie avait de l'oppression, beaucoup de difficulté à prendre sa respiration, des douleurs dans la poitrine ; point de sueurs

____

(1) Observation communiquée par M. le docteur Piedagnel.

ni de dévoiement ; l'expectoration était muqueuse. L'auscultation et la percussion ont été pratiquées avec le plus grand soin et à diverses reprises : les deux côtés de la poitrine résonnent également ; il n'y a point d'obscurité du son sous les clavicules ; la respiration s'entend bien partout, elle est plutôt puérile. Pendant son séjour à l'hôpital, Marie a eu une fièvre éruptive, l'oppression a été très-grande ; elle est sortie sans que l'hémorrhagie supplémentaire soit revenue.

Les divers tempéraments ont plus ou moins d'aptitude pour cette hémorrhagie. Le tempérament sanguin, la constitution nerveuse, y sont le plus disposés ; mais le tempérament lymphatique n'y est pas aussi étranger qu'on l'a prétendu.

La déviation des règles a quelquefois lieu sans symptômes qui annoncent cette apparition ; d'autres fois il existe des signes très-marqués et souvent très-alarmants.

L'hémorrhagie supplémentaire paraît, le plus souvent, un ou deux jours avant les règles, et, dès que l'organisme subit l'influence de la fonction menstruelle, presque toujours elle dure autant qu'elle, et se prolonge même quelques jours après. Quelquefois, cependant, l'hémorrhagie ne se déclare qu'à la fin du flux menstruel régulier.

On peut prévoir que les règles prendront une voie insolite quand la suppression a lieu depuis long-temps, et que la femme est sanguine. On peut encore établir le diagnostic quand les menstrues ont été tout à coup arrêtées, et qu'il se déclare des symptômes d'inflammation dans d'autres parties.

L'habitude d'une hémorrhagie, la faiblesse d'une partie, l'existence d'un ulcère ou d'une solution de continuité, donnent plus de probabilités au diagnostic.

L'écoulement insolite peut avoir lieu en même temps que la menstruation se fait régulièrement par les parties sexuelles ; il est alors moins abondant qu'il ne devrait être. Dans quelques cas la menstruation se réduit à l'écoulement d'une petite quantité de sang, et même de sérosité sanguinolente, tandis que l'hémorrhagie supplémentaire est abondante et prolongée ; mais cette hémorrhagie utérine n'en est pas moins accompagnée des symptômes de l'apparition des menstrues chez le sujet malade. La persistance de ces deux flux prouve qu'il n'est pas nécessaire que la suppression ait lieu pour que la déviation se manifeste. Cette différence, et beaucoup d'autres, nous paraissent suffisantes pour faire, des hémorrhagies supplémentaires, une affection *sui generis*.

OBS. CXXXII. — Une dame avait à chaque époque de la menstruation, un écoulement de sang à la partie interne du gros orteil du pied gauche ; cet écoulement avait lieu par une sorte d'exsudation ; une petite compression sur l'orteil ne pouvait l'arrêter. Les règles, par les voies ordinaires, étaient peu abondantes. Ce dérangement dans la menstruation n'empêcha pas la malade de devenir enceinte, et d'accoucher à terme. L'écoulement de sang, par le gros orteil, cessa les derniers mois de la grossesse, et n'a pas reparu depuis (1).

OBS. CXXXIII. - Catherine Vincent, fille publique, âgée de 21 ans, brune, d'un tempérament nerveux et très-irritable, d'un embonpoint médiocre, et d'une taille moyenne, avait été réglée dès l'âge de 9 ans. Elle était sujette depuis long-temps à des spasmes hystériques lors du retour des règles. Cette évacuation se faisait bien ré-

______

(1) *Des maladies propres aux femmes*, par M. Nauche, 2 vol. 1839.

gulièrement tous les mois, et pendant huit jours environ.
Chaque fois, mais presque toujours lorsque cette fille
avait des chagrins, il s'y joignait un suintement séro-
sanguinolent, et souvent de sang pur, par le mamelon et
l'aisselle gauches.

Devenue enceinte, en juin 1824, Catherine eut une
perte assez abondante et continuelle pendant le premier
mois de sa grossesse ; les règles vinrent ensuite comme
avant la gestation, et l'accouchement eut lieu à sept mois
de terme ; après quoi elle resta plus de deux mois entiers
sans rien voir paraître. Le 24 février 1825, les menstrues
se rétablirent par le vagin, par les autres parties indiquées, et durèrent, sans interruption, jusqu'au 6 mars
suivant. La malade était obligée de se garnir l'aisselle et
surtout le mamelon ; si l'on essuyait ces deux parties avec
un linge sec, et qu'on attendît quelques secondes, on
voyait bientôt la peau se couvrir, dans l'étendue d'une
pièce de cinq francs, d'une multitude de gouttelettes de
sang infiniment petites, qui, se joignant les unes aux autres, formaient, dans l'espace de quatre à cinq minutes,
deux ou trois grosses gouttes, dont la réunion donnait
lieu à une large trainée de sang ; toutes les fonctions s'exécutent bien.

Le 7 mars, l'écoulement par le vagin continue, mais
celui de l'aisselle est remplacé par un autre qui a lieu à
travers la peau du flanc gauche, dans l'étendue d'une pièce
de deux francs ; la malade a un goût de sang à la bouche,
et crache même quelques gouttelettes de ce liquide ; le
pouls est large et plein.

Le 8, il s'écoule un liquide sanguinolent par une portion de la surface du dos ; le 10, un nouveau point donne
du sang, c'est l'épigastre ; le 15, il se manifeste un écou-

lement à la partie inférieure interne de la cuisse gauche. Pendant un an il ne s'est opéré aucun écoulement insolite ; mais dans le courant de l'année 1827, C... ayant éprouvé un violent chagrin, a vu reparaître le suintement par le mamelon, l'aisselle et le flanc gauches, suintement qui s'est régulièrement montré depuis l'époque menstruelle (1).

Obs. CXXXIV.—Une demoiselle avait une suppression. Au bout de dix ans il survint une tuméfaction de l'index gauche ; bientôt on vit paraître sur ce doigt une dartre vive, et par la surface il se fit un écoulement de gouttelettes de sang pendant trois ou quatre jours. Cet état dura trois ans, et l'utérus reprit ensuite ses fonctions (2).

On lit dans l'ouvrage d'Ambroise Paré, que sa femme eut ses règles par le nez pendant un an (3).

Quand la ménoxénie, dit M. Janin, est produite par de violentes passions, elle est en général plus facile à détruire que lorsqu'elle est occasionée par des affections tristes, long-temps soutenues ; car, dans ce dernier cas, il y a débilité organique, outre la débilité générale.

Chez les personnes d'un tempérament sanguin, l'hémorrhagie supplémentaire s'accompagne d'un plus grand nombre d'accidents que chez les femmes lymphatiques.

L'hémorrhagie par déviation, lorsqu'elle se prolonge un certain temps, ou lorsqu'elle détermine d'abondantes et rapides pertes de sang, est ordinairement suivie d'un état de faiblesse qui constitue quelquefois l'accident morbide le plus prononcé.

L'absence des règles, ou leur suppression, ne donne

(1) *Archives générales de médecine*, T. XIX. p, 242. 1829. Observation recueillie par M. Bonfils.

(2) *Archives générales*, même numéro, p. 236.

(3) Liv. XXIV, c. 62.

pas toujours lieu à des écoulements sanguins : Vigaroux
dit qu'il est des femmes chez lesquelles un écoulement
laiteux les remplace (1). On lit dans les Éphémérides des
curieux de la nature, un fait d'écoulement séreux par
l'oreille, qui tenait lieu des menstrues (2).

Hœchsteter et Riedlins font mention d'accidents arrivés
à des filles qui, après la suppression de leurs règles, éprouvaient, tous les jours à la même heure, et pendant long-
temps, des paroxismes de bâillements avec tant de force,
que la tête leur faisait mal, et que l'une d'elles se luxa la
mâchoire (3).

Les signes de la déviation peuvent seuls s'annoncer,
sans qu'il y ait sécrétion sanguine.

Obs. CXXXV. — La femme d'un tambour de la 12ᵉ
légion n'avait jamais été réglée ; cette singularité ne l'empêcha pas de se marier. Comme il était facile de le prévoir, elle n'eut pas d'enfants. Aucun écoulement sanguin
n'avait lieu par les voies ordinaires ; mais, tous les mois,
l'angle interne de l'œil se tuméfiait, devenait très-rouge
pendant trois ou quatre jours.

Le gonflement diminuait, l'injection se passait, et tout
rentrait dans l'ordre. Cet état durait depuis plusieurs années, lorsqu'elle consulta le docteur Salone : ce médecin
l'engagea à ne rien faire à cause de l'ancienneté de ce phénomène et de la santé habituelle dont elle jouissait. Cette
femme a passé son temps critique sans qu'il lui soit survenu de maladie (4).

Nous avons connu, dit le professeur Baudeloque, une

(1) *Maladies des femmes*, tom. I, p. 140.
(2) 11ᵉ année, 7. App. p. 157.
(3) Sauvages, tom. II, p. 53.
(4) Observation recueillie par le docteur Salone.

femme de 45 à 48 ans, qui, depuis l'âge de 15 ans, éprouvait périodiquement à chaque mois un dévoiement dont la durée était de trois ou quatre jours ; elle n'a jamais été réglée (1).

Le rétablissement de la suppression des menstrues peut avoir lieu par des moyens fort simples ; mais dans les hémorrhagies supplémentaires, une précaution importante est de les détourner insensiblement de l'organe sur lequel elles avaient coutume de se dévier. Une médication directe contrarie la marche de la nature et compromet la santé de la femme. Lorsque cette déviation existe chez une jeune personne sans que la santé en soit atteinte, il faut attendre la menstruation, qui enlèvera tous les accidents. Le médecin se bornera à favoriser le cours du sang ; si elle dure depuis long-temps, il serait peut-être dangereux de rompre les habitudes que les organes ont contractées.

Obs. CXXXVI. — Une femme avait une aménorrhée depuis quelques mois ; au bout de ce temps on vit apparaître une varice sous la forme d'une petite tumeur livide de la grosseur d'un fort pois, entre l'os de la pommette et ceux du nez ; il en sortait quelques gouttes de sang tous les jours. On pratiqua la ligature de cette petite tumeur, la guérison eut lieu ; mais bientôt après il survint une faiblesse de tout le corps, de la pesanteur à la tête, un défaut de mémoire, de l'égarement dans l'esprit. La malade tomba dans la somnolence et périt d'apoplexie (2).

Quand la déviation affecte des parties qui ne sont pas essentielles à la vie, et que les symptômes n'offrent rien

(1) Art. des accouchements, tom. I, p. 185.

(2) Raymond, *Des maladies qu'il est dangereux de guérir*, tom. I, p. 31.

d'alarmant, ne vaut-il pas mieux demeurer tranquille, supporter des incommodités, que de prescrire des remèdes qui, comme le fait observer Tourtelle, lorsqu'ils ne sont pas nuisibles, sont tout au moins inutiles (1).

Cette opinion nous paraît conforme à l'expérience. Dans le fait que l'on va lire, on verra, en effet, que la déviation continua pendant toute la période utérine, sans que la santé en fût aucunement altérée.

Obs. CXXXVII.—Madame P..., femme d'un avoué de la ville de R..., petite, d'une bonne constitution, n'avait jamais été malade. A l'époque de la puberté, elle éprouva quelques-uns des symptômes qui annoncent l'approche de la menstruation; mais, à son grand étonnement, au lieu de voir l'écoulement périodique se montrer par les voies ordinaires, elle sentit une douleur dans la bouche; bientôt il se manifesta un gonflement d'une gencive du côté droit. Cette tuméfaction devint le siége d'une exhalation sanguine qui avait tout le caractère du sang menstruel; elle durait deux ou trois jours, puis les accidents se dissipaient pour reparaître le mois suivant.

Quelques années après, madame P... se maria, et, malgré cette route insolite des règles, elle devint enceinte, accoucha d'un fils bien portant; mais la déviation n'en continua pas moins, et jamais les règles ne reprirent leur voie habituelle.

Au temps critique, madame P... fit une maladie, à la suite de laquelle la colonne se dévia fortement : autant cette dame paraissait droite, autant elle devint contrefaite. Peu à peu les accidents se calmèrent, et madame P... recouvra la santé, après avoir présenté cette déviation des règles pendant toute la période utérine.

____

(1) Tourtelle, *Eléments d'hygiène*, tom. II, p. 475, deuxième édition.

Cette observation, une des plus curieuses que nous ayons recueillies, donne lieu à plusieurs considérations importantes : ainsi la déviation des règles peut persister pendant toute la vie utérine, sans que la santé en subisse aucune altération; car madame P..., fort jolie personne, conserva, pendant de longues années, la fraîcheur de la jeunesse; mais, ce qui est surtout digne d'attention, c'est que cette dame devint grosse, et accoucha d'un enfant très-bien portant. L'accomplissement de cette fonction aurait dû faire reprendre aux règles leur cours habituel; elles ne continuèrent pas moins de se montrer par la voie insolite. La fécondation n'est donc pas exclusivement liée à l'évacuation sanguine; c'est, en effet, ce que nous autorisent à penser les grossesses de ces femmes qui n'étaient pas menstruées, et dont nous avons rapporté plusieurs exemples. Mais, dans ce cas même, il y avait encore des signes sensibles de l'effort menstruel; l'influence de la fonction était appréciable, seulement le flux hémorrhagique avait un autre siége. Enfin, nous remarquerons que, chez cette dame comme chez la demoiselle qui fait le sujet d'une observation précédente, l'époque critique fut le signal d'une déviation très-considérable de la colonne vertébrale. Il est extrêmement probable qu'elle existait déjà, et que les modifications imprimées à l'organisation par la ménopause, donnèrent un nouvel élan au mal qui s'était sans doute manifesté à la puberté, et qui était ensuite resté stationnaire pendant la période utérine, comme nous en avons déjà cité des exemples (1).

Cette déviation par la bouche a déjà été plusieurs fois constatée.

Obs. CXXXVIII.—Une femme était réglée par la bouche

(3) Observation recueillie par M. Brierre de Boismont.

sa santé, du reste, était bonne. Une bouffissure générale de la tête, une difficulté de respirer, étaient les signes auxquels elle connaissait l'approche de ce flux périodique; une saignée faisait disparaître les symptômes. Cet état persista quinze ans. Lorsqu'une évacuation était très-abondante, elle n'était plus incommodée pendant trois ou quatre mois. Cette femme devint enceinte au bout de ce temps, et accoucha heureusement, sans avoir été mieux réglée qu'auparavant. Elle nourrit son enfant plusieurs mois, puis elle succomba à une hydropisie (1).

Ce fait, emprunté à la riche collection du journal de Vandermonde, confirme de tous points celui que nous avons recueilli.

La médecine purement expectante, pourrait avoir de graves inconvénients, lorsque l'hémorrhagie a lieu par les poumons, par l'estomac, ou qu'elle dégénère en véritable perte.

Dans le traitement de cette affection, il faut considérer si elle tient à une disposition originelle, ou si elle a succédé à une suppression subite. Dans le premier cas, on a deux indications à remplir, d'abord communiquer un stimulus aux organes de la génération, puis détruire celui qui détermine l'afflux du sang sur d'autres parties.

S'agit-il de rappeler le sang vers l'utérus, on fera bien de pratiquer la saignée au pied. Veux-t-on combattre la pléthore, il sera plus convenable de saigner au bras. Dans quelques circonstances, la saignée peut être faite indistinctement dans les deux endroits, mais il faut dire que le choix n'est pas toujours indifférent.

OBS. CXXXIX. — Gillard (Marie-Anne), cuisinière,

____

(1) *Journal de Vandermonde*, tom. VII, p. 314.

âgée de trente ans, maigre, pâle, d'une faible constitution, habituellement bien réglée, entra à l'hôpital de la Charité le 17 janvier 1833, salle Sainte - Anne, n° 5. Deux ans avant, vers le troisième ou quatrième mois d'une grossesse, elle avait eu un crachement de sang. Cette hémoptysie, assez abondante, céda aux saignées générales; la grossesse continua heureusement, et l'accouchement eut lieu sans accidents.

Quelques jours après les règles revinrent comme à l'ordinaire. Elles parurent ensuite deux fois par mois, et s'arrêtèrent complétement il y a trois mois. Des sangsues furent inutilement appliquées à différentes reprises. Trois semaines avant son admission, G..... fut de nouveau atteinte d'un crachement de sang, qui persista jusqu'à son entrée à l'hôpital.

A la visite, on constata que cette femme n'avait jamais présenté de désordre du côté de la poitrine et du cœur, elle n'avait point maigri ; en un mot, à l'exception de l'hémoptysie, les fonctions s'exécutaient dans un ordre parfait.

La percussion de la poitrine fit entendre un son clair dans toute l'étendue de cette cavité. L'auscultation démontra que l'expansion pulmonaire était libre et parfaitement nette ; l'examen du cœur donna les mêmes résultats, seulement les battements s'entendaient à une plus grande distance sous les clavicules et dans le dos. Le pouls était régulier, la chaleur douce, la langue normale; la malade ressentait de temps en temps quelques coliques légères. (Saignée de 8 onces ou 25 décag., looch, lavement narcotique deux fois, pédiluves).

Pour combattre l'hémoptysie on fit successivement trois saignées de bras, une application de quinze sangsues à la vulve, et l'on prescrivit l'extrait de Ratanhia à la dose de 1 gros, ou 3 gr. 906. Dix jours se passèrent sans changement dans l'état de la malade. Le 27, on fit une saignée de pied de 8 onces, ou 25 décag. L'extrait de Ratanhia fut continué ; depuis lors l'hémoptysie cessa , quelques coliques légères se firent encore sentir par intervalles, mais la convalescence devint complète, et la malade sortit guérie le 12 février, un mois et demi après l'apparition de son hémoptysie (1).

Cette observation prouve d'une manière bien remarquable que l'hémoptysie, chez les femmes, n'a pas toujours la gravité qu'on lui a supposée. Il n'est pas de médecin qui n'ait eu l'occasion d'observer cette déviation des menstrues dans le cas de suppression, soit par le froid, soit par une émotion morale.

Nous connaissons plusieurs femmes qui expectorent habituellement une certaine quantité de sang, depuis un grand nombre d'années, et chez lesquelles l'auscultation et la percussion n'ont rien fait découvrir : la fraîcheur de leur coloris, leur embonpoint, la régularité de leurs fonctions, déposent en faveur du jeu régulier des organes. Deux de ces dames nous ont dit que leur mère et leur tante avaient eu toute leur vie un crachement semblable qui s'était manifesté à l'époque de la puberté, et qu'elles étaient cependant parvenues à un âge très-avancé, puisque l'une était morte à 75 ans, et l'autre à 80 ans.

Le traitement suivi chez la femme qui fait l'objet de cette observation, nous fournit plusieurs considérations importantes. Ainsi, tant que la médication cherche à opérer le dégorgement des poumons, ou à obtenir une déplé-

____

(1) *Gazette médicale,* 27 avril 1833. Observation recueillie par M. Corbin.

tion générale, l'amélioration est nulle, et les efforts sans succès; mais aussitôt qu'elle songe à changer la direction irrégulière de la fluxion, et à la rappeler vers l'utérus, l'hémorrhagie veineuse s'arrête, et la santé est rendue à la malade, tant il est vrai que tout l'art de la médecine consiste à saisir les indications et à les remplir. Lorsqu'on est appelé à traiter une hémorrhagie par déviation, il ne faut pas perdre de vue le précepte déjà donné de ne pas contrarier la marche de la maladie par une médicaton trop directe, surtout lorsque l'hémorrhagie est récente.

L'application des sangsues à la vulve est aussi un moyen efficace de dégorgement. M. Janin conseille de pratiquer les émissions sanguines quelque temps après que l'écoulement a cessé, afin de ne pas occasioner subitement une suppression qui ne pourrait être que nuisible. Ainsi, au lieu de tirer du sang trois ou quatre jours avant le retour des règles, comme on le fait dans le cas d'aménorrhée, il recommande de ne saigner que quelques jours après la cessation.

Lorsque la déviation a remplacé une suppression ou aménorrhée secondaire, il faut chercher à rappeler les règles; on n'y peut souvent réussir qu'autant que l'on a dissipé l'irritation ou la cause qui a déterminé le sang à se porter vers l'organe particulier, qui est le siége de cet écoulement.

Dans le traitement des hémorrhagies supplémentaires, il faut aussi tenir compte du tempérament de la femme.

Les indications thérapeutiques essentielles ont été signalées dans le cours de cet article; on conçoit d'ailleurs dans les cas de l'espèce, qu'il doit se présenter des circonstances imprévues qui modifient les données générales et réclament toute la sagacité des médecins.

CHAPITRE VII.

De la ménorrhagie et de la métrorrhagie.

Caractères de la ménorrhagie. — Méuorrhagie hypersthénique. — Ménorrhagie asthénique. — Causes qui la favorisent. — Symptômes. — Variétés de la ménorrhagie. — Le flux immodéré peut-il occasioner la fièvre hectique ? — Effets de la ménorrhagie sur la parturition. — Traitement. — De la métrorrhagie. — Hémorrhagie par suite du dérangement de la menstruation. — Époque à laquelle se montre la métrorrhagie. — Observations. — Causes qui favorisent les hémorrhagies. —Influences des maladies sur les hémorrhagies. —Hémorrhagies critiques. —Observations. —Métrorrhagie des filles impubères. — Influence des constitutions médicales. —Différences de la ménorrhagie et de la métrorrhagie. — Pronostic. —Quelques mots sur le traitement.

De la ménorrhagie.

Les règles peuvent couler d'une manière immodérée, et constituer une véritable perte à laquelle on donne le nom de ménorrhagie; mais il faut reconnaître que c'est moins par la quantité de sang qui s'échappe, que l'on peut estimer que la menstruation est excessive, que par l'appareil symptomatique, et la diminution des forces qui en est la suite. Une femme, en effet, peut perdre beaucoup moins, et éprouver une extrême faiblesse.

La quantité de sang peut être plus considérable à chaque époque, ou bien, sans être augmentée, elle peut se prolonger pendant un plus grand nombre de jours ; enfin les époques menstruelles peuvent se rapprocher.

La ménorrhagie a été distinguée en hypersthénique et asthénique. Les femmes des villes sont plus sujettes à ces accidents, que celles des campagnes, à raison des nombreux stimulants auxquels elles sont soumises.

Lorsque le sang coule abondammeut, on observe des palpitations, de violents maux de tête, des élancements, des battements dans les tempes, des bourdonnements d'oreilles, des vertiges, en un mot, les symptômes propres aux hémorrhagies.

Il n'est pas rare de voir survenir la ménorrhagie chez les nouvelles mariées, surtout quand les premières approches ont lieu vers le temps où les règles doivent paraître. Quelques médecins ont prétendu que le coït, pratiqué pendant l'écoulement des règles, a toujours pour effet d'augmenter cet écoulement.

L'action prolongée des règles abondantes sur l'économie, se révèle par des effets bien tranchés. La tendance à l'amaigrissement devient de plus en plus prononcée ; la sensibilité nerveuse augmente ; il se développe des accidents hystériformes. L'utérus, continuellement congestionné, a de la tendance à devenir le siége de phlegmasies ; l'appétit se perd, l'organisation se débilite.

Les auteurs de la *Cyclopédie* (1) ont décrit une variété de ménorrhagie qui consiste en ce que les règles, au lieu de couler chaque mois, ou de couler plus abondamment que de coutume, sont retardées, et viennent tous les six, sept ou huit semaines. Dans ces cas, lorsque la menstruation est régulière, le cours du sang n'est pas excessif ; mais, si la santé vient à être altérée, il y a plus ou moins

(1) Art. Ménorrhagie, p. 106. *Cyclopedia of practical medecine.*

de retard, et l'écoulement offre alors une abondance morbide.

Cette disposition s'observe chez les femmes mariées ou célibataires ; mais, lorsqu'elle arrive chez les premières, on la prend souvent pour un avortement, parce qu'elle est accompagnée de douleurs et de l'expulsion de masses solides de sang coagulé, et de flocons abbumineux. On ne saurait rattacher cet accident à l'aménorrhée, puisque le retard est toujours suivi d'une forte hémorrhagie. Plusieurs jours, quelquefois même deux ou trois semaines avant l'écoulement, les malades présentent les symptômes qui précèdent les hémorrhagies actives.

Il est quelquefois difficile de distinguer la ménorrhagie de la métrorrhagie utérine, car chez les femmes adultes, surtout celles qui ont eu des enfants, et plutôt encore des avortements réitérés, la ménorrhagie est très-fréquemment liée dans sa manifestation et ses récidives, aux retours réguliers des menstrues, en sorte que chez ces femmes les règles sont converties tous les mois, pendant des années, en une véritable métrorrhagie avec ses prodrômes, ses symptômes immédiats, et même ses épiphénomènes hystéralgiques.

On a encore observé en Angleterre une autre variété de ménorrhagie qui paraît tenir à une lésion du système veineux abdominal, et particulièrement à des désordres organiques et fonctionnels du foie ; son origine nous montre qu'elle doit être placée dans la partie de ce travail qui traite de l'influence des maladies sur les règles.

La ménorrhagie peut quelquefois survenir comme phénomène critique dans certaines maladies fébriles. Les auteurs anciens et modernes en ont rapporté plusieurs exemples.

L'abondance des menstrues peut-elle déterminer la fièvre hectique? Si l'on réfléchit à l'action toute puissante du sang sur l'économie, aux symptômes graves qui résultent de sa perte, la réponse ne saurait être douteuse.

Les accidents causés par les règles abondantes, accidents que nous avons fait brièvement connaître, montrent assez quelle action ces pertes de sang produisent sur l'économie. Il y a une fièvre liée à la faiblesse, comme il y en a une due à la force : prolongez la diète d'un convalescent, le pouls s'accélère ; donnez des aliments, tous les phénomènes cessent. Après des diarrhées abondantes, sans causes connues, nous avons constaté, avec tous les signes de la faiblesse, une élévation dans le pouls ; les toniques agissaient d'une manière merveilleuse.

On rencontre souvent des personnes nerveuses qui ont des demi-faiblesses, des défaillances ; elles disent qu'elles vont perdre connaissance ; le pouls donne cent pulsations. Si l'on administre, dans ces circonstances, quelque vin généreux, quelque liqueur alcoolique, tous les symptômes se dissipent ; la fièvre hectique peut donc être la suite de la ménorrhagie. Les indications thérapeutiques sont faciles à saisir.

M. Leroy a fait la remarque que les règles trop abondantes exposent les jeunes filles aux avortements, et aux pertes après les accouchements : les lésions organiques de la matrice peuvent être la suite de ces ménorrhagies.

Lorsque la ménorrhagie a lieu chez une femme forte et sanguine, on recommande le repos, la position horizontale, les boissons délayantes acidulées, la nourriture légère, l'habitation dans un appartement frais. S'il y a de l'élévation dans le pouls, on emploie la saignée du bras, les ventouses et les sangsues au-dessus des mamelles. Le lit doit être en crin un peu dur. Dans quelques circonstances, il importe que la tête soit basse et le bassin élevé.

Quand la femme est délicate, lymphatique, on prescrit les toniques, le bon vin, les astringents extérieurement et intérieurement, le repos et les autres moyens indiqués. Si la femme était nerveuse, on pourrait employer les calmants, les antispasmodiques combinés aux autres moyens.

La diète froide, très-humide, a été prescrite avec avantage; mais on ne doit conseiller ce régime que lorsque les femmes ne sont pas dans un état de pléthore, ou ne présentent pas les symptômes d'une hypérémie utérine très-prononcée.

De la métrorrhagie.

Les hémorrhagies utérines, hors le temps de la menstruation, étant presque toujours symptomatiques d'une lésion de l'organe ou de ses annexes, ne devraient pas nous occuper ici (1), si elles n'étaient quelquefois causées par les dérangements de la menstruation, ou si leur influence, dans le cours des maladies aiguës, ne se rattachait directement à notre sujet. Nous ferons d'ailleurs la remarque que les hémorrhagies utérines ont déjà été examinées à l'époque de la ménopause, et qu'elles fixeront de nouveau notre attention lorsque nous parlerons de l'influence des maladies sur les règles.

Il faut cependant faire observer que les hémorrhagies

---

(1) J. P. Frank, *Dissert. de hemorrhagiá uteri ex spasmo secundinis incarcerante. Ticini*, 1789. *Burgrave, Dissert. de hemorrhagiá uteri, Gœtting*, 1771.

Ces auteurs considèrent le spasme de la matrice comme une des causes les plus fréquentes de la métrorrhagie.

du temps critique se montrent le plus souvent à l'époque
normale des règles ; après un certain temps elles finissent
par alterner avec des suppressions plus ou moins longues
de l'apparition régulière des menstrues. Elles deviennent
d'autant moins abondantes, que les femmes avancent en
âge. Dans beaucoup de cas, l'époque critique s'achève
par une hémorrhagie utérine intense ; très-souvent un flux
ou des tumeurs hémorroïdales, ou des sueurs abondantes
se joignent à ces métrorrhagies et alternent avec elles.
Une remarque faite par les praticiens, c'est que la menstruation constitue une habitude de déperdition de sang,
qui est par elle-même une cause d'hémorrhagie ; aussi
les femmes dont les règles sont habituellement abondantes,
sont-elles le plus immédiatement prédisposées aux métrorrhagies.

OBS. CXL. — Mademoiselle ***, âgée de 20 ans, est
réglée à 16 ans. Sa constitution est délicate. Quelques années après, le troisième jour d'une époque, elle a eu une
émotion, le sang s'arrête aussitôt ; elle éprouve des maux
de tête continuels, de l'anorexie ; des vomissements se
déclarent ; ils se répètent à chaque instant. Le mois suivant, point de règles, mais des symptômes gastriques
avec fièvre. On administre des emménagogues violents
qui occasionent des douleurs cruelles, une agitation continuelle, des vomissements répétés et une métrorrhagie
effrayante.

Les accidents augmentent par une cause morale ; on
pratique une saignée de pied qui améliore les symptômes,
mais accroît la perte : il survient des hémorrhoïdes fluen-
tes, une hémorrhagie par la bouche, un état typhoïde.

Des astringents et des réfrigérents parviennent à diminuer la perte. Au bout de quatre mois elle est considéra-

blement affaiblie, et ne se montre que par intervalles ; mais la plus légère contrariété, le moindre mouvement, la rappellent aussitôt. On recommande des aliments froids, des boissons à la glace, un régime tonique, le repos le plus complet. La métrorrhagie cesse entièrement après avoir duré huit mois, et la santé se rétablit (1).

Obs. CXLI. — A... entre, le 13 septembre 1827, à l'hôpital Saint-Antoine, pour une hémorrhagie utérine.

Au milieu de ses règles elle a eu un violent chagrin, le sang a aussitôt coulé en abondance pendant quatre jours ; il a été remplacé par une leucorrhée ; puis la perte a reparu au bout de quinze jours. A... a commencé à éprouver des faiblesses, un état de malaise ; jusqu'alors les menstrues étaient venues régulièrement ; toutes ses couches ont été heureuses ; le toucher ne nous révèle aucune altération. Au bout de quinze jours, A... sort très-bien portante. Depuis les règles se sont montrées aux époques ordinaires.

Parmi les causes qui prédisposent aux pertes utérines, il en est une sur laquelle Saucerotte a rappelé l'attention : « Les femmes, dit-il, qui habitent sur des lieux élevés, et qui sont, par conséquent, soumises à une pression atmosphérique, ont un flux menstruel très-abondant. Les effets de cette cause sont très-reconnaissables au grand nombre de métrorrhagies qu'on observe chez celles qui habitent les points les plus élevés des Vosges, et par les bons effets qu'on obtient pour prévenir ces hémorrhagies, et les avortements qui en sont la conséquence, en faisant descendre ces femmes dans les vallées (2). »

---

(1) Royer-Collard, ouvr. cité.

(2) Saucerotte, *Mélanges de chirurgie*, p. 25.

Blumenbach assure que la plupart des Européennes transportées en Guinée, y périssent par des hémorrhagies utérines (1).

Timoni dit que les femmes de l'Orient, qui font usage des bains chauds·, ont quelquefois des hémorrhagies par l'utérus (2).

Les maladies aiguës qui déterminent souvent les pertes utérines, alors symptomatiques, sont toutes celles qui modifient puissamment la circulation abdominale, et particulièrement la circulation de la veine porte. Ainsi, les hépatites, les fièvres continues, le flux bilieux, sont très-souvent suivis d'hémorrhagies utérines.

Hippocrate avait déjà signalé cette influence des fièvres gastriques sur la production des hémorrhagies utérines (3).

Le praticien qui a le plus insisté sur ce rapport de l'hémorrhagie utérine avec les divers états morbides abdominaux, qui constituent les affections bilieuses et gastriques, est C. Strack : il regarde ces affections comme les causes les plus puissantes de la métrorrhagie (4).

Huxham a vu la perte du sang se produire comme crise dans la fièvre typhoïde (5) ; lorsque d'abondantes hémorrhagies se manifestent chez les femmes atteintes d'entérite ou de scorbut, en général le pronostic est redoutable (6).

Les phlegmasies chroniques intro-utérines ou ovariques, entretiennent dans la plupart des cas, comme symptôme

(1) *De gener. hum. Variet.* p. 129.

(2) Timoni, *Dissertations sur les bains orientaux.*

(3) Hippocrate, *De morb. mulier.* IV, sect. V.

(4) C. Strack, *Med. de unâ præ cæteris causâ propter quam fœminarum utero nimis prosilit.* In-8°.

(5) Huxham, op. T. II, p. 49.

(6) *Double séméiologie générale,* T. III, p. 479. — Huxham, T. I, p. 159.

principal de leur présence, une métrorrhagie chronique, ordinairement modérée quant à l'abondance de la perte de sang.

Les maladies agissent quelquefois d'une manière fort remarquable pour produire la métrorrhagie.

Une femme fut atteinte d'une fièvre intermittente, dont chaque paoxisme était accompagné d'une hémorrhagie utérine. Tous les moyens mis en usage furent inutiles ; il n'y eut que le quinquina qui en triompha au sixième accès (1).

M. le professeur Fouquier vient d'observer une métrorrhagie intermittente qui n'a également cédé qu'à l'emploi de quinquina. Deux saignées avaient d'abord été pratiquées, et l'on avait prescrit les astringents.

Il faut aussi ne pas perdre de vue les exemples des métrorrhagies déterminées par de violentes passions de l'âme. Baglivi en rapporte un fait dans lequel on voit tous les désastreux effets des hémorrhagies utérines les plus graves (2). On lit des observations analogues dans Hoffmann, Zimmermann, Tissot et Latour.

De grandes fatigues peuvent donner lieu à des hémorrhagies dangereuses et même mortelles.

Obs. CXLII. — Une jeune femme entra dans le service de M. Récamier, en décembre 1839. Depuis huit jours elle avait une perte considérable. Lorsque M. James, interne de la salle, la vit, elle était très-abattue et tout annonçait une fin prochaine. On lui prescrivit des potions astringentes, des boissons acidulées ; on fit sur le ventre et les cuisses des applications froides ; des injections froides

(1) *Journal général de médecine*, janvier 1815. Observation recueillie par M. Roullier.

(2) Baglivi, *Prax. med.* Lib. T. LV. 4. p. 149.

furent poussées dans le vagin. Tous ces moyens n'eurent aucun résultat ; la femme succomba. Pendant sa vie, elle fut interrogée avec soin ; jamais elle n'avait présenté de symptômes du côté de l'utérus ; la menstruation était régulière, aucune cause de maladie ne put être découverte ; on apprit seulement que, quelque temps avant sa maladie, elle avait passé dix nuits consécutives à travailler ; elle exerçait la profession de couturière.

A l'autopsie, les organes sexuels furent trouvés exsangues ; la matrice était décolorée, sans trace aucune de lésion, elle contenait un caillot qui s'était moulé sur la cavité de cet organe. L'examen le plus minutieux, fait sous les yeux de M. Récamier, par MM. James et Meuricet, ne révéla aucune altération des autres parties. Tous les viscères étaient sains. Cette femme n'avait jamais eu d'enfants. La perte utérine offrait, dans ce cas, tous les caractères d'une hémorrhagie essentielle.

Les hémorrhagies utérines surviennent quelquefois vers la fin d'une maladie aiguë, et leur apparition coïncide d'une manière frappante avec la terminaison ou la diminution de la gravité de ses symptômes ; aussi ont-elles reçu le nom de critiques. Strack a vu la ménorrhagie juger l'aliénation. Forestus cite un cas d'hémorrhagie qui eut la plus heureuse influence sur une variole et une épilepsie.

Obs. CXLIII.—Une jeune personne, âgée de 17 ans, éprouve, à la suite d'une vive frayeur, une suppression et des accès épileptiques très-violents ; on prescrit des saignées, des évacuants, des anti-épileptiques ; tout est inutile. Trois jours après, petite-vérole confluente ; et le sixième, hémorrhagie utérine, qui devient copieuse, et continue jusqu'au douzième jour ; terminaison favorable, non-seulement de la petite-vérole, mais encore des attaques d'épilepsie.

Plus d'une fois on a observé la métrorrhagie véritablement critique dans les phlegmasies des divers organes. Cette vérité s'était présentée à l'idée du père de la médecine; il l'a exprimée d'une manière générale, et il rapporte le cas de la femme de Cléomène, atteinte de pleurodynie, qui éprouva, au quatrième jour, un flux utérin abondant, lequel fit cesser, comme par enchantement, la douleur de côté, la fièvre, les crachats, et tous les symptômes graves de la maladie.

Les hémorrhagies utérines ont été plusieurs fois critiques dans les fièvres inflammatoires générales, dans les synoques de certains auteurs. Forestus en a recueilli des exemples (1).

Les jeunes filles impubères sont quelquefois, quoique rarement, affectées de métrorrhagies. Lamotte a rapporté un exemple de cette maladie, observé chez une jeune fille de 7 ans, par suite d'un état de pléthore assez prononcé pour qu'il ait fallu recourir à la saignée (2). Cette maladie est plus commune chez les femmes qui ont passé l'âge critique, que chez les jeunes filles. On en cite des exemples chez des femmes d'un âge très-avancé.

La métrorrhagie des filles impubères est toujours peu abondante; le plus souvent elle produit plutôt un écoulement séro-sanguinolent, qu'un écoulement de sang pur. Cette hémorrhagie dure rarement plus de deux ou trois jours. Dans la plupart des cas elle est même moins pro-

(1) Forestus, *Obs. méd.* Lib. I. Obs. II. 20.

(2) Lamotte, *Traité complet des accouchements*, nouvelle édition. Paris, 1765, T. II, p. 358. Obs. 432.

longée : elle survient ordinairement sans douleur utérine , mais elle s'accompagne souvent d'un sentiment de chaleur, de tuméfaction et d'ardeur dans le vagin et à la vulve ; elle entraîne toujours une débilité immédiate très-marquée ; la jeune malade devient pâle ; les yeux s'excavent et se cernent, les chairs s'amollissent ; elle se plaint de lassitudes dans les membres.

Ces métrorrhagies des jeunes filles se renouvellent souvent par intervalles irréguliers, sans suivre la marche et les périodes fixes de la menstruation. On reconnaît cette disposition quand on a vérifié les assertions, ordinairement contraires, des mères de ces enfants, ainsi que nous l'avons déjà fait observer en parlant des menstruations prématurées. En effet, elles ne manquent jamais de présenter ces hémorrhagies morbides, comme les symptômes d'une menstruation anticipée. Ces jeunes filles finissent néanmoins, presque toujours, par être réglées d'une manière précoce.

L'influence de la prédisposition héréditaire aux hémorrhagies utérines, qu'on a plusieurs fois constatée chez les femmes adultes, se montre aussi dans la production des métrorrhagies des filles impubères. Nous connaissons, dit M. Gendrin, une famille dans laquelle toutes les filles ont été atteintes, pendant trois générations, de pertes utérines, revenant, irrégulièrement, dès l'âge de 6 à 8 ans. Une seule de ces filles en a été exempte, mais elle a eu des epistaxis fréquentes qui n'ont cessé que deux ans après l'établissement des règles, arrivé à 16 ans (1).

Les constitutions médicales paraissent influer sur la production des pertes. Stoll remarqua, qu'en avril 1778,

(1) Gendrin, *Traité de méd. phil.* T. II.

les hémorrhagies utérines furent très-fréquentes parmi les femmes, ainsi que les fausses couches. M. Forster, dans son excellent ouvrage sur les constitutions médicales, a rapporté des faits analogues. Nous reviendrons sur ce sujet en parlant de l'influence des maladies sur les règles (1).

Quelqu'analogie, fait observer un auteur moderne, qu'il y ait entre une métrorrhagie critique et une ménorrhagie, on peut dire cependant que la première diffère de la seconde par l'effort critique; et que la ménorrhagie se compose de l'effort menstruel et de l'effort hémorrhagique.

Si la métrorrhagie critique arrive à l'époque menstruelle, il faut alors, dit M. Flamand, que le médecin y fasse beaucoup d'attention, et qu'il ne s'effraie pas de la quantité de sang perdu, puisqu'il est le résultat de deux efforts simultanés.

Les récidives d'hémorrhagies utérines peu abondantes, finissent par jeter les malades dans un épuisement plus grand et plus long à réparer, que celui qui serait résulté d'une seule hémorrhagie utérine qui aurait entraîné la perte d'une quantité considérable de sang. Il n'est pas rare cependant qu'avec des soins appropriés, et à l'aide d'un régime convenable, les malades arrivent à peu près au terme accoutumé de leur carrière, sans trop de violentes atteintes à leur santé.

La métrorrhagie qui survient chez les jeunes filles, à l'époque où la menstruation s'établit, se termine souvent insensiblement à mesure que les périodes menstruelles deviennent plus régulières; celle qui se manifeste vers l'âge critique, se guérit aussi, fort souvent, spontanément,

(1) Stoll, *Méd. prat.* T. II, p. 28.

quand la menstruation est arrivée à son terme naturel.

Il n'est pas toujours facile de distinguer la métrorrhagie utérine d'une forte ménorrhagie ; cependant les qualités du sang peuvent fournir d'utiles renseignements ; ainsi celui de la ménorrhagie menstruelle conserve toujours sa fluidité, il est rarement concrescible ; dans la métrorrhagie, au contraire, surtout à l'état aigu et chez les femmes fortes, le sang se coagule aisément, il est souvent rendu sous forme de caillots, on y trouve en abondance de la fibrine et de la matière cruorique.

Le pronostic des métrorrhagies varie suivant les causes ; il est, en général, peu grave lorsque les causes sont accidentelles, que l'hémorrhagie se manifeste chez de jeunes filles à l'époque de la première apparition, ou chez les femmes au temps critique, sans qu'il y ait de lésion organique.

Dans le traitement des métrorrhagies, il faut d'abord apprécier l'utilité et le dommage que le malade en reçoit, et tâcher d'amener ou de maintenir les affections utiles au degré convenable ; d'arrêter les pernicieuses, et de substituer à celles qui sont utiles sous un rapport et nuisibles sous un autre, des secours artificiels qui aient les avantages de ces hémorrhagies, sans en avoir les inconvénients.

Lorsque la métrorrhagie est occasionée par un désordre quelconque de la menstruation, il faut d'abord combattre les accidents les plus pressants ; puis l'on s'occupe de régulariser la fonction. La première des observations que nous avons rapportées contient d'excellents préceptes.

Dans les cas de métrorrhagie critique, le plus sage est de laisser agir la nature, à moins que les foces du sujet ne s'affaiblissent d'une manière marquée.

Il peut arriver que les pertes utérines coïncident avec un gonflement des veines hémorrhoïdales, ou même avec des tumeurs hémorrhoïdales ; les applications de sangsues à l'anus sont souvent suivies d'une rapide diminution, et même de la suspension des accidents. On a guéri des pertes utérines abondantes, avec grandes douleurs à la matrice, par des sangsues à la vulve (1).

Lorsqu'il y a disposition habituelle aux hémorrhagies par fluxion générale, comme chez les femmes que la cessation des règles a exposées aux effets de la surabondance du sang, les émissions sanguines et les médicaments évacuatifs conviennent ; ils portent leur impression sur des organes sécrétoires, en sollicitant les excrétions, et ont le double avantage de diminuer la pléthore, et de faire cesser l'habitude des mouvements hémorrhagiques ; c'est dans le même but que l'on emploie les cautères et les émonctoires artificiels.

La saignée a toujours été indiquée dans les métrorrhagies par pléthore du temps critique ; celle du bras est préférée à toutes les autres. Rivière donne le conseil de ne laisser couler le sang que très-lentement et à plusieurs reprises, en tenant le pouce appliqué sur l'ouverture de la veine : l'expérience a semblé confirmer l'utilité de ce précepte. Lorsque les saignées générales ne parviennent pas à arrêter l'hémorrhagie, M. Gendrin a recours aux saignées locales qu'il fait faire de préférence aux aînes ou au périnée.

Il est aisé de comprendre que les moyens généralement mis en usage dans les hémorrhagies, trouvent ici leur ap-

(1) Dessessarts, *Recueil périodique de la société de médecine de Paris.* Messidor, an XIII.

plication. Ainsi, les malades doivent garder le repos horizontal, sur un lit de crin, pendant toute la durée de la perte; la température de l'appartement doit être fraîche. On fait prendre aux femmes des boissons acidulées, froides. Plusieurs fois les grands bains à une température successivement décroissante nous ont été fort utiles.

Tous les remèdes qui peuvent détourner le cours du sang de l'utérus doivent être mis en usage; c'est dans ce but que l'on recommande l'immersion des mains dans l'eau chaude; les astringents en boissons, en lavements, en injections, secondent activement le traitement; ceux auxquels on a le plus souvent recours, sont le ratanhia, le tannin, l'acide sulfurique et l'eau de Rabel. Plusieurs praticiens ont prescrit avec succès le nitrate de potasse à la dose de un, deux, trois, quatre et même six gros. Dans les hémorrhagies utérines passives, J.-P. Frank donnait la poudre de Dower. Il ne faut pas perdre de vue que Stoll et Strack, dans les métrorrhagies avec symptômes bilieux, ne craignaient pas d'administrer les vomitifs.

Nous ne dirons que peu de chose du régime, il doit être excessivement tenu dans les métrorrhagies actives; le lait suffit alors dans la plupart des cas. La diète ne doit pas être si rigoureuse dans les hémorrhagies passives; il convient même de nourrir les malades; les préparations ferrugineuses sont quelquefois nécessaires.

CHAPITRE VIII.

—◦—

Des rapports de la première menstruation, de la période utérine et de l'âge critique avec les lésions de la fonction menstruelle. — Influence de la première menstruation sur les maladies.— Caractère distinctif, les maladies dues à cette époque, cessent, en général, avec l'apparition du flux. — Observations.—Distinction à établir entre la puberté et la première apparition. — Maladies causées par la première apparition. —Influence de la ménopause sur les maladies. —Maladies locales.—De quelques causes des maladies de l'utérus. — Maladies générales.— Influence du temps critique sur les maladies existantes. —Retour des accidents après la cessation. — Quelle est la proportion des maladies de l'utérus sur la mortalité du temps critique.

Jusqu'alors nous avons étudié les désordres de la menstruation d'une manière générale ; nous allons les considérer dans leurs rapports avec les trois grandes phases de la vie des femmes, la première menstruation, la période utérine, et le temps de la cessation.

L'aménorrhée et la chlorose peuvent se montrer à l'époque de la puberté, et précéder l'évacuation périodique; elles peuvent succéder à la dysménorrhée et à l'atactoménorrhée.

Les combinaisons de ces divers états sont très-variées; ainsi la dysménorrhée est la suite de l'aménorrhée, et l'irrégularité peut, à son tour, la remplacer. L'aménorrhée par cause locale, l'hémorrhagie par déviation, s'observent également à cette époque. La ménorrhagie est peu commune ; il en est de même de l'hémorrhagie.

Dans la période utérine, on a fort souvent constaté la suppression des menstrues ; la dysménorrhée est plus rare, surtout chez les femmes mariées ; mais la ménorrhagie et la métrorrhagie se remarquent plus fréquemment. La chlorose y est moins commune. Les déviations des menstrues s'observent dans quelques cas. Lorsque l'aménorrhée par cause locale existe, elle est accidentelle.

A l'époque critique on voit augmenter la métrorrhagie et la ménorrhagie (1). La dysménorrhée et l'irrégularité sont aussi plus fréquentes. L'aménorrhée a souvent lieu, mais elle est alors le produit des années, et ce serait une grande erreur que de vouloir la faire cesser. La chlorose est très-rare ; les hémorrhagies supplémentaires ont été vues quelquefois.

Influence de la première menstruation sur les maladies.

Cette grande époque ne présente pas seulement les lésions que nous venons d'indiquer, elle donne encore lieu à des états morbides que nous avons décrits sous les noms de fièvre ménorrhagique, d'hystéricisme, de métrite légère.

Des accidents fort graves peuvent se montrer à l'époque de la première apparition.

Obs. CXLIV. — Une jeune fille de 15 ans avait les pâles couleurs depuis quelques mois. Les règles parurent,

____

(1) Il n'est point ici question des hémorrhagies par suite de couches.

coulèrent deux jours et s'arrêtèrent. La fièvre se déclara aussitôt, puis l'on vit se manifester tous les symptômes d'une fièvre putride inflammatoire, qui fut suivie de phthisie et de mort (1).

L'hystérie est aussi fort commune; nous en avons cité des exemples; nous devons en dire autant du groupe des affections nerveuses. Beaucoup d'autres maladies peuvent se développer sous l'influence du molimen hémorrhagique, mais leur caractère distinctif, lorsqu'elles dépendent de la menstruation, c'est qu'elles perdent toute leur intensité, et cessent entièrement avec l'écoulement du sang. Le fait suivant donnera une idée juste de la marche suivie par la nature,

Obs. CXLV. — Léonie, maigre et blonde, jouissant d'une bonne santé, née d'un père atteint de rhumatisme chronique, est prise, en juin 1819, à l'âge de 11 ans, pendant la nuit, de douleurs vives dans les genoux et dans les jambes. Ces symptômes paraissent et disparaissent à différentes reprises. En février 1821, douleur violente dans les lombes, la continuité des avant-bras et dans le genou droit; douleurs ostéocopes dans les jambes pendant la nuit, telles que la malade est privée de sommeil.

M. Gendrin, consulté, trouva un gonflement considérable des genoux, douloureux au toucher, et assez étendu. Ce médecin prescrivit des cataplasmes sur la partie malade avec de la farine de riz cuite dans l'eau de savon, des bains légèrement sulfureux, et de la décoction de salsepareille. Les douleurs ostéocopes, la tumeur du

---

(1) Recueil périodique d'observations de médecine, de chirurgie et de pharmacie, par Vandermonde, T. I, p. 117.

genoux et tous les accidents persistèrent avec la même intensité, sans soulagement, jusqu'en juin, où la première apparition des règles arriva. La malade fut immédiatement soulagée et complétement guérie après que cette évacuation fut revenue deux fois (1).

OBS. CXLVI. — Pauline C..., née de parents très-bien constitués, maigre, grande, brune, très-vive et d'un caractère enjoué, fut prise, à l'âge de 12 ans, de crampes violentes pendant la nuit. La malade grandit beaucoup pendant la durée de ces douleurs qui persistèrent, par intervalle, de cinq à six mois. Ces accidents cessèrent l'hiver de 1820 à 1821 ; ils reparurent au printemps, mais tellement modérés, qu'ils furent attribués à la crue rapide de la malade, et aucun traitement ne fut fait alors.

L'haleine de Pauline et sa transpiration devinrent fétides ; sa vue était voilée ; elle paraissait inquiète, préoccupée ; du reste sa santé était bonne. En juin, douleurs ostéocopes violentes pendant la nuit, et insomnie. M. Gendrin prescrit des bains de rivière qui soulagent un peu ; en juillet, douleurs lombaires, céphalalgie légère, tête pesante, pouls fébrile, le soir pendant quelques jours. Le 11 juillet, cessation des douleurs ostéocopes, à la suite d'une sueur abondante pendant deux nuits. Le 14, vers le soir, perte subite de connaissance qui dure peu ; elle est suivie d'une légère fièvre. Pendant la nuit, apparition des règles qui ont débarrassé la malade de toute espèce d'accidents. Elle s'est bien portée depuis (2).

(1) *Nouvelle biblioth. méd.* IIIe année, oct. 1825, p. 153. Observation publiée par M. Gendrin.

(2) M. Gendrin, même journal.

On ne saurait confondre ces symptômes avec ceux de la chlorose; ils ne peuvent également être rapportés à une cause constitutionnelle. Tout prouve, au contraire, qu'ils dépendent uniquement de l'effort hémorrhagique qui précède la première menstruation.

L'apparition des règles a la plus heureuse influence sur les maladies de l'époque. Elle est souvent le signal de leur guérison, et, dans un grand nombre de cas, elle imprime des changements marqués à l'organisation. Certes, l'action générale de la puberté est incontestable, mais il est aussi de la dernière évidence qu'une foule de jeunes personnes délicates, malingres, souffrantes, en proie à des maladies plus ou moins anciennes, quelquefois graves, semblent renaître à la vie lors de l'apparition des règles; leur figure, amaigrie, jaunâtre, se couvre des plus brillantes couleurs; leurs membres maigres, débiles, s'arrondissent, s'affermissent; les lignes droites s'effacent pour faire place aux courbes élégantes, et le triste cortége de la douleur et du mal s'éloigne en toute hâte. Cette heureuse influence des règles sur la solution des maladies a été indiquée par Pline (1).

Avec l'apparition des menstrues, on voit se dissiper les engorgements glanduleux du cou, des aisselles et des autres parties du corps; les tumeurs des articulations se résolvent; les foyers et les ulcères provenant des abcès froids se tarissent; la suppuration des oreilles cesse; les ophtalmies scrofuleuses, les catarrhes intestinaux chroniques, les fièvres continues, que nous sommes loin de bien connaître,

---

(1) Multa morborum genera primo coïtu solvuntur, primo que feminarum mense; aut si non id contingat, longinqua fiunt, maximè que comitiales. Plinius, *Hist. nat.* Lib. XXVIII, cap. IV.

les fièvres intermittentes, la chlorose liée au retard des menstrues, et les autres dérangements de cette fonction, sont guéris par l'écoulement régulier du sang.

L'action de la première menstruation se manifeste dans beaucoup d'autres cas. Ainsi, elle arrête plusieurs hémorrhagies, comme l'épistaxis, l'hémoptysie, l'hématémèse ; elle fait cesser les ophtalmies par pléthore, l'incontinence d'urine, certaines hydropisies, une grande quantité de phlegmasies cutanées. Plus d'une fois nous avons vu des maladies de peau qui avaient résisté pendant des années à tous les remèdes, disparaître en quelques jours après l'apparition des règles.

L'influence de la fonction menstruelle a été maintes fois reconnue dans les affections nerveuses. Les annales de la médecine contiennent plusieurs observations intéressantes de jeunes personnes épileptiques, chez lesquelles l'évacuation sanguine a pour jamais enlevé les attaques. Nous avons choisi une des maladies les plus graves ; nous aurions pu citer la chorée, l'hystérie, plusieurs autres affections convulsives, etc.

Un des cas les plus curieux de ce genre, est celui que nous avons observé, il y a dix ans, dans l'établissement du docteur Blanche.

Obs. CXLVII. — Une jeune personne de 16 ans, bien conformée, d'un tempérament lymphatico-nerveux, d'une assez bonne constitution, est prise d'une chorée générale ; toutes les parties de son corps sont sans cesse en mouvement ; elle se frappe continuellement la poitrine avec le menton ; ses bras, ses jambes s'allongent, se rapprochent, s'écartent cent fois par minute. Aux altérations variées de la motilité, et qui changeaient de moment en moment, succède une lésion de cette fonction, véritablement extraordinaire ; cette demoiselle se met à faire la culbute, et rien saurait ne l'arrêter dans cet étrange exercice.

Pendant des journées entières elle recommence la même manœuvre, et ses forces n'en paraissent point épuisées. Un jour sa garde compta le nombre de fois qu'elle s'était livrée à son exercice habituel, il s'élevait à dix-huit cents. L'appartement était matelassé jusqu'à hauteur d'homme ; on avait enlevé tous les meubles. Cette demoiselle répondait très-bien à toutes les questions qu'on lui adressait, mais il lui était impossible de ne pas céder à la force qui l'entraînait. Cet état persista plusieurs mois en présentant une foule d'anomalies ; sous l'influence des bains prolongés, des calmants, des boissons antispasmodiques, du régime, il y eut une amélioration assez marquée : les mouvements, quoique moins forts, continuaient et se répétaient un grand nombre de fois, lorsqu'il se manifesta des symptômes du côté de l'utérus. M. le docteur Blanche, dans l'établissement duquel cette jeune personne avait été placée, s'empressa de saisir cette indication ; à l'aide des moyens employés, et sans doute aussi par les efforts de la nature, la menstruation s'établit, elle fut le signe de la cessation des accidents et de la guérison de la maladie.

Des affections fort graves, et en particulier le rachitisme, sont quelquefois heureusement modifiées par la menstruation : l'observation de M. Royer-Collard relative au redressement de la colonne vertébrale ou, pour parler plus exactement, à l'amélioration de l'état rachitique, mérite de fixer l'attention. Dans deux cas, nous avons vu l'apparition des règles coïncider avec la déviation de la colonne vertébrale.

On a encore attribué à la menstruation la guérison d'un grand nombre d'autres maladies. Nous ferons remarquer qu'il faut bien, dans ce cas, distinguer ce qui appartient à la puberté, en général, de ce qui est propre à la menstruation. Lorsqu'une fille est formée, que tous les signes de la puberté ont paru à l'exception du flux menstruel, et que cependant les phénomènes morbides continuent, il faut bien reconnaître que l'organisation n'a point été modifiée en bien par les changements physiques qui viennent de s'effectuer ; si, au contraire, l'état maladif subit une amélioration, après l'apparition des règles, le pouvoir de la fonction est mis hors de doute, et son action sur l'économie est de toute évidence.

L'heureuse influence exercée par la menstruation sur les maladies de la puberté, paraît, en grande partie, due à la pléthore sanguine et à l'excitation de tous les systèmes organiques qui ont alors lieu.

La première menstruation peut être le point de départ d'affections graves ; c'est souvent à cette époque qu'on voit se développer les maladies héréditaires, la phthisie, la syphilis, etc. ; mais, à proprement parler, elle n'en est que la cause occasionelle ; elle agit comme le chagrin violent, l'impression morale, auxquels on attribue si souvent le motif de la folie, et qui n'ont fait que hâter l'explosion du désordre qui couvait depuis long-temps. Pour le vulgaire, la cause semble dater de ce moment, pour le médecin elle est beaucoup plus ancienne.

Hippocrate a signalé la tendance au suicide des jeunes filles pas ou mal réglées. Une demoiselle, élevée dans des principes religieux, et qui n'avait jamais quitté ses parents, devint sombre et taciturne quelque temps avant la première menstruation. Aux demandes répétées qui lui furent faites, elle répondit que la vie l'ennuyait et qu'elle éprouvait le plus vif désir de la quitter. Ce *tœ-*

dium vitæ cessa avec l'apparition du sang menstruel.

Les lésions de la menstruation, pendant la période utérine, ont déjà été passées en revue ; nous rappellerons seulement que cette époque est caractérisée par deux grands phénomènes physiologiques, la grossesse et l'allaitement dont nous avons cherché à esquisser quelques traits.

Influence de la ménopause sur les maladies.

La période de la cessation des menstrues va nous offrir des détails plus intéressants et plus étendus. Dans l'histoire physiologique de la fonction, nous en avons signalé quelques-uns ; nous allons essayer de compléter cette partie du travail, et de répondre à la question que nous faisions alors : quelle est la proportion des femmes qui succombent aux suites du changement qu'éprouve alors leur constitution ?

Les considérations nombreuses que présente ce chapitre, nous engagent à le diviser en cinq paragraphes, dans lesquels nous examinerons successivement les maladies locales de l'appareil générateur, les maladies générales, l'influence de la ménopause sur les affections existantes, l'époque du retour de quelques symptômes locaux après la cessation, et enfin la proportion des maladies de l'utérus sur la mortalité du temps critique.

Soumise à des afflux périodiques sanguins, à des changements de vitalité très-considérables et très-brusques, la matrice, par ses fonctions toujours renaissantes, doit offrir des maladies qui seront en rapport avec l'époque de ses développements, avec sa plus grande activité. Aussi l'altération organique, le trouble fonctionnel, commencent-ils après la puberté, augmentent-ils avec l'énergie de l'action, pour prendre une intensité plus grande lorsque la matrice, si agissante, va retomber dans l'inertie, et deviennent-ils plus rares après la cessation.

La ménopause est, en effet, l'époque d'un grand nombre de maladies qu'on a distinguées en locales ou en générales, suivant qu'elles attaquent l'utérus et ses annexes, ou qu'elles se montrent dans d'autres régions de l'économie.

Maladies locales.

L'hémorrhagie est un des accidents les plus communs de l'âge critique, mais elle offre de grandes différences, lorsqu'elle est simplement déplétive, ou qu'elle se lie à une altération organique. Dans le premier cas, elle se termine le plus ordinairement par le retour à la santé; dans le second, la mort en est souvent le résultat. Il ne faut pas croire cependant que toutes les hémorrhagies du temps critique dues à des lésions organiques soient mortelles; on cite plusieurs guérisons de ces états morbides qui ne sont pas encore bien connus. M. le docteur Forget a rapporté, à la société d'émulation, un fait fort curieux qu'il avait observé, il y a plusieurs années. avec M. le docteur Pinel Grandchamp. La femme qui fait l'objet de cette observation était atteinte d'hémorrhagies abondantes. Le col ayant été amené à l'entrée de la vulve, on reconnut qu'il était tapissé par un tissu mou, rougeâtre, saignant, d'une certaine consistance, crépitant, qui offrait la plupart des caractères du tissu érectile; M. Pinel Grandchamp n'hésita pas à porter ce diagnostic. Des cautérisations nombreuses furent successivemeut faites dans l'intérieur du col, et, après un traitement de quelques mois, la malade guérit complétement.

M. le professeur Simpson a signalé un autre genre d'altération qui, comme le précédent, mérite une attention spéciale, nous voulons parler du développement anormal des papilles de la membrane interne de l'utérus. Elles forment une espèce de boursoufflure d'où le sang s'échappe plus ou moins abondamment. Parmi les autres états morbides de l'utérus qui n'ont pas été suffisamment étudiés, il faut encore nommer la dilatation variqueuse des vaisseaux du col, qui entraîne aussi après elle l'hémorrhagie. Nous avons la conviction que les recherches qui sont faites aujourd'hui avec tant d'activité et d'intelligence sur *les* maladies de l'utérus, éclaireront l'étiologie d'un grand nombre d'affections de cet organe.

On a vu que les pertes étaient un des accidents ordinaires du temps critique; il en est de même des écoulements blancs ou jaunâtres qui, dans quelques circonstances, sont la terminaison de la congestion utérine, mais qui souvent se rattachent à des lésions de la matrice.

Ces écoulements peuvent persister assez long-temps; nous les avons vus durer trois, six et neuf ans, sans que l'utérus devînt malade. C'est surtout après les métrorrhagies des adultes, et principalement après celles qui surviennent à l'âge critique, que l'on observe cette débilité excessive qui dure des années. Ces femmes ont la peau d'un blanc terne, les extrémités œdématiées, elles ne peuvent marcher sans éprouver beaucoup de lassitude, et sans être prises de palpitations. Les moindres ébranlements moraux occasionent chez elles des accidents nerveux. En parlant de ces hémorrhagies déplétives, nous avons indiqué les remèdes qu'il fallait employer; nous dirons à cette occasion, que la guérison de ces accidents a été obtenue une fois par le vomissement artificiel (1).

Le squirrhe, le cancer, les ulcérations cancéreuses se montrent très-fréquemment à la cessation des règles. Tantôt ils sont annoncés par des symptômes, tantôt ils se déclarent brusquement.

Obs. CXLVIII. — Le 20 mai 1834, la nommée Martin entre à l'hôpital de la Pitié, service de M. Louis. Ses règles ont paru à 13 ans, sans qu'elle s'en aperçoive, et depuis elles sont toujours venues régulièrement. A quinze ans on la marie à un homme fort et vigoureux qui *sœpissimè jure suo utitur*. Pendant vingt-cinq ans sa santé est bonne, elle n'éprouve que de légères incommodités. Martin n'a point d'enfants, n'a pas fait de fausses couches; à quarante-quatre-ans elle a eu une émotion morale très-vive, dont l'influence se fait encore sentir aujourd'hui. Six mois se passent, lorsque tout à coup, sans qu'il y ait eu diminution dans ses règles, de changements dans ses époques, elle est prise d'une perte considérable, au milieu de ses occupations habituelles; elle rend de gros caillots; l'hémorrhagie continue pendant plusieurs mois avec des alternatives de force et de faiblesse; elle est ensuite remplacée par un écoulement blanc. Jamais Martin n'a ressenti de douleurs à la matrice; jamais ses rapports avec son mari n'ont été pénibles. Sa mère, âgée de 86 ans, jouit d'une excellente santé; ses sœurs ne souffrent point de la matrice.

Le toucher révèle une déformation considérable du col; il est bosselé, rempli de végétations, saignant; en un mot, il présente les signes d'une affection cancéreuse, ce que confirme d'ailleurs l'état général de la constitution.

(1) *Journal général de médecine*, T. LXVII, p. 358.

Ces observations, qui ne sont que trop fréquentes dans la pratique, ont dû appeler toute l'attention des praticiens. Il est si peu satisfaisant pour l'esprit de ne pas trouver de cause à une maladie, qu'on cherche toujours à s'éclairer davantage par de nouvelles recherches. Aussi parmi les circonstances qui nous paraissent favoriser le développement du cancer, nous allons nous arrêter plus particulièrement sur deux d'entre elles ; nous apprécierons les autres à mesure qu'elles se présenteront.

Les anciens avaient été frappés des inconvéniens des unions trop précoces. Platon veut que les femmes grecques ne se marient qu'à vingt ans (1). On lit dans la chronique de l'histoire de Trévise, que les familles puissantes de Padoue ne permettaient pas à leurs filles de se marier avant cette époque, parce qu'alors seulement elles étaient aptes à devenir mères. Serbellona, femme de l'Eccelino le moine, tyran de Padoue, déshérita Zambronia, sa fille, parce qu'elle s'était mariée avant vingt ans (2).

Hoffmann, dans sa dissertation *De ætate conjugio opportunâ*, a tracé de bonnes règles de conduite. Nous pourrions citer plusieurs exemples d'enfants nés successivement plus forts à mesure que la mère devenait plus robuste. Les éleveurs de chevaux ont très-bien compris ce danger, car il ne permettent jamais l'accouplement prématuré des femelles.

Les rapprochements trop fréquents, trop immédiats, à toutes les époques, doivent encore être comptés parmi les causes qui favorisent le développement des maladies cancéreuses. Il y a douze ans, lorsque nous commençâmes à

(1) *Voyage du jeune Anacharsis en Grèce*, chap. LIV.

(2) *Le Siècle*, 1er septembre 1837, art. de M. Jal.

faire des recherches sur ce genre de lésions, près d'un tiers des femmes que nous interrogeâmes avec les précautions convenables, convinrent que les rapports étaient très-directs, et qu'ils leur avaient souvent causé de la douleur. Non seulement les proportions du membre viril, son contact trop direct, ses assauts multipliés, peuvent avoir des suites fâcheuses, mais encore l'époque à laquelle le coït est pratiqué doit contribuer au développement des affections de l'utérus. Le temps des règles, l'époque des relevailles, à raison de l'engorgement de l'utérus, de sa susceptibilité plus grande, sont autant de causes prédisposantes.

Obs. CXLIX. — La nommée C..., âgée de 36 ans, entre dans le service de M. Lisfranc, le 13 août 1834. Elle a été réglée à 14 ans, sans s'en apercevoir, et depuis, l'écoulement a reparu régulièrement tous les mois. Ses couches ont été heureuses, jamais elle n'a gardé le lit. Il y a quelques mois ses menstrues se dérangent, deviennent irrégulières, plusieurs hémorrhagies assez fortes se succèdent. A son entrée à l'hôpital, C... est touchée par MM. Lisfranc, Dieffenbach et nous : on trouve une tumeur implantée sur le col, à bords renversés, et dont la conformation a quelque ressemblance avec un champignon. Interrogée avec le plus grand soin sur les causes qui avaient pu occasioner cette maladie, C... nous répondit que son mari la voyait très-souvent, et que chaque contact était, pour elle, fort douloureux. L'ablation, jugée nécessaire, fut pratiquée le 6 septembre.

Il nous paraît hors de doute que cette altération de la matrice a eu pour point de départ le dérangement de la menstruation. La malade est réglée jeune, elle perd de bonne heure, et l'époque critique est pour elle le signal d'une affection cancéreuse. Mais en admettant ici l'influence du temps critique, il ne faut point perdre de vue l'action prolongée du membre viril. Nous n'aurons malheureusement que trop souvent l'occasion de constater ce rapport fréquent des lésions cancéreuses avec la cessation des règles; certes nous avons observé cette fatale maladie dans la période utérine, mais, pendant les trois années que nous avons suivi l'hôpital de la Pitié, les jeunes femmes que nous avons vu traiter pour des désordres de l'utérus, avaient la plupart (les 3/4 environ) des engorgements, des hypertrophies générales ou partielles, des rougeurs, des ulcérations, en un mot les symptômes de l'inflammation ; de sorte que si les altérations de la matrice sont fort communes à cette période de la vie des femmes, elles sont le plus ordinairement d'une nature différente de celles du temps critique, et s'expliquent par l'usage plus répété des fonctions génératrices, et par d'autres influences qui seront bientôt examinées. Il faut reconnaître cependant que le cancer peut éclater, sans cause connue, au milieu de la plus brillante santé, dans la force de la jeunesse, au sein des ménages les plus estimables, et marcher ensuite avec la plus effrayante rapidité.

Dans quelques circonstances, nous avons vu l'hémorrhagie succéder à une violente colère.

Les corps fibreux se montrent très-fréquemment à l'époque de la cessation ; mais ils ne sont pas seulement propres à cet âge, on les observe à d'autres périodes. Lorsqu'ils sont latents, la ménopause leur imprime une marche plus active.

Parmi les maladies qu'on remarque alors, il faut compter les inflammations chroniques de l'utérus, qui, sans être aussi communes que les polypes, ainsi que nous le verrons dans le 5ᵉ paragraphe, ne laissent pas que de se montrer de temps en temps. On doit ajouter à ces diverses lésions, les hydropisies enkystées de l'ovaire, les squirrhes et les inflammations de cet organe, les hydropisies de la matrice, primitives ou consécutives, la collection de gaz dans sa cavité, la rétention du sang, etc., etc.

Obs. CL. — Mademoiselle M..., âgée de 52 ans, lymphatique, ayant toujours mené une vie sobre et régulière, éprouve, à son temps critique, des irrégularités dans ses menstrues. Deux mois après l'époque où tous les phénomènes ont cessé, elle a de la difficulté à uriner, un sentiment de poids dans l'épigastre. Bientôt on voit se dessiner une tumeur sphérique de la grosseur du poing au-dessus du pubis. L'exploration fait reconnaître qu'elle appartient à l'utérus. Son volume augmente, il survient de l'infiltration. Au toucher, on trouve le col effacé ; les digestions sont difficiles ; l'anasarque est de plus en plus considérable, l'amaigrissement est extrême ; la mort ne tarde pas à arriver.

A l'autopsie on constate que la matrice, uniformément distendue, contient une très-grande quantité de liquide ressemblant à du lait caillé inodore, couleur jaune paille ; çà et là on aperçoit des vestiges de sang. Ce liquide n'est autre chose que du sang altéré, dont on distingue l'organisation. Les parois de la matrice ont l'épaisseur de deux feuilles de papier (1).

L'influence de la ménopause sur les maladies locales de l'appareil générateur, nous paraît donc suffisamment établie ; nous ajouterons bientôt de nouvelles preuves qui nous seront fournies par la statistique.

____

(1) *Jallon*, thèse 459. An XIII, 7ᵉ obs.

Maladies générales.

Toutes les parties du corps qui entretiennent des rapports avec l'utérus, toutes celles qui sont délicates, impressionnables, peuvent ressentir l'influence de la ménopause, et la traduire au dehors par des désordres plus ou moins intenses.

La pléthore est une des affections qui se présentent le plus souvent : elle se manifeste par des symptômes du côté de la tête, des poumons, du cœur; par des engourdissements des membres; par des maux de gorge, des épistaxis, etc.

Les névroses accompagnent fréquemment l'âge de retour, et, comme la pléthore, elles peuvent envahir un grand nombre de régions différentes; ainsi la tête éprouve des douleurs variées; il se déclare des épilepsies, des catalepsies; les yeux et toute la face sont affectés de spasmes et de convulsions; les dents, de violentes douleurs; la gorge est le siége de constrictions, la poitrine, de suffocations, le cœur, de palpitations et de syncopes; l'estomac offre de nombreux désordres, parmi lesquels on distingue l'anorexie, les vomissements, les crampes; la peau est atteinte de constrictions spasmodiques et d'espèces de frissons, etc. Enfin des anomalies nerveuses de tous genres ont été constatées à cette époque.

L'hystérie, d'après le relevé des observations rapportées par Hoffmann, attaque plus fréquemment la puberté et l'époque de la ménopause; Vigaróux croit, au contraire, que les femmes perdent leurs affections hystériques à la fin de la menstruation, et qu'elles deviennent souvent sujettes à l'hypocondrie. Cette opinion est aussi celle de Béclard (1), de M. Dubois d'Amiens (2).

La cessation du flux menstruel est quelquefois le point de départ de la folie. La révulsion physiologique qui avait lieu sur les organes génitaux, venant à cesser, l'émonctoire normal se supprimant, il s'établit nécessairement une pléthore passagère et une disposition irritative dans l'économie ; or, si le cerveau est plus délicat, s'il a été souvent impressionné, s'il s'est toujours montré irritable, les causes morales qui sont alors si fréquentes, réagiront fortement sur lui, et le délire éclatera.

Obs. CLI. — Madame D..., âgée de 43 ans, a été très-jolie, pendant long-temps elle a eu une existence des plus douces. Des pertes de fortune l'ont placée dans la nécessité de vivre modestement jusqu'au moment où sa menstruation a commencé à être irrégulière. À cette époque elle a été tourmentée de la pensée qu'elle était l'objet d'une persécution de la part de ses amis. Si l'écoulement menstruel venait à se montrer pendant quelques jours, toutes ces idées disparaissaient. Enfin, après une suppression de quatre mois, le délire devint complet et dangereux ; madame D... crut qu'un de ses voisins l'avait dénoncée à la police comme une femme de mauvaise vie ; elle s'empara de deux pistolets, alla chez lui pour le tuer ; elle aurait mis ce projet à exécution, si on ne l'eût désarmée à temps. Conduite aussitôt dans l'établissement du docteur Blanche, le traitement a été dirigé de manière à rappeler les règles, ou à dissiper la pléthore ; l'évacuation

____

(1) Béclard, *Essai sur les maladies auxquelles les femmes sont le plus fréquemment exposées à l'époque de la cessation,* an x.

(2) Dubois d'Amiens, *Histoire philosophique de l'hypocondrie et de l'hystérie.* Paris, 1837.

périodique a reparu, le délire a cessé, et la malade est sortie jouissant de sa raison. Trois mois après, le flux menstruel ayant discontinué, elle a été reprise du même délire. Nous avons de nouveau cherché à suppléer l'écoulement naturel par des saignées générales et locales, mais l'égarement de la raison a persisté, et l'état est devenu incurable. L'époque peut modifier d'une manière avantageuse ces symptômes de l'aliénation ; plusieurs fois nous avons observé leur diminution, et le calme a succédé à l'agitation et à la fureur.

Obs. CLII. — Une dame atteinte d'accès maniaques qui revenaient tous les deux jours, vit ses accès se calmer lorsque l'âge de retour eut amené la cessation des règles ; la manie s'arrêta, et la maladie passa à un état de démence tranquille (1).

J'ai fait la même remarque chez une dame qui, pendant un grand nombre d'années, avait été maniaque : souvent elle se livrait à des accès de fureur qui obligeaient ses gardiens à employer contre elle des moyens de répression. L'époque du temps critique arrivée, elle devint fort tranquille ; ce changement fut brusque et très-appréciable.

Quelquefois l'influence de la ménopause est marquée par un changement dans les habitudes, le caractère.

Obs. CLIII.—Une dame, dit M. Esquirol, qui avait toujours été sobre et d'une conduite régulière, éprouva, à 42 ans, les premières anomalies de la menstruation, et, en même temps, une passion violente pour l'eau-de-vie et le vin. Aucun accident grave ne résulta pour elle de l'habitude prolongée de l'ivresse pendant six ans. Les menstrues ayant cessé de couler, l'aversion des boissons

____

(1) *Des vésanies*, par Dubuisson, p. 196.

alcooliques survint. La malade, car on peut lui donner ce nom, reprit ses habitudes de sobriété; elle jouit eecore, à l'âge de 72 ans, d'une excellente santé (1).

Plusieurs fois ce désir des liqueurs fortes. a été observé aux périodes menstruelles; il disparaissait avec l'écoulement sanguin.

Les affections cancéreuses du sein sont aussi fort communes. Nous avons eu souvent l'occasion de les observer à cette époque de la vie.

L'engorgement glanduleux des seins, tendant à passer à l'état cancéreux, lors du temps critique, a été signalé par les auteurs. Hufeland a attribué cette disposition à l'énergie vitale qui, diminuée vers l'utérus, se porte avec violence aux mamelles. Il recommande dans ce cas, les saignées, de placer huit à dix sangsues sur les glandes douloureuses; il les fait recouvrir d'un mélange de quatre onces ou 12 décag. 500 d'eau de rose, d'une demi-once ou 1 décagr. 562 d'extrait de Saturne, et de deux gros ou 7 gram. 813 de laudanum. On place un cautère au bras du côté malade, et l'on prescrit deux gros ou 7 gr. 813 de crême de tartre à l'époque où les règles se montraient (2). La même remarque s'applique aux maladies goutteuses et rhumatismales. Un grand nombre de femmes se plaignent alors de douleurs dans les articulations et dans les os, de gonflement dans ces parties: chez une femme qui était atteinte de cette indisposition, les douleurs reparaissaient tous les mois aux anciennes époques.

Les affections psoriques, cutanées, se déclarent sou-

(2) Royer-Collard, *Thèse pour la chaire d'hygiène.*

(1) *Journal de médecine et de chirurgie,* par Corvisart. Leroux et Boyer, T. XIII, p. 40.

vent à la cessation ; les femmes ont des prurigo, des eczema au pourtour de la vulve, de l'anus, et même sur tout le corps. La couperose est une de celles que nous avons le plus ordinairement constatées. Suivant Béclard, un des résultats les plus fréquents, tant du cancer de la mamelle que de celui de la matrice, est l'œdématie compliquée de phlegmon ou d'érysipèle qui s'empare du membre le plus voisin.

Les hémorrhoïdes appartiennent à la ménopause. Rien de plus commun que de voir s'établir ces flux sanguins qui servent alors de dégorgement à l'utérus.

La constipation opiniâtre, le dévoiement, ont été plusieurs fois notés : on a encore vu survenir la dysurie, l'hématurie, les symptômes de la grossesse.

Une dame, bien portante, dans une position de fortune heureuse, fut atteinte, à l'époque de la cessation, d'un pissement de sang assez abondant qui dura 4 mois; le liquide se prenait en grumeaux, il y eut de l'affaiblissement. Les saignées et un régime doux amenèrent la guérison (1). Hamilton rapporte l'observation d'une dame qui offrit les signes de la grossesse à un tel degré, qu'elle tirait du lait de ses mamelles (2). Stalh a cité le fait d'une autre dame chez laquelle il se développa une multitude de varices qui ne guérirent qu'après s'être ouvertes spontanément ou l'avoir été au moyen de l'instrument (3).

On trouve encore dans les auteurs une grande quantité d'observations de maladies survenues à la période du temps critique. Vouloir les énumérer, ce serait entre-

(1) Chouffe, *Des accidents et des maladies qui surviennent à la cessation* de *la menstruation*, an x.

(2) Hamilton, *Traité des maladies des femmes et des enfants*, obs. VI, page 429.

(3) Stalh, *Theori med. ver.*, f° 578.

prendre l'histoire de toute la pathologie; nous avons seulement indiqué celles qui se manifestent le plus ordinairement; elles suffisent pour attester l'influence de la ménopause sur la production d'accidents et de lésions qui portent plus spécialement le cachet de cette période, et qui sont évidemment dues à l'état de congestion et d'irritation qu'entraîne chez beaucoup de femmes la suppression des fonctions de l'utérus.

Nous n'insisterons pas sur ce qu'il convient de faire à cette époque; cette question a été précédemment traitée; nous nous bornerons à faire connaître les préceptes de Stalh :

1° Nihil alienum temerè moliri ; 2° Imprimis non procuratis quæ ad morbum propriè pertinerent ; 3° Non indulgere opinioni de symptomatibus variis occupandis, sed ipsà potiùs morbi radice resecandâ aut amputandâ ; 4° Non placere sibi, in mitigatis, imò sub indè verius solo expectatione tandem superatis, nudis paroxysmis, rebellium hujus modi affectum ; sed ipsum potius fondamentum primarii mali, tentare et convertere ; 5° Adeoque non tam repentinis imaginariis curationibus fidere, sed altioris indaginis et necessario in longum sese porrigentis, justæ methodi, tam inventioni quam administrationi et executioni invigilare ; 6° Et proptereà detessandas sanè illas stupefactorias pallationes, sollicitè fugere et cavere ; ut potè non solum nihil sincerum morbis conferentes, verum etiam majori illorum de tempore in tempus, primo contumariæ, tandem autem ferociæ inducendæ, nimiò efficaciores.

Influence du temps critique sur les maladies existantes.

Tous les jours les médecins sont témoins de l'action puissante qu'a la cessation du flux menstruel sur le retour d'anciennes affections, et spécialement de celles qui avaient leur siége à la peau. C'est ainsi qu'on la voit rappeler des dartres de mauvais caractère, qui sommeillaient depuis long-temps ; elle peut aussi favoriser le développement de maladies dont le germe existait antérieurement, comme une disposition vénérienne, scrofuleuse, scorbutique, cancéreuse, etc., etc.

Il est donc de la plus haute importance de se tenir en garde, vers l'âge critique, contre la réapparition des maux de l'enfance, surtout quand ils dépendent de quelques-uns des virus connus. Souvent avec des évacuants, quelques dépuratifs et un cautère, on garantirait les femmes de maladies fâcheuses.

Parmi les lésions que la ménopause réveille, ou qu'elle fait marcher plus activement, il faut compter la phthisie pulmonaire. Nous l'avons observée dix fois avec des symptômes variés. Dans tous les cas, à l'exception d'un, la phthisie fut annoncée par des crachements de sang. La plupart des femmes prétendaient n'avoir jamais souffert de la poitrine, mais en les interrogeant on notait des rhumes plus ou moins anciens. Chez un certain nombre d'entre elles, environ le tiers, les hémoptysies, très-abondantes pendant la période de la cessation, avaient disparu ou diminué après qu'elle avait été terminée, et depuis 3, 4 et 5 ans, l'affection semblait ne pas faire de progrès. Chez les trois autres tiers, la maladie avait marché assez rapidement vers une terminaison funeste. Plusieurs de ces femmes nous dirent qu'elles avaient constamment observé que les crachements de sang étaient plus fréquents, plus abondants à l'époque des règles, avant et après cet écoulement.

Les corps fibreux subissent également l'influence de la ménopause. Jusqu'alors stationnaires, ils deviennent plus volumineux, plus sensibles, tourmentent la femme, et nécessitent souvent l'opération. Mais dans d'autres cas, après avoir pris des dimensions considérables, les symptômes diminuent, se calment, finissent par disparaître, et la tumeur reprend son état stationnaire.

Point de maladie qui ne puisse s'exaspérer par cette cause, aussi le médecin doit-il redoubler de précaution, lorsqu'il est consulté par des femmes qui ont quelqu'organe délicat malade.

Mais si la menstruation exerce une fâcheuse influence sur les maladies existantes, elle est au contraire, pour quelques femmes, le signal de la délivrance de tous leurs maux. Nous avons observé des dames, dit Fothergill (1), faibles et délicates, affaiblies par des évacuations abondantes, souffrantes, malades, qui reprenaient une nouvelle vie, et de maigres devenaient grasses.

Obs. CLIV. — Mademoiselle de C..., âgée de 50 ans, a perdu, sans être malade; traitée pour une aliénation mentale caractérisée par un délire général et des accès de fureur qu'augmentaient les époques menstruelles, une amélioration marquée s'est manifestée dans son état depuis que les règles ont cessé de couler ; elle est beaucoup plus tranquille, mais elle souffre depuis ce moment d'un rhumatisme articulaire qui l'empêche souvent de marcher.

Obs. CLV. — Madame W..., d'un caractère impérieux

____

(1) Fothergill, *Conseils aux femmes de 45 à 50 ans.*

et jaloux, est mariée à l'âge de vingt ans. Elle devient mère à 22 ans, rend son intérieur insupportable pendant 8 ans, et tombe aliénée. Placée dans l'établissement de M. Blanche, elle y reste 9 ans dans l'état suivant : Le sommeil, l'appétit sont réguliers ; les fonctions digestives s'exécutent bien, la menstruation est d'une exactitude parfaite, le délire est doux, mais la malade est d'une paresse qu'il est impossible de vaincre. Arrivée à l'âge de 43 ans, madame W... éprouve, dans l'espace d'une année, trois pertes utérines considérables. A la suite des deux premières, il est déjà facile de remarquer une amélioration notable dans les facultés de la malade ; après la troisième, qui fut la dernière et la plus forte, madame W... recouvra toute sa raison ; ce fut elle-même qui l'annonça à M. Blanche, dans une de ses visites du matin : lorsqu'il entra dans sa chambre, il l'a trouva habillée avec plus de soin qu'à l'ordinaire, et occupée à réparer son linge, ce qu'elle n'avait pas fait depuis neuf ans.

L'époque de la ménopause nous a paru souvent exercer une heureuse influence sur les affections mentales, soit en rappelant les malades à la raison, soit en calmant leur agitation, soit enfin en changeant la nature de leur délire. D'autre fois cependant, nous avons vu une augmentation dans les symptômes se manisfester ; tel était le cas d'une imbécille jusqu'alors très-tranquille, qui devint exaltée, furieuse, et chez laquelle une agitation fort longue persista. Plusieurs femmes maniaques, depuis un certain nombre d'années, sont rapidement tombées dans la démence. Nous avons reçu, depuis trois ans, dans notre établissement, huit femmes, devenues aliénées, chez lesquelles nous n'avons pu trouver d'autre cause de la maladie que l'influence du temps critique.

Nous ajouterons une dernière remarque : les maladies qui s'étaient assoupies pendant toute la période utérine, s'éveillent souvent avec force au moment de la ménopause, et la terminaison peut en être funeste. La phthisie pulmonaire jouit surtout de ce triste privilége. Nous avons vu une femme qui, à l'âge de 15 ans, avait eu une affection scrofuleuse dont elle avait été guérie ; à 45 ans, les ganglions du cou s'engorgèrent de nouveau, et il se forma plusieurs abcès et ulcères fistuleux.

Retour des accidents après la cessation.

La terminaison heureuse de la ménopause, l'absence de tout symptôme depuis un espace de temps assez considérable, n'est pas toujours un brevet de santé pour les femmes. Il n'est pas rare, en effet, de voir se reproduire quelques-uns des phénomènes de la période. Sur 136 femmes dont nous avons recueilli l'observation à l'époque du temps critique, 25 ont été atteintes d'accidents dans un laps de temps qui a varié de deux à vingt-deux ans après la cessation.

Ces désordres se sont présentés dans l'ordre suivant : écoulement rosé, sanguinolent, hémorrhagies utérines, 17 ; écoulement blanc ou jaunâtre, 5 ; flux sanguin par l'anus, hystérie, goutte, phénomènes de menstruation avec érotomanie, palpitations et oppression, paraplégie, 6 ; sous le rapport du temps, voici comment ces 22 faits se sont distribués :

Après	2	ans	6	Après 8	»	2
»	3	»	3	» 9	ans	1
»	5	»	5	» 20	»	1
»	6	»	3	» 22	»	1
		Total			22	

Obs. CLVI. — Une femme forte et bien constituée, cesse de voir à 42 ans. Pendant huit ans elle n'éprouve aucun phénomène morbide, puis au bout de ce temps, elle a une hémorrhagie qui dure vingt-quatre heures, à sa grande surprise. Seize années se sont écoulées sans que rien de semblable se soit reproduit.

Obs. CLVII. — La nommée Montfort, âgée de 70 ans, entre, le 7 août 1837, à l'Hôtel-Dieu. Cette femme a cessé de voir à 46 ans. La seule maladie qu'elle ait eu pendant la période utérine, c'est une suppression déterminée par un bain froid, et qui a donné lieu à une chlorose. Les symptômes ont persisté deux ans, et la santé a reparu avec les menstrues. La ménopause a été signalée par une perte considérable, puis pendant vingt ans la santé a été excellente. À 68 ans, deux hémorrhagies très-fortes se sont déclarées, quoiqu'il n'y ait eu auparavant aucun signe de maladie; depuis cette époque M... est restée languissante, elle tousse beaucoup, l'utérus est gravement altéré.

Obs. CLVIII.—Une malade est reçue à l'Hôtel-Dieu pour une sciatique; elle a cessé d'être réglée à 36 ans. Au bout de 22 ans, à la suite d'une forte émotion morale, elle a une perte assez considérable. Sa matrice n'offre aucune trace de lésion; mais cette femme est sujette à cracher le sang de temps en temps.

Le docteur Chouffe, que nous avons eu déjà plusieurs fois l'occasion de citer, rapporte le fait suivant :

Obs. CLIX.—Une dame, d'un tempérament lymphatique, douée d'une susceptibilité et d'une mobilité très-grandes, fut menstruée, pour la première fois, à 16 ans; mariée de suite, elle devint mère, et cessa d'avoir des enfants à 20 ans. A sa dernière couche, elle avait eu une inflammation de l'estomac. Par suites d'affections morales, de chagrins, ses règles présentent des irrégularités nombreuses : cette dame cesse de voir à 49 ans, au bout de deux ans, une passion violente s'allume dans son sein ; quelques mois après il se manifeste des symptômes analogues à ceux qui précèdent une éruption menstruelle ; elle a des pesanteurs de tête, des lassitudes dans les cuisses, un sentiment de gêne dans les régions lombaires ; elle ressent des mouvements d'expulsion vers l'utérus. Depuis cette époque les efforts de la menstruation ont persisté ; la santé ne s'est point altérée.

Obs. CLXI. — Le 15 février 1839, la nommée Desnoyers, âgée de 60 ans, journalière, née à Paris, fut reçue à l'Hôtel-Dieu, dans le service de M. Jadioux, pour une douleur qu'elle ressentait à la cuisse. Cette femme, réglée à 22 ans, n'avait jamais éprouvé d'autres dérangements dans sa menstruation, que la suppression physiologique, résultat de sept grossesses. A 48 ans, le flux hémorrhagique s'arrêta définitivement après quelques oscillations et des pertes modérées. Huit années se passèrent sans aucun accident. Au bout de ce temps, le sang reparut en abondance, des hémorrhagies utérines considérables se manifestèrent ; elle était obligée de se garnir.

Pendant trois mois elle garda le lit : ces pertes prolongées l'affaiblirent, la fatiguèrent ; elle ne pouvait ni travailler, ni se livrer à aucun exercice ; cet état dura dix-huit mois. M. le docteur Richelot, qui fut appelé auprès de cette malade, parvint à arrêter l'hémorrhagie et à calmer les accidents. Depuis dix ans la santé a toujours été excellente.

Cette observation montre qu'un long intervalle de temps peut s'écouler après la cessation des règles, sans que l'utérus ait perdu complétement cette habitude de verser le sang qu'il avait contractée pendant tant d'années; elle fait aussi voir que l'hémorrhagie utérine peut avoir lieu sans qu'il y ait maladie de l'organe ; enfin elle prouve que ces retours, dits de jeunesse, n'ont pas toute la gravité qu'on leur a attribuée.

Nous avons encore rédigé l'observation d'une femme qui, trois à quatre ans après la cessation, fut prise de phénomènes hystériques pour lesquels elle fut traitée à l'Hôtel-Dieu. Ces accidents s'étaient surtout montrés pendant la vie utérine; à l'époque de la ménopause ils avaient été peu intenses.

Si donc la cessation des symptômes de l'âge critique est, pour un grand nombre de femmes, une époque d'affranchissement et de bien-être, l'aurore d'une nouvelle vie, il faut aussi reconnaître que cet heureux privilége souffre de nombreuses exceptions, et que l'expérience apprend que la mort par l'utérus peut arriver à une période avancée de la vie. Il est probable que, dans nos observations de pertes et d'écoulements, la matrice n'était pas revenue sur elle-même, et qu'elle n'avait pas subi cette atrophie que nous avons si souvent notée : c'est du moins ce que nous avons constaté plusieurs fois.

L'influence de la ménopause sur l'organisation et les maladies est un fait désormais hors de doute. Peu sensible pour les femmes de la campagne, pour celles qui sont robustes, qui se livrent à des travaux continuels, l'âge critique reprend son empire sur les femmes délicates, nerveuses, impressionnables, sur celles qui souffrent ou qui ont souffert. Certes, il n'entraîne pas après lui tous les dangers dont les anciens, et nos pères, avaient composé son cortége, mais il a une action réelle que d'autres exagérations ne lui enlèveront pas.

Nous avons vu , en effet, son approche et sa durée rappeler des maladies qui ne s'étaient montrées qu'à la première apparition, réveiller d'anciennes affections qui semblaient depuis long-temps guéries, occasioner de nouvelles maladies, exaspérer celles qui existaient ; nous pouvons donc maintenant nous livrer à l'examen de la question que nous nous étions adressée dans la première partie de ce Mémoire : quelle est la proportion des affections de l'utérus sur la mortalité du temps critique ?

C'est un fait, malheureusement trop vrai, qu'il n'est point de médecin qui ne soit consulté pour un nombre considérable de lésions de la matrice. Nous avons entendu dire à un professeur célèbre, qu'il évaluait la quantité de femmes atteintes de cette grave infirmité dans Paris, à environ vingt mille. Cette appréciation n'a rien de bien rigoureux ; elle ne repose sur aucune donnée statistique exacte, mais cependant elle ne surprend pas les médecins praticiens. Les recherches sur ce point de la pathologie offraient trop d'intérêt pour que nous nous bornassions au rôle de narrateur, aussi avons-nous vivement désiré éclairer la question. Dans ce but nous avons étudié quelques-unes des causes qui nous paraissent avoir le plus d'influence sur la production des maladies de l'utérus, puis nous avons cherché si l'âge critique était plus fertile en affections de ce genre, que les autres périodes, et quelle était la nature de ces affections.

Parmi les 721 femmes (1) qui ont servi de base à ces

______

(1) Nous exceptons de ce nombre les femmes appartenant à la classe riche, à l'établissement de M. Bouvier, parce que nous n'avons pas sur elles des renseignements assez précis.

recherches, 373 avaient eu des enfants, et 81 des fausses-couches. Ainsi, sur le chiffre des femmes accouchées, un peu plus du quart n'avaient point amené à terme le produit de la conception : de ces 81 fausses-couches, 25, presque le tiers, pouvaient être considérées comme les résultats de l'avortement. Cette proportion est énorme, mais elle n'a rien qui doive surprendre. Par ignorance des principes moraux, par manque d'une bonne éducation, une foule de jeunes filles ne croient point commettre un crime en faisant périr un être qu'elles se représentent comme une masse informe et sans vie. D'autres, aux prises avec la honte, le préjugé, ou naturellement vicieuses, viennent réclamer l'assistance de cette tourbe de misérables dont pullulent les grandes villes. La misère, la débauche, certaines positions sociales, contribuent encore à rendre plus commun le crime d'infanticide. Aussi est-il peu de médecins qui directement ou indirectement n'aient été sollicités à rendre ce service. Si l'infanticide est aussi fréquent, il est incontestable qu'il faudra bien se garder de prendre aucune mesure qui tendrait à augmenter les causes qui le produisent ; or, il n'en est pas de plus puissante que celle qui forcerait les femmes à afficher leur honte, les filles-mères ne sauraient être assez voilées. C'est surtout chez les femmes qui paraissent s'être soumises à des manœuvres coupables, que les suites de couches ont été douloureuses ; elles entrent pour une proportion considérable dans les affections que nous allons indiquer. Nous ne saurions trop insister sur la fréquence des avortements ; peu de semaines se passent sans que les médecins des hôpitaux ne voient venir à leur consultation de jeunes filles ou des femmes qui réclament leurs secours pour des hémorrhagies utérines ; eh bien ! l'on peut affirmer sans crainte de se tromper, que ces pertes, surtout chez les filles, tiennent, dans le plus grand nombre de cas, aux dangereuses pratiques de l'avortement.

Sur les 373 accouchées, 192 ont présenté des accidents plus ou moins graves, qui se sont répartis de la manière suivante : 23 pertes, 22 engorgements, 9 maladies indéterminées, 7 chutes ou abaissements de matrice, 10 dérangements, suppressions de menstruation, 8 métrites, 4 aliénations, 3 ulcérations, 17 cas de péritonite, abcès de la fosse iliaque, thrombus, faiblesse de jambes, tumeurs, hernie crurale, écoulements, polypes, antéversion, hystérie, affection des ovaires et phlegmasie *alba dolens*. Plusieurs de ces états morbides existaient chez la même personne. Ainsi un peu plus du tiers des femmes accouchées ont éprouvé des indispositions plus ou moins fortes, de nature diverse, après leur délivrance. Cette proportion n'est sans doute pas la même chez les femmes qui sont placées dans de meilleurs conditions. Dans la classe du peuple, à peine l'accouchement est-il terminé, que la nécessité oblige à reprendre les travaux, et, comme d'ailleurs aucune règle d'hygiène n'est observée, l'utérus ne tarde pas à porter la peine de toutes ces infractions. Les femmes riches ou aisées n'ont pas à subir d'aussi fâcheuses conditions, mais elles commettent d'autres imprudences qui expliquent la quantité d'accidents qui se montrent également après leurs couches.

Il est donc constant que l'accouchement rend compte d'un grand nombre de maladies de matrice, et nous voyons déjà pourquoi ces affections sont si fréquentes pendant la belle période de la vie de la femme (1). Mais ce point,

(1) Il est certain qu'un grand nombre d'affections de l'utérus sont causées par l'abus des plaisirs de l'amour, par des stimulations dangereuses, par des organes

tout intéressant qu'il est, n'aurait que peu d'importance pour nous, si nous ne cherchions l'influence que peut avoir sur elles le temps critique, soit en les réveillant ou en les exaspérant, soit en les transformant en d'autres maladies, soit enfin en déterminant si cette époque de la vie n'est pas le point de départ d'altérations spéciales.

En faisant ces recherches nous avons désiré savoir quelle était la proportion des femmes mariées et des filles qui avaient eu des enfants : sur 200 personnes qui ont pu répondre à nos questions, nous avons trouvé que 61 filles avaient eu des enfants, c'est-à-dire un peu moins du tiers du chiffre total. Peut-être ce nombre est-il encore au-dessous de la vérité, car, lorsqu'on est bien connu dans un service, les aveux ne sont plus aussi pénibles. Le nombre des filles mères est réellement surprenant.

Pour jeter quelque jour sur cet intéressant sujet, nous avons dépouillé les observations de 60 femmes atteintes de lésions de la matrice; voici les résultats qu'elles nous ont présentés :

Sur ce nombre, 35 étaient dans la période utérine, et la plus âgée ne dépassait pas trente-six ans : chez aucune les phénomènes précurseurs de l'âge critique ne s'étaient annoncés. Parmi ces 35 femmes,

24 avaient des engorgements congestifs hémorrhagiques (1), durs, et des douleurs par suite du retour des règles; trois étaient atteintes de métropéritonites.

1 était malade de suppression,

1 avait un œdène du col,

disproportionnés, par des coïts trop directs; mais l'accouchement et l'avortement doivent entrer en grande ligne de compte.

(1) Nous avons adopté plusieurs des dénominations de M. Duparque, qui a publié un excellent ouvrage intitulé : *Maladies de la matrice*, 2 vol. in-8°. 1839.

1 présentait une ulcération simple,

1 une névralgie utérine,

4 seulement offraient des affections de nature cancéreuse. Chez deux de ces femmes, âgées de 36 ans, la maladie était très-avancée ; chez les deux autres, âgées seulement de 30 ans, l'affection était douteuse. Dans deux cas la maladie paraissait avoir son point de départ dans des accouchements.

De ces trente-cinq femmes, seize étaient devenues malades à la suite de couches, et quinze faisaient remonter leurs accidents immédiatement à leur couche. L'âge moyen de ces malades était de vingt-sept ans. Les extrêmes d'âge étaient compris entre quinze et trente-six ans.

On voit donc que les affections de nature inflammatoire sont l'apanage des jeunes femmes, et que les maladies cancéreuses sont rares dans cette période de la vie, puisque nous n'en comptons que quatre sur le nombre total, et que même deux sont incertaines.

Un fait bien digne de remarque, et sur lequel nous avons déja appelé l'attention, c'est la fréquence des maladies qui succèdent à la grossesse. Nous croyons qu'on ne prend pas assez en considération cette grande époque de la vie.

Les femmes ignorent que, pendant près de six semaines, l'utérus est engorgé, augmenté de volume, et que des erreurs de régime, comme des travaux trop hâtifs, des rapprochements prématurés, des impressions, l'air froid, des fatigues, suffisent pour rendre cet état, qu'on peut appeler physiologique, de passager habituel ; et alors surgissent toutes ces maladies qui paraissent croître chaque année.

Sur les 25 autres femmes atteintes de lésions de l'utérus à l'âge critique, ou quelques années après la cessation des règles, voici l'ordre dans lequel se sont présentées ces affections:

14 cancers plus ou moins confirmés; de ces maladies, 6 se sont montrées à l'époque, sans symptômes précurseurs; 5 ont été annoncées par des douleurs plusieurs années à l'avance; 1 ne fut point soupçonnée, et la femme succomba à 83 ans à une autre altération; 2 se sont déclarées plusieurs années après la cessation.

9 engorgements, dont la moitié avec perte. De ces engorgements, un n'a été reconnu qu'à 78 ans, au moment de la mort.

2 tubercules de l'utérus non reconnus.

De ces vingt-cinq femmes, trois faisaient évidemment remonter leurs accidents à une couche plus ou moins pénible. Dans deux cas, la maladie avait fini par dégénérer en une affection cancéreuse.

L'âge moyen de ces femmes (1) est de 47 ans 5; mais si l'on en retranche les deux sujets chez lesquels ces maladies n'appartiennent pas au temps critique, cet âge n'est plus que de 44, 54; les extrêmes sont compris entre 39 et 57 ans.

Ainsi, sur ces 24 femmes, 14, c'est-à-dire plus de la moitié, ont été atteintes de maladies cancéreuses à l'âge critique: de ces 14 affections cancéreuses, deux doivent être retranchées du tableau, puisqu'elles n'ont paru que plusieurs années après la cessation: on voit donc que l'âge critique n'est point sans une grande influence sur cette époque de la vie, puisqu'il développe, exaspère,

____

(1) L'affection tuberculeuse ne peut être rattachée aux lésions ordinaires de la matrice.

confirme un des plus redoutables fléaux de l'espèce humaine.

Sur 6,825 femmes entrées à la maison royale de santé dans l'espace de douze ans, madame Boivin a compté 409 squirrhes, cancers ou ulcérations de l'utérus, 203 affections semblables des ovaires, et 96 cancers des mamelles, en tout 708 affections cancéreuses, squirrheuses. Si l'on suppose qu'elles se soient manifestées chez autant de personnes différentes, elles seront, par rapport à la proportion des femmes entrées, d'un neuvième et une fraction. Si l'on ne tient compte que des lésions de l'utérus, la proportion ne sera plus que d'un seizième et une fraction, chiffre encore fort élevé.

De ces 409 femmes il y en avait :

$$
\begin{array}{l}
12 \text{ au-dessous de } 20 \text{ ans} \\
83 \text{ de } 20 \text{ à } 30 \text{ ans} \\
303 \left\{ \begin{array}{l} 102 \text{ de } 30 \text{ à } 40 \text{ ans} \\ 106 \text{ de } 40 \text{ à } 45 \text{ ans} \\ 95 \text{ de } 45 \text{ à } 50 \text{ ans} \end{array} \right\} \text{de } 30 \text{ à } 50 \text{ ans.} \\
7 \text{ de } 50 \text{ à } 60 \text{ ans} \\
4 \text{ de } 60 \text{ à } 70 \text{ ans} \\
\hline
409
\end{array}
$$

Ce nombre des cancers de l'utérus est donc beaucoup plus grand à l'âge critique qu'aux autres époques de la vie. Cette influence de l'âge critique sur le développement des affections cancéreuses, a fait dire à Dionis, que sur vingt femmes attaquées de squirrhes et de cancers à l'utérus, il en est quinze au moins chez lesquelles ils ne se déclarent qu'aux approches de la cessation des règles. Dans une note statistique sur les polypes, consignée dans les leçons orales de Dupuytren (1), on trouve que sur 57 femmes dont on n'a pu préciser le temps où les premiers symptômes de la maladie se sont manifestés,

chez	1	ils avaient paru de	15 à 20 exclusivement,	
»	10	»	»	20 à 29 »
»	19	»	»	30 à 39 »
»	23	»	»	40 à 49 »
»	3	»	»	50 à 59 »
»	1	»	»	60 et au-dess. »
	57			

Ainsi la période qui en fournit le plus est celle de 40 à 50 ans.

Cette époque n'est pas moins puissante sur le développement des phlegmasies, puisqu'on en compte neuf, ce qui forme plus du tiers du chiffre total des 24 femmes; observation importante, car elle démontre que beaucoup d'affections sont curables, et qu'il ne s'agit que d'établir un diagnostic précis. Nous avons même vu que des maladies, en apparence réputées mortelles, avaient été guéries par les seuls efforts de la nature, après une lutte longue et pénible de plusieurs années. Nous ne saurions trop insister sur ce point, car on rencontre dans le monde élevé, et surtout parmi les étrangers et les anglaises, des dames qui sont convaincues que tout écoulement, tout désordre du côté de la matrice, est l'indice d'une maladie incurable; en un mot, tout est pour elles un ulcère. On comprend combien cette opinion est erronnée, combien il est utile de la combattre, et de répéter à ces personnes qu'elles doivent vaincre des scrupules, honorables sans doute, mais

____

(1) Dupuytren, *Leçons orales de clinique chirurgicale faites à l'Hôtel-Dieu de Paris*, T III, p. 488.

qui n'en ont pas moins pour elles les suites les plus funestes.

On a dit des maladies particulières aux femmes, comme de beaucoup d'autres affections, qu'elles ne paraissaient plus communes maintenant que parce qu'elles étaient mieux étudiées. Cette opinion, qui nous paraît aussi peu fondée que celle de quelques auteurs sur l'état stationnaire des aliénés, des suicides, a été l'objet d'un examen critique de la part de M. Tanchou (1); à cet effet, il a extrait des registres mortuaires de la ville de Paris et de la banlieue, le résultat suivant :

Tableau des femmes mortes de maladies sexuelles, et surtout du cancer de l'utérus, dans le département de la Seine, de 1830 à 1835.

ANNÉE.	MALADIES SEXUELLES.	CANCERS DE L'UTÉRUS.
1830.	351 dont	183
1831.	379 »	248
1832.	396 »	230
1833.	498 »	250
1834.	436 »	304
1835.	508 »	285
	2,568	1,500

Ainsi 2,568 femmes mortes de maladies sexuelles, dont 1,500 du cancer utérin.

La différence en moins qu'on remarque au chiffre du cancer en 1832, comparativement à celui de l'année précédente, doit être attribuée à ce que des femmes mortes du choléra avaient déjà des maladies de leur sexe, dont plu-

(1) Tanchou, *Gazette des hôpitaux.* 1838.

sieurs probablement aussi seraient devenues cancéreuses.

Si nous examinons maintenant les éléments de ce tableau sous le rapport de l'âge, nous arriverons aux conclusions suivantes :

Tableau de l'âge des maladies sexuelles chez les 2,568 femmes observées.

AGE.	MALADIES SEXUELLES.	CANCER.
avant 20 ans	25	»
de 20 à 30	442	86
» 30 à 40	279	212
» 40 à 50	137	402
» 50 à 60	70	353
» 60 à 70	60	242
» 70 à 80	42	147
» 80 à 90	13	58

Ce résumé établit que dans les vingt premières années de la vie, le cancer des parties sexuelles est inconnu, et que les maladies de ces mêmes organes sont extrêmement très-rares, tandis que de 20 à 30 ans, les maladies sexuelles sont nombreuses, et le chiffre du cancer peu élevé ; de 30 à 40, le chiffre augmente beaucoup, il est à son maximum de 40 à 50 ans, qui est aussi la période décennale du temps critique ; dans les périodes suivantes il est encore très-fort, à tel point, que, de 70 à 80 ans, cette affection est d'un sur cinq maladies sexuelles.

Pour compléter cette partie du travail de M. Tanchou, nous avons cherché si ces maladies se développaient longtemps après la période critique ; quoique l'observation démontre l'exactitude de ce fait, il est incontestable que, dans le plus grand nombre de cas, le point de départ de l'affection cancéreuse se rattache au temps critique.

Il est curieux de rapprocher de cette opinion du docteur Tanchou, celle de Siébold (1). En 1823, dit ce professeur, il mourut à Berlin 23 pesonnes affectées du cancer, dont 3 hommes et 20 femmes;

En 1824, 40, dont 3 hommes et 37 femmes;

En 1825, 57, dont 9 hommes et 48 femmes; parmi ce nombre il y eut 35 cancers de l'utérus, 7 de l'estomac, 2 de la langue.

En 1826, il en mourut 74, dont 15 hommes et 59 femmes; parmi ce nombre, il y eut 40 cancers de l'utérus, 11 de l'estomac, 9 du sein, 2 de l'intestin, 4 de la face.

L'accroissement de la population, l'étude plus approfondie des maladies, doivent sans doute être prises en considération; mais il ne nous paraît pas moins démontré que les affections cancéreuses sont aujourd'hui plus communes qu'autrefois. A quoi cette disposition peut-elle tenir? à des causes fort complexes, et que leur étendue ne nous permet pas de développer ici : voici cependant celles qui ont une véritable influence : les suites de couches, les tentatives d'avortement, les rapprochements sexuels trop répétés, la masturbation, la disproportion des organes, les actes multipliés de libertinage, et l'influence du temps critique.

Les conclusions à tirer de ces faits sont les suivantes :

Les affections organiques de l'utérus sont fort communes parmi les femmes; mais suivant les périodes où on les examine, elles se montrent sous des aspects fort différents : ainsi, tandis qu'elles sont surtout inflammatoires (aiguës ou chroniques) dans la période essentiellement

____

(1) Journal de Siébold, T. VII.

active, elles sont principalement cancéreuses au temps de la cessation.

Beaucoup de squirrhes et de cancers se déclarent au moment même de la cessation, sans avoir été annoncés par aucun symptôme; mais il en est aussi qui remontent à une époque plus éloignée, qui se rattachent aux accouchements, et même à la première menstruation. L'affection cancéreuse de l'utérus peut se manifester plusieurs années après la cessation, mais il n'est point certain que dans ce cas même il n'en faille rechercher la cause, jusqu'au temps critique.

Les corps fibreux de l'utérus (polypes) se montrent aussi fréquemment à la cessation des règles, soit qu'ils apparaissent pour la première fois, soit que la révolution de cet âge leur imprime une nouvelle impulsion morbide.

Quant à l'influence des maladies de l'utérus sur la mortalité des femmes de 40 à 50 ans, on peut dire, d'une manière générale mais certaine, qu'elle entre pour une forte proportion dans ce triste résultat.

En dernière analyse, la ménopause se termine favorablement dans le plus grand nombre de cas, et il arrive même que lorsque la santé est faible et délicate, elle se fortifie et devient excellente; mais il faut aussi reconnaître que la ménopause est la source d'une multitude d'indispositions, et qu'elle occasione souvent les maladies et la mort.

Dupuytren, qui avait beaucoup étudié l'influence des âges sur les maladies sexuelles, dit dans ses leçons (1), qu'un dixième environ des femmes malades, depuis l'âge de 40 ans jusqu'à 60, succombe à des affections des ovaires, de la matrice ou de son col : sur ce nombre, beaucoup sont enlevées par des affections du col ou du museau de tanche.

(1) *Leçons orales*, T. IV, p. 372, 2e édition.

CHAPITRE IX.

Influence des règles sur les maladies.

Influence des règles sur la marche et la terminaison des maladies.—L'époque de l'arrivée des règles n'est point indifférente; au début elle aggrave les accidents; vers le milieu elle soulage, guérit. — Importance des âges. — Influence des règles dans l'allaitement. — Influence des règles sur les maladies aiguës.— De leur action dans les maladies cérébrales, thoraciques, éruptives, inflamma toires, typhoïdes, abdominales, spéciales.—L'influence des règles sur les ma. ladies est utile, nulle, défavorable.—Règles de conduite pour le traitement. — Pratique de Dehaën, Vanswiéten.—Influence des règles sur les maladies chroniques. —Observations.—Faits de Bordeu.—Influence des règles sur les maladies chirurgicales.

Considérations générales.

Lorsque nous avons cherché à apprécier l'influence des règles sur la production des maladies, les preuves se sont présentées à nous de toutes parts; à chaque instant nous pouvions saisir le rapport de l'effet à la cause. Leur retard, leur dérangement, leur diminution, leur suppression, étaient le point de départ d'une multitude d'accidents.

Si les lésions de la menstruation sont la source de maladies nombreuses, il devient intéressant de déterminer l'influence que le retour du flux périodique peut avoir sur leur marche et leur terminaison.

Malheureusement les faits sont ici bien plus rares, et le médecin en est souvent réduit aux généralités. Quoi qu'il en soit, nous allons essayer d'aborder ce sujet, en nous aidant de l'expérience de nos confrères et de celle que nous pouvons avoir acquise.

Nous avons vu que la métrorrhagie, dans le cours d'une affection aiguë, peut agir comme phénomène critique, et amener une terminaison heureuse. Cette circonstance n'est pas commune, mais elle semble déjà indiquer que la menstruation peut modifier d'une manière avantageuse la marche d'une maladie.

L'époque à laquelle se montre le flux menstruel n'est point indifférente. Au début d'une affection elle est presque sans aucune utilité, et souvent même elle aggrave les symptômes.

Obs. CLXII. — Mlle X.... éprouve une violente céphalalgie, du dégoût, des nausées ; les membres sont brisés, elle a une soif vive, la fièvre est considérable. Le médecin la voit, la trouve dans un état d'accablement profond. Il diagnostique une fièvre bilieuse grave. Le soir les règles apparaissent, mais elles n'apportent aucune modification dans la position, les symptômes continuent, et l'intensité du mal ne cesse qu'au 15e jour.

Franck avait déjà remarqué que chez les femmes qui ressentaient les premiers symptômes de l'épidémie bilieuse, qu'il a si bien décrite, l'approche de l'éruption des règles amenait une exaspération.

Dans le cours des maladies aiguës, nous a dit M. Andral, nous avons vu plusieurs fois les règles devancer, au début, leurs époques ordinaires, sans soulagement aucun pour le patient ; l'affection n'en poursuivait pas moins son cours.

C'est ce qu'on observe presque toujours, non-seulement dans la première période des maladies aiguës fébriles, qu'on désigne sous le nom de prodrômes, mais encore lorsque l'évacuation périodique arrive au milieu de leur cours, et que l'éruption ne se fait pas; quelquefois cependant, l'anticipation des règles est avantageuse, et peut être regardée comme critique; mais cette disposition est rare, et pour qu'il en soit ainsi, il ne faut pas que le sang coule en petite quantité, il doit surtout apporter un soulagement sensible.

Quand, au contraire, une maladie aiguë marche avec la plus grande intensité vers le summum de son période, si les règles surviennent, les symptômes se dissipent souvent tout à coup, et la convalescence s'établit; mais lorsqu'elles manquent, il y a fréquemment alors une exaspération dans les symptômes, une sorte de perturbation.

Suivant de Bergen, si le commencement de la crise tombe à l'époque de la menstruation, et qu'il survienne du frisson avec une petite toux, cela annonce un écoulement abondant des règles; ou si elles ne coulent qu'en petite quantité, et qu'elles se suppriment bientôt, c'est le commencement prochain d'une nouvelle maladie aiguë

Lorsque la période des menstrues, dit Leroy (1), tombe dans le cours d'une maladie aiguë, il est utile et de bon augure qu'elles paraissent au temps et à la quantité ordinaire.

L'influence des âges n'a point été assez prise en considération. Il doit y avoir beaucoup de différence entre l'action du flux menstruel chez la jeune personne dont l'économie n'est point encore habituée à cette fonction, et

____

(1) Landré-Beauvais, *Séméiotique*, 3ᵉ édition, p. 395.

celle qu'il exerce sur la femme réglée depuis plusieurs années. Il y a, sous ce rapport, la plus grande analogie entre le jeune enfant et l'adulte. Les médicaments agissent avec rapidité chez l'un, ils sont souvent réfractaires chez l'autre. Voyez, par exemple, l'énergie de la peau chez le premier, comme elle absorbe promptement les substances avec lesquelles elle est mise en contact, tandis que chez le second, il faut l'écorcher pour qu'elle sente, ou du moins, pour qu'elle reçoive l'action du médicament. L'arrivée du flux périodique chez la jeune fille qui n'est point encore menstruée, ou qui ne l'est que depuis peu de temps, doit nécessairement avoir une influence sur le cours d'une maladie aiguë, et la conduite à tenir en pareille circonstance, ne sera plus la même, car l'appel du sang est, dans ce cas, une condition évidemment favorable.

L'influence des règles sur les maladies peut se manifester dans l'allaitement.

Obs. CLXIII. — Un enfant nouveau né fut confié à une nourrice qui offrait toutes les conditions requises pour remplir ses fonctions : l'enfant alla d'abord fort bien, mais bientôt il fut pris d'une éruption érysipélateuse qui couvrit les cuisses, les fesses et le ventre, et qui entraîna un mouvement fébrile. Cette éruption dura 15 jours, cessa ensuite, et reparut un mois environ après la première attaque. Pendant près d'une année les accidents se renouvelèrent chaque mois, sans qu'on en soupçonnât la cause. M. le docteur de Saint-André reconnut que c'était constamment aux époques menstruelles de la nourrice que l'enfant éprouvait ces accidents ; il ordonna qu'il fût sevré, et l'éruption ne reparut plus (1).

Le rétablissement des règles n'est pas constamment

(1) *Journal général de médecine*, décembre 1819.

nuisible aux enfants que les nourrices allaitent : nous en avons cité plusieurs exemples ; quelques-unes doivent seulement éviter de donner le sein aux enfants pendant la période menstruelle ; d'autres n'ont même pas besoin de prendre cette précaution. M. Hallé a rapporté, dans le journal de *Vandermonde*, l'histoire d'une femme qui, ayant voulu nourrir un enfant, quoiqu'elle n'eût pas signes de lait, réussit, par la succion, à en faire venir ; mais au bout d'un mois elle s'aperçut, à son grand étonnement, qu'elle était réglée ; quinze jours après le sang reparut. Ce phénomène persista pendant six mois, l'enfant ne se développait qu'incomplétement. Son médecin lui conseilla de le sevrer (1). Cette observation est un nouvel exemple de règles bi-mensuelles ; mais il a cela de particulier, qu'il se montre pendant l'allaitement.

Influence des règles sur les maladies aiguës.

Jusqu'alors nous n'avons émis que des généralités ; voyons si l'examen de quelques-unes des maladies qu'on a le plus souvent l'occasion d'observer, nous fournira des indications plus précises. Les menstrues peuvent devenir le signe de la guérison des affections cérébrales. *Lenis apoplexia, inquit Boerhavius, solvitur cum menstruo.* (Anim. 1017).

L'action des règles est fort peu appréciable dans le cours des maladies de poitrine. Plusieurs fois on a noté l'apparition d'un flux menstruel abondant pendant la pneumonie, sans que celle-ci ait été modifiée en bien. (Andral, Louis, Rayer, Fouquier, Chomel, Bouillaud). Aussi tous les praticiens sont-ils d'accord sur le traite-

(1) *Recueil périodique d'observations de médecine, de chirurgie et de pharmacie.* T. II, p. 243.

ment qui doit être employé en pareille circonstance. Loin de supprimer l'écoulement périodique, la saignée fait souvent venir immédiatement le sang; c'est ce qui met hors de doute l'observation du docteur Salone, que nous rapporterons bientôt.

En parlant de l'aménorrhée secondaire, nous avons fait voir que des maladies graves pouvaient être le résultat de cette suppression des menstrues, nous nous bornerons à citer un fait qui montre, dans tout son jour, l'influence puissante que peuvent avoir les règles sur la production des maladies.

Obs. CLXIV. — Le 21 août 1837, la nommée Chénard, âgée de 21 ans, domestique, blonde, d'une bonne constitution, se présenta à la visite de M. Jadioux. Cette fille, réglée pour la première fois à 17 ans, n'avait éprouvé jusque dans ces derniers temps aucun dérangement dans ses menstrues; leur durée était de 8 jours, leur quantité considérable.

Le 20 juillet de la même année, Ch... ayant fait une course très-rapide pour se rendre dans une maison où elle avait affaire, arriva couverte de sueur; elle se dirigea ensuite vers le Jardin-des-Plantes, où elle s'assit sur un banc de pierre; elle avait alors ses règles, elles s'arrêtèrent aussitôt. Cette jeune fille fut prise immédiatement d'un mal de gorge très-violent, et d'un frisson général. Elle revint chez elle très-mal à son aise, elle se sentait gênée de la respiration; son indisposition faisant des progrès, elle se rendit à l'Hôtel-Dieu, où elle fut traitée pour une fluxion de poitrine. Les règles se montrèrent à son entrée, mais moins fortes et accompagnées d'un écoulement blanc très-abondant. Du service où elle se trouvait, elle passa dans celui de M. Jadioux.

Lorsque nous l'examinâmes, elle avait des palpitations de cœur très-violentes, une gêne considérable de la respiration, un mouvement fébrile très-prononcé; on lui pratiqua trois saignées, en même temps on lui fit une application de sangsues, et on lui mit des ventouses sur le côté gauche : elle prit de la digitale, des frictions furent faites sur la région précordiale avec le médicament. Les palpitations et les autres symptômes se calmèrent, mais de nouveaux accidents, de nature typhoïde, se manifestèrent ; on vit se dessiner sur le ventre des taches lenticulaires ; un epistaxis fort intense eut lieu.

En auscultant la poitrine, nous découvrîmes que la respiration se faisait mal à droite, on y entendait des râles muqueux très-forts. La malade était dans une sorte de prostration, le ventre météorisé, mais il n'y avait pas de dévoiement. Les battements du cœur étaient obscurs, tumultueux, la peau chaude, le pouls fébrile ; il y avait de la soif; la malade avait craché un peu de sang à diverses reprises.

Le 31 octobre l'état était fort grave, le côté droit complétement mat, la respiration bronchique. La nature du mal, si long-temps insidieuse, s'était enfin révélée; il existait une pneumonie droite. La faiblesse faisait tous les jours des progrès ; une hémorrhagie pulmonaire fort inquiétante eut lieu par les voies aériennes. Quelques jours après on n'entendait plus que des râles muqueux à la base des poumons. On prescrivit une potion stibiée, un vésicatoire sur le côté, des sinapismes aux cuisses, le vin de Bagnols, et des frictions avec la teinture de succin. Le 2 novembre on aperçut sur les côtés de la langue de petites pellicules blanchâtres, indices d'une terminaison funeste ; le neuf la malade s'éteignit.

L'autopsie, qui eut lieu le 14, fit voir une hépatisation rouge de tout le poumon droit ; d'espace en espace on y découvrait des points en suppuration. Le poumon gauche présentait déjà quelques portions engouées ; il n'y avait aucune trace de résolution. On voyait une ulcération de la grandeur d'une lentille dans l'intestin grêle ; le péricarde et le cœur étaient sains. Il y avait quelques granulations tuberculeuses sur la plèvre droite, et un petit engorgement tuberculeux au sommet du poumon droit.

L'observation que l'on vient de lire est une preuve de plus en faveur de l'influence des règles sur les maladies. Ch... était bien constituée, parfaitement réglée, jamais elle n'a été malade, mais elle commet une imprudence dans un moment où les femmes ne s'exposent point impunément ; aussitôt les règles sont arrêtées, et des accidents graves, mais trompeurs, font suffisamment connaître l'atteinte portée à l'économie. Enfin la maladie se localise, et le poumon qui avait déjà une prédisposition, supporte tout l'effort morbide. Il est bien évident que dans le cas dont il s'agit, le dérangement de la menstruation a été le point de départ des désordres fonctionnels qu'a présentés cette jeune fille, et que la mort ne saurait être attribuée à une autre cause. La terminaison funeste fut annoncée plusieurs jours à l'avance par la sécrétion pseudo-membraneuse qui, presque toujours chez les adultes, dans les affections graves, est un présage de fort mauvais augure.

Dans les fièvres typhoïdes, l'éruption des menstrues ne paraît point avoir d'influence, du moins dans le plus grand nombre de cas. Nous avons observé beaucoup de ces affections, sans avoir rien constaté de particulier. Dans l'ouvrage de M. Chomel, rédigé par notre confrère M. Genest, nous n'avons trouvé que deux faits où il soit question des règles. Dans l'un (Obs. XXVIII), les menstrues furent diminuées, elles vinrent beaucoup moins abondantes que d'habitude ; l'entrée à l'hôpital eut lieu au bout de onze jours de maladie ; dans l'autre (Obs. XXXIII), les menstrues furent arrêtées subitement, il survint de la céphalalgie ; la malade fut reçue le 15e jour de la fièvre ; le séjour à l'hôpital fut de trois mois. Dans ces deux faits, les règles ont été modifiées, arrêtées au début ; mais leur influence sur la maladie a été nulle ou peu sensible, puisque ces deux observateurs consciencieux n'en ont point parlé (1).

Il est probable que dans cette singulière affection, le sang des règles est le plus ordinairement supprimé, ou dévié de sa route ordinaire, pour suppléer aux pertes et aux désordres de l'économie.

D'après quelques auteurs, il paraîtrait que, dans les fièvres adynamiques au début, l'arrivée des règles augmenterait la faiblesse, et aggraverait le danger. On lit cependant dans les auteurs, quelques faits qui indiquent que les menstrues ne sont pas sans influence sur la terminaison de ces maladies. La femme de Thase XIe, dont il est question dans le troisième livre des épidémies d'Hyppocrate, eut bien évidemment un cas de fièvre rémittente ataxique, dans laquelle les règles abondantes furent l'un des moyens de solution de la maladie.

L'apparition du sang menstruel semble avoir de bons effets sur les affections de bas-ventre ; elle est surtout utile lorsque les organes de la génération sont le point de départ de la lésion (Andral, Rayer). Dans les maladies

(1) *Leçons de clinique médicale*, faites à l'Hôtel-Dieu de Paris, par M. le professeur Chomel, recueillies par MM. les docteurs Genest, Reguin et Sestier. 1834 à 1841. 3 vol. in-8°, Tom. Ier, pag. 354 et 373.

aiguës et sub-aiguës de la matrice, le retour des règles coïncide avec une amélioration marquée dans la santé des femmes. Lorsque les affections chroniques de cet organe passent à l'état aigu ou sub-aigu, le flux menstruel est d'un heureux présage.

Dans certaines maladies qu'il est impossible de rattacher à la lésion d'un organe, et qui sont liées à la pléthore, à un changement dans le cours du sang, à une altération quelconque de ce liquide, l'évacuation périodique est quelquefois avantageuse.

D'après les considérations dans lesquelles nous venons d'entrer, on voit que les menstrues, sous le rapport de leur influence dans le cours des maladies, présentent plusieurs considérations importantes, et qu'on peut les classer sous trois chefs principaux : elles sont avantageuses, nulles ou défavorables.

Dans le premier cas, elles modifient les symptômes, impriment une direction heureuse à la marche de la maladie, et déterminent une convalescence plus ou moins rapide.

Dans le second, elles sont sans aucune action sur la nature du mal, leur apparition ne change en rien les symptômes, l'affection reste ce qu'elle était, et n'en poursuit pas moins son cours.

Dans le troisième, elles sont défavorables et même dangereuses, parce qu'elles laissent le médecin dans le doute et l'incertitude. Convaincu de l'action puissante de ce flux, et fortifié dans cette conviction par des faits bien observés, il hésite, s'arrête, attend, et lorsqu'il veut agir, le moment favorable est passé, le mal est incurable.

On ne saurait assez le répéter, tout est individualité dans notre art. Ce que vous avez fait avec succès dans un cas, ne réussira pas dans un autre, et la cause de la différence vous échappera souvent malgré vos recherches.

Il y a cependant des règles qui ont pour elles la sanction de l'expérience. La maladie est-elle grave, compromet-elle les jours de la patiente ! il ne faut pas balancer, on doit, en pareil cas, l'attaquer énergiquement par les médicaments indiqués ; ce serait une imprudence extrême de s'en rapporter aux efforts de la nature médicatrice. Si la femme est atteinte d'une phlegmasie locale de quelqu'organe essentiel à la vie, d'une pneumonie, par exemple, il faut saigner quand bien même les règles couleraient, car l'observation a maintes fois prouvé qu'elles venaient quelquefois alors plus abondamment, et qu'il en résultait souvent une amélioration notable. Dans une semblable circonstance, il faut avoir plus d'égard à l'indication qu'à la menstruation. C'était la pratique du célèbre de Haën, qui n'hésitait pas, en pareil cas, à faire une saignée du bras ; l'évacuation des lochies n'était pas également une contre-indication pour lui (1).

Vanswiéten ne s'arrêtait pas dans la pratique de la saignée à cause de la présence des règles, au moins dans les maladies thoraciques aiguës : *Nec abstinui a venæ sectione, si respiratio multùm impedita erat, licet menstruæ fluerent, et bono quidem cum successu* (2).

Dans les accès violents et opiniâtres de dyspnée dus à l'emphysème pulmonaire, l'hémorrhagie menstruelle devient quelquefois plus abondante et plus prolongée que dans l'état ordinaire. L'efficacité de l'émétique est telle dans ces cas, que la présence des règles ne nous arrête pas. L'expérience nous a toujours démontré que la dimi-

(1) De Haën, ouvr. cité.
(2) *Comment. in aphor.* 890. p. 85, T. III, édit. de Paris, 1754.

nution de la dyspnée, obtenue par le vomitif, était suivie de la diminution de l'hémorrhagie menstruelle trop abondante, et même de la suppression, quand elle avait déjà duré plus long-temps que d'habitude (1).

Nous devons à notre honorable confrère M. Salone, la communication d'un fait qui prouve que dans les maladies franchement inflammatoires, et en particulier dans les pneumonies, les émissions sanguines n'arrêtent point les menstrues.

Lorsqu'il était interne à l'hôpital Saint-Antoine, il vint dans le service de M. Kapeler, une femme qui avait une pneumonie grave. Sept saignées furent pratiquées en trois jours; les règles n'en parurent pas moins immédiatement après, malgré ces émissions sanguines coup sur coup.

On peut encore prescrire la saignée dans les inflammations qui compliquent la menstruation, si elle a paru avant l'époque ordinaire, parce que l'anticipation n'est pas dans l'ordre de la nature, et qu'elle peut être un symptôme de mal.

Dans les maladies du bas-ventre, et en particulier dans celles de l'utérus, la menstruation mérite une attention spéciale; aussi doit-on chercher à la provoquer. Il y a, dans ce cas, deux indications à remplir, et la seconde est quelquefois la plus utile, surtout quand la femme n'est pas encore réglée, ou qu'elle vient de l'être.

Lorsque l'affection est légère, que le pronostic n'a rien d'inquiétant, il faut attendre 12 ou 24 heures, surtout si la femme est à l'époque, afin d'apprécier ce qui se passe. On agit s'il y a nécessité, on laisse faire la nature si l'amélioration a lieu, et si même la maladie ne fait aucun progrès.

(1) Gendrin, *Traité de médecine*, T. II.

Les préceptes que nous venons de donner pour la saignée, nous paraissent devoir s'appliquer aux autres médicaments, lorsque l'usage en est jugé nécessaire; c'est d'ailleurs un des aphorismes d'Hippocrate : *In morbis valdè acutis, si materia turget, die eodem purgandum; morari enim in talibus malum* (1).

Ainsi, dans les empoisonnements où l'on ne peut supprimer l'action toxique de la substance ingérée, qu'en l'expulsant du tube digestif, il ne faudrait pas s'arrêter devant la considération du danger de déranger l'hémorrhagie menstruelle. On vient de voir que, dans l'emphysème, l'emploi de l'émétique avait été couronné de succès.

Stoll dit que, quand il est besoin de faire vomir, ni la petite-vérole, ni la rougeole, ni les règles, ni la grossesse, ni les lochies, ne doivent empêcher de prescrire l'émétique (2).

Certes, il y a plus d'un exemple de menstrues arrêtées par les vomitifs, et de pertes occasionées par l'usage intempestif des purgatifs; mais presque toujours ces résultats fâcheux ont eu lieu dans des maladies légères, où l'indication n'était pas nettement sentie. Il en est, dans ce cas, comme de l'emploi de l'émétique à haute dose dans certaines pneumonies, le succès en est quelquefois miraculeux, tandis que, dans les mêmes affections moins graves, ou franchement inflammatoires, il peut occasioner les accidents les plus formidables.

Influence des règles sur les maladies chroniques.

L'influence de l'apparition des menstrues sur la mar-

(1) Hippocrate, sect. IV. Aphor. 10.
(2) Stoll, T. I, p. 132.

che et la terminaison des maladies chroniques, a été peu
étudiée. Dans plusieurs cas où nous l'avons observée, elle
nous a paru favorable; dans d'autres circonstances, nous
avons vu l'approche des règles réveiller les douleurs dans
l'organe malade : une dame avait depuis de longues années une tumeur dans le ventre; à chaque époque celle-
ci devenait plus volumineuse, et la malade y éprouvait de
plus vives douleurs. Une autre dame était atteinte d'une
gastrite chronique qui s'exaspérait alors, et s'accompa-
gnait de vomissements répétés.

Les maladies chroniques latentes sont quelquefois dé-
célées par l'arrivée du flux menstruel. Ainsi nous avons
observé une femme qui eut, au moment où ses règles
allaient venir, une vive frayeur; de suite elle éprouva des
étouffements, des battements de cœur, et la maladie
qu'on croyait depuis long-temps guérie, ne cessa de
faire des progrès.

L'arrivée des menstrues dans les affections nerveuses,
est souvent un indice favorable.

OBS. CLXV. — Une dame de 33 ans devient aliénée,
pour la seconde fois, à la suite d'un violent chagrin; ses
règles se suppriment, et pendant trois ans son délire
ne présente pas de changement. Elle court, rit, chante,
ne veut rien faire; sa conversation est nulle, elle passe
continuellement d'un sujet à l'autre; elle a des accès de
nymphomanie. Vers la fin de la troisième année, elle devient triste; la raison est presque revenue, mais elle ne
répond que par monosyllabes, et cherche toujours la solitude. C'est alors que nous renouvelons les tentatives
faites au début de l'aliénation pour rappeler les menstrues : elles sont couronnées de succès, et l'évacuation
périodique reparaît, d'abord plus faible, et ensuite plus

abondante ; elle ne tarde pas à se régulariser ; dès-lors le retour de l'intelligence est complet, et depuis huit ans il n'y a eu aucun désordre de la pensée.

L'action des règles sur la folie a été bien étudiée. Les mois s'annoncent, en général, par un accroissement dans les symptômes, une grande agitation. On a remarqué à la Salpêtrière des femmes qui, à chaque époque menstruelle, étaient tentées de se tuer, faisaient des tentatives, et n'y pensaient plus dès que les règles étaient passées. Nous avons connu une dame qui, tous les mois, depuis trente ans, était exaltée, dérangée d'esprit, et dont la raison se rétablissait immédiatement après la période.

M. Gendrin a rapporté l'observation d'une jeune fille dont le père, la mère et l'oncle, s'étaient suicidés ; étant un jour à l'époque de ses règles, elle se jeta par une fenêtre du quatrième étage (1).

Bordeu, à qui l'on doit de très-bonnes recherches sur les maladies chroniques, a vu certaines maladies abdominales chroniques se terminer favorablement par un flux menstruel (2).

Parmi les faits nombreux qu'il a rapportés d'issues heureuses de maladies chroniques par l'arrivée des règles, il en est sans doute plusieurs qui attestent la prédilection que ce grand praticien avait pour les eaux minérales ; mais ces faits n'en sont pas moins acquis à la science.

Ce retour des règles, indice du rétablissement de la santé, a été observé par Bordeu dans des maladies qu'il a appelées phthisie pulmonaire. Portal avait fait la même

(1) Gendrin, ouv. cité, T. II. p. 19.
(2) Bordeu, *Recherches sur les maladies chroniques*, p. 857.

remarque. Ces observations, si consolantes pour l'humanité, que les premiers travaux de la science avaient rejetées comme erronées, et que des recherches plus approfondies doivent faire admettre, montrent que nos prédécesseurs ne se sont pas trompés, en citant des cas de guérison de cette redoutable maladie.

Obs. CLXVI. —Une dame, à la suite de ses couches, vit ses lochies s'arrêter ; elle fut prise de douleurs dans la poitrine, de toux, de sueurs et d'amaigrissement. On prescrivit le lait, les adoucissants ; la maladie fit des progrès, une enflure se déclara. Bordeu prescrivit les eaux Bonnes, une amélioration eut lieu, les règles se montrèrent, et la guérison fut complète.

Obs. CLXVII. — Une dame, d'un tempérament fort chaud, avaient des flueurs blanches qui coulaient depuis six mois sans relâche ; en même temps il existait une suppression entière du flux menstruel ; à ces symptômes se joignaient la fièvre, la maigreur, la faiblesse, et un grand dérangement dans les fonctions de l'estomac. Dès les premiers jours de traitement par les eaux de Barèges en boissons, en bains, en demi-bains, les flueurs blanches furent beaucoup plus abondantes qu'elles ne l'étaient auparavant, ce qui donna lieu d'attendre une fièvre critique, laquelle parut effectivement avec une légère sueur ; cette sueur fut d'une courte durée, et l'estomac ne tarda pas à recouvrer ses fonctions. Enfin les règles coulèrent vers le 40ᵉ jour ; la malade se retira bien guérie (Obs. 89).

Obs. CLXVIII. —Une jeune fille, âgée de 15 ans, chez laquelle les règles n'avaient pas encore paru, était depuis trois mois atteinte d'un dégoût extrême qui avait beaucoup terni l'éclat de son teint, et qui la maigrissait à vue d'œil. La boisson des eaux chaudes détermina, vers le 8ᵉ jour, l'écoulement des règles, qui fut, peu à près, suivi du recouvrement entier de la santé (Obs. 26).

Si dans le cours d'une maladie chronique, on s'apercevait de quelque amélioration, si le foie, et surtout l'utérus étaient attaqués, il conviendrait de chercher à rappeler les règles, parce qu'elles pourraient alors être fort avantageuses.

OBS. CLXIX. — Pinel a rapporté l'histoire d'une jeune dame qui, après s'être échauffée par une longue promenade, commit l'imprudence de boire froid; les règles furent supprimées à l'époque suivante; les symptômes fébriles, qui s'étaient montrés la première fois, se renouvelèrent; la malade se livrait à un babil intarissable, à des gestes insolites. Le rétablissement de la menstruation ayant eu lieu, la guérison de la folie ne tarda pas à arriver. Est-il possible ici d'accuser quelque cause morale? D'ailleurs, si la maladie du cerveau avait déterminé la suppression des règles, celles-ci ne seraient revenues qu'après la guérison de la maladie mentale; on voit au contraire que leur retour a précédé celui de la raison (1).

Influence des règles sur les maladies chirurgicales.

L'action des règles sur les maladies chirurgicales n'a pas été signalée d'une manière bien précise. Nul doute cependant qu'elle ne s'exerce dans ce genre de maladies, comme dans celles qui sont du ressort de la pathologie interne; nous avons vu l'apparition des règles coïncider avec la déviation de l'épine dorsale, et la même influence se reproduire au temps critique. Nous ne reviendrons

____

(1) *Nouveau journal de médecine*, T. XII, p. 110.

pas sur ces deux observations qui ont déjà fixé notre attention; mais nous allons rapporter un cas fort curieux, dans lequel la liaison du phénomène menstruel et de la maladie est incontestable.

OBS. CLXX. — Virginie Shévat, couturière, âgée de 32 ans, d'une bonne constitution, d'un tempérament sanguin et nerveux, fut réglée, pour la première fois, à l'âge de 17 ans. Sept ans après, elle mit au monde un enfant; les suites des couches furent heureuses. Il y a deux ans, la malade commença à éprouver des douleurs de tête, surtout au front et à l'occiput. Ces douleurs étaient intermittentes. Pendant neuf mois elles prirent peu d'intensité; mais au bout de ce temps, les menstrues, qui jusqu'alors étaient toujours venues régulièrement, ne reparurent plus, quoiqu'elles eussent coulé la dernière fois aussi abondamment que de coutume. A dater de ce moment les douleurs de tête prirent un nouvel accroissement, et il y a huit mois, la vision commença à s'affaiblir dans les deux yeux : tous les objets ne paraissaient plus à la malade que couverts d'un nuage épais; elle ne put continuer son état, parce qu'elle ne distinguait plus les caractères d'imprimerie, l'écriture, et les objets relatifs à sa profession.

Shévat était encore en état de se conduire; un grand nombre de médicaments lui furent prescrits, mais sans résultat avantageux.

Le 11 mars 1833 elle fut admise à l'Hôtel-Dieu, dans le service de M. Dupuytren. Ses yeux étaient sans inflammation, les humeurs parfaitement transparentes, les pupilles largement dilatées, immobiles même à l'approche d'une vive lumière. Il y avait des douleurs frontales assez vives, irrégulières. L'état général était excellent; on pratiqua d'abord une large saignée au bras, un bain tiède fut donné, et quelques jours après on établit un séton au cou. Il n'y eut aucune amélioration. La malade s'aperçut, pour la première fois, que lorsqu'elle fermait l'œil droit, elle ne voyait avec l'autre œil que la moitié du corps qu'on lui présentait. En regardant avec les deux yeux elle distinguait les objets dans toute leur étendue, mais d'une manière confuse.

Comme les règles étaient supprimées depuis neuf mois, M. Dupuytren prescrivit l'application de trois ou quatre sangsues aux parties génitales, et d'un bain de vapeur vers le siége. Après l'emploi, deux fois répété, de cette médication, les règles coulèrent en abondance pendant quatre jours. Dès l'instant où elles eurent paru, les maux de tête cessèrent complétement, la vue éprouva une amélioration sensible, la malade put apercevoir les objets en entier, distinguer les caractères d'imprimerie même assez fins, enfiler les aiguilles, et se livrer à tous les ouvrages de femme. La malade sortit parfaitement guérie le 3 mars 1833 (1).

On lit dans les leçons orales de M. Dupuytren, qu'une jeune fille, d'un village du département de la Meuse, atteinte d'un goître volumineux, voyait cette tumeur augmenter de volume à l'époque de ses règles, qui avaient lieu deux fois par mois, pendant trois ou quatre jours chaque fois (2). Nous reviendrons sur ce sujet en parlant de l'influence des maladies chirurgicales sur les règles.

(1) Observation recueillie par M. Brun.

(2) *Leçons orales de clinique chirurgicale*, faites à l'Hôtel-Dieu par M. Dupuytren. Deuxième édition. 1840.

SECTION DEUXIÈME.

CHAPITRE PREMIER.

Influence des maladies sur les règles.

Considérations générales. — Influence des sympathies et des constitutions médicales. —Action de quelques causes secondaires. — L'influence de l'organisme malade sur la menstruation peut s'exercer sans qu'il existe de souffrances appréciables.—Les désordres de la menstruation, quoique secondaires, n'en ont pas une moindre importance. — Quelques mots sur le pronostic et le traitement.— Influence des maladies aiguës sur les règles. — Induction tirée de l'influence des maladies aiguës sur les règles.—Réflexions sur le traitement.—Résumé.

Considérations générales.

L'INFLUENCE des maladies sur les règles est un fait incontestable. Le point de côté qui révèle l'inflammation du poumon, est aussi le signal de la suppression des menstrues. La phthisie a une action encore plus marquée, et rien n'est plus ordinaire que de voir l'aménorrhée s'établir chez les personnes atteintes d'affections de poitrine. Mais tandis que les dérangements de la menstruation apparaissent au début des maladies aiguës, ils se montrent le plus ordinairement à une période avancée des maladies chroniques.

L'action des maladies sur les règles, signalée par les observateurs, n'a été l'objet d'aucun traité didactique ; aussi, à mesure que nous avançons dans l'étude de notre sujet, voyons-nous les difficultés se multiplier. Autant les ouvrages sur la menstruation, considérée physiologiquement, sont communs, autant ceux qui ont trait à la question pathologique deviennent de plus en plus rares. On ne peut dire cependant que les observations manquent complétement : les écrits de Fincke, de Stoll, d'Hoffmann, de Stahl, de Hilden, de Zimmermann, de Forestus, de Baglivi, de Boerhaave, de Bordeu, de Double et de plusieurs autres que nous citerons dans ce chapitre, seraient la réfutation la plus éclatante de cette opinion ; mais de pénibles et longues recherches sont nécessaires pour arriver à quelques résultats.

Il faudrait d'ailleurs ignorer les sympathies qui unissent les organes, pour méconnaître cette action puissante des maladies sur les règles. Cette loi se fait sentir à chaque pas. La matrice est-elle irritée ? les vomissements de l'estomac révèlent le consensus qui leur sert de liaison. Dans l'état de santé, tout marche silencieusement ; mais, que l'utérus souffre, à l'instant les sympathies qu'il entretient avec les autres organes s'éveilleront, et le mal sera proclamé de toutes parts.

L'action des maladies sur les règles n'avait point échappé aux profonds observateurs qui nous ont précédé. En lisant leurs descriptions, qui sont encore aujourd'hui les modèles en ce genre, quoique beaucoup d'entre eux ne procédassent pas comme les modernes, en s'appuyant sur des observations longuement détaillées ou sur des colonnes de chiffres, on voit que cette influence ne leur avait point échappée. Stoll signale, avec une persévérance remarquable, tous les faits de ce genre qu'il a recueillis. Fincke dit que dans l'épidémie de Tecklembourg, les menstrues surtout prenaient l'influence de l'affection bilieuse ; tantôt elles étaient supprimées, tantôt elles étaient augmentées, tantôt elles avançaient (1). Plusieurs auteurs, et entre autres M. Paul Dubois, ont remarqué que l'état inflammatoire de l'estomac et des intestins produit aussi fréquemment des dérangements de la menstruation, soit qu'il en détermine la diminution ou la suppression, soit qu'il en augmente, outre mesure, la quantité.

Van-den-Bosch a vu les vers dans le canal intestinal agir comme cause irritante. Il rapporte avoir remarqué, une ou deux fois, les phases de la menstruation qui s'étaient développées chez un enfant de huit ans, disparaître par l'emploi d'une onction anthilmintique sur l'abdomen. Il eut ensuite à traiter plusieurs femmes qui étaient affectées d'abondantes hémorrhagies nasales ou utérines. Chez ces dernières, dès que la présence des vers se fut manifestée clairement, et qu'on les eut expulsés, la menstruation reprit son cours habituel (2). Ziegert, dans une dissertation sur les doux purgatifs employés contre les règles excessives (ménorrhagies), admet qu'une cause irritante qui existe dans les intestins, peut produire cette affection.

Des observateurs modernes ont étudié cette action des maladies sur les règles. Dans ses recherches sur la phthisie pulmonaire, M. Louis a fait voir la marche que cette maladie imprimait à la menstruation. On doit à M. Esquirol de très-bonnes remarques sur l'action qu'exerce la

(1) Fincke.

(2) Van-den-Bosch, *Hist. constitut. vermin.*

folie sur les règles. Désormeaux a également appelé l'attention des médecins à ce sujet, mais il n'a fait qu'effleurer cette partie importante de la pathologie (1).

MM. Landouzy, Guénau de Mussy et Barthez, qui ont observé dernièrement une épidémie de suette, ont fait la remarque que la menstruation avait manqué chez quelques femmes au début de la maladie, et qu'il en était résulté des accidents qu'une médication appropriée avait fait cesser. Chez d'autres, elle parut en moindre quantité, mais dans quelques cas elle coula comme d'habitude (2).

En Pologne, les médecins ont constaté que la plique suspendait souvent le cours de l'évacuation sanguine, et que son retour était un indice de la guérison de cet état morbide des cheveux.

Parmi les causes qui peuvent encore agir sur la menstruation, nous ne devons pas oublier l'irritation des mamelles par la succion de l'enfant. L'exemple que nous avons rapporté, montre que cette irritation cause, chez quelques femmes, l'apparition du flux menstruel dans un temps insolite ; elle peut aussi amener la prolongation du flux, en un mot une véritable hémorrhagie.

Mais les maladies n'ont pas seulement sur les règles l'action qui résulte des lois de la sympathie, de ce consensus qui lie les organes les uns aux autres, des propriétés vitales, elles peuvent encore agir sur cette fonction par l'influence qu'elles reçoivent des constitutions atmosphériques.

Stoll, dans ses observations de médecine pratique, fait la remarque que, en 1778, les règles ne duraient pas quelques jours, comme c'est l'ordinaire, mais bien da-

(1) Désormeaux, *Menstruation*, Dict. en 25 vol. Deuxième édition.
(2) Landouzy, Guéneau de Mussy et Barthez, *Arch. gén. de méd.* 1839.

vantage , et jusqu'à quelques semaines. Chez les femmes enceintes, les pertes se déclaraient à l'époque précise où les règles avaient coutume de venir avant la grossesse, et avec des mouvements de fièvre et des efforts comme pour accoucher, et suivies de l'avortement. Le repos et la saignée furent utiles, ainsi que le vomissement provoqué par l'ipécacuanha, après la saignée, lorsqu'il y avait surcharge de bile. Une fois, le médecin de Vienne employa pour réprimer des flux de sang de la matrice, un moyen qui les excite ordinairement ; mais les circonstances et les causes étaient différentes. La même observation a été faite à plusieurs reprises (1).

Les constitutions ont été vainement niées par quelques médecins; vouloir tout trouver dans l'homme, n'est-ce pas faire preuve d'un esprit étroit et peu philosophique? les lois physiques ne sont pas moins positives que les lois de l'organisme, a-t-on mieux expliqué les unes que les autres, et doit-on pour cela en rejeter l'existence? Les constitutions sont un fait incontestable que les ouvrages de Stoll, de Baglivi, de Sydenham, mettent hors de doute. Ainsi, il y a des années où l'on observe un grand nombre d'érysipèles, d'ophtalmies, de douleurs de gorge; il en est d'autres où ces maladies sont rares. Plusieurs fois nous avons vu des opérations réussir, et, dans d'autres circonstances, se terminer d'une manière malheureuse. Nous pourrions citer comme exemple les opérations de cataractes, toutes couronnées de succès à une époque, tandis que l'année suivante elles manquaient en grand nombre.

Durant la marche d'une foule de maladies sporadiques, et aussi pendant le cours de plusieurs épidémies de na-

(1) Stoll, *Traité de méd. prat.*

ture différente, mais à l'égard desquelles toutes les saignées avaient été jugées nuisibles, ou s'étaient montrées contraires, on a vu l'apparition normale du flux menstruel échanger rapidement en mieux l'état des malades.

Dans le cours des maladies chroniques, en général, mieux vaut que le flux menstruel se fasse en trop petite quantité qu'en trop grande. Au demeurant, l'influence judicieusement appréciée que ces modifications exercent sur l'état général du malade, sera toujours la plus sûre règle suivant laquelle le médecin devra asseoir son pronostic.

Cette influence des constitutions médicales sur l'organisation a été mise hors de doute dans l'excellent travail que M. Double a lu à l'académie des sciences sur l'ouvrage de M. le docteur Fuster. Ce médecin, fidèle à ses doctrines, n'a fait que donner plus d'étendue aux nombreux faits qu'il avait publiés sur ce sujet dans les bulletins de la société de médecine. Nous allons extraire de ce journal ce qui a rapport à notre sujet.

Dans la constitution médicale des trois premiers mois de l'an XII, la muqueuse vaginale fut attaquée comme les autres muqueuses. Aux pertes sanguines qu'on avait observées le trimestre antérieur, succédèrent des pertes blanches. Les maladies de l'organe utérin furent plus fréquentes, plus nombreuses, plus intenses. L'écoulement périodique du flux menstruel se montra toujours laborieux, retardé et incomplet (1).

Les hémorrhagies utérines, assez fréquentes dans les trois derniers mois de l'an XI, parurent évidemment tenir à la colliquation des forces vitales, comme des fluides.

(1) *Journal de médecine, de chirurgie et de pharmacie*, an 1804, **T. XIX,** pag. 51.

Elles ne présentaient point, en général, le caractère inflammatoire, et demandaient rarement la saignée. L'opium, uni aux fortifiants, et principalement au quinquina, les astringents minéraux, ont été heureusement employés (1).

Les considérations précédentes ne laissent aucun doute relativement à l'action des organes sur la menstruation; mais si dans la plupart des cas que nous avons passés en revue, l'état morbide de l'organisme était un fait patent, cette influence peut se manifester sans que les organes aient révélé au dehors leur souffrance. Ainsi les apparences de l'hémorrhagie utérine menstruelle se montrent en même temps quelquefois que les phénomènes généraux des règles, portés au point de déterminer des véritables accidents maladifs par leur intensité, sans que l'utérus présente aucun signe d'hypérémie et de turgescence. On trouve alors fréquemment des signes d'hypérémie vers quelqu'organe plus ou moins éloigné de l'utérus, soit vers la tête ou la muqueuse nasale, pulmonaire, gastrique, ou même sur quelque partie extérieure du corps. Il faut alors diminuer l'hémorrhagie anormale, et favoriser la manifestation de l'hémorrhagie utérine.

Quelquefois, dit M. Gendrin, on voit dans ces cas apparaître chez les femmes cachetiques, des épiphénomènes qui ne peuvent se rapporter à aucune hypérémie anormale. Ces épiphénomènes consistent dans des accidents nerveux portant sur la motilité, la sensibilité ou les facultés intellectuelles; les antispasmodiques sont alors convenables, les affusions froides, l'application du froid, peuvent

(1) Double, *Journal général*, Tom. XVIII, p. 459. Voir le rapport fait à l'Institut en 1830, par M. Double, sur le travail remarquable de M. Fuster, concernant les constitutions médicales.

rendre des services. L'opium est aussi un excellent moyen souvent préférable à l'assa-fœtida (1).

Lorsqu'on suit la marche des maladies, on voit que leur influence sur la menstruation s'annonce, en général, par des anticipations, des diminutions, et surtout par des suppressions; mais que ces épiphénomènes sont évidemment consécutifs. Il paraît donc naturel, au premier abord, de n'attacher qu'une importance secondaire à ces symptômes, et de les faire rentrer dans le traitement général; il s'en faut cependant de beaucoup que les choses se passent toujours ainsi, et, plus d'une fois, l'apparition naturelle ou artificielle des règles, vient donner une heureuse impulsion à la marche des maladies. Cette considétion est du plus haut intérêt, car elle place l'aménorrhée sous un nouveau point de vue pratique.

Considérée comme symptôme, l'aménorrhée aggrave-t-elle les accidents? La cessation est-elle alors évidemment utile? N'existe-t-il pas de circonstances où elle est un auxiliaire avantageux? Autant de questions qui seront successivement discutées.

Les dérangements de la menstruation offrent des particularités intéressantes. Dans les maladies aiguës ils cessent souvent avec la cause, mais ils peuvent persister un temps plus ou moins long après la guérison. Cette disposition s'observe aussi dans les affections chroniques. Plusieurs fois, après les aménorrhées prolongées, le cours du sang se rétablit sans présenter aucune altération dans les époques et la quantité. Le retour du flux menstruel n'est pas un signe constant d'amélioration ou de guérison; il a lieu avec l'incurabilité ou la durée fort longue des maladies.

(1) Gendrin, *Traité physiologique de médecine*, Tom. II.

Dans ce cas les époques sont souvent marquées par une augmentation dans les symptômes.

Toutes les maladies n'occasionent pas de trouble dans la fonction menstruelle. Il n'est pas rare de voir les lésions les plus graves exister avec le retour régulier des règles. Quelquefois l'altération se montre au début d'une maladie, et cesse lorsqu'elle atteint son plus haut degré.

Il peut arriver que l'aménorrhée paraisse due à une cause physique ou morale, mais lorsqu'on examine les organes, on acquiert la certitude que cette cause apparente n'a fait que hâter le développement du symptôme.

Sous le rapport du pronostic, l'apparition des règles présente quelques considérations importantes.

En général, dans toutes les maladies aiguës, c'est un signe favorable que la menstruation se présente aux époques régulières, et qu'elle se fasse de la manière accoutumée. La disposition inverse est d'un mauvais augure.

L'apparition des règles est à ce point favorable dans le cours des maladies aiguës, qu'on l'a vue exercer une heureuse influence sur la fièvre jaune, dont elle a quelquefois décidé la solution la plus désirable. M. Dalmas en a cité un exemple dans l'observation très-détaillée de M. Gebaut, et il a vu un assez grand nombre de faits analogues pour établir d'une manière générale la proposition suivante : les moyens qu'on peut regarder comme heureux et favorables dans la fièvre jaune, sont le retour ou l'apparition des règles (1).

La condition première du traitement des affections aiguës et chroniques, est de guérir la cause ; mais si l'on se rappelle que l'apparition du flux menstruel modifie sou-

____

(1) Delmas, *Recherches médicales sur la fièvre jaune*, p. 135 et 188.

vent d'une manière avantageuse le cours des maladies, i. devient intéressant d'examiner les cas dans lesquels il est nécessaire de solliciter directement l'appel du sang.

Plusieurs distinctions se présentent ici : le désordre menstruel doit être attaqué directement pendant la maladie, ou bien il faut attendre la convalescence. Il est inutile d'ajouter que souvent il n'y a rien à faire.

Le genre des maladies, la nature des organes, le degré et la physionomie des symptômes, sont les circonstances qui indiquent le besoin du traitement direct de la lésion de la menstruation. Au reste, dans ce cas comme dans beaucoup d'autres, il y a des motifs d'agir que le médecin praticien saisit à l'instant, et qui ne peuvent être prévus par aucune règle.

Le choix et la quantité des agens thérapeutiques méritent une attention sérieuse, car la guérison dépend souvent de leur emploi judicieux.

Ces préliminaires posés, cherchons maintenant quelle est l'action des maladies aiguës et chroniques sur les règles.

Influence des maladies aiguës sur les règles.

Il n'est point d'affection aiguë qui ne puisse occasioner la diminution, le dérangement, l'irrégularité et la suppression des règles. Ce dernier accident surtout se remarque dans un très-grand nombre de cas. Dans d'autres circonstances, cependant, le cours des règles n'est point modifié, et, malgré l'intensité du mal, elles apparaissent à leurs époques. La suppression des menstrues a souvent pour résultat de faire porter l'effort hémorrhagique sur l'organe malade; faut-il alors tirer du sang pour désemplir tout le système et combattre ainsi l'irritation de l'organe, où diriger les émissions sanguines vers les organes génitaux, pour rappeler l'hémorrhagie utérine? L'expérience apprend que, dans le plus grand nombre des cas, les saignées générales et locales qui se rapportent aux organes directement affectés, doivent être les principaux moyens de traitement; c'est ce que nous aurons l'occasion de développer dans le cours de cet article.

Pour jeter quelque jour sur cette question, ou du moins pour nous rendre compte de ce qui arrive le plus ordinairement, nous allons analyser les quatre-vingt-cinq observations que nous avons recueillies, en les classant par leur ordre de fréquence.

Dans les inflammations cérébrales, les règles peuvent être arrêtées au début. Une femme eut, il y a cinq ans, une méningite; les menstrues furent supprimées; elles ne sont jamais venues depuis régulièrement, et ont diminué de quantité. Chez une autre malade, elles furent deux mois sans venir, puis, lorsqu'elle reparurent, elles coulèrent moins long-temps et moins fortement.

Une jeune personne eut, à 17 ans, une affection nerveuse dont les symptômes furent surtout prononcés du côté gauche du cerveau; ses menstrues s'arrêtèrent pendant treize mois. Au bout de ce temps elles coulèrent en abondance à deux différentes reprises, puis elles se montrèrent comme d'habitude.

Les pneumonies, les pleurésies, ont le même résultat. Dans treize observations nous avons constaté le désordre du flux menstruel.

Chez les femmes qui font le sujet de ces recherches, tantôt les règles qui ont existé au début ont diminué d'une manière notable, tantôt elles ont été complétement supprimées. Cette suppression a persisté, dans le plus grand nombre, pendant la convalescence, et n'a cessé chez plusieurs qu'après deux, quatre, et même dix mois de durée. Une de ces femmes avait ses règles au moment où elle éprouva le frisson et la douleur de côté ; elles cessèrent à l'instant, et ne se rétablirent qu'au bout de quatre mois. Une autre femme se plaint d'un frisson et d'un point pleurétique ; au même moment les règles se montrent ; il y avait dix jours que cette hémorrhagie durait, lorsqu'elle fut reçue à l'Hôtel-Dieu dans le service de M. Jadioux. Les symptômes de la pneumonie étaient manifestes ; ils n'avaient été aucunement modifiés par l'afflux sanguin. Dans un autre exemple, la pneumonie et les saignées n'empêchèrent point les menstrues de couler. On doit cependant tenir compte, dans l'aménorrhée qui persiste, de l'emploi des émissions sanguines.

Dans la plupart des affections de la cavité abdominale, nous avons également observé la diminution des règles, ou l'aménorrhée au début ; ou bien encore le flux périodique ne paraissait point à l'époque suivante. Ce symptôme existait surtout lorsque la maladie avait de la gravité. Il faut dire cependant que de deux affections absolument semblables, l'une pourra n'offrir aucun dérangement dans l'évacuation périodique, tandis que l'autre sera compliquée de suppression. Les 24 observations qui nous ont présenté ce symptôme, étaient relatives à des gastrites, des entérites, des choléra, des péritonites, des affections de l'utérus et des abcès sous-cutanés.

Chez une femme qui était atteinte d'une entérite, la maladie fit avancer les règles d'une quinzaine, mais elles subirent l'influence ordinaire ; au lieu de couler quatre jours comme d'habitude, elles ne se montrèrent que deux jours et en moindre quantité. Chez une autre femme qui avait une ictère, les menstrues parurent deux fois dans l'intervalle d'un mois à l'autre, mais leur quantité fut moindre chaque fois.

Nous avons vu le mariage et l'accouchement régulariser la menstruation ; la maladie a eu, dans quelques circonstances rares, la même influence. Une dame était parvenue jusqu'à 25 ans sans avoir ses époques régulières. Elle fut prise d'une inflammation intestinale assez intense ; lorsqu'on eût obtenu la guérison de cet état morbide, la malade eut ses règles le mois suivant, et depuis elles se sont montrées toujours régulièrement. Dans deux cas de choléra, les règles ont été arrêtées, et elles ont été plus de trois mois sans reparaître. Nous avons déjà parlé de cette action dans les maladies aiguës sur l'aménorrhée; les faits suivants confirment ce que nous avons dit.

Obs. CLXXI. — La nommée Pa...., âgée de 19 ans, entra, le 10 octobre 1827, à l'hôpital Saint-Antoine, dans le service de M. Kapeler, pour une entérite qui avait commencé il y avait trois mois. Les douleurs étaient très-vives ; elle se plaignait d'un sentiment continuel de ténesme. Les selles étaient abondantes, sanguinolentes; elle allait vingt fois par jour à la garde-robe. Depuis le commencement de la maladie, les règles n'ont pas reparu. Pendant son séjour on lui a fait plusieurs applications de sangsues ; la santé s'est améliorée, mais elle est sortie la langue encore rouge et sans avoir revu. Deux mois après, les menstrues ne s'étaient pas encore montrées.

Obs. CLXXII. — Le 18 mars 1827, on reçoit à l'hôpital Saint-Antoine la nommée Charton, âgée de 27 ans. Il y a 8 jours, elle a éprouvé des frissons, des douleurs de ventre, de la céphalalgie, des vomissements ; ses règles n'ont pas paru depuis six semaines ; elle se croit enceinte.

L'examen fait reconnaître une péritonite ; pendant un mois la maladie fait des progrès, mais sa marche est lente ; les symptômes s'exaspèrent au bout de ce temps, et Charton succombe. A l'autopsie on trouve les traces d'une péritonite déjà un peu ancienne. L'utérus est parfaitement sain, il n'y a aucun vestige de fœtus.

Une femme est prise de vomissements nerveux qui persistent 48 jours ; les règles manquent pendant toute leur durée ; à peine sont-ils terminés, que l'évacuation périodique reparaît. Dans plusieurs de ces cas, nous avons observé qu'à chaque époque les femmes éprouvaient des coliques, des maux de reins, des migraines, quoiqu'il n'y eut aucune trace de menstruation.

Les fièvres éruptives suivent la loi commune, elles impriment, comme les affections aiguës précédentes, une modification plus ou moins profonde à la menstruation, mais le trouble fonctionnel n'est pas cependant aussi fréquent que dans les inflammations viscérales ou thoraciques. Dans dix cas de variole, de varioloïde, de rougeole et de scarlatine, les règles furent six fois dérangées, et quatre fois restèrent à l'état normal. Une femme avait eu ses menstrues huit jours avant la variole dont elle fut atteinte ; le début de la maladie fut signalé par le retour du flux périodique, mais sa durée, au lieu de se prolonger une semaine, ne fut que de deux jours. Une femme, âgée de 24 ans, entre à l'Hôtel-Dieu pour une variole semi-confluente ; le flux hémorrhagique coule ordinairement cinq jours et avec force. Pendant la période croissante de l'éruption, l'hémorrhagie périodique a lieu, sans perdre de son abondance et de sa durée. La maladie parcourt ses phases accoutumées.

Le caractère malin exerce une action marquée sur la

menstruation ; souvent alors les règles sont supprimées, ou bien, si le sang coule, il est noir, fétide, et se rapproche des altérations de ce liquide dans la fièvre typhoïde.

Les menstrues sont fortement influencées par la fièvre typhoïde. Quatorze fois nous avons noté des troubles de cette fonction : tantôt le flux était diminué au début, tantôt il était supprimé ; dans quelques autres cas le désordre n'avait lieu qu'à l'époque suivante. Lorsque les règles se montraient pendant le cours du mal, elles aggravaient momentanément les symptômes ; quelquefois, cependant, leur présence n'était annoncée par aucun signe insolite. Le désordre de la menstruation persista plus ou moins longtemps après la convalescence. Chez une femme, après une aménorrhée de dix mois, le flux se montra aussi régulier et aussi abondant qu'auparavant. Dans un cas les menstrues ne revinrent qu'au bout de deux ans ; dans un autre, elles diminuèrent et furent plusieurs mois irrégulières. Une femme voit ses règles arrêtées depuis le commencement de la fièvre. En explorant les carotides, on constate dans celle du côté gauche un bruit de souffle très-marqué. Deux mois après son entière guérison, le cours du sang n'était point encore rétabli.

Obs. CLXXIII. —La nommée R.... présente, à 17 ans, les symptômes d'une fièvre adynamique : ses règles sont aussitôt arrêtées, et, pendant neuf mois elles ne reparaissent pas. Au bout de ce temps, le flux menstruel se rétablit, mais d'une manière irrégulière et en moins grande quantité. Il ne revient à son état normal qu'après sa première couche.

M. Honoré n'a jamais vu les règles couler pendant le temps des affections typhoïdes.

Dans plusieurs épidémies de fièvres putrides, soit simples, soit compliquées, on a observé des flux utérins abondants et de mauvais augure (1).

Boucher, qui a publié d'excellentes observations sur les constitutions médicales de Lille, a fait la remarque que, dans la fièvre putride maligne qui régna dans quelques cantons de la Châtellenie, le flux menstruel qui paraissait dans le commencement de la maladie, était toujours de mauvais augure, et surtout lorsqu'il venait à contre-temps. Le danger redoublait lorsqu'il reparaissait à diverses reprises dans le progrès et l'état de la maladie ; c'en était fait des patients, lorsqu'il tournait en perte (2).

Les fièvres intermittentes modifient également la cause des règles.

Obs. CLXXIV. — Une jeune fille, âgée de 20 ans, est prise de frissons, de chaleur et de sueurs. Les accidents se reproduisent tous les jours à la même heure : la menstruation se suspend, le ventre se tuméfie. L'éruption périodique reparaît un peu pendant un an, puis elle se supprime de nouveau cinq mois avant son entrée à la Charité, où elle est placée dans les salles de M. Rayer, le 18 juillet 1837. Cette fille se plaint de coliques, de céphalalgie ; le ventre est gros ; l'appétit est bon, les digestions se font bien. L'auscultation fait entendre un bruit de souffle très-marqué à la région du cœur ; ce bruit persiste pendant quelque temps : il cesse dès qu'on est parvenu à rappeler les règles.

Une femme a une fièvre tierce qui dure huit mois ; les

(1) Huxham, *Opera*, Tom. II, p. 49. — Van-den-Bosch, *Hist. constitut. verminos*, p. 104 et 153. — Boucher, *Journal de médecine*, février, T. X. 1759.— Double, *Séméiologie.*

(2) *Journal de médecine et de chirurgie*, par Vandermonde, Tom. X, p. 442. 1758.

règles s'arrêtent et ne reviennent pas pendant deux ans. Au bout de ce temps elles coulent en aussi grande abondance et aussi régulièrement qu'autrefois.

Une femme de 36 ans, jusqu'alors bien portante et bien réglée, ressent les atteintes d'une fièvre quarte; ses menstrues sont d'abord diminuées, puis elles cessent entièrement.

Dans les fièvres intermittentes simples, compliquées, rebelles, dans les intermittentes et rémittentes pernicieuses, dans les fièvres nerveuses seules ou compliquées d'exanthème, dans la variole, la rougeole, la scarlatine, la miliaire, les petéchies, le scorbut, la chlorose, les obstructions des viscères abdominaux, les hydropisies, l'ascite, les convulsions, il y a souvent des hémorrhagies utérines fâcheuses, et qui même quelquefois entraînent l'avortement dans le cas de grossesse.

Le rhumatisme articulaire aigu agit comme les inflammations, il modifie, suspend les règles.

Obs. CLXXV. — Démarque, âgée de 32 ans, forte, bien constituée, entre, le 14 septembre 1837, à la Charité, dans le service de M. Andral, pour des douleurs rhumatismales. Elles reparaissent pour la seconde fois, et occupent les jointures des poignets, des genoux, des pieds. On entend un bruit de souffle au premier temps. Le rhumatisme l'a saisie au moment où elle avait ses règles; celles-ci ont été aussitôt arrêtées, et depuis plus de cinq semaines elles ne sont pas encore revenues.

Enfin, dans quatre cas de syphilides avec blennorrhagie, ulcérations, les menstrues ont été également supprimées au début de la maladie; une fois elles ont reparu au bout de huit mois, mais après une application de sangsues aux parties de la génération; une autre fois, elles ont manqué vingt mois, et n'ont plus reparu que d'une manière irrégulière. Dans le troisième exemple elles sont revenues d'elles-mêmes, après un intervalle de six mois, en même quantité et aux époques ordinaires.

Les différents faits que nous venons d'examiner nous permettent de tirer quelques inductions relativement à l'influence des maladies aiguës sur les règles.

La diminution et la suppression des menstrues sont les premières conséquences de cette influence. Nous avons noté l'aménorrhée trente-deux fois sur quarante. Elle a lieu presque toujours au début, ou bien lorsque le sang a paru, il manque à l'époque suivante. Dans un certain nombre de cas, le premier indice de l'action morbide est un changement dans la force et la durée du flux. Les menstrues qui coulaient 5, 6, 7, 8 jours, ne se montrent plus que deux ou trois jours, et en moindre quantité. Quelquefois l'influence est marquée par le retour anormal de l'hémorrhagie.

L'aménorrhée n'est pas limitée à la durée de la maladie. Dans vingt cas elle a persisté depuis deux mois à partir de la convalescence, jusqu'à deux ans. Tantôt la santé a paru souffrir de ce retard, tantôt elle n'a offert aucun désordre.

Les lésions de la menstruation se sont montrées sept fois sous d'autres formes : les règles ont diminué, elles sont devenues irrégulières; dans trois cas elles n'ont point été dérangées, et ont reparu comme à l'ordinaire. Ces troubles se sont passés après un certain temps, une fois ils n'ont pas cessé de se reproduire.

L'influence de ces dérangements sur la marche des maladies, sur leur intensité, ne nous a point semblé caractéristique; aussi les avons-nous considérés comme un symptôme de plus ; mais, à raison même de cette addition, nous pensons que ces dérangements doivent ajouter à la gravité du mal, sans que nous puissions dire cependant que la présence de ce flux soit toujours avantageuse, ou qu'elle diminue les accidents.

Ces réserves faites, nous allons entrer dans quelques développements nécessaires, et résumer quelques-unes des propositions que nous avons formulées ailleurs. Les observations précédentes nous ont montré qu'il y avait là une question d'époque ; ainsi, il est certain que l'éruption prématurée des menstrues est du genre des évacuations symptomatiques, ordinairement plus dangereuse dans le principe des maladies que dans d'autres temps. C'est un fait d'observation que les évacuations ne sont presque jamais avantageuses dans le commencement d'une maladie, dans quelque lieu qu'elles s'établissent. Cependant les menstrues anticipées peuvent être utiles dans l'état d'une maladie quand elles arrivent en abondance et sans trouble. Quoi qu'il en soit, quoique les mois devancent leur temps prescrit, il faut considérer ce que cette complication apporte de bien ou de mal, les causes qui la déterminent, enfin ce qu'il convient de faire ou d'éviter.

Les considérations que nous avons présentées en parlant de l'influence des règles sur les maladies aiguës, semblent indiquer que la suppression ne doit pas exiger un traitement spécial pendant la durée du mal ; mais cette règle n'est pas sans exception. Si, par exemple, un mieux se manifeste dans l'état de l'individu, si quelque phénomène de crise se présente, il n'en est plus de même, et l'appel du sang vers les parties de la génération peut terminer rapidement tous les accidents.

Obs. CLXXVI.—Une jeune personne est atteinte d'une

pneumonie droite au premier degré, dont l'étendue est d'environ 0,100 centim. On pratique deux saignées le premier et le second jour. Elles amènent une amélioration, mais l'inflammation pulmonaire n'est point enrayée. Le quatrième jour il se manifeste des signes d'orgasme vers l'utérus; on saisit cette indication; douze sangsues sont appliquées à la vulve; il y a, quelques heures après, une détente sensible, et la convalescence s'établit à partir de ce moment.

Dans les affections du bas-ventre, et en particulier dans celles de la matrice, le rétablissement des menstrues peut contribuer à la guérison. Mais ici quelques indications doivent être posées : si, par exemple, il est nécessaire d'opérer le dégorgement de l'utérus, on saignera au pied; si ce dégorgement n'est pas nécessaire, on saignera au bras, dans la vue de faire une révulsion et de déranger l'ordre des mouvements établis sur l'organe par l'acte morbide. On peut encore, si cela est indiqué par la maladie, et nous avons eu soin d'en faire connaître les circonstances, administrer l'émétique ; mais ici il faut distinguer les cas où ce médicament doit être donné comme évacuant, de ceux où il doit l'être seulement comme altérant. Il y a quelques années, cette distinction eût été regardée comme ridicule, aujourd'hui elle est considérée comme pratique. Voici, au reste, les règles tracées par Vigaroux : lorsque, par tous les signes qui caractérisent la présence des matières saburrales dans l'estomac et les premières voies, on est convaincu que l'état dominant est dû à ces matières, on doit administrer l'émétique dans la vue d'évacuer; mais si l'on juge les évacuations suffisantes, et que l'état nerveux et spasmodique persiste, on doit employer l'émétique à dose brisée; donner, par exemple, un grain d'émétique ou un grain d'ipécacuanha par jour ; ou bien prescrire un grain d'ipécacuanha seul avec sept grammes de sucre fin ou de magnésie, selon la méthode de M. Wichmann.

Cette méthode a même cela d'avantageux, qu'elle tient le ventre libre, et qu'elle peut suppléer à la purgation lorsqu'elle est nécessaire. Ordinairement, le meilleur temps pour administrer les purgatifs, est le déclin des menstrues ; cependant, lorsque dans le principe, les mois, quoique ayant devancé leur époque ordinaire, ne coulent que goutte à goutte, et qu'on a lieu de croire que cette anticipation est due à la présence d'une bile de mauvaise qualité, à un état saburral quelconque, à un amas de substances mal digérées, il faut alors , dans le commencement, saigner moins et purger les malades, ce qu'il convient également de faire dans l'état de la maladie qui est plus propre à la purgation qu'à la maladie.

La saignée doit même être recommandée dans l'état de maladie, lorsqu'elle a été négligée au début, que des signes sensibles en indiquent le besoin, et que les règles ne coulent que goutte à goutte. Mais, en pareil cas, l'émission sanguine doit être faite avec plus de précaution et moins d'abondance que dans le principe ; comme aussi, dans le commencement, on doit purger avec plus de précaution, et moins que dans le déclin.

La suppression des menstrues, au commencement des maladies aiguës, est un effet de ce stimulus morbide qui, le plus communément, arrête ou modifie les sécrétions ou les excrétions ; mais lorsque les médicaments ont été employés d'une manière énergique, lorsque la convalescence est longue, il y a d'autres effets qui doivent être attribués aux déperditions, et plus tard au travail réparateur qui s'assimile tous les matériaux qu'il peut trouver.

D'après ces idées, le traitement des lésions de l'évacuation périodique après la maladie, variera suivant les circonstances: si la femme ne souffre pas, si la matrice n'est pas douloureuse, en un mot, si la santé est bonne, la médication est inutile; mais la conduite sera différente lorsqu'il existe du malaise, de la douleur, des signes de tension vers l'utérus. Le retour des règles, en pareil cas, dissipera souvent les accidents.

Obs. CLXXVII. — Une jeune fille dont les règles avaient été arrêtées par une affection syphilitique, éprouva, au bout de deux mois, des douleurs dans la matrice, des maux de reins, des engourdissements dans les jambes. On mit les sangsues à la partie supérieure et interne des cuisses, les règles apparurent, et tous les symptômes se dissipèrent.

Il arrive souvent, avons-nous dit, que les règles manquent au début des maladies : lorsque cette circonstance se présente, il faut examiner d'abord si les mois sont naturellement retardés depuis peu, ou s'ils sont supprimés depuis long-temps, enfin si la maladie qui survient dérive ou non de cette suppression ; lorsqu'elle en dérive, on doit, selon Mercatus, débuter par une saignée au pied, et répéter ce moyen si la maladie continue à faire des progrès.

Il n'y a pas lieu à l'application des autres moyens si la suppression est récente et la maladie peu intense, il vaut mieux attendre le rétablissement des règles, que de les provoquer par un traitement actif. Quand la suppression est ancienne et la maladie grave, il faut saigner promptement si le cas l'exige, et administrer les autres remèdes indiqués, sans avoir égard aux menstrues qui pourraient en retarder l'emploi.

Lorsque les mois traînent en longueur, et que la maladie s'accroît par une cause étrangère à la menstruation, le traitement doit débuter par les indications que présentent et la cause et la maladie. Si donc l'affection morbide est très-aiguë, comme le serait, par exemple, une pleurésie, une pleuro-pneumonie, une angine inflammatoire, et demande de prompts secours, on ne doit prendre conseil que de l'indication qu'elle présente. Dans le cas contraire, on peut attendre et accorder quelque chose aux règles; ensuite, après avoir ouvert la saphène, on fera usage de frictions, de pédiluves, de ligatures, de ventouses ou de sangsues, selon l'exigence des cas.

Il arrive quelquefois qu'au moment où une maladie se déclare, la menstruation est imminente où se trouve établie; dans ce cas, si l'affection est de la nature de celles qui viennent de l'utérus, et si elle exige la saignée, on la pratiquera au pied pour ne pas empêcher une révulsion contraire aux mouvements naturels qui doivent s'établir ou qui le sont déjà : si la maladie dépend d'une diathèse générale, ou bien attaque un organe particulier, les auteurs conseillent de saigner au bras, lors, surtout, que l'indication est positive, et la dérivation nécessaire. Il en est de même des vomitifs et des purgatifs, quand ils sont indiqués par l'état saburral des premières voies, on doit les administrer sans hésiter. Quelquefois la maladie provient de l'irruption prématurée des règles, et ces deux affections ont une origine commune : la même cause les a produites simultanément. Mercatus donne alors le *conseil* d'ouvrir d'abord la veine du pied, et puis celle du bras quand la maladie sévit avec violence, et quand surtout la pléthore est la cause du mal et de l'excrétion prématurée des mois.

Il est des cas où les menstrues coulant à l'époque habituelle, coïncident avec un des temps d'une maladie, et forment un des incidents les plus embarrassants dans la pratique de la médecine. Beaucoup de médecins ont dit, dans ce cas, qu'il convient d'attendre : les observations que nous avons citées démontrent de la manière la plus positive qu'il faut agir instantanément. Dans les affections plus légères, on pourvoit à la menstruation en ouvrant la veine dans le lieu le plus favorable et le plus propre à dégorger l'utérus ; sans cela il est à craindre que la maladie ne devienne plus grave. Mercatus, en pareil circonstance, commençait le traitement par une saignée de pied, et le même jour, si l'évacuation menstruelle n'avait pas augmenté, si même elle avait diminué, il saignait sans délai au bras.

L'emploi des purgatifs, des vomitifs, des sudorifiques, est subordonné aux menstrues ; et, d'ailleurs, leur application diffère essentiellement de celle de la saignée. Cependant il est des cas où l'administration des purgatifs, et même des émétiques, peut avoir lieu nonobstant l'écoulement des menstrues ; c'est, comme le disaient les anciens auteurs, lorsque la turgescence est bien établie ; il faut alors recourir à leur emploi, sans cela on s'exposerait à perdre un temps précieux, et à prolonger la durée du mal.

Quand les règles ne sont qu'imminentes au moment où la maladie débute, on doit examiner si cette affection est du genre de celles qui attaquent tout le système ou quelque organe particulier. Si la maladie attaque tout le système ou un organe particulier, on doit alors pratiquer la saignée du bras. Quant à la sueur, au vomissement, à la purgation, on peut différer ces sortes d'évacuation jusqu'à ce que les menstrues aient cessé. Cependant, si l'indication était urgente, on se conduirait comme il a été dit précédemment.

Mais, si, dans le cours d'une maladie, les mois dépassent l'époque qu'ils avaient coutume d'affecter, il est alors nécessaire de s'assurer si cette évacuation est habituelle chez les femmes, si elle est supprimée depuis longtemps, ou si la maladie tire sa source d'une suppression nouvelle, et si elle en est aggravée. De quelque manière que cela arrive, si la saignée est nécessaire, et que les époques de la maladie eussent coutume d'avancer, on ouvrira la veine dans l'endroit le plus favorable, sans avoir égard aux menstrues. On se comportera de même lorsque la malade aura ses mois supprimés depuis longtemps (1).

Diverses circonstances exigent encore qu'on oppose un traitement direct à l'aménorrhée; telle est, par exemple, l'exaspération des symptômes au moment de l'époque dans le cours d'une maladie.

Le dérangement des menstrues qui persiste après la guérison, peut résister à tous les remèdes. Nous l'avons vu cesser après l'accouchement.

Le temps qui s'écoule entre l'apparition de l'aménorrhée symptomatique et le retour des règles, n'est point un obstacle à l'état normal de la fonction. Après une suppression complète de deux années, déterminée par une fièvre typhoïde, l'écoulement périodique revint à ses époques ordinaires et en même quantité. L'observation que nous devons à M. Récamier est encore plus curieuse: huit années s'écoulèrent avant le retour des menstrues.

____

(1) Vigaroux, _Cours élémentaire des maladies des femmes_, Tom. I, p. 189.

L'aménorrhée et les autres désordres de la fonction menstruelle, occasionés par une maladie aiguë, peuvent être le point de départ de l'âge critique. Cette considégation est d'une haute importance, car l'on comprend combien un traitement médical pourrait être préjudiciable en pareille circonstance.

En résumé, les maladies ont une influence marquée sur les règles ; elles les dérangent, les diminuent ou les suppriment. Ces accidents de la menstruation doivent être considérés, dans un certain nombre de cas, comme des complications des maladies qui exigent un traitement plus ou moins actif. L'époque de l'emploi des moyens thérapeutiques dans ces désordres variés de la menstruation, n'est point indifférente ; il y a donc des indications de temps que le praticien ne doit pas perdre de vue.

CHAPITRE II.

Influence des maladies chroniques sur les règles.

Influence des maladies chroniques sur les règles. —Aménorrhée symptomatique. —Affections de poitrine. —Phthisie pulmonaire. —Action de la grossesse sur la marche de la phthisie. —Maladies du cœur. —Lésions des intestins. —Affections de l'utérus et de ses annexes, engorgements, ulcérations, maladies cancéreuses, polypes, polypes mous, lésions des ovaires. —Maladies nerveuses, épilepsie, hystérie, folie. —Maladies vénériennes. —Hydropisies. — Scrofules. — Influence des maladies chirurgicales sur les règles et sur les opérations. — Résumé.

L'ÉTUDE de l'influence des maladies chroniques sur les règles, présente des résultats plus complets que celle des maladies aiguës sur la menstruation, parce que, dans ce cas, les dérangements du flux périodique n'arrivent qu'à une époque avancée de la lésion, et que la lenteur des symptômes permet de les suivre dans leurs diverses phases. Comme dans les affections aiguës, tous les désordres du flux périodique peuvent avoir lieu ; mais le plus commun est l'aménorrhée symptomatique.

Pour bien apprécier le rapport qui lie ces dérangements menstruels aux maladies qui les produisent, nous allons examiner ces dernières d'après leur ordre de fréquence et leur degré d'action : 144 observations servent de base à ce travail.

, Les affections de poitrine, au premier rang desquelles il faut placer la phthisie pulmonaire, ont une très-grande influence sur les règles. Dans 47 observations où nous avons noté le trouble de l'éruption périodique, il y avait 34 cas de suppression. Plus d'un quart de ces aménorrhées avaient été annoncées par des irrégularités, des diminutions ; quelques-unes, en petit nombre, avaient été remplacées par des irrégularités ou une diminution de règles. Les autres désordres consistaient dans des diminutions, des irrégularités, de la dysménorrhée. Quatre fois les règles n'éprouvèrent aucun changement malgré le degré avancé de la phthisie. Deux fois on constata des phénomènes absolument analogues à ceux qui signalent la présence des tubercules, la menstruation se rétablit, et les femmes guérirent. Enfin nous avons observé une femme sous l'empire d'une phthisie avancée, qui avait ses règles plus abondantes que dans l'état normal. Dix-neuf fois nous pûmes avoir des renseignements précis sur le temps de la suppression ; les époques étaient comprises entre un mois et un an, et présentaient tous les degrés intermédiaires. Quelques femmes avaient déjà eu plusieurs aménorrhées. Deux avaient eu une première atteinte de phthisie lors de l'apparition de la menstruation. En interrogeant ces malades, nous trouvâmes que, sur les 47, les trois-quarts environ faisaient remonter leur affection à une date plus éloignée, et dont la moyenne, avant la suppression, pouvait être estimée à 6 mois. Dans quelques-uns de ces faits, la toux, le rhume, avaient plusieurs années d'ancienneté. La phthisie pulmonaire supprime donc, dans un grand nombre de cas, la menstruation : et ce symptôme nous paraît un très-bon moyen de diagnostic dans certaines bronchites chroniques qui simulent une affection tuberculeuse.

Il n'est point de notre sujet de rechercher les causes qui favorisèrent le développement de la phthisie ; mais nous ne pouvons nous empêcher de remarquer que cette funeste maladie parut 6 fois immédiatement après les couches. Elle existait, selon toutes les probabilités ; seulement le travail de l'accouchement la fit marcher avec beaucoup de rapidité. Nous retrouvons cette influence dans une maladie non moins cruelle, la folie ; rien de plus commun que d'observer la perte de la raison à la suite des couches.

Obs. CLXXVIII.—Desoudin, âgée de 34 ans, journalière, avait toujours joui d'une bonne santé ; jamais sa menstruation n'avait été dérangée, lorsqu'elle commença, il y a dix-huit mois, à tousser. Devenue grosse, elle accoucha heureusement ; mais presqu'aussitôt les symptômes de la phthisie pulmonaire se dessinèrent avec une très-grande intensité. Les menstrues se supprimèrent complétement ; et lorsque la malade fut reçue à l'Hôtel-Dieu (1er mars 1839), elle ne voyait pas depuis huit mois. Les renseignements apprirent qu'aucune personne de sa famille n'avait eu d'affections de poitrine. Peut-être faut-il attribuer les développements de la phthisie aux privations de toute espèce dont elle était affligée depuis quelque temps.

Obs. CLXXIX. — Marie Nazal, âgée de 32 ans, est réglée pour la première fois à 17 ans, sans s'en apercevoir ; le flux menstruel reparait régulièrement tous les mois, dure 7 à 8 jours, fortement pendant cinq. Il y a vingt mois, elle accouche d'un enfant vivant. Les suites sont heureuses, mais les règles ne reviennent plus comme auparavant, elles coulent à peine un jour, et manquent fréquemment. Presqu'aussitôt l'accouchement elle est prise d'une petite toux sèche continuelle.

Jusqu'à cette époque, Nazal, que nous avions soignée, n'avait jamais toussé ; elle était grosse, forte, très-active, et exécutait des travaux fatigants ; mais de ce moment elle maigrit à vue d'œil, perd ses forces, a des palpitations, des étouffements. L'examen fait reconnaître à M. Andral et à nous une bronchophonie en avant et en arrière. Aux époques menstruelles, cette femme voit à peine, mais ses gencives saignent beaucoup ; la fièvre s'allume, l'affection tuberculeuse fait de rapides progrès, et Nazal succombe. Son père et un de ses frères sont morts de la poitrine.

Nous avons choisi ces observations entre plusieurs autres semblables qui ne laissent aucun doute relativement à l'influence qu'exerce la grossesse sur le développement de la phthisie. Cette action a la plus grande analogie avec celle des fièvres éruptives sur les tubercules. Maintes et maintes fois nous avons vu des individus atteints de la rougeole, qui présentaient avant la maladie tous les attributs de la santé, et chez lesquels on voyait presqu'immédiatement apparaître la toux, l'expectoration, la sueur et le dévoiement. Nous avons également noté ce résultat fâcheux à la suite des fièvres typhoïdes, et nous pourrions citer à ce sujet l'exemple de l'infortuné Legallois, notre compagnon en Pologne, qui, à peine convalescent de cette grave maladie, vit éclore tous les symptômes de la phthisie, dont il mourut en très-peu de temps à Lemberg.

Parmi les femmes atteintes d'aménorrhées, une avait des crachements de sang plus abondants aux époques.

Hippocrate a dit que chez les femmes, le vomissement de sang se guérit lorsque les règles paraissent. Cette sentence ne doit s'entendre que de l'hémorrhagie qui succède à la suppression des règles.

Chez une autre de ces malades, il y eut pendant plusieurs mois une hémorrhagie pulmonaire qu'on considéra comme une déviation des règles, mais qui en réalité dépendait d'une lésion des poumons.

Obs. CLXXX. — Une femme de 26 ans, d'une constitution délicate, d'un tempérament lymphatico-sanguin, dentellière, réglée à 14 ans, fut atteinte d'un écoulement blanc qui cessa il y a un an, époque à laquelle elle commença à être malade. De 14 à 16 ans ses règles coulèrent régulièrement; elles diminuèrent alors, reparurent à des époques plus éloignées, tous les deux à trois mois, leur durée était de deux à trois jours.

Cet état persista huit à dix ans environ; cette femme fut prise ensuite d'une aphonie qui se montrait lors des règles. Un médecin distingué qui la soignait, lui fit appliquer deux sangsues tous les jours, pendant un mois, aux parties de la génération. Lorsqu'elle sortit, au bout de trois mois, les règles avaient repris leur ancienne régularité, elles coulaient comme autrefois quatre à cinq jours; elles devinrent de nouveau irrégulières, rares, et quatre mois après, cette femme eut une perte qui se prolongea pendant six mois avec une intensité variable. Des moyens convenables employés pendant un mois, arrêtèrent l'hémorrhagie. Alors elle rendit du sang par la bouche, et pendant six mois cette évacuation sanguine reparut aux époques menstruelles, puis l'hémorrhagie se montra tous les jours.

Le 2 avril 1835, examen: poitrine sonore, constitution médiocre, intelligence bonne. Retentissement en avant un peu à droite, et aussi en arrière. La toux, dit la malade, a précédé de huit à dix jours les vomissements mensuels, mais elle est devenue habituelle depuis que les vomissements sont quotidiens.

A quoi avons-nous à faire? à une dysménorrhée, sans doute; mais il y a autre chose; plusieurs des caractères des affections tuberculeuses existent ici, aussi pensons-nous que cette hémorrhagie est le résultat d'une hémoptysie. Il est, comme on voit, très-nécessaire d'explorer avec le plus grand soin l'état des organes, car cette hémorrhagie avait été considérée comme supplémentaire.

La présence des tubercules ne nous a pas permis de partager cette opinion. On doit donc admettre que l'irritation morbide des poumons a détourné vers ces organes l'excitation physiologique de l'utérus; et l'exhalation pulmonaire, si commune dans le cas de tubercules, s'est faite, pendant quelques mois, de préférence aux époques.

Dans quatre observations, la menstruation ne fut point dérangée, malgré l'existence des cavernes et le degré avancé de la phthisie. L'une de ces femmes toussait depuis six ans; l'amaigrissement était extrême.

Deux fois la menstruation fut supprimée, les signes de l'affection tuberculeuse prononcés, et cependant le rétablissement de la santé fut complet. Y avait-il réellement des tubercules, la nature secondée par l'art opérat-elle la guérison? c'est ce que nous n'oserions décider affirmativement. Voici du reste les deux observations.

Obs. CLXXXI. — Madame....., âgée de 22 ans, est réglée à quinze ans. Elle est délicate, d'un tempérament lymphatico-sanguin, bien constituée. Les règles coulent en petite quantité, mais régulièrement. Avant et après, pendant même les intervalles, elle a des flueurs blanches très-abondantes. Elle fait des fausses couches, se relève, mais il lui reste une petite toux qui devient continue, un mouvement fébrile s'établit, l'expectoration est aqueuse, il y a des râles sous la clavicule droite, de la diminution de sonorité, du retentissement de la voix, de l'amaigrissement, de la décoloration, des sueurs; les règles se suppriment après avoir été irrégulières.

On lui applique un cautère sous la clavicule, un vésicatoire au bras, et on lui recommande les boissons adoucissantes, la flanelle, l'habitation dans le midi. Après un séjour de deux ans dans ces contrées, la guérison est complète.

La menstruation est régulière, mais peu abondante. Cette jeune dame, que nous avons examinée à différentes reprises, n'offre plus la moindre trace de son ancienne maladie.

Obs. CLXXXII. — Une jeune dame ayant tous les attributs d'un tempérament scrofuleux, devient mère à 18 ans; peu de temps après, il se manifeste à la mamelle droite une tumeur de la grosseur d'une noix. La peau s'enflamme, prend une teinte rouge-bleue, la tumeur s'abcède, et dégénère en un ulcère fistuleux avec des duretés calleuses; l'évacuation menstruelle se supprime, le ventre se tuméfie, et il se déclare une petite toux sèche, fréquente, sans expectoration, et accompagnée d'oppression, la voix est rauque, et il y a parfois des accès de fièvre.

Telle était la situation de madame F..., lorsque M. Salmade fut chargé de suivre le traitement que venait de lui prescrire M. Portal.

Au lieu des adoucissants, des aliments farineux et du laitage, on ordonne les antiscorbutiques combinés avec les mercuriaux, une infusion de tussilage et de saponaire édulcorée avec le sirop de guimauve, des demi-bains, un exutoire, et des sangsues à la vulve. Ce traitement, continué pendant huit ou dix mois, est couronné du plus heureux succès (1).

Nous avons déjà insisté sur la cause de la phthisie pulmonaire; l'anatomie pathologique avait porté un arrêt trop absolu sur cette grande affection, et paralysé les efforts de la thérapeutique. Il est probable qu'on devra à l'anatomie pathologique, mieux éclairée et plus philosophique, la rectification de son arrêt. Des faits nombreux, bien observés, nous paraissent devoir lever tous les doutes à cet égard.

Il n'était point sans intérêt de rechercher comment la menstruation s'était établie chez nos quarante-sept femmes, et si elle pouvait nous fournir quelques indications.

Dix-neuf fois la première apparition a été difficile, douloureuse, plus ou moins long-temps à se faire. Quinze fois elle est restée difficile, douloureuse, irrégulière. Mais dans vingt-quatre cas, le début a été sans douleurs, presqu'à l'improviste; et dans les vingt-sept cas, les retours se sont faits régulièrement et sans accident, jusqu'à l'époque où les progrès de la maladie ont dérangé le cours des menstrues.

On ne peut donc poser en principe que les menstruations pénibles soient un des signes constants de la phthisie pulmonaire; mais lorsqu'elles existent au commencement, qu'elles se prolongent plus ou moins long-temps, si la constitution est délicate, si les parents ont offert des indices de l'affection tuberculeuse, il faut se tenir sur ses

____

(1) Portal, œuvres médic. *Traité de la phthisie.*

gardes, et engager les femmes à prendre toutes les précautions convenables.

En comparant maintenant nos recherches avec celles
de M. Louis, on verra ce qu'elles ont de commun et de
différent.

Dans la plupart des cas que nous avons recueillis, dit
ce médecin, le flux menstruel cesse à une époque plus
ou moins avancée de la maladie. Dans quelques observations, la suppression définitive est précédée d'irrégularités plus ou moins considérables, soit pour la quantité,
soit pour l'époque de leur retour. L'utérus, examiné avec
le plus grand soin, n'offre aucune trace d'altération.

Quand la phthisie dure moins d'un an, la suppression
des règles a lieu, terme moyen, dans la moitié de son
cours. Si elle ne parcourt ses périodes que dans l'espace
d'une à trois années, elle a lieu seulement dans le dernier
tiers. Mais il ne faut pas perdre de vue qu'on se ferait une
très-fausse idée des choses, si l'on voulait toujours ainsi
assigner les limites du symptôme dont il est question.

Dans les phthisies à marche lente, on ne peut trouver
la cause qui accélère ou retarde le flux périodique; mais
dans celles à marche aiguë, le dérangement paraît coïncider avec le début de la fièvre.

La menstruation se prolongeant quelquefois avec une
certaine régularité jusqu'au dernier mois de l'existence,
on conçoit que la grossesse puisse avoir lieu, et marcher
convenablement pendant le cours de la phthisie.

En terminant ces réflexions, M. Louis se demande si la
grossesse est ou non une circonstance capable de retarder
les progrès de la phthisie (1). Nous croyons avoir conve-

____

(1) Louis, *Recherches anatomico-pathologiques sur la phthisie*, p. 549.

nablement répondu à cette question par les faits que nous avons rapportés.

Les affections organiques du cœur déterminent le dérangement et la suppression des menstrues; le plus ordinairement ces accidents arrivent à une époque avancée du mal; nous avons cependant vu l'aménorrhée débuter avec une hypertrophie commençante. Elle s'est montrée dans un cas de rétrécissement de l'aorte.

Obs. CLXXXIII. — Chez une jeune fille, la suppression se déclara après avoir mis les jambes à l'eau froide au moment de ses règles. Elle vint consulter, pour qu'on rétablît ses menstrues. L'examen de la poitrine révéla une maladie organique du cœur déjà avancée. Évidemment l'arrêt de la menstruation qui avait déjà quatre mois de date, était lié à l'altération organique; l'eau froide n'avait été que la cause occasionelle qui avait seulement hâté le développement des symptômes.

Les maladies du canal intestinal exercent aussi leur action sur les règles : dans une gastrite chronique, l'aménorrhée se manifesta après quelques mois de maladie; dans une autre affection du même genre, les règles se dérangèrent, elles se montrèrent ensuite tous les quinze jours; cet état durait depuis cinq ans. Une disposition assez remarquable signala un cas semblable, la femme qui fut atteinte de ce désordre des fonctions digestives, avait jusqu'alors été mal réglée; lorsque la gastrite fut bien établie, la menstruation se régularisa, et depuis plusieurs mois l'hémorrhagie avait lieu à son époque.

Obs. CLXXXIV. — La nommée d'Harcourt, âgée de 29 ans, entra à l'hôpital de la Charité le 23 octobre 1837, dans le service de M. Andral, pour des coliques. Réglée à 17 ans, sans accidents, sa menstruation s'établit ensuite régulièrement. A 20 ans son embonpoint est extrême, elle pèse cent cinquante. Tout à coup, au milieu d'une brillante santé, elle est prise d'une hémorrhagie stomacale, et rend environ une livre de sang. Ses règles se suppriment pendant un an. A la suite de cette hématémèse, elle reste d'une pâleur extrême. La menstruation se rétablit, mais une vive frayeur lui occasione une paralysie de tout le côté droit, à laquelle succède une seconde aménorrhée. Elle dure six mois, puis le sang coule en même quantité qu'autrefois. La paralysie du membre inférieur a cessé, mais celle du bras continue.

Obs. CLXXXV. — Une femme, forte et bien réglée, âgée d'environ 34 ans, n'avait jamais eu de maladie, lorsqu'il y a huit mois elle fut prise d'un dévoiement très-abondant qui persista près de quatre mois. Depuis elle n'a plus revu ses règles; sa santé est restée délicate.

Le dérangement de la menstruation s'est également montré consécutivement à des lésions du foie, à la maladie de Bright. Une de ces observations est fort intéressante sous le rapport du diagnostic et de la thérapeutique.

Obs. CLXXXVI.— Une jeune dame, bien réglée, présente des symptômes qui font penser qu'elle a une maladie du foie et une affection de l'utérus. Un chirurgien diagnostique un engorgement du dernier de ces organes. L'état de cette femme paraissant fort grave, on appelle M. Honoré, qui trouve la malade dans un si grand état de faiblesse, qu'elle ne prenait plus que quelques cuillerées de potage.

Cette affaiblissement, qu'il dépendît des progrès du mal, ou du traitement énergique employé contre l'engorgement, n'en exigeait pas moins d'importantes modifications; aussi

MM. Honoré et Paul Dubois furent-ils d'avis de s'occuper de l'état général, et de laisser de côté l'aménorrhée, qui existait depuis plusieurs mois. L'exploration de l'utérus avait montré que l'organe était presque à l'état normal; quant au foie, il présentait bien évidemment pour lésion, des calculs biliaires.

Le but principal du traitement fut de rétablir les forces de la malade; des toniques convenables, une alimentation sagement ordonnée, amenèrent une amélioration marquée au bout de quinze jours, et, plusieurs mois après, le rétablissement était complet. Les règles reparurent avec la santé.

Il n'en est plus ainsi des affections de l'utérus; ces maladies, au nombre de quarante-quatre, nous ont présenté des désordres variés du flux périodique.

Dans vingt-et-un engorgements, dont douze durs et neuf congestifs, hémorrhagiques, les règles furent six fois supprimées, quatre fois diminuées, six fois elles devinrent irrégulières, trois fois elles furent remplacées par des pertes. L'aménorrhée se montra dans les engorgements durs aussi souvent que la dysménorrhée; la différence de ces deux symptômes nous a paru tenir à un degré d'intensité dans le mal. Le dérangement de la menstruation est donc un symptôme des engorgements. Mais il faut aussi se garder de trop généraliser cette remarque, car nous pourrions citer, comme dans la phthisie pulmonaire, des exemples d'engorgement qui duraient depuis plusieurs années, et qui ne présentaient aucun trouble de l'évacuation périodique.

Obs. CLXXXVII. —Une dame de 32 ans, grande, forte, lymphatico-nerveuse, éprouve depuis deux ans des douleurs dans les lombes, les flancs et l'utérus. Par moments, la pesanteur de la matrice est telle, qu'elle ne peut marcher ; elle est obligée de se plier en deux. La position assise lui est souvent très-pénible. Il y a de temps en temps un écoulement blanc fort abondant. Les garde-robes sont rares, difficiles et douloureuses ; les élancements parfois sont si vifs, qu'elle ne peut rester en place. On l'a cautérisée pour une ulcération.

Nous interrogeons cette dame avec soin ; elle n'a jamais eu ses règles arrêtées ou diminuées, elles viennent aux mêmes époques ; elle fait remonter son affection à la dernière couche, dont les suites ont été long-temps douloureuses. Le toucher nous indique un engorgement du col et du corps ; au spéculum nous n'apercevons ni coloration normale, ni vestige d'ulcération. La sensibilité de l'organe est seulement un peu exaltée. Des sangsues sur le col, des bains, des injections, améliorent la maladie au bout de quelques mois. Pendant tout le temps que nous donnons nos soins à cette dame, les règles viennent régulièrement aussi fortes ; seulement la figure est pâle et les traits tirés.

Parmi ces faits d'engorgement, il en est qui présentent un grand intérêt sous le rapport des symptômes, du pronostic et de la terminaison.

Obs. CLXXXVIII. — Une jeune femme enceinte reçoit un coup de genoux dans le ventre, qui détermine l'avortement. Les règles paraissent avec peine, et ne coulent que difficilement. Un an se passe dans les souffrances qui ont leur siége à l'hypogastre. La malade se détermine enfin à entrer à la Charité, dans le service de M. Fouquier. Après l'examen le plus attentif de l'utérus, l'altération de ce viscère est jugée cancéreuse. Plusieurs fois M. Roux se dispose à enlever la partie altérée. Un jour même il la saisit, mais il hésite encore. Une péritonite se déclare; elle est combattue par des applications réitérées de sangsues. On traite de nouveau la maladie primitive par les antiphlogistiques et les émollients de toute espèce; peu à peu le gonflement du corps de l'utérus se dissipe; le flux puriforme disparaît; les règles reviennent, et la malade sort parfaitement guérie. Une récidive qui eut lieu un an après, céda à un traitement approprié (1).

M. Duparcque considère la dysménorrhée comme un caractère diagnostique des engorgements durs; cette remarque est souvent vraie, mais la suppression peut être complète ainsi que nous l'avons fait observer (2).

Les trois faits de pertes que nous avons cités appartenaient à de véritables engorgements hémorrhagiques qui présentaient les signes décrits par ce médecin.

Dans l'appréciation des symptômes de l'âge critique, nous avons également rapporté plusieurs observations d'hémorrhagies longues et habituelles qui n'étaient liées à aucune lésion cancéreuse de l'utérus, à aucune déformation de l'organe, et que nous avons désignées sous le nom d'hémorrhagies déplétives de la ménopause.

Les engorgements, surtout ceux que M. Duparcque a appelés congestifs, peuvent exister dès l'époque de la puberté. La connaissance de cette disposition est fort importante parce qu'on a plusieurs fois observé qu'ils devenaient un obstacle à l'établissement ou au retour de l'évacuation périodique. Ils sont aussi une cause de stérilité, qu'on attribue alors à tort à l'aménorrhée essentielle ou primitive.

Les ulcérations, les granulations du col, peuvent donner lieu à l'aménorrhée, à la diminution du sang et aux pertes.

(1) *Clinique des hôpitaux*, 31 juillet 1838.
(2) Duparcque, *Traité théorique et pratique des altérations organiques de la matrice,* Deuxième édition, 1839, page 256.

Obs. CLXXXIX. — Une marchande des quatre saisons, entre, le 22 juillet 1835, à la Pitié, dans le service de M. Louis; cette femme, réglée à 14 ans, l'avait toujours bien été depuis, lorsqu'il y a deux ans elle est prise d'hémorrhagies utérines qui durent six semaines; au bout de ce temps les règles se suppriment entièrement; la matrice devient pesante, surtout pendant la marche. Dans les derniers temps il se fait un écoulement blanc assez abondant, on trouve une petite ulcération miliaire sur la lèvre antérieure; la lèvre postérieure est rouge, mamelonnée; le col est augmenté de volume.

Dans un grand nombre de ces affections, le dérangement de la menstruation s'établit peu de temps après le début de la maladie, quelquefois même il paraît en être le premier indice.

Les corps fibreux qui constituent une lésion fort commune, surtout à l'époque critique, s'accompagnent presque toujours de désordres de la menstruation.

Dans trois de nos observations, les règles ne se dérangèrent qu'après le développement de la tumeur. Le plus ordinairement, l'irrégularité, l'hémorrhagie, sont les symptômes qui annoncent son existence.

On lit dans les Leçons orales de M. Dupuytren, que sur les soixante-deux femmes dont il a analysé les faits,

41 avaient été bien réglées jusqu'au début de la maladie,

 5 étaient mal réglées depuis quelques années, avant l'apparition des premiers symptômes,

 6 avaient été mal réglées de tout temps,

 1 était bien réglée, mais avait des pertes blanches très-abondantes,

 9 ne fournirent point de renseignements.

—

62

Les femmes, dit M. Dupuytren, qui sont encore réglées, éprouvent souvent des irrégularités dans la menstruation ; les époques des règles sont plus ou moins rapprochées, leur durée est plus longue, ou elles reviennent plusieurs fois par mois et à intervalles inégaux ; souvent aussi elles ont des flueurs blanches très-abondantes, et quelquefois des ménorrhagies.

Sur les quarante-et-une femmes qui ont été bien réglées jusqu'au début de la maladie, nous en trouvons vingt-six qui étaient arrivées plus ou moins près de l'époque critique. L'une d'elles, réglée à dix ans trois mois, le fut parfaitement jusqu'à quarante-neuf, et la maladie se déclara trois ans après. Une autre le fut constamment depuis quatorze ans jusqu'à cinquante-six, et l'affection ne parut qu'à soixante-cinq ans.

On s'est demandé si les dérangements dans les fonctions menstruelles devaient être considérés comme la cause des polypes ; la proposition inverse nous paraît plus vraie. Nous croyons cependant que les désordres de la menstruation peuvent aussi être, dans quelques circonstances, le point de départ de la maladie. Quoi qu'il en soit, lorsque nous avons pu poursuivre le développement de ces tumeurs, nous les avons toujours vues apparaître avant le désordre de la menstruation. Les autopsies démontrent l'existence de corps fibreux dans la matrice sans qu'il y ait eu d'irrégularité, de trouble quelconque dans les menstrues. Leur excision rétablit le cours des règles. Leur expulsion est également suivie du retour normal de la fonction.

Obs. CXC. — Le 14 août 1827, la nommée Thibaut, née à Paris, âgée de 46 ans, entra à l'hôpital Saint-Antoine, dans le service de M. Lullier-Winslow.

Cette femme, d'une bonne constitution, quoique pâle, nous raconta qu'elle avait été menstruée facilement à 14 ans, que chaque époque avait été régulière. Quatre ans avant son admission, elle avait fait une forte maladie, caractérisée par une violente douleur dans la région hypogastrique droite; pendant cette maladie elle rendit plusieurs peaux *rouges et blanchâtres*. Les règles, qui avaient été dérangées, se rétablirent complétement.

Trois années se passèrent sans souffrance. A la suite d'un saisissement qui lui occasiona une suppression, le ventre devint douloureux, se tuméfia, l'enflure gagna tout le corps, puis les symptômes se dissipèrent, et *les règles reparurent*. Il y a cinq mois, cette femme eut un retard de dix jours; on lui fit une application de sangsues, elle fut cinq jours dans le sang; à cette époque, le ventre, la tête, les membres, devinrent le siége de douleurs si vives, si intolérables, qu'elle se croyait à toute extrémité. L'abdomen se goufla de nouveau. Le mois suivant elle rendit une espèce de fausse membrane qu'elle compara au délivre; pendant toute la durée de ce mois elle fut presque continuellement dans le sang.

Le troisième mois, les règles revinrent au temps ordinaire, mais elles furent accompagnées de la sortie d'un gros caillot. L'expulsion de ce caillot fut précédée de douleurs extrêmement violentes dans le ventre. Elle continua de perdre du sang et de rendre des peaux blanchâtres; ses forces s'affaiblissant de plus en plus, elle se détermina à venir à l'hôpital.

Peu de jours après son admission, la malade fut prise d'une forte fièvre, le ventre augmenta de volume et devint très-douloureux; elle avait des souffrances comme pour accoucher, elle poussait des cris terribles. Le lendemain les douleurs devinrent si violentes, que pour la soulager, on lui appliqua une compresse d'eau froide sur le ventre; à peine cette application eut-elle eu lieu, qu'il lui sembla qu'elle avait besoin d'aller à la garde-robe, et à l'instant même un corps étranger sortit avec impétuosité par la vulve. La malade le reconnut pour être semblable à ceux qu'elle avait rendus. Depuis trois ans elle avait cessé toute cohabitation.

Le corps expulsé fut examiné par MM. Cruveilhier, Dance, Blandin et nous; sur une des faces qui ressemblait à un lambeau de fausse membrane, cette production était lisse et blanchâtre, sur l'autre elle était d'une couleur rouge assez foncée. Sa largeur était d'environ quatre travers de doigt, sa hauteur de six; sa forme était à peu près quadrilatère; en l'incisant, elle nous a présenté dans tous les sens une structure fibreuse manifeste. Les fibres avaient une épaisseur marquée, elles tiraient un peu sur le rouge; plusieurs étaient décolorées; ces fibres s'entrelaçaient de mille manières, et il était impossible de les séparer. Nous fûmes d'avis que cette production était un corps fibreux mou, et que les accidents que la malade avait éprouvés antérieurement, se rattachaient à la présence de corps semblables.

Après la sortie de cette tumeur, les symptômes s'amendèrent, l'écoulement blanc jaunâtre diminua beaucoup, le sang cessa de couler peu à peu, et finit par s'arrêter entièrement. Quatre mois après, Thibaut était presqu'entièrement rétablie, elle pouvait se lever, marcher, l'écoulement blanc ne se montrait plus que de loin en loin.

Le dérangement des règles, l'hémorrhagie, sont évidemment consécutifs à l'existence du corps fibreux; son ex-

pulsion dans deux cas, est le signal de la terminaison de
la perte. Dans le premier, les règles reprennent leur état
normal ; dans le second, leur cessation doit être attribuée
au temps critique.

On peut donc considérer comme symptômes des corps
fibreux, l'irrégularité des règles et l'hémorrhagie.

Le squirre, le cancer, les champignons, les ulcérations
cancéreuses, offrent à un haut degré les troubles de la
menstruation, quelquefois même ce désordre est le seul
qui vienne révéler avec la rapidité de la foudre l'existence
de cette affreuse maladie.

Quel est le praticien qui n'a vu la perte utérine se montrer au milieu de toutes les apparences de la santé, et le
toucher lui révéler, mais trop tard, une désorganisation
arrivée au dernier degré.

Dans 18 cas d'affections cancéreuses, voici comme les
troubles de la menstruation se sont présentés à nous :
l'hémorrhagie s'est montrée 13 fois ; dans 8 cas elle a
été le premier symptôme, sans qu'il y ait eu auparavant
de dérangement dans le flux menstruel ; elle était légère,
forte, intermittente, continue ; deux fois elle fut réellement
foudroyante par sa violence et son intensité. Toutes ces
pertes instantanées ont paru à l'époque critique, à l'exception d'un cas où l'hémorrhagie a eu lieu à 31 ans. Leur
durée a été depuis quatre à cinq mois jusqu'à cinq et six
ans, avec des intermittences plus ou moins grandes.

Cinq fois l'hémorrhagie a succédé à un coït sanguinolent, à un écoulement rouge, à des irrégularités, à des
écoulements blancs et à d'autres symptômes.

Dans cinq cas, les douleurs, les pesanteurs, l'écoulement, ont été les seuls signes, il n'y a point eu de pertes.

Une disposition remarquable des hémorrhagies utérines, liées aux affections cancéreuses, c'est l'énorme quantité de sang que peuvent perdre les malades avant que leurs forces soient notablement affaiblies. Nous avons vu des femmes dont le sang traversait les matelas et remplissait des saladiers, chez lesquelles l'hémorrhagie était à peine arrêtée, qu'elles reprenaient leurs occupations habituelles.

On peut donc regarder comme un des caractères diagnostiques des affections cancéreuses, ces hémorrhagies qui apparaissent tout à coup, sans avoir été précédées d'autres désordres de la menstruation, et qui se montrent surtout à l'âge critique.

L'examen de la menstruation première, dans ces 18 cas, ne nous a fourni aucun renseignement; quatorze fois elle s'était établie à l'improviste ou après de légères douleurs, et était restée régulière. Une seule fois elle fut difficile. Plusieurs de ces femmes avaient eu des couches pénibles, des suites longues et douloureuses. Un quart d'entre elles nous ont dit que leurs mères étaient mortes d'ulcère au temps de la cessation, ou avaient eu des accidents du côté de l'utérus.

Parmi les observations de cancer, la suivante nous a paru offrir de l'intérêt.

OBS. CXCI. — Une femme de 30 ans, d'une fraîcheur et d'une beauté remarquables, vient nous consulter; son aspect extérieur ne nous donne aucun indice sur sa maladie. Bien réglée à 13 ans, elle a mis au monde deux enfants; le dernier accouchement a eu lieu il y a deux ans.

Ces deux couches ont été faciles, et les suites sans aucun accident. Il y a dix mois, en rentrant dans sa chambre, elle s'est sentie mouillée, et immédiatement le sang a coulé en si grande quantité, que le parquet en était presque inondé. Cette femme est très-courageuse, elle ne s'est point alarmée de cet accident, et s'est contentée de garder le repos. Deux mois après, l'hémorrhagie s'est reproduite avec la même force. Un médecin consulté lui a prescrit des injections, mais ne l'a pas touchée. Depuis ce moment elle a toujours été dans le sang ; malgré ces évacuations excessives, elle n'a point cessé ses travaux. De temps en temps le sang s'est mêlé à un écoulement blanc. Au toucher, nous trouvons toute la partie supérieure du vagin remplie de fongosités, le col n'est plus reconnaissable, il est transformé en des masses inégales, dures, molles, bosselées, qui saignent au moindre contact.

Nous ne prolongeons point l'examen, car nous n'avons pas oublié l'événement malheureux arrivé à un médecin qui, explorant avec trop de sécurité un ulcère de la matrice, se trouva tout à coup dans le rectum, accident qui fut suivi d'une hémorrhagie mortelle.

En présence de ce désordre si grand, et de cette physionomie si fraîche, si belle et si jeune, qu'on croirait cette femme à peine âgée de 20 ans, nous ne pouvons que nous étonner des singularités de la nature. Encore une exception à mettre dans nos tableaux nosologiques où nous avons si bien peint les traits d'un visage cancéreux.

Comme dans les autres lésions de l'utérus, il y a plusieurs faits de cancer sans dérangement aucun des règles.

Nous ne dirons qu'un mot des désordres de la menstruation dans certaines affections, comme les hydatides, les collections gazeuses et les déplacements de la matrice ; toutes ces maladies peuvent exister avec des suppressions, des diminutions, des irrégularités de la fonction menstruelle.

OBS. CXCII.—La femme d'un dessinateur, âgée de 38 ans, ressentit pour la troisième fois, au mois de mars 1808, les symptômes d'une grossesse commençante. Plusieurs accoucheurs la confirmèrent dans cette idée, jusqu'au moment où elle rendit, à la suite de vives douleurs, des matières sanguines remplies de pelotons d'hydatides de différentes grosseurs. L'utérus revint sur lui-même, les seins se gonflèrent, et il se manifesta une fièvre de lait. Cette femme a joui depuis d'une bonne santé (1).

Percy, dans son Mémoire, a consigné le fait d'une chanoinesse, qui, pendant six mois, présenta tous les signes extérieurs de la grossesse. Comme dans le cas précédent, les règles furent supprimées. A la grande satisfaction de la famille et de la communauté où cette demoiselle s'était retirée, tous les accidents se dissipèrent par la sortie d'une certaine quantité d'hydatides.

OBS. CXCIII.—Une dame d'une condition élevée, âgée de 26 ans, d'une constitution délicate, avec prédominance nerveuse, fut menstruée pour la première fois à l'âge de 13 ans. Cette évacuation fut difficile, et depuis se montra toujours peu abondante, irrégulière, et précédée chaque fois de douleurs de tête et d'accidents nerveux variés. A 24 ans elle eut un enfant bien portant, la menstruation continua d'éprouver des dérangements. Deux ans après, cette dame présenta les symptômes d'une nouvelle grossesse, mais les règles ne cessèrent pas entièrement, quoiqu'elles eussent encore beaucoup diminué de quantité et de régularité.

Vers la fin du 4e mois de cette prétendue grossesse, cette dame fut prise de douleurs comme pour l'enfante

(1) Nauche, *Des maladies propres aux femmes*, première partie, p. 188.

33

ment. Elle rendit spontanément une grande quantité de matières séreuses, et ressentit le lendemain quelques légers symptômes de la fièvre de lait. Le rétablissement fut prompt et soutenu , quoique les règles fussent toujours un peu dérangées (1).

L'aménorrhée symptomatique peut donc exister dans des cas fort divers; mais elle mérite une attention spéciale lorsqu'elle dépend d'une affection de l'utérus; souvent alors elle est le seul symptôme existant, le seul qui puisse mettre sur la voie, quand toutes les autres fonctions s'exécutent bien.

Un des faits les plus curieux d'aménorrhée de ce genre, est celui qui a été consigné dans un recueil de médecine (2). La jeune fille qui l'a fourni présentait tous les caractères de la puberté, à l'exception du flux menstruel. A sa mort, qui fut déterminée par un abcès par congestion, on trouva une occlusion de l'extrémité libre des trompes. Leur extrémité utérine était imperforée. La cavité de l'utérus était remplie par une poche membraneuse, oblitérant l'ouverture supérieure du col de cet organe, et contenant du pus. Voici d'ailleurs cette observation , dont nous avons pris les parties relatives à notre sujet.

Obs. CXCIV.—M...., âgée de 21 ans, née en Flandre, de parents sains, grande, bien constituée, et fraîche encore malgré ses souffrances, fut admise à l'hôpital de la Charité. A l'exception de la petite-vérole dont son visage présentait de nombreuses traces, cette jeune fille disait n'avoir jamais eu d'autres maladies que celle pour laquelle elle venait réclamer les soins médicaux.

Quoique la croissance se fût opérée avec rapidité, et

(1) Nauche, ouvr. cité.
(2) Journ. hebd. 1829.

que dès l'âge de 13 ans le corps eût acquis son presque entier développement, cette fille n'avait jamais été réglée; et dans aucun temps elle n'avait éprouvé les symptômes précurseurs d'une première éruption menstruelle. Les époques périodiques n'étaient marquées chez elle par aucun trouble de l'économie.

Depuis trois ans elle ressentait une douleur à la colonne vertébrale, et lors de son entrée elle avait un abcès par congestion. Cette jeune fille ayant succombé aux suites de cette grave maladie, on fit l'ouverture de son corps. Nous ne parlerons ici que des organes de la génération.

L'utérus était plus volumineux qu'il ne l'est d'ordinaire à cet âge; on l'eut pris pour celui d'une femme enceinte d'environ six semaines. Une fluctuation très-marquée existait dans son intérieur; mais la pression ne faisait sourdre, par l'orifice du col, aucun liquide, quoique la cavité de ce dernier, qui était plus grande que dans l'état ordinaire, fût libre et en partie remplie par une substance blanchâtre glaireuse assez tenace.

L'incision des parois, faite avec précaution, a montré la cavité de l'organe agrandie et occupée en totalité par une fausse membrane de même forme qu'elle, et dans laquelle n'existait aucune ouverture correspondante à celle du col, non plus qu'aux orifices des trompes. L'adhérence de cette poche avec les parois de l'utérus était assez grande; cependant, quoiqu'elle n'eût point lieu au moyen d'une membrane celluleuse, on pouvait la détacher sans trop de difficulté.

Cette espèce de kyste contenait environ trois ou quatre onces d'un pus jaune-grisâtre. Sa surface interne présentait les apparences d'une membrane muqueuse sans villosités. Une matière noire analogue à l'urée était déposée irrégulièrement entre elle et la face correspondante de l'utérus, d'où résultait sa coloration marbrée.

Cette membrane accidentelle présentait intérieurement plusieurs érosions qui n'intéressaient pas toute son épaisseur. Cependant deux d'entre elles, plus étendues et plus profondes, se présentaient comme de véritables ulcérations dont le fond était constitué par la substance propre de l'utérus ramolli et inégal.

Il est important de remarquer que c'était à la face postérieure, loin du lieu où viennent ordinairement s'ouvrir les trompes et le col de l'utérus, que ces ulcérations avaient leur siége.

Il n'existait aucune trace de l'orifice intérieur des trompes de Fallope. Une incision fut pratiquée sur un point de leur longueur, et dans le but d'y faire pénétrer une soie de sanglier. Celle-ci fut arrêtée près de la cavité utérine, et il fut impossible de l'y faire parvenir.

La cavité des trompes était elle-même très-rétrécie ; leur calibre ne paraissait pas plus considérable que celui du canal déférent ; cependant, dans l'épaisseur même des parois de l'utérus, la cavité de la trompe droite présentait un renflement susceptible de recevoir un petit pois, et se terminait en un cul-de-sac à parois inégales, dont le fond se trouvait séparé de l'utérus par près d'une demi-ligne de la substance de cet organe. Du côté droit, ce renflement n'existait pas, et une très-mince couche de substance utérine déterminait l'interruption des deux cavités.

A leur extrémité libre, les deux trompes étaient également oblitérées. Les ovaires avaient plus d'un pouce dans le sens de leur longueur. Leur surface présentait les traces de plusieurs cicatricules. Tous deux contenaient dans leur intérieur un corps arrondi d'un rouge brunâtre, que les anatomistes connaissent sous le nom de *corpus luteum* ; et dans plusieurs endroits existaient de petites poches fibreuses à parois froncées et revenues sur elles-mêmes, lesquelles, lorsqu'on les développait, présentaient une étendue assez considérable.

Dans la plupart des maladies chroniques, les règles cessent de couler, et le plus souvent ce phénomène n'est que l'effet sympathique d'une lésion qui n'a pas son siége dans l'utérus lui-même, d'un trouble plus ou moins profond de l'économie. Chez notre malade, nous avons cru que le défaut de menstruation qui existait ne reconnaissait pas d'autres causes, et le symptôme fut regardé comme subordonné à l'affection de la colonne vertébrale, ou, mieux, à la cause qui avait donné lieu à celle-ci ; nous négligeâmes par conséquent l'examen des parties génitales, et nous ne fîmes à la malade aucune question pour savoir si elle était encore vierge.

Ces renseignements ne seraient pas aujourd'hui pour nous sans importance, dans le but de déterminer la nature de l'altération dont les organes génitaux internes étaient le siége.

Avant d'établir nos conjectures à cet égard, faisons remarquer que l'absence des règles était bien évidemment liée chez cette fille à un état pathologique des parties de la génération, qui en sont regardées comme la source la plus constante. Si un cas semblable venait à se présenter, et qu'on eût d'ailleurs quelque raison d'en soupçonner l'existence, peut-être serait-il possible de s'en assurer d'une manière plus positive, en introduisant dans la cavité du col une sonde de gomme élastique d'un petit calibre, et ouverte à ses deux extrémités ; l'impossibilité de la faire parvenir au-delà de son orifice supérieur, ferait reconnaître un obstacle, et à l'aide d'une espèce de mandrin pointu introduit au moyen de la sonde, et poussé au-delà de l'extrémité de celle-ci avec précaution à une profondeur peu considérable, on pénétrerait dans la poche. L'issue d'un liquide serait l'indice que l'instrument serait arrivé dans une poche.

Ce moyen d'exploration servirait en même temps de moyen curatif, si toutefois il suffisait, pour obtenir la guérison. de rétablir les communications naturelles entre l'utérus, la cavité de son col et celle du vagin. La membrane accidentelle qui resterait alors, tapissant la face interne de la matrice, deviendrait-elle propre à fournir un écoulement sanguin périodique, comme cela a lieu dans l'état naturel ? ou bien continuerait-elle, à raison de sa structure, à sécréter en plus ou moins grande abondance du pus, de la sérosité ou du mucus ? C'est à l'expérience seule à nous l'apprendre.

Ce qu'il est peut-être moins hasardeux d'avancer *à priori*, c'est que, à raison de l'occlusion des trompes par cette membrane, la fécondation ne pouvant plus avoir lieu, une stérilité complète devrait en être la conséquence nécessaire.

Chez notre malade, une cause non moins puissante de stérilité se trouvait dans l'imperforation des trompes à leurs deux extrémités. Il n'existait, en effet, aucune trace de leur embouchure dans l'intérieur de l'utérus, et du côté droit la cavité de la trompe se terminait en un cul-de-sac présentant une légère dilatation ; d'ailleurs rien ne pouvait faire présumer qu'un pareil état fût la suite d'une oblitération plus ou moins ancienne, survenue dans des conduits ayant communiqué avec la cavité utérine.

Cette espèce d'imperforation des trompes a été observée

rarement; il est plus commun de rencontrer l'occlusion de leur extrémité libre, et cette circonstance anatomique coïncide souvent avec l'épanchement d'un liquide aqueux ou purulent dans leur cavité.

Cette particularité n'existait pas dans le cas que nous venons de rapporter, et quoique les pavillons fussent oblitérés, et qu'il n'y eût aucune trace de leur ouverture, la cavité des trompes était au contraire considérablement rétrécie, au point qu'une soie de sanglier pouvait à peine y pénétrer.

Quelle fut l'origine de cette membrane disposée sous forme de poche adhérant à la face interne de l'utérus et contenant du pus? Nous l'ignorons complétement, et tout ce que nous dirions se bornerait à des conjectures.

Quant à l'état anatomique des parties, il était tel qu'on le rencontre dans des cas où un commencement de travail de génération a eu lieu, et dans lesquels l'acte formateur a été incomplet.

Nous terminons ce que nous avons à dire sur les dérangements de la menstruation, consécutifs aux altérations de l'utérus et de ses annexes, par l'examen des désordres de la fonction dans quelques cas de maladies des ovaires.

Obs. CXCV. — Une jeune personne de 25 ans était très-sujette, depuis plusieurs années, à des spasmes cérébraux avec perte de connaissance et de mouvements convulsifs que les contrariétés reproduisaient aussitôt.

Les règles, ordinairement peu abondantes, s'étaient presqu'entièrement supprimées. Son ventre avait pris du développement; on sentait obscurément qu'il y avait du liquide. Les seins n'étaient point gonflés. La maladie faisait des progrès, et la suffocation était imminente.

Dupuytren pratiqua la ponction. La mort eut lieu après

la deuxième opération. A l'autopsie, on retira une assez grande quantité de liquide, trouble, sanguinolent, rempli de caillots, surtout vers la fin de l'évacuation (2ᵉ accident de ce genre que nous avons observé).

Le liquide était contenu dans un kyste; mais indépendamment de ce kyste, il existait une tumeur énorme, formée par l'ovaire et la trompe du côté droit, dans un grand état de dégénérescence. L'ovaire du côté gauche était tuméfié et légèrement altéré dans sa structure (1).

Peut-être pourrait-on rattacher à cette observation, la suivante, qui nous a été communiquée par notre honorable confrère M. Letalnet; ce médecin pense qu'il y a eu dans ce cas engorgement de l'ovaire et réaction sur l'utérus. La lecture attentive de ce fait nous porte à adopter la même opinion. Au reste, si les détails de l'observation présentent de l'intérêt, l'influence de l'apparition des règles sur l'état général est aussi fort remarquable.

Obs. CXCVI. — Mˡˡᵉ A..., âgée de 21 ans, d'un tempérament lymphatico-sanguin, eut à 13 ans une première menstruation abondante et facile. Elle avait coïncidé avec une forte constipation. De 17 à 18 ans, cette demoiselle présenta les symptômes de la chlorose; à la même époque, les menstrues diminuèrent de quantité, et il se déclara une épistaxis.

A 18 ans, il se manifesta pour la première fois une douleur dans le flanc droit, qui augmentait à chaque époque menstruelle, et par le refroidissement. Bientôt des accès hystérico-épileptiques éclatèrent; ils se montraient surtout constamment aux époques menstruelles, et cependant l'évacuation avait toujours lieu également.

(1) Nauche, *ouvr. cité*, Tom. 1, p. 169.

Les flueurs blanches, qui avaient déjà paru, revinrent une seconde fois avec plus d'abondance.

Une fissure à l'anus ayant été reconnue, on pratiqua l'opération. A l'époque menstruelle suivante il y eut un jour de malaise avant ; puis, quand le sang coula, il survint des douleurs au ventre, des crises légères pendant deux heures, et un peu d'engourdissement le reste du jour. Chaque époque fut successivement plus difficile ; de rouge, le sang devint brun, puis noir, les règles finirent par ne plus paraître, ou se montrer artificiellement. Il se déclara un prurit de la vulve, qui céda à des applications de sangsues à la partie interne ; les règles se montrèrent, mais douloureuses ; les flueurs blanches cessèrent.

Lorsque la malade fut confiée aux soins de notre confrère le docteur Letalnet, l'hypogastre était sensible, la matrice lourde, pesante, il y avait des douleurs aux reins ; les crises avaient reparu, l'épistaxis continuait. L'utérus exploré par l'anus était douloureux au toucher. A chaque époque l'apparition du sang était immédiatement suivie de douleurs dans les reins, le bas-ventre ; l'haleine avait une odeur fétide, la respiration devenait courte, il y avait perte de connaissance pendant une demi – heure ou deux heures, et il restait un état léthargique qui se prolongeait environ trente-six heures.

Malgré la disposition anémique dans laquelle se trouvait cette jeune personne, les saignées étaient le seul moyen qui la soulageât immédiatement.

A peine le sang avait-il coulé quelques instants, qu'il y avait amélioration marquée. Au bout de trois jours les accidents se dissipaient, lorsque les règles avaient paru naturellement, ou qu'on les avait provoquées.

L'auscultation fit reconnaître un bruit de souffle aux deux tempes du cœur, et un bruit de soufflet très-prononcé aux carotides ; le bruit de soufflet s'est dissipé dans les carotides, et ne s'est maintenu qu'au premier bruit du cœur. On a mis en usage tous les moyens qui peuvent être employés en pareil cas. Les émissions sanguines sont les seules dont l'action ait été constante, excepté lorsque les crises étaient produites par des causes morales. Les remèdes douloureux, les émotions, rappelèrent les crises à différentes reprises. Aux époques, on a pu se convaincre que les saignées, les sangsues appliquées à l'hypogastre, faisaient reparaître les règles, l'épistaxis, et cesser les crises ; plus tard il a fallu changer le lieu de l'application des sangsues (1).

On a vu les règles se déranger, se supprimer avec l'inflammation des ovaires, des trompes, et lorsque la maladie était dans son summum, le flux menstruel a reparu plusieurs fois.

Obs. CXCVII.—Dusteuil (Marie), âgée de 37 ans, couturière, mère de trois enfants, dont le dernier a 17 ans, fut reçue à la Charité le 2 septembre 1828. Cette femme, fraîche et grasse, d'une santé ordinairement assez bonne, bien réglée, excepté depuis cinq à six mois, ne savait à quoi attribuer la maladie dont elle ressentait les atteintes depuis environ trois mois, et pour laquelle elle venait à l'hôpital.

Elle avait d'abord eu une constipation qui plus tard s'accompagna d'une douleur dans le côté droit du ventre, et par moments, d'élancements le long de la cuisse du même côté. Lorsque la constipation durait quelques jours,

____

(1) Observation communiquée par M. le docteur Letalnet.

il survenait des vomissements et des coliques qui ne se terminaient que par des évacuations alvines.

Dans le mois d'août, la douleur changea subitement de côté, se fit sentir dans le flanc gauche, et la malade vit peu à peu se former dans cette région une tumeur qui s'accompagna d'un engourdissement douloureux de la cuisse du même côté. En examinant le flanc gauche, M. Andral, qui remplaçait alors M. Fouquier, trouva dans cette région une tumeur profonde, sensible au plus léger contact, et présentant une étendue à peu près égale à celle de la paume de la main. La jambe était faible, surtout dans la progression. Les vomissements, précédés de quelques coliques, se répétaient à peu près tous les jours, à un temps variable, après l'ingestion des aliments; ils cessaient, puis se reproduisaient par crises.

M. Andral n'hésita pas à attribuer la tumeur à une dégénération de l'ovaire, et les autres symptômes à l'obstacle apporté par cette tumeur à la libre circulation des matières, ainsi qu'à l'inflammation sympathique du péritoine; il eut donc recours aux antiphlogistiques, et la malade fut soumise, les 3, 4 et 5 septembre, à l'application réitérée d'une vingtaine de sangsues (cataplasmes sur le ventre, orge miellée, deux bouillons pour toute nourriture).

Sous l'influence de ce traitement, le pouls conserva son rhytme habituel, et la malade eut ses règles le 6 et le 7 septembre; pendant la durée de cette évacuation, la constipation cessa, et les vomissements disparurent.

Peu à peu les symptômes s'aggravèrent, et l'ancienne douleur de la cuisse droite se reproduisit avec violence. Le 29 septembre les règles se montrèrent une seconde fois.

Pendant les jours qui suivirent, la maladie fit des progrès. La diarrhée survint, l'affaiblissement se prononça de plus en plus, et le 9 octobre la malade expira au milieu de coliques très-vives, et sans délire.

A l'autopsie, qui fut faite vingt-quatre heures après la mort, on trouva dans l'abdomen un épanchement séro-purulent considérable, mêlé de flocons albumineux.

Sur le côté de l'utérus on apercevait une tumeur qui adhérait entièrement avec le rectum ; celui-ci incisé par le bord opposé à celui où il adhérait à la tumeur, offrit à la surface interne une perforation circulaire, capable d'admettre tout au plus un tuyau de plume, et par laquelle il communiquait avec la tumeur ou poche indiquée.

On s'en assura mieux encore en comprimant légèrement cette dernière ; le liquide purulent qu'elle contenait passa sur-le-champ dans la cavité intestinale. Sur son côté supérieur et interne, tout près de la matrice, on distinguait la portion utérine de la trompe, mais un pouce en dehors, tout paraissait confondu.

Du côté droit on voyait qu'il existait des désordres du même genre, seulement moins avancés. La trompe était plus volumineuse et plus considérable que celle du côté opposé, et elle était soulevée par une tumeur qui paraissait être l'ovaire.

Ces altérations ayant besoin d'être mieux constatées, on enleva la pièce pour l'examiner plus en détail, et l'on reconnut que la tumeur ouverte dans le rectum, et située sur le côté gauche de la matrice, qui offrait à son sommet la partie interne de la trompe gauche, n'était autre que cette trompe elle-même, considérablement dilatée, enflammée et suppurée ; la cavité de la portion, encore reconnaissable à sa forme flexueuse, communiquait évidemment avec celle de la poche, non pas sur un petit pertuis, par une fente, mais par un élargissement progressif, quoique rapide.

Enfin, derrière ce vaste foyer, on retrouva une tumeur moins considérable, du volume d'une noix, à parois manifestement fibreuses, de la couleur et de l'aspect que l'on connaît à l'ovaire. A l'ouverture il s'en écoula un pus de bonne nature, qui n'avait aucune communication avec celui qui restait encore dans la tumeur fermée par la trompe.

A droite il existait une disposition en quelque sorte inverse; la trompe était, comme à gauche, enflammée et suppurée; comme à gauche, elle s'élargissait progressivement de l'utérus vers son pavillon, et là il y avait, comme à gauche encore, une collection purulente assez considérable; mais ici, c'était l'ovaire qui était le plus profondément affecté; c'était lui, et non pas la trompe, qui formait tumeur. Celle-ci, renfermée tout entière dans le petit bassin, avait le volume d'un œuf de poule; elle était pleine d'un pus verdâtre, sans odeur homogène, et un peu épais. La matrice et la vessie n'offraient rien de remarquable. Le gros intestin et une partie du petit, présentaient des traces incontestables d'inflammation (1).

Cette observation pourrait donner lieu à de nombreuses réflexions; mais nous ne devons nous occuper ici que des circonstances relatives aux organes sexuels et à la menstruation. — L'origine de la maladie est, suivant toutes les probabilités, dans l ovaire droit; plus tard elle s'étend aux organes sexuels du côté gauche. Sous l'influence de cette lésion, la menstruation est dérangée, supprimée; mais comment se fait-il que, lorsque le mal a pris une nouvelle intensité, les règles reparaissent deux

(1) Observation recueillie par M. Dalmas, l'hôpital de la Charité, service de M. Fouquier. *Journal hebd.*, Tom. I, p. 114. 1828.

fois avec régularité? N'est-ce pas un fait bien curieux, que ce retour du flux menstruel avec l'existence d'une désorganisation de l'ovaire et de la trompe de chaque côté, l'utérus étant sain? Une pareille lésion n'est-elle pas d'ailleurs un argument puissant contre l'opinion exclusive de ceux qui ont placé le siége de la menstruation dans les ovaires?

La menstruation, d'abord troublée, peut se rétablir et persister pendant des années, malgré les altérations profondes des organes génitaux.

Obs. CXCVIII.—Une femme de la commune d'Eschenwiller (Bas-Rhin), reçut à l'âge de 25 ans un coup sur l'abdomen. Les règles, qui coulaient en ce moment, se supprimèrent et furent un an sans reparaître. C'est dans le cours de cette année que commença à se manifester dans la région inférieure et droite du bas-ventre, une tumeur dont le développement fut d'abord lent. Les menstrues revinrent, malgré les progrès de la tumeur, et elles se montrèrent avec une parfaite régularité, excepté dans les trois derniers mois de la vie. Les autres fonctions, qui s'étaient jusqu'alors maintenues intactes, s'altérèrent; le dévoiement s'établit, et la malade succomba dans le marasme; lorsqu'elle mourut, le 21 août 1823, elle avait 42 ans. Elle était obligée de garder le lit, le ventre fortement comprimé par une large ceinture. A l'autopsie, on trouva dans l'ovaire droit une tumeur de nature encéphaloïde de cinquante-six livres; l'ovaire gauche, de la grosseur du poing, contenant une tumeur semblable. L'utérus était quadruplé de volume (1).

Il n'est pas sans intérêt de voir le peu de désordres cau-

(1) Observation recueillie par M. Louis Cailliot de Mulhausen, lue à l'Académie royale de médecine. *Arch. gén. de méd.*, Tom. IV, p. 582. Avril 1824.

sés à l'économie par une tumeur aussi volumineuse, qui a subsisté dix-sept ans sans déranger la menstruation pendant sa longue période ; car, à l'exception de la première année et de la fin de l'existence, le cours des règles fut toujours régulier. On peut expliquer la première suppression par la maladie de l'ovaire droit et par sa réaction sur l'utérus. L'ovaire gauche suppléa le droit ; quant à la deuxième suppression, elle peut avoir été également déterminée, ou par les progrès du mal, ou par la lésion qui envahit le second ovaire.

Les maladies nerveuses donnent souvent lieu à des dérangements de l'écoulement périodique ; nous en avons cité plusieurs observations. Dans la plupart des cas d'hystérie et d'épilepsie, les règles se dérangent, se suppriment au début ; souvent ensuite elles reprennent leur type normal après un temps plus ou moins long. Quelquefois cependant l'hystérie a régularisé la fonction.

Obs. CXCIX. — Une fille d'une constitution délicate, née à Paris, est réglée à 15 ans. Le flux menstruel n'a rien de fixe pendant plusieurs années. Au bout de ce temps elle éprouve les atteintes d'une affection hystérique dont les accès se renouvellent pendant cinq mois. Une médication bien dirigée fait cesser les accidents ; dès ce moment les règles reviennent régulièrement tous les mois.

M. Beau a fait connaître dans ses *Recherches statistiques*, que l'épilepsie avait été déterminée dans trois cas par l'apparition des règles, et dans cinq autres par l'âge critique. Ces deux causes ont occasioné deux fois l'hystérie.

Toutes les fois que la cause productive a agi pendant les règles, la proportion des effets immédiats a augmenté seulement pour l'épilepsie. Dans tous ces cas, hormis deux exceptions, les règles se sont suspendues; elles n'ont reparu qu'un temps plus ou moins long après l'expiration de la maladie, presque toujours peu abondantes ou régulières.

En étudiant le rapport de l'apparition de la menstruation avec le développement de l'épilepsie et de l'hystérie, ce médecin a trouvé que le flux menstruel avait eu lieu avant la maladie cent dix fois, après quatre-vingt-deux fois, et simultanément trente-cinq fois.

En prenant la moyenne de l'âge de la menstruation dans ces trois catégories, on arrive à conclure que l'épilepsie retarde l'époque de la menstruation, opinion déjà émise par les auteurs.

Lorsque ces maladies ont duré un certain temps, les menstrues reviennent ou se régularisent dans un grand nombre de cas.

Une jeune fille atteinte d'épilepsie depuis plusieurs années, avait tous les jours vingt à vingt-cinq attaques, la menstruation n'en paraissait pas moins aux époques; au bout de dix-huit mois.

Mademoiselle A... est sujette à des accès presque quotidiens d'épilepsie; les règles viennent régulièrement, mais à leur approche et pendant leur durée, les attaques sont plus fréquentes. Comme dans l'aliénation mentale, on observe souvent aux époques une exaspération dans les symptômes.

La chorée coïncide également avec la suppression des règles. Deux jeunes filles furent reçues dans le service de M. Chomel, avec des symptômes de danse de Saint-Guy compliquée d'aménorrhée. L'affection nerveuse guérit, mais les jeunes filles sortirent de l'hôpital sans qu'aucun remède eût pu rétablir les règles.

Un médecin qui a publié un bon traité sur les maladies saturnines, n'a point remarqué, comme ceux des siècles précédents, que l'aménorrhée et même la stérilité survinssent à la suite de la colique de plomb. Parmi nos malades, dit-il, chez une femme qui avait ses règles au moment de l'invasion de la maladie saturnine, les menstrues cessèrent subitement ; mais le mois suivant elles reparurent comme auparavant. Dans un autre cas, les règles, dont l'arrivée devait coïncider avec celle de la colique, ne se déclarèrent qu'après la cessation de l'affection toxique du ventre. Une de nos malades devait avoir ses règles ; pendant le cours de la colique saturnine dont elle était atteinte, la menstruation n'eut pas lieu cette fois ; enfin une frotteuse de caractères d'imprimerie, qui était en proie à une colique saturnine des plus violentes, fut soulagée comme par enchantement, par l'arrivée inespérée de ses règles (1).

Les médecins qui soignent les aliénés ont eu plusieurs fois l'occasion de constater le retour à la raison, malgré l'absence du flux menstruel qui persistait quelques mois.

La folie est une des maladies nerveuses où l'on observe le plus fréquemment les troubles de la fonction menstruelle, mais ici deux distinctions importantes : tantôt, et c'est le cas le plus commun, les dérangements sont postérieurs à la perte de la raison, tantôt, au contraire, ils précèdent le délire, et paraissent réellement le produire. Nous avons déjà insisté sur ce point, nous allons examiner plus en détail l'influence de l'aliénation sur les règles.

Trente-six faits observés dans la maison de santé de M. le docteur Blanche, dans l'établissement de Picpus

____

(1) Tanquerel des Planches, *Traité des maladies saturnines ou de plomb*, Tom. I, p. 223.

et dans le nôtre, nous ont présenté les résultats suivants :

Dix-huit fois les dérangements des règles ont été consécutifs au développement de la folie : le principal désordre est la suppression qui s'est montrée quinze fois, soit au début, soit au deuxième mois, soit un peu plus tard. Dans trois autres circonstances nous avons seulement noté l'irrégularité et la diminution du sang.

En général, ces désordres persistèrent pendant toute la durée de la maladie, et souvent même pendant la convalescence, ainsi que nous en rapporterons des exemples.

Une dame devient maniaque à la suite de violents chagrins ; ses règles se suppriment, et pendant trois ans que son délire continue, il ne paraît rien du côté des organes de la génération.

Cette année, il y avait dans la cour des pavillons à la Salpétrière, seize maniaques plus ou moins agitées ; de ces seize malades, deux étaient réglées, et les quatorze autres ne voyaient pas.

Une disposition que nous avons constatée dans la moitié environ de nos observations, c'est l'augmentation des symptômes, l'état d'agitation, la turbulence, l'activité plus grande des folles aux époques du flux hémorrhagique.

Dans le tiers de ces faits, la guérison coïncida avec le retour ou la régularisation des menstrues. Mais il y a ici une remarque à faire, c'est que l'amélioration de l'intelligence précède souvent celle des règles, de sorte que celle-ci ne doit réellement être considérée que comme la suite de la détente générale.

L'observation que nous allons rapporter montre cependant qu'il est quelquefois avantageux de favoriser le retour de la menstruation, parce que l'intelligence paraît en recevoir une impression avantageuse.

Obs. CC. — Une jeune paysanne de Saint-Germain-en-Laye, fut conduite, dans les premiers jours d'août 1829, à l'hôpital Beaujon, dans le service de MM. Marjolin et Blandin ; on ne tarda pas à s'apercevoir qu'elle était en proie à une mélancolie profonde que ne pouvait expliquer l'indisposition pour laquelle elle avait réclamé les soins de ces chirurgiens. Aux pressantes questions qui lui furent faites, elle finit par répondre, en fondant en larmes, qu'elle était tourmentée d'un désir violent de tuer quelqu'un.

Cette jeune femme était mariée, mère de famille. Lorsque ses accès la prenaient, c'était surtout son mari et ses enfants qui déterminaient son funeste penchant, elle aurait alors voulu les faire périr, son plaisir eut été de tuer quelqu'un.

Les antécédents de cette malade durent être recherchés avec soin. Jamais elle n'avait eu de motif de chagrin, jamais elle n'avait éprouvé de maladies ; son caractère n'était point inégal ; à aucune époque on ne lui avait connu de disposition à la mélancolie ; elle aimait d'ailleurs beaucoup son mari et ses enfants.

Cet instinct meurtrier l'avait prise tout à coup, il coïncidait avec un dérangement dans les règles qui étaient devenues irrégulières. Toutes les fois que ses accès revenaient, elle ressentait un violent mal de tête ; ils avaient surtout lieu aux époques. La connaissance de ce fait parut une indication qu'il fallait saisir. En conséquence, la médication fut dirigée de manière à régulariser les menstrues. Les moyens employés eurent une heureuse influence, et la malade quitta l'hôpital dans le mois de septembre, beaucoup plus tranquille.

Cette femme a toujours répondu aux diverses demandes qui lui ont été adressées à ce sujet, qu'elle ne savait à quoi attribuer sa maladie. Jamais elle n'avait entendu parler de rien de semblable, ses parents étaient bien portants.

Obs. CCI. — Une fille d'environ 23 ans, était irrégulièrement menstruée depuis dix mois. Elle fut attaquée d'une fièvre avec délire, que le médecin reconnut être indépendante de cette fièvre, et constituer une aliénation mentale. Réfléchissant à l'irrégularité des règles, aux douleurs de tête que la malade avait éprouvées après la suppression, M. Majaut, médecin de l'Hôtel-Dieu, fit appliquer six sangsues à la vulve; pendant deux époques il y eut une amélioration marquée; à la troisième, les règles reparurent d'elles-mêmes, et la malade fut guérie (1).

L'amélioration et la guérison peuvent se manifester sans que les règles reviennent à leurs époques habituelles. Cet état persiste quelquefois trois ou quatre mois, et même plus long-temps. Les malades causent raisonnablement, s'entretiennent de leur maladie passée, boivent, mangent, travaillent, se promènent comme elles faisaient dans leur état de santé; souvent même elles sortent des établissements, parce que leur famille, leurs amies elles-mêmes, croient au rétablissement complet de la raison; si on les examine avec soin, ce qu'il est toujours facile de faire dans les maisons de santé, on s'aperçoit qu'il reste encore quelque chose d'anormal dans les actions, dans les paroles, etc. Aussi l'absence de la menstruation dans ces cas est-elle un symptôme qu'il faut surveiller.

Je crois que l'appel du sang vers les organes est alors indiqué; et d'après ce que nous avons vu, nous recommandons comme une bonne pratique, de diriger tous les

____

(1) *Journal de médecine et de chirurgie*, par Vandermonde, Tom. X, p. 21, 1759.

mois, aux approches de l'époque, une médication convenable vers cette région.

Trois fois l'aliénation n'a exercé aucune action sur le flux menstruel; la maladie a paru, elle a parcouru ses phases, la guérison a eu lieu, sans que l'écoulement périodique ait subi aucune altération. Ces faits sont exceptionnels.

Une remarque plus générale, c'est de voir les menstrues reparaître dans le cours des maladies mentales. Ce symptôme nous a toujours semblé de mauvais augure, surtout lorsqu'il se montre avec le retour de l'appétit, du sommeil et de l'embonpoint. On peut dire, quand ce signe existe, qu'il annonce l'incurabilité, ou du moins une persistance fort longue de la maladie.

Pour ne point séparer en deux cette partie de notre travail, nous avons réuni les faits d'aliénation qui paraissent sous l'influence du flux menstruel: ils sont au nombre de quatorze; mais, sur ce nombre, le temps de la cessation a été, dans cinq cas, la cause occasionelle qui a réveillé l'ancienne affection mentale, de sorte qu'il n'y a véritablement que neuf observations. On pourrait donc dire que la menstruation est entrée pour un quart dans la production de la folie, si des chiffres aussi peu élevés n'excluaient toute conséquence.

Sur ces neufs faits, la première apparition a été une fois le point de départ de la folie, le retour des époques, deux fois, et le temps de la cessation six fois; mais, pour plusieurs de ces faits même, il nous est impossible de dire si la menstruation a été cause occasionelle ou prédisposante, parce que nous n'avons pu nous procurer des renseignements sur l'hérédité. Le seul point positif, c'est que le dérangement des règles a précédé l'égarement de la raison.

Obs. CCII. — Madame....., âgée de 42 ans, est forte, brune, d'une bonne constitution ; réglée dès l'âge de 13 ans, l'évacuation périodique ne s'est jamais interrompue. Il y a deux ans, les époques commencent à se déranger, elles deviennent irrégulières. Pendant tout ce temps elle ne montre aucun désordre dans l'esprit. Peu à peu on s'aperçoit de quelques bizarreries, bientôt il se déclare un délire maniaque pour lequel nous fûmes consulté. Après trois mois de maladie, cette dame succombe. A l'autopsie, on trouve un ramollissement comme putrilagineux de la surface interne de la matrice.

Dans son article Folie du grand dictionnaire des sciences médicales, M. Esquirol a constaté que les dérangements de la menstruation entrent pour un sixième dans les causes physiques. Les efforts de la première menstruation déterminent la folie. Les désordres, la cessation des menstrues, provoqués par les accidents physiques et moraux, ou par les progrès de l'âge, multiplient les conditions favorables à l'aliénation mentale. Tantôt les menstrues se suppriment tout à coup, et la folie éclate aussitôt ; tantôt elles offrent de grandes anomalies, soit pour l'époque de leur retour, soit pour la quantité et la qualité de l'écoulement, avant que la folie se déclare.

Quelquefois même elles sont très-abondantes, elles coulent à des époques très-rapprochées peu de temps avant l'invasion de la folie. Enfin il est des cas où la folie se manifeste sans le moindre désordre menstruel ; elle se déclare pendant que les menstrues coulent ; c'est alors que les femmes se suicident ordinairement. L'époque des retours est toujours un temps orageux pour les aliénées, même pour celles dont le flux périodique n'est point dérangé.

La cessation des règles est un temps véritablement

critique pour quelques aliénées. J'en ai vu plusieurs qui ont entièrement recouvré la raison en cessant d'être menstruées. Depuis trois et quatre ans, j'ai noté dans mon établissement douze cas de folie qui étaient évidemment dus à l'influence du temps critique. Le rétablissement de ce flux termine très-souvent la folie. Dans deux cas de paralysie existants depuis plusieurs mois, la menstruation n'a point été influencée.

Parmi les maladies chroniques dont l'influence doit encore être notée sur le cours des règles, les affections vénériennes, scrofuleuses, et les hydropisies, paraissent mériter quelqu'attention.

Plusieurs fois nous avons observé la suppression déterminée par des symptômes de l'affection vénérienne.

OBS. CCIII. — Une femme âgée de 27 ans, est prise d'une perte considérable qui dure huit jours avec la même intensité; elle s'arrête ensuite brusquement, et pendant deux ans les règles ne reparaissent point, elles sont remplacées par un écoulement blanc. Cette femme ayant succombé, on trouve l'anus entouré de végétations. L'extrémité inférieure de l'intestin est indurée, et présente un évasement infondibuliforme. A six lignes environ du bord de l'anus il existe une perforation qui établit la communication de l'intestin avec le vagin. La grande lèvre est creusée par un trajet fistuleux qui se joint à l'ouverture.

Cette maladie peut ne pas occasioner de dérangement dans les ménstrues, mais leur couleur est quelquefois changée.

OBS. CCIV. — Une femme d'environ 30 ans, contracte une infection vénérienne qui se manifeste par des syphilides, des exostoses. Au bout de quelques mois les règles se décolorent, elles deviennent pâles, à peine rosées, quelquefois même elles sont presque aqueuses. Cette disposition, que nous avons observée plusieurs fois, et qui a été signalée par quelques médecins, ne pouvait-elle pas tenir à l'action des médicaments, et en particulier du mercure ?

Les hydropisies entraînent souvent la suppression ou l'irrégularité du flux menstruel. Ce symptôme se montre en général à une époque avancée de la maladie, quelquefois aussi la menstruation ne subit aucune modification, mais il est très-probable qu'il n'y a point, dans ce cas, de lésion organique viscérale.

Obs. CCV. — Le Villiers, âgée de 19 ans, grande, assez forte, d'un tempérament lymphatico-sanguin, entre à l'hôpital de la Charité, dans le service de M. Rayer, le 26 octobre 1837. Il y a 4 mois elle s'est aperçue que son ventre grossissait, toutes les fonctions s'exécutaient bien. Elle n'a jamais eu de palpitations, de coliques, de douleurs de foie. Le ventre était devenu volumineux, et contenait un liquide. Les jambes étaient légèrement enflées. Les règles n'étaient point dérangées, elles venaient aux mêmes époques, peut-être un peu plus rouges. Des vésicatoires de la largeur du ventre ont été appliqués sur cette région à quatre différentes reprises, l'ascite a promptement disparu. Les menstrues ont manqué une fois depuis qu'elle est à l'hôpital, mais elle est en pleine guérison.

Les scrofules, à un degré avancé, troublent la fonction menstruelle.

Nous avons constaté l'aménorrhée avec les tumeurs blanches, les glandes du cou. Dans trois cas la suppression n'a eu lieu que quelques mois après l'apparition de la maladie.

Les grands travaux entrepris dans ces dernières années sur la déviation de la colonne vertébrale, par MM. Jules

Guérin et Bouvier, nous ont engagé à rechercher quelle était l'influence de cette affection sur la menstruation.

Dans le tableau que nous avons donné au premier chapitre de ce mémoire, on a constaté que 32 jeunes personnes de l'établissement de M. Bouvier avaient été réglées avant les filles de la classe ouvrière, mais après les jeunes personnes appartenant aux classes riches et dans de bonnes conditions de santé. On voit déjà que le rachitisme retarde l'apparition des règles.

M. le docteur Bouvier a eu la complaisance de nous donner des notes qui nous permettent d'entrer dans quelques détails : sur 101 demoiselles, la première menstruation s'est manifestée chez 32 pendant le cours du traitement. Le plus ordinairement elle s'est montrée régulière, mais dans un certain nombre de cas elle a été irrégulière.

Chez 24, les règles régulières avant le traitement, ont continué de l'être pendant sa durée ; dans 2 cas, d'irrégulières elles sont devenues régulières. Une suppression qui existait depuis 18 mois, s'est régularisée pendant le traitement. Dans une circonstance l'aménorrhée a persisté, mais sans plus nuire à la santé qu'auparavant ; chez une demoiselle, les menstrues qui avaient paru un mois avant le traitement, se sont montrées normales au troisième mois.

Dans les autres cas, au nombre de 40, il y a eu suspension absolue ou momentanée des menstrues, tantôt de suite, tantôt une ou plusieurs périodes après. Cette suppression a quelquefois alterné avec des retours plus ou moins éloignés. Plusieurs de ces jeunes personnes n'avaient eu leurs règles qu'une seule fois avant le traitement.

L'aménorrhée paraît évidemment se lier ici au nouveau genre de vie des sujets. Chez la plupart, il n'en est résulté aucun inconvénient pour la santé; loin de là, la suppression a coïncidé avec une grande activité de la nutrition. L'aménorrhée n'a produit d'accidents que dans un petit nombre de cas, et encore ont-ils été peu graves.

Quant aux causes qui paraissent déterminer cette aménorrhée, nous en avons déjà indiqué plusieurs; nous y ajouterons les influences du redressement et du traitement, les changements d'habitudes, les impressions morales.

Dans le cas d'aménorrhée ou de règles lentes, difficiles, que faut-il faire? Si la constitution ne souffre pas, si même elle s'améliore, nous pensons avec M. Bouvier, qu'il faut rester tranquille; mais s'il y a du malaise, indices de souffrance, il faut au contraire agir.

On peut dire, en général, que le traitement orthopédique est favorable à l'établissement des menstrues.

Influence des maladies chirurgicales et des opérations sur les règles.

Désirant réunir le plus de matériaux possibles pour éclairer la question que nous traitons, nous avons interrogé nos souvenirs et consulté quelques praticiens distingués, sur l'influence que peuvent avoir les maladies chirurgicales et les opérations sur les règles. Les renseignements que nous avons recueillis sont très-limités, mais ils nous on paru fournir quelques aperçus nouveaux sur le choix des moments favorables à l'exécution des grandes opérations.

Dans plusieurs cas nous avons vu les règles se déranger et se supprimer. Lorsque la maladie existait depuis long-temps, il y avait le plus ordinairement une aménorrhée. Dans plusieurs opérations nous avons observé que les menstrues étaient plus ou moins long-temps à reparaître.

Obs. CCVI. — La nommée Crosnier entre, le 18 août 1835, à l'hôpital de la Pitié, dans le service de M. Blandin, pour une maladie de l'articulation du pied. Jusqu'à ce moment ses règles sont toujours venues régulièrement. Elle est forte, bien constituée. M. Blandin lui pratique l'amputation partielle. La guérison est parfaite, mais, au bout de trois mois, les règles n'avaient pas encore reparu.

M. Velpeau, que nous avons consulté sur ce sujet, nous a dit qu'il avait observé que lorsqu'une opération était pratiquée à une époque rapprochée des menstrues, celles-ci avançaient, tandis que lorsqu'elle était faite à une certaine distance de l'époque, le flux menstruel était retardé. Après une grande opération, comme une amputation de cuisse, les règles à leur retour sont quelquefois plus abondantes.

Lassus, à l'occasion de l'extirpation du sein dans le cancer des mamelles, avait dit : « Quelquefois la cicatrisation est retardée dans les femmes d'un tempérament sanguin, encore assujetties à l'évacuation menstruelle. Pendant cette évacuation la plaie devient rouge, les chairs prennent une couleur de sang de bœuf, et versent du sang en abondance. Nous avons vu des femmes dont la plaie n'a pu, à cause de cette espèce d'hémorrhagie menstruelle, être cicatrisée qu'au bout d'un an, mais qui enfin ont été parfaitement guéries (1). »

Ces hémorrhagies par les plaies, à la suite des opérations, sont de véritables déviations ; leur connaissance est importante pour l'homme de l'art, car au premier abord il peut les prendre pour des hémorrhagies ordinaires, et appliquer en vain toute la série des moyens employés.

_____

(1) Lassus, *Pathol. chirurg.*

Voici trois faits de ce genre que nous empruntons aux registres de M. Dupuytren; ils ont été recueillis par M. Fournier d'Arras.

Obs. CCVII. — Une cuisinière, âgée de 18 ans, d'une assez bonne constitution, et qui avait toujours été bien réglée, s'étant endormie le soir auprès d'une chandelle, le feu prit à ses vêtements. Lorsque M. Sanson, qui fut appelé, arriva auprès d'elle, il reconnut une blessure très-grave et très-profonde qui s'étendait depuis le deltoïde jusqu'aux doigts. Les escarres les plus profondes occupaient l'avant-bras et les parties postérieure et inférieure du bras. Les accidents inflammatoires furent heureusement combattus; mais à la chute des escarres, il s'établit une suppuration tellement excessive, qu'on craignit de voir succomber la malade. Au bout de deux mois et demi elle était encore fort étendue; aussi cette fille se décida-t-elle à entrer à l'Hôtel-Dieu. Les fonctions se faisaient bien, mais les règles n'avaient pas paru depuis l'accident. Deux mois après son admission, la plaie était très-rétrécie; tout allait bien, lorsque la malade fut prise de fièvre; la plaie changea d'aspect, elle devint rouge, se couvrit de caillots sanguins qui avaient la couleur et l'odeur du sang des règles.

M. Dupuytren, persuadé que cette disposition était liée à une déviation, ordonna qu'on posât pendant plusieurs jours un petit nombre de sangsues à la vulve. La malade se trouva promptement soulagée; le sang cessa de couler par la plaie, et celle-ci reprit un bel aspect. Mais cette irritation d'un nouveau genre avait modifié la suppuration; plusieurs fois elle fut plus abondante, puis elle diminua. Pendant quelques mois que cette fille resta à l'hôpital pour attendre sa guérison complète, on eut soin de faire mettre à chaque époque six ou sept sangsues aux parties externes de la génération, et ce moyen suffit pour empêcher la déviation de se reproduire, quoique, depuis huit mois, les règles fussent entièrement supprimées.

Obs. CCVIII. — Une femme avait un squirrhe ulcéré au sein gauche et un engorgement des glandes de l'aisselle. Cette femme, jusqu'alors bien portante, était mal réglée depuis trois mois. L'altération du sein remontait à deux années. Après l'extirpation de l'organe, il ne se passa rien de remarquable pendant un mois. Les ligatures étaient même tombées depuis environ quinze jours, lorsque la malade se plaignit d'éprouver de la douleur du côté de la plaie. En l'examinant, on reconnut qu'elle était boursouflée, saignante, et répandait une odeur fétide. Persuadé, d'après les symptômes qu'éprouvait la malade, que cette exhalation était due à une déviation sanguine, M. Dupuytren fit placer trois sangsues aux parties génitales pendant quatre jours, et prescrivit un demi-bain après qu'elles seraient tombées; sous l'influence de cette médication, la plaie reprit un meilleur aspect. Elle ne tarda pas à se rétrécir, et le mois suivant elle était totalement cicatrisée.

Dans le troisième cas, il s'agit d'une tumeur fibro-celluleuse développée dans le sein droit, et qui avait la grosseur d'une noix. L'ablation en fut faite par M. Breschet. Quelques jours après, la malade dit qu'elle éprouvait des douleurs dans la plaie. Comme il existait quelques érésypèles dans la salle, on enleva avec précaution l'appareil, et on vit que la plaie fournissait une petite quantité de sang qui avait l'odeur, la couleur et les qualités du sang menstruel. La malade apprit alors que ses règles étaient en retard, mais qu'elle avait éprouvé cependant, comme à ses époques, des coliques, de la pesanteur aux reins.

Ainsi, lorsque l'opération fut faite à cette jeune personne, le travail menstruel était commencé, la perturbation qu'il en ressentit détermina une déviation par la plaie.

Ce phénomène fort curieux, et que M. Dupuytren a eu occasion d'observer dans un grand nombre de circonstances, puisqu'il l'évalue à plus de cent fois, s'explique difficilement par un état local, tandis qu'on s'en rend beaucoup mieux compte par une disposition hémorrhagique générale. Ces déviations, observées dans toutes les parties du corps, et dont nous avons rapporté une foule de cas singuliers, viennent à l'appui de cette opinion que nous pourrions encore soutenir par d'autres preuves.

Le phénomène de l'écoulement des règles par une plaie résultant d'une brûlure est trop remarquable, dit M. Dupuytren dans ses leçons, pour que je néglige l'occasion de vous en entretenir quelques instants. La menstruation est une des fonctions les plus simples : elle se réduit à une exhalation sanguine. Il n'est donc pas de toute rigueur qu'il existe un organe spécial pour son accomplissement ; dans tout l'organisme il y a des exhalants, ou si l'on veut, des tissus perméables au sang, lorsque survient le molimen.

Autre chose a lieu pour les sécrétions ; cette fonction s'exerce au moyen d'organes spéciaux dont la structure se complique à mesure que les humeurs qu'elle sépare du sang, s'éloignent davantage des caractères de ce fluide. Ici, ce sont des follicules muqueux dont l'organisation consiste en un simple tissu vasculaire, en une parcelle d'un tissu particulier ; on n'y découvre pas encore des nerfs. Là, ce sont des cryptes à organisation plus complexe, formés d'une espèce de tissu érectile et de l'épanouissement d'un filet nerveux ; on y voit déjà les rudiments d'un conduit excréteur. Enfin, ces cryptes s'agglomèrent et constituent ce qu'on appelle des glandes, qui diffèrent encore entre elles. Mais ne pénétrons pas plus avant dans les détails anatomiques.

Il résulte de ce qui précède, que les sécrétions sont des fonctions complexes, ne pouvant se faire qu'au moyen d'une organisation spéciale plus ou moins compliquée, et les exhalations, au contraire, des fonctions très-simples, qui peuvent se faire partout, parce que partout il y a des tissus exhalants ou perméables.

La nature peut donc se permettre, à l'égard de ces derniers, des aberrations qui ne pourraient pas avoir lieu pour les sécrétions. Aussi voyez combien sont rares leurs déplacements, et combien il est difficile au médecin de les suppléer. La peau supplée quelquefois les urines, mais toujours imparfaitement, on ne peut pas *uriner* tout-à-fait par la *peau*. On peut, au contraire, avoir une menstruation par la peau et par toutes les surfaces tégumentaires. Les interstices des organes des femmes doivent être souvent le siége d'un molimen, et alors le sang étant loin des surfaces et ne pouvant être versé au dehors, il se combine avec les tissus, et produit des inflammations plus ou moins dangereuses.

Si la menstruation peut se faire à travers tous les tissus de l'économie, supposés dans l'état normal, il semble qu'elle devrait se faire bien plus facilement par des tissus plus ou moins enflammés, et placés dans les conditions les plus favorables pour appeler à eux le molimen hémorrhagique. Cependant il n'en est pas ainsi : la modification organique qui constitue l'inflammation, n'est pas du tout propre à l'exhalation sanguine ; elle ne l'est pas surtout à appeler une exhalation physiologique, à remplacer une fonction naturelle ; ceci ne s'accorde guère avec l'opinion de ceux qui veulent que la maladie, en général, soit une exagération de la santé, et l'inflammation, l'excitation portée au summum. La menstruation par la surface d'une plaie est donc un phénomène extrêmement remarquable, puisqu'il faut que la nature se trompe deux fois pour qu'elle ait lieu (1) ?

Cette opinion de M. Dupuytren est susceptible de plusieurs objections. Il n'est pas prouvé que la menstruation ne soit pas une sécrétion. Les raisonnements de Bordeu, qui la considérait comme un produit excrétoire et sécrétoire, doivent être examinés avec une grande attention.

Ainsi l'écoulement de sang qui a lieu périodiquement par la surface interne de l'utérus, est au moins une exhalation d'une nature toute spéciale, et dont la suppression entraîne ordinairement les accidents les plus graves. Les usages de cette exhalation sont d'ailleurs tellement importants, qu'on comprend de suite à quels résultats fâcheux peut conduire son dérangement ; quant aux sécrétions déviées, les faits consignés dans la science, prouvent qu'elles ne sont pas aussi rares qu'on l'a prétendu. Quoi qu'il en soit, cette opinion offre quelques parties intéressantes, et qui par cela même appartiennent à l'histoire de la science.

Dans les trois observations citées par M. Fournier d'Arras, la quantité de sang exhalé par la plaie était peu considérable. Dans les deux observations qu'on va lire, et qui ont été publiées par M. H.-S. Castara, elle fut au contraire très-forte.

Obs. CCIX.—Une dame eut la fesse fortement con-

____

(1) *Leçons orales de clinique chirurgicale*, faites à l'Hôtel-Dieu par M. Dupuytren, Tom. IV, p. 559 et suivantes.

tusionnée sur l'échelle d'une charrette ; il en résulta des abcès et plusieurs ulcères fistuleux qui nécessitèrent une opération longue et douloureuse, pratiquée dans des circonstances défavorables, et qui laissa à nu une surface d'environ neuf pouces de longueur sur deux de profondeur. Le vingt-deuxième jour, la plaie, de rouge et belle qu'elle était, changea d'aspect, prit une teinte plus sombre, et fournit tout à coup une forte hémorrhagie ; la levée de l'appareil ne montra aucun jet de sang. Pendant six jours les hémorrhagies se renouvelèrent ; malgré tous les remèdes, elles n'ont cessé qu'après le temps fixé chez cette femme pour la durée ordinaire de ses règles, époque à laquelle elle se trouvait alors.

Obs. CCX. — Une dame portait au sein une tumeur cancéreuse dont l'ablation fut également pratiquée par le père de M. Castara. Jusqu'au douzième jour, l'état fut excellent, mais à cette époque il se manifesta par la plaie des hémorrhagies ; elles persistèrent pendant toute la durée des règles, qui manquèrent comme dans le cas précédent, quoiqu'elles eussent été également annoncées par les symptômes qui leur sont propres (1).

Ces deux personnes, à la suite de cet accident, se trouvèrent atteintes d'anasarque ; la convalescence fut longue à raison de la grande quantité de sang qu'elles avaient perdue.

Ces faits méritent donc d'être connus, car s'ils n'ont pas toujours cette gravité, ils pourraient induire en erreur, et faire croire à des hémorrhagies traumatiques contre lesquelles on lutterait directement en vain. Le meilleur

______

(1) Sebast. Jos. Castara, *Observations sur le danger de pratiquer des opérations chirurgicales sur le sexe, peu de temps avant l'époque du flux menstruel,* Strasbourg, 1812.

moyen de prévenir ces accidents, est de remettre l'opéra
tion à une époque également éloignée de l'apparition et
de la fin des règles.

Si l'hémorrhagie paraissait à l'époque du flux, il faudrait suppléer l'organe utérin par l'application de sangsues à la vulve, les bains de siége, les pédiluves, et même
par une saignée générale, si la femme était pléthorique;
on chercherait en même temps à diminuer l'irritation de
la plaie.

Résumé. — En récapitulant les faits principaux contenus dans le chapitre précédent, on voit que l'aménorrhée
symptomatique complique la plupart des maladies chroniques. Elle se montre ordinairement à une époque avancée
de la lésion; mais dans plusieurs maladies, comme l'hystérie, l'épilepsie et surtout la folie, elle apparaît souvent
au début.

Si l'aménorrhée, dans un grand nombre de cas, est un
symptôme de plus, elle est aussi une circonstance favorable lorsque la femme est épuisée, affaiblie. Dans certaines affections, et en particulier dans le rachitisme, on
l'a vue coïncider avec une énergie plus grande de la nutrition.

L'aménorrhée peut durer plusieurs années sans qu'il
en résulte aucun changement dans le cours des règles.
Lorsque la cause n'existe plus, le sang reparaît alors aux
mêmes époques et dans les proportions ordinaires.

La cessation dépend presque toujours de la guérison
de l'affection qui l'a déterminée ; mais, dans quelques cas,
le retour de l'évacuation périodique a une heureuse influence sur la marche des maladies. Cette disposition se
remarque surtout dans les engorgements de l'utérus et
dans plusieurs faits d'aliénation.

Le retour des règles annonce la guérison, mais il n'en est pas toujours ainsi ; très-fréquemment le flux menstruel coule de nouveau dans les aliénations incurables, dans l'épilepsie, les lésions organiques de l'utérus et des ovaires, sans qu'il y ait d'amélioration ou d'espérance de rétablissement.

Dans un certain nombre de maladies les règles n'éprouvent point de changement, elles n'ont aucune influence sur leur début, leur marche et leur terminaison.

Plusieurs maladies, et en particulier la folie, peuvent se terminer favorablement, présenter tous les signes de la convalescence, sans que les menstrues reparaissent pendant un temps assez long. Cette circonstance doit fixer l'attention du médecin, et l'engager à prendre des précautions ; mais il faut reconnaître que la santé n'est pas incompatible avec cet état, et qu'il n'est pas rare de voir l'aménorrhée ne cesser qu'après un an et plus, quoiqu'il n'y ait aucun désordre des fonctions.

Une cause occasionelle, comme le froid, la frayeur, peut hâter l'apparition de l'aménorrhée symptomatique qui se serait seulement montrée à une époque plus reculée. On commettrait une grave erreur en voulant alors rétablir le cours du sang, car on affaiblirait inutilement le sujet, et, selon toutes les probabilités, on n'obtiendrait pas de résultat.

L'aménorrhée peut se montrer au début de la maladie, et cesser lorsqu'elle est dans la plus grande activité, sans qu'on puisse concevoir la raison de cette anomalie.

L'aménorrhée symptomatique n'est pas toujours primitive, elle est fréquemment précédée de désordres menstruels, tels que la diminution, l'irrégularité, l'hémorrhagie ; et ce n'est que lorsque ces dérangements ont duré plus ou moins long-temps, qu'elle s'établit définitivement.

L'arrivée des règles améliore quelquefois l'état général, malgré la persistance de la lésion.

Certaines maladies, parmi lesquelles il faut placer l'hystérie, l'épilepsie, et surtout l'aliénation, sont exaspérées par le retour des règles. Nous avons fréquemment constaté l'effet de cette influence, lors même qu'il existait une aménorrhée.

Le changement déterminé par les maladies chroniques sur la menstruation, peut consister dans une simple décoloration, le sang est plus pâle, plus aqueux, comme nous l'avons quelquefois observé dans les affections vénériennes ; l'action des agents thérapeutiques ne pouvait être invoquée dans tous ces faits, car plusieurs fois les sujets n'avaient été soumis à aucune médication.

Les désordres menstruels qu'entraînent à leur suite les maladies chroniques, ne se bornent pas seulement à la suppression, très-souvent ils consistent en des dérangements, des diminutions, des irrigularités, des pertes, des hémorrhagies supplémentaires.

Dans la phthisie, qui occasione si souvent la suppression, on observe ces divers troubles du flux périodique. L'hémorrhagie pulmonnaire, fort commune dans ce cas, semble quelquefois affecter de préférence les retours périodiques. Cette circonstance en a imposé à plusieurs observateurs qui l'ont prise pour une déviation des règles. Deux fois nous avons vu commettre cette méprise.

La dysménorrhée est un symptôme assez commun des affections de l'utérus ; elle se montre dans les engorgements, les squirrhes, les cancers, etc. L'aménorrhée peut cependant exister dans la première de ces maladies, ainsi que nous en avons rapporté des exemples. L'hémorrhagie est beaucoup plus fréquente dans les maladies cancéreuses, souvent même elle est le seul symptôme qui en révèle l'existence.

Lorsque la métrorrhagie se déclare à l'âge critique, elle peut encore être causée par des polypes, ou par la pléthore. Dans le cas de cancer elle apparaît souvent à l'improviste, tandis que les corps fibreux signalent d'abord leur présence par des irrégularités.

L'hémorrhagie due à la pléthore peut cesser d'elle-même ou par les secours de l'art. Elle est souvent suivie d'un sentiment de bien-être, et présente d'ailleurs des symptômes qui la différencient des deux autres.

Un caractère des hémorrhagies utérines, c'est qu'elles peuvent se renouveler, occasioner une grande perte de sang, sans que les femmes en soient sensiblement affaiblies.

Les altérations des ovaires influent également sur la menstruation. La suppression en est, dans beaucoup de cas, le résultat. Mais lorsqu'elles durent depuis un certain temps, il arrive quelquefois que le cours du sang se rétablit comme dans l'état normal. Dans le plus fort degré de leur maladie, et avec une oblitération des deux trompes, nous avons vu l'éruption périodique avoir lieu.

Puisque dans les maladies chroniques, l'aménorrhée et les autres désordres de la fonction menstruelle ne sont que des symptômes consécutifs, la première condition qui se présente, c'est de guérir le mal principal; le rétablissement des règles en sera la conséquence.

Mais ce précepte n'est point sans exception. Il y a des affections chroniques qui sont améliorées par l'apparition du flux. Quelques-unes guérissent même rapidement lorsqu'on a réussi à rappeler les menstrues.

Dans la folie, dans les engorgements de l'utérus, le retour des règles a été plusieurs fois avantageux, quoique le dérangement n'eût été que secondaire.

Nous avons observé des gastrites chroniques compliquées d'aménorrhée, qui exigeaient des émissions sanguines locales. L'application des sangsues à l'épigastre faisait apparaître les règles, et la maladie en éprouvait une modification avantageuse. M. le docteur Le Groux a plusieurs fois observé que chez les femmes pléthoriques qui avaient une suppression, la saignée de bras déterminait l'arrivée des règles.

Enfin, dans des cas où l'aménorrhée était liée à l'existence d'une affection grave d'un viscère, M. Lisfranc a fait la remarque pratique qu'on avait vu l'apparition des règles révulser puissamment, dissiper cette dernière maladie, ou tout au moins en arrêter la marche. Aussi croyons-nous qu'il est souvent très-important, tout en traitant l'altération viscérale, de rappeler la menstruation par tous les moyens connus, et, à la rigueur, par des applications de sangsues sur le col. Se borner à de petites saignées de bras serait parfois préjudiciable, et s'il s'agit d'une lésion des viscères sus-diaphragmatiques, ces petites saignées pourraient les congestionner.

Mais si le traitement direct de l'aménorrhée symptomatique peut être utile à la cure des maladies chroniques, y a-t-il des circonstances qui le réclament plus spécialement?

Voici ce que nous avons observé lorsqu'il existait des maladies du bas-ventre, dans les engorgements de l'utérus, le retour des règles a été favorable. Dans les maladies du foie, l'apparition des menstrues a modifié l'affection viscérale et quelquefois même amené la guérison.

Dans les affections de poitrine, dans les lésions organiques du cœur, l'oppression, la dyspnée, ont été calmées par l'apparition du flux périodique ou par une émission sanguine locale, surtout lorsqu'il y avait exaspération des symptômes aux époques.

Lorsque les femmes atteintes de maladies mentales entraient en convalescence, l'application des sangsues aux organes de la génération a, plusieurs fois, rappelé les menstrues et hâté le moment de la guérison.

Dans un cas de folie, nous avons obtenu une guérison instantanée, en faisant placer 60 sangsues aux organes sexuels; de petites émissions locales répétées n'avaient produit aucun effet.

La conséquence à tirer de ces faits, c'est que l'aménorrhée symptomatique et les autres lésions de la menstruation ne doivent pas toujours être considérées comme des phénomènes secondaires, et que leur traitement direct peut avoir une heureuse influence sur la marche et la terminaison des maladies chroniques.

La quantité de sang n'est point non plus une circonstance indifférente. De petites saignées peuvent être sans effet, tandis qu'une forte déplétion sanguine amènera la guérison.

Dans les maladies chirurgicales, les règles peuvent manquer dans le cours des maladies aiguës; l'aménorrhée est plus fréquente dans les affections chroniques.

Il n'est pas rare, après les grandes opérations, d'observer l'absence des règles pendant un temps plus ou moins long.

Lorsqu'une opération a été pratiquée à une époque

rapprochée des menstrues, on remarque que celles-ci avancent fréquemment, tandis que quand elle a été faite à une certaine distance de l'époque, le flux menstruel est retardé.

On voit quelquefois, à la suite des opérations, survenir par la plaie, des hémorrhagies qui ont tous les caractères des menstrues. Ces hémorrhagies, qui sont de véritables déviations, doivent être connues des praticiens, car elles pourraient induire en erreur, et faire recourir à des moyens thérapeutiques, sinon nuisibles, du moins inutiles.

FIN.

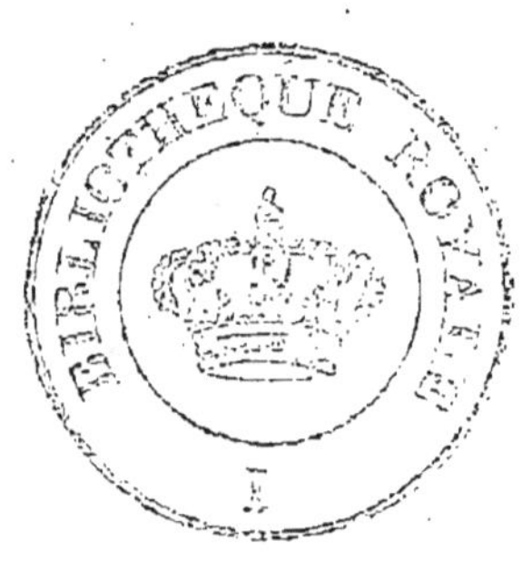

TABLE
ALPHABÉTIQUE ET ANALYTIQUE
DES MATIÈRES.

A

C

chez l'homme, après le mariage, 361.— Observation de chlorose déterminée par les saignées, *id.*— Observation de chlorose déterminée par des purgatifs énergiques, 362.—La chlorose peut se montrer sous certaines conditions atmosphériques, *id.*—La chlorose peut se montrer après la suppression, 363.— Opinion des auteurs qui pensaient que la chlorose avait son siége dans l'utérus, 364.— Faits contraires, *id.*—La chlorose se montre quelquefois à la suite d'excès, 365.—Nature de la chlorose, *id.*— Chlorose sthénique, asthénique, *id.*—L'anémie et l'asthénie ont été confondues avec la chlorose; elles en diffèrent sous certains rapports importants, 368.—Opinion de M. Jolly, *id.*— Traitement, 369.

CHORÉE guérie par l'arrivée de la première menstruation, 411.

CIRCULATOIRE (système). Ses désordres à la première menstruation, 58.

CLASSIFICATION des lésions de la menstruation, 280.

CLIMAT. Son influence sur l'apparition des menstrues, 28.

COÏT. Augmente la force et la durée des règles, 161, 163.—Peut déterminer l'hémorrhagie, 510.

COL DE L'UTÉRUS. Son état lors de l'apparition des règles, 92. — Observation qui prouve que l'amputation du col a été pratiquée il y a près de deux siècles, 179. — Observation de M. Renauldin établissant que le col ne peut suppléer l'organe utérin, 180.

COLIQUES intestinales, utérines, 52, 87.

CONSTITUTION. On peut en établir quatre divisions principales, 42.— Ordre suivant lequel s'est montrée la menstruation dans les constitutions robuste, bonne, moyenne, délicate, *id.*— Ordre suivant les localités, 43.—Son influence sur la force des règles, 163.

CONTAGION. Exemple d'une menstruation qui a paru se produire sous l'influence de l'inoculation du sang menstruel, 136.

CONTINENCE. Son influence sur la force et la durée des règles, 161.

CÔTÉ (douleurs de), 90.

CORPS FIBREUX, 420, 429, 506.—Observation de corps fibreux mous avec dérangement des menstrues; guérison après l'expulsion, 507. — Symptômes des corps fibreux, 540.

COU. Tuméfaction, 65.

COULEUR DES CHEVEUX. Trois principales : blond, châtain foncé, brun, 43.— Ordre suivant lequel la menstruation s'est manifestée dans ces diverses couleurs, 44.

COURBATURE, 65.

D

DANSE. On dit qu'elle diminue les règles, 163.

DÉMANGEAISON, 113.

DÉVIATION DES RÈGLES, 374.—Elle se fait surtout par les membranes muqueuse et cutanée, *id.*— La déviation peut être primitive ou secondaire, *id.*— Elle affecte de préférence les organes malades, 375. — Lieux d'élection, *id.* — Observation de déviation par un grand nombre de parties différentes, *id.* — L'âge influe sur la déviation, 376. — Observation de déviation par le nez, *id.*—Observation de déviation par les poumons, 377.— Les tempéraments ont une influence marquée, 378.—La déviation peut avoir lieu avec ou sans symptômes, *id.*—Époque de l'apparition de la déviation, *id.*—On peut quelquefois prévoir la déviation, 378.—La déviation peut se faire en même temps que les règles, *id.*—Observation de déviation, 379.—Observation de déviation par une dartre vive, 381.— La femme d'Ambroise Paré eut une déviation par le nez, *id.*—La déviation due à de violentes passions, guérit mieux que lorsqu'elle est due à des passions tristes, *id.*—La déviation cause plus d'accidents chez les femmes sanguines, *id.*—La déviation peut se manifester par des écoulements blancs, 382.— La suppression est quelquefois remplacée par des accidents nerveux, *id.*— La déviation peut s'annoncer sans qu'il y ait de sécrétion, *id.*—Observation de gonflement de l'angle interne de l'œil, sans flux, *id.*—Observation d'une femme qui avait tous les mois un dévoiement supplémentaire, *id.*— La guérison des déviations exige des précautions, 383.— Observation d'une déviation dont le traitement direct fut suivi d'apoplexie, *id.*—Il est des cas où il ne faut rien faire, 384.—Observation de déviation qui dura toute la période utérine, et n'empêcha point la fécondation, 384, 385.— La médecine expectante peut avoir des dangers dans la déviation par les poumons, l'estomac, et lorsqu'elle dégénère en véritable per-

N

O

T

U

V

X

FIN DE LA TABLE.

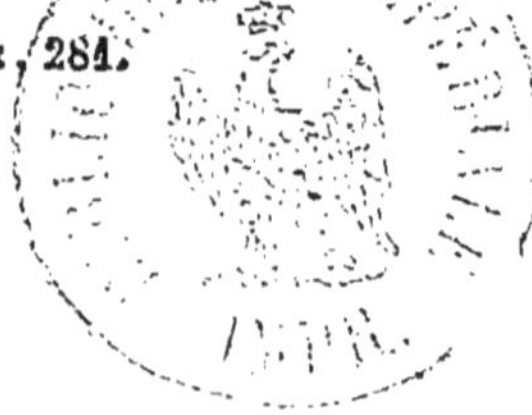

www.ingramcontent.com/pod-product-compliance
Lightning Source LLC
LaVergne TN
LVHW050123060726
842524LV00001B/76